第2版

スポーツ外傷・障害の
理学診断
理学療法ガイド

臨床スポーツ医学編集委員会：編

文光堂

執筆者一覧

金岡 恒治	早稲田大学スポーツ科学学術院		吉矢 晋一	兵庫医科大学整形外科学教室
東野 恒作	徳島大学大学院ヘルスバイオサイエンス研究部		原 邦夫	京都鞍馬口医療センター整形外科
西良 浩一	徳島大学大学院ヘルスバイオサイエンス研究部		吉田 昌平	がくさい研究所附属病院リハビリテーション科
川上 純	東北大学大学院医学系研究科外科病態学講座整形外科学分野		堀部 秀二	大阪府立大学大学院総合リハビリテーション学研究科
山本 宣幸	東北大学大学院医学系研究科外科病態学講座整形外科学分野		小柳 磨毅	大阪電気通信大学医療福祉工学部理学療法学科
井樋 栄二	東北大学大学院医学系研究科外科病態学講座整形外科学分野		福井 浩之	関西労災病院中央リハビリテーション部
池上 博泰	東邦大学医学部整形外科学講座		小林 英史	関西労災病院中央リハビリテーション部
藤岡 宏幸	兵庫医療大学リハビリテーション学部理学療法学科		鳥塚 之嘉	関西労災病院スポーツ整形外科
田中 寿一	兵庫医科大学整形外科学教室		平野 篤	筑波大学附属病院水戸地域医療教育センター総合病院水戸協同病院整形外科
内田 宗志	産業医科大学若松病院整形外科/スポーツ関節鏡センター			
立石 聡史	産業医科大学若松病院リハビリテーション部		芋生 祥之	筑波大学附属病院水戸地域医療教育センター総合病院水戸協同病院リハビリテーション科
迫田 真輔	芦屋中央病院整形外科			
奥脇 透	国立スポーツ科学センターメディカルセンター		今井 覚志	慶應義塾大学医学部スポーツ医学総合センター
松本 秀男	慶應義塾大学医学部スポーツ医学総合センター		堀澤 栞理	慶應義塾大学医学部スポーツ医学総合センター
栃木 祐樹	獨協医科大学越谷病院整形外科		出家 正隆	広島大学大学院医歯薬保健学研究院
篠原 靖司	奈良県立医科大学整形外科		平田 和彦	広島大学病院診療支援部リハビリテーション部門
熊井 司	奈良県立医科大学スポーツ医学講座		野村 栄貴	横浜整形外科クリニック
高尾 昌人	帝京大学整形外科学講座		宗田 大	東京医科歯科大学大学院医歯学総合研究科運動器外科学
梶原 浩一	産業医科大学若松病院リハビリテーション部		内山 英司	関東労災病院スポーツ整形外科
松本 憲和	松本整形外科		今屋 健	関東労災病院中央リハビリテーション部
印南 健	帝京大学整形外科学講座		園部 俊晴	関東労災病院中央リハビリテーション部
浦辺 幸夫	広島大学大学院保健学研究科		林 光俊	杏林大学医学部付属病院整形外科
坂本 雅昭	群馬大学大学院保健学研究科		佐竹 勇人	阪奈中央病院スポーツ関節鏡センターリハビリテーション科
鳥居 俊	早稲田大学スポーツ科学学術院		澳 昂佑	阪奈中央病院スポーツ関節鏡センターリハビリテーション科
坂根 正孝	筑波大学医学医療系整形外科		原口 直樹	東京警察病院整形外科
岸本 圭司	筑波大学附属病院リハビリテーション部		三木 英之	とつか西口整形外科スポーツ医学センター
須藤 隆	国立スポーツ科学センターメディカルセンター		蒲田 和芳	広島国際大学リハビリテーション学科
長谷部清貴	帝京大学溝口病院整形外科		磯本 慎二	奈良県総合医療センター整形外科
出沢 明	帝京大学溝口病院整形外科		杉本 和也	奈良県総合医療センター整形外科
高橋 塁	横浜DeNAベイスターズ		門脇 明仁	奈良県総合医療センターリハビリテーション部
仁賀 定雄	JIN整形外科スポーツクリニック		宮本 亘	帝京大学整形外科学講座
高橋 誠	産業医科大学若松病院リハビリテーション部		笹原 潤	帝京大学整形外科学講座
望月 智之	東京医科歯科大学大学院医歯学総合研究科関節機能再建学分野		橋本 健史	慶應義塾大学スポーツ医学研究センター
大路 駿介	東京医科歯科大学スポーツ医歯学診療センター		長谷川 惇	吾妻東整形外科
高橋 憲正	船橋整形外科病院肩関節・肘関節センター		金子 晴香	順天堂大学医学部整形外科・スポーツ診療科
澤野 義己	船橋整形外科病院理学診療部		櫻庭 景植	順天堂大学大学院スポーツ医学
菅谷 啓之	船橋整形外科病院肩関節・肘関節センター		嶋 洋明	大阪医科大学整形外科学教室
橋口 宏	日本医科大学千葉北総病院整形外科		安田 稔人	大阪医科大学整形外科学教室
岩堀 裕介	愛知医科大学医学部整形外科学講座		佐藤 謙次	船橋整形外科病院スポーツリハビリテーション部
西中 直也	昭和大学藤が丘病院整形外科		土屋 明弘	船橋整形外科病院スポーツ医学センター
田村 将希	昭和大学藤が丘リハビリテーション病院リハビリテーション部		高橋 謙二	船橋整形外科病院スポーツ医学センター
内山 善康	東海大学医学部外科学系整形外科学		前田 弘	日本サッカー協会
繁田 明義	池上総合病院整形外科		鈴木 智	船橋整形外科病院スポーツリハビリテーション部
新福 栄治	東海大学大磯病院整形外科		高村 隆	船橋整形外科病院肩関節・肘関節センター特任理学診療部
車谷 洋	広島大学大学院医歯薬保健学研究院		津田 清美	日本バスケットボール協会
砂川 融	広島大学大学院医歯薬保健学研究院		永野 康治	日本女子体育大学体育学部スポーツ健康学科
丸山 真博	山形大学医学部整形外科		大石 博暁	日本バレーボール協会
高原 政利	泉整形外科病院		吉田 真	北翔大学生涯スポーツ学部スポーツ教育学科
原田 幹生	泉整形外科病院		吉田 昌弘	北翔大学生涯スポーツ学部スポーツ教育学科
高木 理彰	山形大学医学部整形外科		嵯峨野 淳	さいとう整形外科スポーツクリニックリハビリテーション科
新井 猛	聖マリアンナ医科大学整形外科		高嶋 直美	国立スポーツ科学センターメディカルセンター
宮崎 誠司	東海大学体育学部武道学科		中本 亮二	国立スポーツ科学センターアスリートリハビリテーション
斉藤 忍	東京城東病院整形外科		加藤 知生	桐蔭横浜大学スポーツ健康政策学部スポーツテクノロジー学科
六角 智之	千葉市立青葉病院整形外科		成田 崇矢	健康科学大学健康科学部理学療法学科
菅原 誠	松田整形外科記念病院		岡田 亨	船橋整形外科病院新規事業開発部
清水 弘之	蓮村整形外科内科		岩本紗由美	東洋大学ライフデザイン学部健康スポーツ学科
大森みかよ	聖マリアンナ医科大学病院リハビリテーション部		石山 修如	Office I
栗山 節郎	日本鋼管病院整形外科		福田 崇	筑波大学体育系
錠内 広之	日本鋼管病院リハビリテーション科		小野 祐希	横浜市スポーツ医科学センター
星田 隆彦	日本鋼管病院整形外科		大山 貴裕	東芝病院リハビリテーション科

(執筆順)

第2版序文

　2003年に『スポーツ外傷・障害の理学診断・理学療法ガイド』を発行して以来12年が経過した．この間のスポーツ医学の進歩は目覚ましく，これまで経験的に行われてきたさまざまなトレーニングやコンディショニング，スポーツ外傷や障害の予防プログラム・術後プログラムなどについても多くのエビデンスが加わった．一方，2020年に東京オリンピック，パラリンピックが開催されることも決定し，スポーツ医学に対する期待がますます大きくなっている．"スポーツ外傷・障害の理学診断・理学療法"についても，ここでもう一度エビデンスに則って，正しく，効果的な方法を確認しておくことが大切である．

　臨床スポーツ医学編集委員会では，前回の『スポーツ外傷・障害の理学診断・理学療法ガイド』をもう一度見直し，今回第2版を発行することとした．本書は大きく4つの章で構成されている．まず第Ⅰ章は「運動器の機能解剖」である．身体各部位の構造とその機能を十分に理解することは運動器疾患を診断し，理学療法を行ううえで，最も基礎的かつ重要な知識である．本章では頚部から足趾部まで身体各部位の機能解剖をそれぞれの専門家がわかりやすく解説する．第Ⅱ章は「診断・評価のための基本テクニック」である．画像診断が発達した今日においても，理学診断は最も確実で重要な診断法であり，また治療効果を判定するうえでも重要な検査方法である．本章では，身体各部位の運動器疾患に対する理学診断の方法や補助診断法について，写真や図を多用してわかりやすく解説する．第Ⅲ章は「各疾患に対する理学療法」である．スポーツ外傷や障害は全身に及び，実に多種多様である．積極的に運動をすべきものもあるし，ある程度の安静・加療が必要なものもある．そのひとつひとつの疾患について，理学療法の具体的な方法を理論的根拠に基づいて解説する．第Ⅳ章は「競技復帰直前のトレーニング」である．日常生活への復帰と異なり，スポーツへの復帰には競技種目や競技レベルによって，復帰のために要求される能力が大きく異なる．持久系の競技と瞬発系の競技，筋力系の競技と柔軟系の競技ではトレーニングメニューも大きく変える必要がある．本章では競技復帰の条件と最終段階で行うべきトレーニングについて，それぞれの競技種目についてのスポーツ医学に精通した専門家が競技種目別に解説する．さらに，付録として全身の関節可動域の計測方法，全身の徒手筋力検査法，そして全身の神経分布や筋の解剖についての図解を掲載し，視覚的に理解しやすいように工夫した．

　本書がスポーツ医学に携わる医師，理学療法士，アスレティックトレーナー各位，またはこれからそれを目指す研修医や学生諸君すべてにとって，さまざまなスポーツ現場で活用できる書になることを期待する．

　　平成27年5月

臨床スポーツ医学編集委員会

第1版序文

　スポーツ外傷・障害のリハビリテーションは近年アスレティックリハビリテーションという名前で注目を浴びており，その重要性はトップレベルの選手は言うに及ばず，青少年や中高年のスポーツ愛好家レベルにおいても増してきている．適切なアスレティックリハビリテーションを行うには，スポーツドクター，理学療法士，トレーナーの緊密な関係が大切であり，各々が選手に対して同じ尺度による評価法とリハビリテーション法を持つことが重要である．そのためには身体各部の機能解剖と理学的診断評価法の知識を共有し合わねばならない．

　臨床スポーツ医学編集委員会ではそのような認識のもとに臨床スポーツ医学誌2001年臨時増刊号において「スポーツ外傷・障害の理学診断・理学療法ガイド」を発行した．幸い読者の皆様から高い評価をいただくと共に，さらなる改良に向けての叱咤激励をいただいた．そこで今回は完成度の高い単行本をめざし，執筆内容の統一性を図ると共に，読者より要望の多かったMRI写真を多く取り入れ，種目別リハビリテーション法を充実させ，図譜などもわかりやすいように再度書き直した．結果として前版より100頁以上も増え，より充実した書となった．本書の内容の一部はすでに日本体育協会アスレティックトレーナー養成講習会の教本にも取り入れられておりアスレティックトレーナーにとっては必読の書になりつつある．この単行本化を期にスポーツドクター，理学療法士，トレーナーのみでなく，スポーツ選手を扱う機会のある一般整形外科医，柔道整復師，鍼灸マッサージ師，トレーニングコーチなど幅広い方々に愛読されることを期待する．

平成15年5月

臨床スポーツ医学編集委員会

第2版
スポーツ外傷・障害の**理学診断・理学療法ガイド**

目　次

I　運動器の機能解剖　　　　　　　　　　　　　　　　　　　　　　　　　　　　　　　1

1	頚部・胸部	金岡恒治	2
2	腰　部	東野恒作・西良浩一	8
3	肩関節・上腕部	川上　純・山本宣幸・井樋栄二	12
4	肘関節・前腕部	池上博泰	19
5	手関節・手指部	藤岡宏幸・田中寿一	24
6	股関節	内田宗志・立石聡史・迫田真輔	29
7	大腿部	奥脇　透	36
8	膝関節	松本秀男	41
9	下腿部	栃木祐樹	47
10	足関節	篠原靖司・熊井　司	53
11	足部・足趾部	高尾昌人	62

II　診断・評価のための基本テクニック　　　　　　　　　　　　　　　　　　　　　　69

1	頚部・胸部	金岡恒治	70
2	腰　部	東野恒作・西良浩一	74
3	肩関節・上腕部	川上　純・山本宣幸・井樋栄二	78
4	肘関節・前腕部	池上博泰	86
5	手関節・手指部	藤岡宏幸・田中寿一	93
6	股関節	内田宗志・梶原浩一・迫田真輔	99
7	大腿部	奥脇　透	104
8	膝関節	松本秀男	108
9	下腿部	栃木祐樹	115
10	足関節	松本憲和・熊井　司	121
11	足部・足趾部	印南　健	128

III 各疾患に対する理学療法　159

【体幹・股関節】

1. バーナー症候群 ……………………………………………………………………… 鳥居　俊　160
2. 頚椎椎間板ヘルニア ………………………………………………… 坂根正孝・岸本圭司・須藤隆之　164
3. 腰椎椎間板ヘルニア ………………………………………………… 長谷部清貴・出沢　明・高橋　塁　170
4. 腰椎分離症・すべり症 …………………………………………………………… 東野恒作・西良浩一　178
5. 脊柱機能不全による腰部障害 …………………………………………………………… 金岡恒治　183
6. 鼠径部痛症候群 …………………………………………………………………………… 仁賀定雄　187
7. Femoroacetabular impingement（FAI） ……………………… 内田宗志・高橋　誠・迫田真輔　194

【肩関節】

1. 肩関節脱臼―初回例 ……………………………………………………………… 望月智之・大路駿介　203
2. 反復性肩関節脱臼―術後例 ………………………………………… 高橋憲正・澤野靖之・菅谷啓之　208
3. 肩鎖関節脱臼 ……………………………………………………………………………… 橋口　宏　215
4. 肩関節唇損傷（SLAP損傷）……………………………………………………………… 岩堀裕介　220
5. 野球肩―インピンジメント症候群 ……………………………………………… 西中直也・田村将希　234
6. 鎖骨骨折 …………………………………………………………… 内山善康・繁田明義・新福栄治　242

【肘関節】

1. 尺骨神経障害 …………………………………………………………………… 車谷　洋・砂川　融　249
2. 野球肘 ……………………………………………………… 丸山真博・高原政利・原田幹生・高木理彰　255
3. テニス肘 …………………………………………………………………………………… 新井　猛　259
4. 肘関節脱臼 ………………………………………………………………………………… 宮崎誠司　264

【手関節・手指部】

1. 橈骨遠位端骨折 …………………………………………………………………………… 斉藤　忍　270
2. 三角線維軟骨複合体（TFCC）損傷 ……………………………………………………… 六角智之　278
3. 舟状骨骨折 ………………………………………………………………………… 藤岡宏幸・田中寿一　285
4. 槌　指 ……………………………………………………………………………………… 菅原　誠　291
5. 母指MP関節尺側側副靱帯損傷 ………………………………………………… 清水弘之・大森みかよ　296
6. skier's thumb ……………………………………………………… 栗山節郎・錠内広之・星田隆彦　303

【大腿部・膝関節】

1. 大腿部肉ばなれ ……………………………………………………………… 奥脇　透　309
2. 半月板損傷―縫合例 ………………………………………………………… 吉矢晋一　314
3. 前十字靱帯損傷 ……………………………………………………… 原　邦夫・吉田昌平　320
4. 内側側副靱帯損傷 …………………………………………………… 堀部秀二・小柳磨毅　326
5. 後十字靱帯損傷 ………………………………………………… 福井浩之・小林英史・鳥塚之嘉　331
6. Osgood-Schlatter 病 ………………………………………………… 平野　篤・芋生祥之　339
7. ジャンパー膝 …………………………………………………… 松本秀男・今井覚志・堀澤栞里　345
8. 膝離断性骨軟骨炎 …………………………………………………… 出家正隆・平田和彦　349
9. 膝蓋骨脱臼・亜脱臼 ………………………………………………………… 野村栄貴　356
10. 膝前部痛 ……………………………………………………………………… 宗田　大　362

【下腿部・足関節】

1. シンスプリント ……………………………………………………………… 鳥居　俊　369
2. 脛骨跳躍型疲労骨折 ………………………………………………… 内山英司・今屋　健・園部俊晴　374
3. 慢性下腿コンパートメント症候群 …………………………………………… 原田幹生　381
4. アキレス腱断裂 ……………………………………………………………… 林　光俊　386
5. アキレス腱症・アキレス腱周囲炎 ………………………………… 熊井　司・佐竹勇人・澳　昂佑　394
6. 足関節脱臼骨折 ……………………………………………………………… 原口直樹　403
7. 足関節内反捻挫 ……………………………………………………… 三木英之・蒲田和芳　409
8. 陳旧性足関節外側靱帯損傷 …………………………………… 磯本慎二・杉本和也・門脇明仁　421
9. 足関節インピンジメント ………………………………………… 宮本　亘・笹原　潤・高尾昌人　426

【足部・足趾部】

1. 距骨下関節不安定症 ………………………………………………………… 橋本健史　431
2. 距骨骨軟骨障害 ……………………………………………………………… 長谷川惇　437
3. 扁平足障害 …………………………………………………………… 金子晴香・櫻庭景植　443
4. 足底腱膜炎 …………………………………………………………… 嶋　洋明・安田稔人　448
5. Jones 骨折 …………………………………………………… 佐藤謙次・土屋明弘・高橋謙二　453

Ⅳ 競技復帰直前のトレーニング　459

1. サッカー ……………………………………………………………… 前田　弘　460
2. 野　球 ……………………………………………………… 鈴木　智・高村　隆　467
3. バスケットボール ………………………………………… 津田清美・永野康治　476
4. バレーボール ……………………………………………………… 大石博暁　483
5. スキー ……………………………………………………… 吉田　真・吉田昌弘　490
6. スケート …………………………………………………………… 嵯峨野淳　495
7. 陸上―長距離 ……………………………………………………… 高嶋直美　502
8. 陸上―短距離 ……………………………………………………… 中本亮二　510
9. 水　泳 ……………………………………………………… 加藤知生・成田崇矢　518
10. 体　操 …………………………………………………………… 岡田　亨　526
11. テニス …………………………………………………………… 岩本紗由美　532
12. ラグビー …………………………………………………………… 石山修盟　544
13. アメリカンフットボール ………………………………………… 福田　崇　552
14. 柔　道 …………………………………………………………… 小野祐希　560
15. レスリング ………………………………………………………… 大山貴裕　568

付録1　関節可動域計測 …………………………………………………… 浦辺幸夫　133
　　　　資料　関節可動域表示ならびに測定法 …………………………………… 139
付録2　徒手筋力検査法 …………………………………………………… 坂本雅昭　146
付録3　Ⅰ．皮膚の分節状神経支配と末梢性皮膚神経支配 ……………………… 573
　　　　Ⅱ．全身の骨格と筋（前面） ……………………………………………… 574
　　　　Ⅲ．全身の骨格と筋（後面） ……………………………………………… 575
　　　　Ⅳ．上肢の筋 ………………………………………………………………… 576
　　　　Ⅴ．腹部・背部の筋 ………………………………………………………… 577
　　　　Ⅵ．下肢の筋 ………………………………………………………………… 578
　　　　Ⅶ．前腕近位1/3の横断面 ………………………………………………… 579
　　　　Ⅷ．上腕中央部の横断面 …………………………………………………… 579
　　　　Ⅸ．大腿中央部の横断面 …………………………………………………… 580
　　　　Ⅹ．下腿近位1/3の横断面 ………………………………………………… 580

和文索引 …………………………………………………………………………… 581
欧文索引 …………………………………………………………………………… 589

I

運動器の機能解剖

I 運動器の機能解剖

① 頚部・胸部

金岡 恒治

脊柱の機能には，
① 体幹を支える支持機能
② 体幹を屈伸，側屈，回旋させる運動機能
③ 脊髄，馬尾神経を容れ保護する神経保護機能
の3つがある．これらの機能を果たすために，脊椎は頚椎7，胸椎12，腰椎5つの脊椎骨がおのおのの前方で椎間板，後方で両椎間関節の3点支持で連なる．これら椎骨間は椎体前方では前縦靱帯，椎体後方では後縦靱帯，椎弓間では黄色靱帯，棘突起間では棘間靱帯・棘上靱帯で支持され，おのおのが適切な可動性を有する関節として機能する（図1, 2）．また，おのおのの脊椎には脊柱管が存在し神経組織を内在し，生理的な可動範囲内であれば神経組織への障害は生じない．この3つの機能のうち，特に支持機能，神経保護機能が破綻すると重篤な障害が発生する．

ここでは，脊椎のうち頚椎，胸椎の機能的解剖について解説する．

1 頚　部

1. 上位頚椎

第1・2頚椎はそれぞれ環椎，軸椎と呼ばれ，後頭骨（頭蓋骨）との3者で1つの運動複合単位

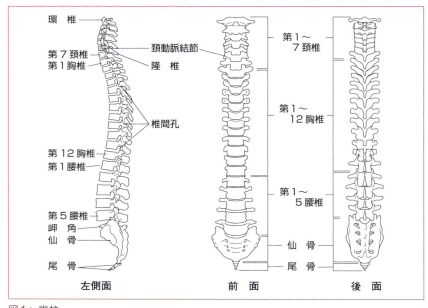

図1▶ 脊柱

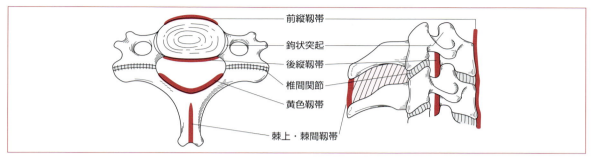

図2 ▶ 頚椎の靱帯構造　　　　　　　　　　　　　　　　　　　　　　　　　　　　　　　　　　　（文献1）より引用）

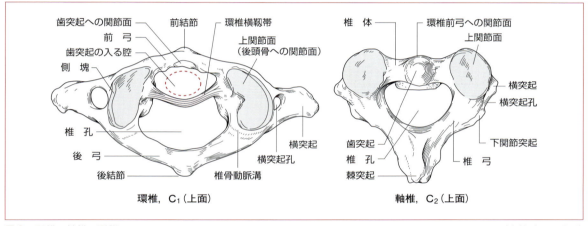

図3 ▶ 環椎・軸椎の形態　　　　　　　　　　　　　　　　　　　　　　　　　　　　　　　　　　（文献2）より引用）

を形成している.

　後頭骨−環椎間は前後径の長い環椎後頭関節で接合し，中・下位頚椎の動きによらない合計約25°の前後屈運動（うなずき運動）が可能で，環椎後頭関節の関節包および環椎十字靱帯（縦束上部）で安定化されている．環椎後頭関節の形態上，後頭−環椎間での側屈・回旋運動は行えない（図3，4）．

　環椎−軸椎間は，左右1対の環軸関節，および軸椎歯突起と環椎前弓後面がなす後正中環軸関節で結合しており（図3，5），その特徴的な形態から左右約40°の非常に大きな回旋可動域を有する（図6）．また，合計約20°の前後屈可動域も有する．大きな可動性を有し，かつ安定性を併せ持つため，軸椎歯突起と後頭骨との間の翼状靱帯が

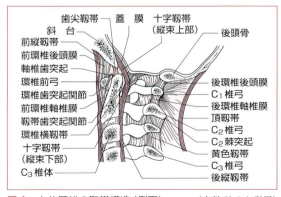

図4 ▶ 上位頚椎の靱帯構造（側面）　　　　　（文献2）より引用）

I 運動器の機能解剖

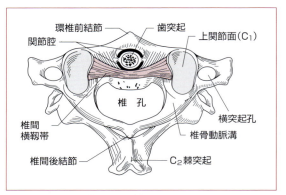

図5 ▶ 上位頸椎の靱帯構造（上面） （文献2）より引用）

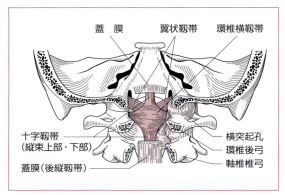

図7 ▶ 上位頸椎の靱帯構造（後面） （文献2）より引用）

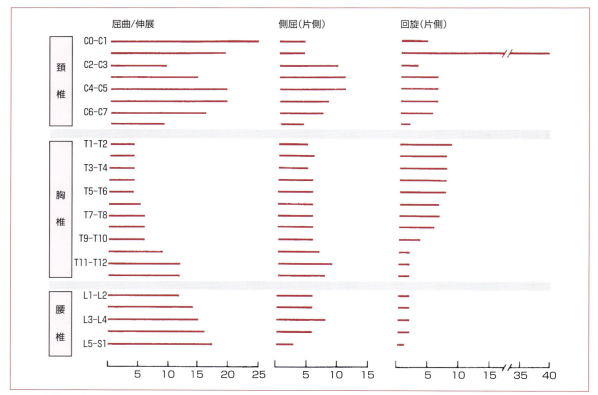

図6 ▶ 脊椎の各椎間可動域 （Clinical Biomechanics of the Spine, 2nd ed, Lippincott, 107, 1990 より引用）

過度の回旋運動を抑制し，環椎横靱帯および環椎十字靱帯（縦束下部）が過度の前後屈を抑制している（図5，7）．環椎横靱帯が損傷し機能不全となると前屈時の安定性が損なわれ，脊髄が歯突起・後弓間で圧迫され障害が発生するため，外科的処置が必要となることがある．

2. 中・下位頸椎

第3頸椎から第7頸椎は形態的に類似してい

4

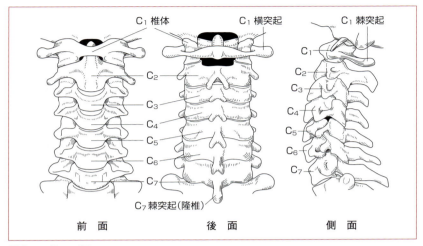

図8▶頚椎の形態

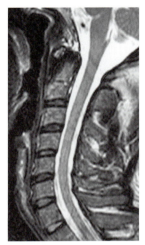

図9▶頚椎側面のMRI

表1▶下位頚椎の正常可動域

	屈曲/伸展		側屈（片側）		回旋（片側）	
	可動域(°)	代表値(°)	可動域(°)	代表値(°)	可動域(°)	代表値(°)
中位						
C2-3	5〜16	10	11〜20	10	0〜10	3
C3-4	7〜26	15	9〜15	11	3〜10	7
C4-5	13〜29	20	0〜16	11	1〜12	7
下位						
C5-6	13〜29	20	0〜16	8	2〜12	7
C6-7	6〜26	17	0〜17	7	2〜10	6
C7-T1	4〜7	9	0〜17	4	0〜7	2

(Clinical Biomechanics of the Spine, 2nd ed, Lippincott, 107, 1990 より引用)

るが，第3・4・5頚椎（中位頚椎）は通常，二峰性の棘突起を有し，第6・7頚椎（下位頚椎）は一峰性の棘突起を有し，より胸椎の形態に近づく．第7頚椎の棘突起はほかと比較して大きく，体表からよく触れることができ，隆椎とも呼ばれる（図8, 9）．

中・下位頚椎のおのおのの連結はほかの椎骨間と同様に椎間板および1対の椎間関節でなされるが，椎体上縁の両外側にある鉤突起により頚椎の椎体間は，正面からみて上方が凹形で，下方が凸形となり，椎体下縁外側部との間で鉤椎関節（Luschka関節）を形成する．この鉤椎関節は頚椎の安定性に寄与しているが，同部位の変形性変化による骨棘の増殖によって椎間孔が狭小化し，神経根の圧迫を起こすことがある．

頚椎椎間関節は矢状面において，水平面に対して約45°の角度を持っており，これによって中・下位頚椎は広い前後屈可動性を有し，特に第4-5・5-6頚椎間での可動域は約20°と広い（図6, 表1）．また上位頚椎間は下位頚椎間に比べてより水平運動要素の大きい動きをし，下位頚椎間はより回転運動要素の大きい挙動を呈するため（図10, 11），椎間関節が水平面となす角度は上位頚椎に比べ下位頚椎で大きくなっている．

椎間板は線維輪，髄核からなり，主に頭部の支持機能，頚椎の運動機能を担う．それらの機能を

I　運動器の機能解剖

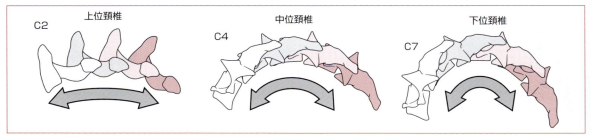

図10▶ 上・中・下位頚椎の挙動の違い
上位頚椎は水平運動要素の大きい挙動を，下位頚椎は回転運動要素の大きい挙動を呈する．
(Clinical Biomechanics of the Spine, 2nd ed, Lippincott, 99, 1990 より引用)

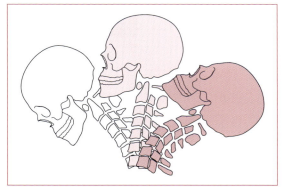

図11▶ 正常頚椎の挙動

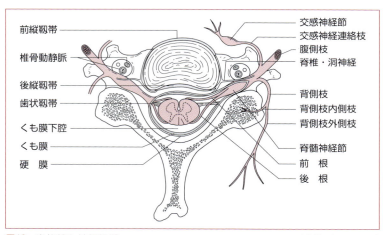

図12▶ 脊柱管と神経組織　　　　　　　　　（文献2）より引用）

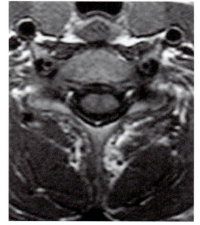

図13▶ 頚椎断面のMRI

果たすための構造として髄核は水分含有の多いゲル状の性状を有し，圧迫力を周囲に分散させる．

髄核を保持するため，線維輪は椎体終板間に強固に結合している．髄核中のプロテオグリカンが保水能力を有するが，加齢に伴って退行変性をきたし髄核の水分含有量が減ってくると，支持機能，

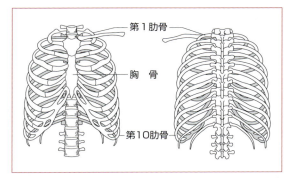

図14▶ 胸椎と胸郭　　　　　　　（文献1）より引用）

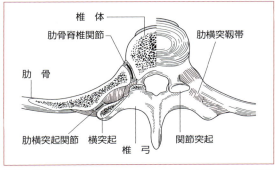

図16▶ 胸椎・肋骨の形態　　　　（文献2）より引用）

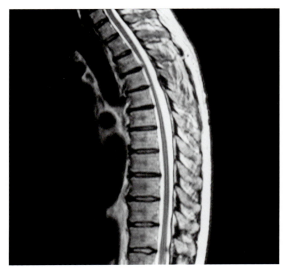

図15▶ 胸椎側面のMRI

運動機能が低下する．支持機能の低下に伴い椎間板高が減少し，同時に椎間孔も狭小化し，椎体周囲に負荷が加わることにより骨棘の増殖が起こり，さらに椎間孔は狭小化し神経の圧迫障害を起こす．また，椎間関節への加重負荷も増加するため，同関節の変形性変化をきたす．

髄核の可塑性が低下し，線維輪が加重，運動負荷によって破綻すると，髄核が脊柱管に突出し椎間板ヘルニアをきたす．

頚椎椎体後面，椎間板後面および椎弓前面によって脊髄を納める脊柱管が形成され，脊髄の保護機能を担っている（図12,13）．この脊柱管の前後径は人種差，個体差が大きいが，一般的には13 mm以下となると脊髄の圧迫性障害が発生しやすくなる．このような発育性脊柱管狭窄状態に退行変性として椎間板ヘルニアや頚椎変形性変化が加わると頚髄症を発症する．

2 胸　部

　胸椎は12対の肋骨，胸骨とともに胸郭を形成し，肺，心臓，大血管などの重要臓器を容れ，これを保護している（図14, 15）．このような構造上，胸椎の可動域は図6に示すように特に前後屈可動域において制限されているが，第10・11肋骨は先端が遊離しているため，第10-11・11-12胸椎間では前後屈可動域がほかに比して大きくなっている．力学的に安定している胸郭との境界部である胸腰椎移行部は転落・転倒時に椎体骨折の好発部位となっている．

　胸椎と肋骨は図16の如く肋骨脊椎関節（肋骨頭関節）および肋横突起関節の2つの関節で接合している．

文　献

1) NEW MOOK 整形外科 6，頚椎症，金原出版，東京，1999
2) 整形外科手術のための解剖学，脊椎・骨盤，メジカルビュー社，東京，1998

I 運動器の機能解剖

② 腰　部

東野　恒作・西良　浩一

1 骨性要素

　腰椎はその構造から3つの要素に分けられる．前方は椎体および椎間板，中央部は椎弓根，横突起，後方は椎弓および棘突起である（図1）．

　椎体は楕円形の円柱状の形状であるが，後方は陥凹しておりややハート型に近い形状を示す．頭尾側側面は終板を境として椎間板と連結している．

　椎弓根は椎体と後方成分を連結する骨性骨柱であり，脊椎固定術の際に利用される椎弓根スクリューの挿入部分となる．横突起は椎弓根と椎弓の境界から側方に伸びる突起であり，通常第3腰椎（L3）レベルが最も大きい（図2）．また，L5横突起は仙骨と骨性に癒合していることがあり，腰椎の仙骨化という．

　後方要素は，椎弓と上下の関節突起と棘突起からなる．椎弓根と椎弓は脊柱管を形成し背側は棘突起からなる．

　仙骨はもともと5椎の仙椎が癒合した骨で，腸骨と仙腸関節を形成する．左右の腸骨稜延長で上後腸骨棘を結ぶラインはヤコビー線といい，L4/5棘突起間のレベルに相当する．このヤコビー線を目安に，各椎体レベルを確認することは触診上重要である（図2）．

　腰部に関して生体力学的にみると，直立歩行を行うために椎体，椎間板，椎間関節，各靱帯には大きな応力が作用する．加齢による退行変化やスポーツなどで大きな応力が加わることにより，解剖学的な構造破綻をきたし疾患となる．

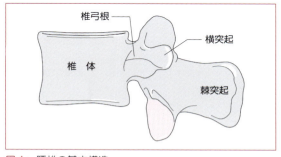

図1 ▶ 腰椎の基本構造

2 椎間板

　人体最大の軟骨組織であり，頭尾側の椎体を連結する．通常は腰椎尾側に移行するにつれ大きくなり，L4/5間が最も大きい．椎間板は椎体同士の間にあり，水分を多く含んだゼリー状の髄核とそれを取り囲む丈夫な線維輪があり，外側に線維輪，中央部に髄核といった組織で構成されている（図3）．

　椎間板は脊柱の可動性と弾力的支持性を持ち合わせており，姿勢保持や活動に対し重要な部位である．Nachemsonらが L3/4 椎間板の内圧を測定した結果によると，立位を1としたとき，座位で体重の1.4倍，立位で20°前屈すると2.2倍となり，椎間板には体位により大きな応力が加わることが報告されている．椎間板は大きな応力を髄核と線維輪との組織学的，構造的特性により，負荷を分散することが可能となっている．しかし，椎間板の解剖学的および機能的破綻が生じると椎

2 腰部

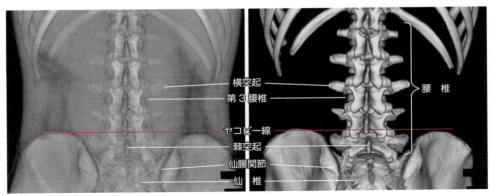

図2 ▶ 腰椎後方体表面との比較

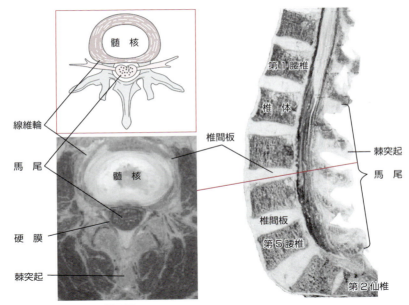

図3 ▶ 腰椎縦割および椎間板

間板ヘルニア，腰椎すべり症，変形性腰椎症などの疾患を生じる原因となる．

若年者では髄核は水分を多く含み，ゲル状であるが，加齢とともに水分含有量は減少する．線維輪は後方が薄くなっており，椎間板ヘルニアが後方に出現しやすいことを示唆している．

3 馬尾

腰椎での神経組織には，馬尾（ばび）と馬尾から枝分れし下肢へ至る神経根とがある．馬尾はL1椎体レベルから認められ硬膜管のなかを走行している（図3）．

I　運動器の機能解剖

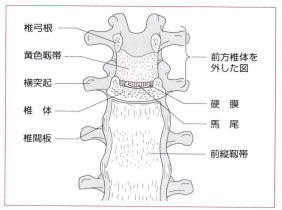

図4▶腰椎を前方からみた図

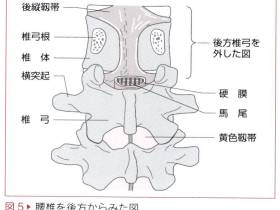

図5▶腰椎を後方からみた図

4　靱帯

　前縦靱帯は頭尾側の椎体，椎間板を前方（腹側）で連結する強固な靱帯であり，頚椎から仙椎まで連続した靱帯である（図4）．
　前縦靱帯は機能的には脊柱の伸展を制御する靱帯である．腰部においては特に椎体前面と椎間板前面を強固に連結し，腰椎の過伸展を制限する．
　後縦靱帯は椎体の後方（背側）を覆っている靱帯であるが，前縦靱帯と異なり，腰椎レベルでは幅が狭く，椎間板レベルでは左右に広がっている（図5）．
　後縦靱帯は機能的には体幹の屈曲を制御するが，腰椎では強靱ではなく，椎間板ヘルニアや終板障害が後方に多い要因の1つと考えられている．
　棘上靱帯，棘間靱帯は棘突起間を連結する靱帯であるが，棘間靱帯は上下棘突起間を結ぶ強靱な靱帯であり，背側で棘上靱帯と腹側で黄色靱帯と連結している．機能的には腰椎の屈曲を制限する作用を有する．
　黄色靱帯はその色調から名づけられた靱帯であるが，黄色の原因はエラスチンによる．エラスチンは弾性線維であり，ほかの靱帯と比較し弾力性を有する．しかしながら，加齢により弾力性が失われ，肥厚することから腰部脊柱管狭窄症の原因となる．黄色靱帯は頭側では椎弓腹側に存在し，

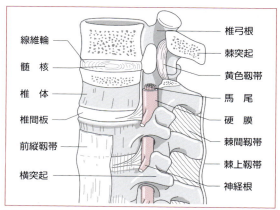

図6▶腰椎を左側からみた図

尾側は椎弓上縁に付着する（図6）．
　黄色靱帯は機能的には上下椎弓と連結するほか，関節包とも連結することから腰椎の屈曲，側屈，回旋運動を制限するが，弾性線維が主成分であることからその制御力は小さい．下位腰椎，特にL4/5レベルでは慢性的な過重負荷により肥厚，背側の軟骨仮性などを生じ，狭窄の原因となっている．

5　筋群

　浅層には広背筋が存在しており，その深層では脊柱起立筋である棘筋，最長筋，腸肋筋が存在し

ている．脊柱起立筋は脊柱と頭部の主要な伸筋であり，片側のみ働くと脊柱が側屈することとなる．さらに脊柱起立筋の深層には横突起から起こり上位(頭側)の棘突起に停止する横突棘筋が存在する．腰椎では多裂筋がほかのレベルよりも発達しており，腰椎の回旋をつかさどる．

1. 腸腰筋

腸腰筋は腰椎と大腿骨を結ぶ筋であるが，腸骨窩内にあって3つの筋からなる．

① **腸骨筋**：腸骨内面から起こり鼠系靱帯下の筋裂孔を通過し，大腿前面へ下り小転子に付着する．

② **大腰筋**：第12胸椎，第4腰椎から起こり，腸骨筋と合流し小転子に付着する．

③ **小腰筋**：第12胸椎，第1腰椎から起こり，腸恥隆起部に付着する．破格があり，小腰筋の欠くことも多く見受けられる(日本人では56%)．

①～③の筋とも左右両側に存在し，主に股関節を屈曲させる．腰椎のアライメントを維持する働きもあり，腰椎前屈時にも作用すると考えられている．腸腰筋は腰椎に直接付着することから深層筋(ローカル筋)とされ，椎体間の安定性を保持し歩行やスポーツ競技では重要な役割を果たしている．

文 献

1) 松野丈夫ほか総編，馬場久敏ほか編：標準整形外科学，第12版，医学書院，東京，2014
2) 伊藤達夫編：整形外科手術のための解剖学 脊椎・骨盤，メジカルビュー社，東京，1998
3) Netter FH：Netter, Atlas of Human Anatomy, 4th ed, Saunders, 2014
4) Nachemson A, Morris JM：In vivo measurements of intradiscal pressure：discometry, a method for the determination of pressure in the lower lumbar discs. J Bone Joint Surg Am 46：1077-1092, 1964

Ⅰ 運動器の機能解剖

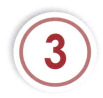
肩関節・上腕部

川上 純・山本 宣幸・井樋 栄二

1 肩の基本構造と安定化機構

肩関節は主に3つの骨と3つの解剖学的関節，2つの機能的関節からなり，互いに連動しながら"肩"という1つの複合体として動作目的の達成を果たしている（図1）．
　①3つの骨：上腕骨，肩甲骨，鎖骨
　②3つの解剖学的関節：肩甲上腕関節（狭義の肩関節），肩鎖関節，胸鎖関節
　③2つの機能的関節：肩峰下関節，肩甲胸郭関節

肩関節は可動域によって安定化機構の主体が異なることが，肩の機能解剖を理解するうえで重要である．おおまかには，筋が弛緩している下垂位は関節内の陰圧，筋が収縮している中間可動域では陥凹圧迫効果，最終可動域では関節上腕靱帯が安定化機構の要となる．

2 肩甲上腕関節

1. 関節窩と関節唇（図2）

関節窩は上腕骨頭の約1/4を被覆するのみだが，関節窩陥凹によって安定性を生み出している[1]．関節窩辺縁の骨欠損量が多くなると，その陥凹が浅くなり安定性が低下する[2,3]．肩関節前方脱臼

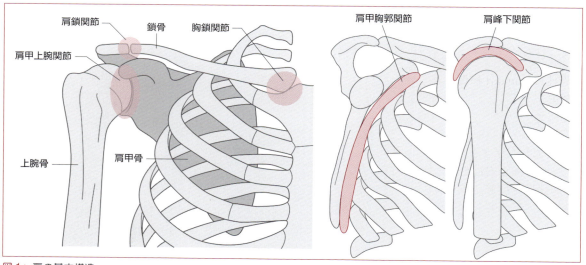

図1 ▶ 肩の基本構造
3つの骨（上腕骨，肩甲骨，鎖骨），3つの解剖学的関節（肩甲上腕関節，肩鎖関節，胸鎖関節），2つの機能的関節（肩甲胸郭関節，肩峰下関節）からなる．

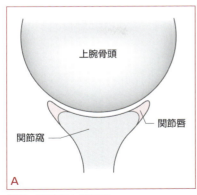
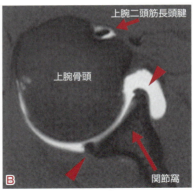

図2 ▶ 関節窩と関節唇
A：上腕骨頭と関節窩，関節唇
B：MR関節造影T1強調斜位軸位断像（矢尻：関節唇）

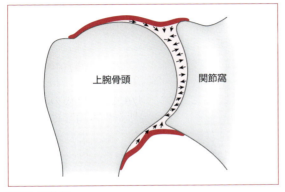

図3 ▶ 関節包
関節内を陰圧に保ち関節を安定化させている（赤太線：関節包）．

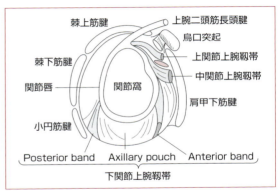

図4 ▶ 関節窩，関節唇，関節上腕靱帯の構造（骨頭を外し，関節窩に正対した面）

で骨性のBankart損傷がある場合，関節窩の骨欠損率が少なくとも25％以上の場合には骨移植の適応である[4]．

関節窩の周縁には関節唇が付着し，関節窩全体を大きくし，深さを50％増加させている[5]．これを切除すると安定性が約20％低下する[6]．

2. 関節包と関節上腕靱帯

関節包は肩甲骨頸部と大・小結節，解剖頸に付着し関節窩と上腕骨頭を包み込んでいる．関節包は関節内圧を陰圧に保ち，関節を安定化させている（図3）．脱臼によって関節包が弛緩した場合は，外力に対する陰圧の反応が悪くなり安定化作用が減弱する[7]．

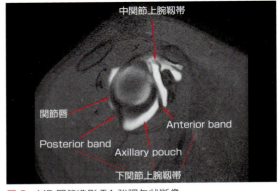

図5 ▶ MR関節造影T1強調矢状断像

I 運動器の機能解剖

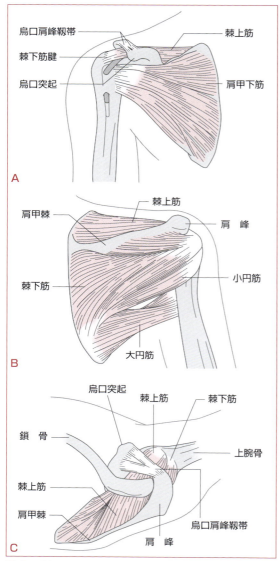

図6▶腱板の構成筋
A：前面からみた棘上筋，肩甲下筋．
B：後面からみた棘上筋，棘下筋．
C：上面からみた棘上筋，棘下筋．

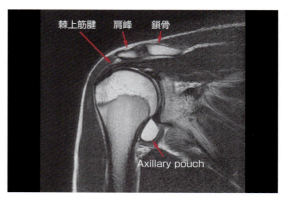

図7▶T2強調斜位冠状断像

している．上関節上腕靱帯は下垂位での前方もしくは下方安定性に，中関節上腕靱帯は軽度外転位での前方安定性に，下関節上腕靱帯は外転位での前方安定性に関与している[8～10]．

下関節上腕靱帯はanterior bandとposterior bandとその間にハンモック状に張っているaxillary pouchからなる（図4，5）．axillary pouchは外転時に上腕骨頭を包み込み骨頭を安定化させている．外転位で前方安定性に関与するのはanterior bandであり，前方脱臼を起こした場合はanterior bandが関節唇とともに関節窩から剥離する．下関節上腕靱帯は通常の靱帯に比べ，伸びやすく切れやすい物質特性があるといわれている[11]．

3．腱板，腱板疎部，烏口上腕靱帯
1）腱板

腱板は棘上筋，棘下筋，小円筋，肩甲下筋の4つの筋の共同腱である（図6，7）．4つの筋の作用は，おおまかに棘上筋は上腕を外転，棘下筋と小円筋は上腕を外旋，肩甲下筋は上腕を内旋する作用である．腱板筋の横断面積から推定される筋力は，肩甲下筋腱が最大で，ほかの3つの筋（棘上筋，棘下筋，小円筋）の筋力を合わせたものに等しい[12]．前後の筋がバランス良く働き，上腕骨頭を安定した位置へ導き，骨頭の求心位を保ち，前後方向への転位を抑制している．

腱板の機能不全は上腕骨頭の不安定化を招き，肩峰下インピンジメント，関節内インピンジメン

前上方から後下方にかけての関節包の一部は肥厚し索状部分がみられる．これらを上・中・下関節上腕靱帯と呼んでいる．靱帯という名前はつけられているが，関節包の一部分である（図4，5）．

これらの靱帯は，最終可動域での安定性に関与

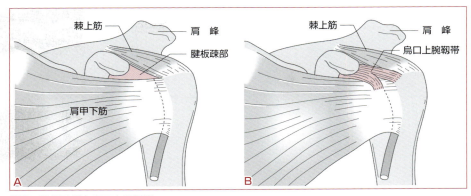

図8 ▶ 腱板疎部と烏口上腕靱帯
A：腱板疎部．棘上筋と肩甲下筋の間の腱板に裏打ちされていない関節包部分．
B：烏口上腕靱帯．腱板疎部を補強するように，烏口突起基部と大小結節をつなぐ．

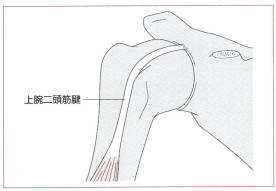

図9 ▶ 上腕二頭筋長頭腱

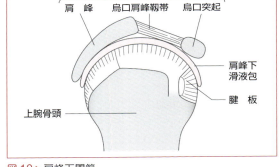

図10 ▶ 肩峰下関節

トを引き起こす原因となる[13]．また，三角筋などが腱板筋群に対して強すぎてバランス良く働かない場合も，骨頭の不安定化を招く．

2）腱板疎部（図8）

烏口突起外側で棘上筋腱と肩甲下筋腱の間の腱板に裏打ちされていない関節包部分を腱板疎部と呼ぶ．腱板疎部は走行の違う2つの筋の間にあることから，2つの筋の作用を緩衝する機能を果たしており，ストレスを受けやすい部位である．外傷やオーバーユースにより損傷を受ける．

3）烏口上腕靱帯（図8）

烏口上腕靱帯は腱板疎部の上部を補強し，烏口突起基部と大・小結節をつなぐ．これらが損傷した場合は下方へのゆるみが生じ，癒着および靱帯の短縮が起これば，可動域制限をきたす．

4. 上腕二頭筋長頭腱（図4，9）

上腕二頭筋長頭腱は関節窩の上方の関節上結節から始まり，腱板疎部と烏口上腕靱帯の下を上腕骨頭に巻きつくように走行し，結節間溝を下降する．上腕二頭筋腱は動的安定性に寄与し，走行からわかるように，上腕骨頭の上方化を抑える作用があることが報告されている[14〜16]．また，外転外旋位でこの腱に張力を加えることにより上腕骨頭が前方に移動しようとする力に抵抗し，安定性を与えている[17]．

上腕二頭筋長頭腱は骨と関節唇に密に結合しているが[18]，関節唇と関節軟骨とは結合が粗である[19]．この構造は腱の柔軟な動きを可能にしてい

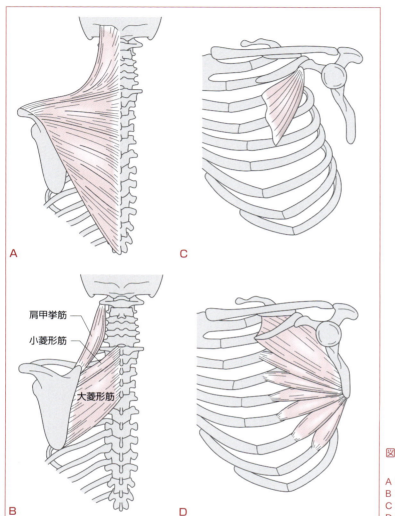

図11▶ 肩甲胸郭関節と体幹と肩甲骨をつなぐ筋
A：僧帽筋
B：大・小菱形筋，肩甲挙筋
C：小胸筋
D：前鋸筋

るが，長頭腱が過度に牽引された場合は上方関節唇（SLAP）損傷を生じる要因の1つと考えられる[20]．上方関節唇損傷の治療において，保存療法に抵抗した場合は外科的処置を行う．

3 肩峰下関節

　肩峰，烏口肩峰靱帯，烏口突起からなる烏口肩峰アーチと上腕骨頭からなる機能的関節である（図1, 7, 10）．烏口肩峰アーチと骨頭の間には肩峰下滑液包と腱板が介在する．肩峰下滑液包は，腱板と烏口肩峰アーチの間の運動を円滑にしている．腱板は常に烏口肩峰アーチと擦れていて，スポーツなどの反復動作や肩峰下インピンジメントの増加は腱板炎や肩峰下滑液包炎を起こす．

4 肩甲胸郭関節

　体幹と肩甲骨からなる機能的関節である（図1, 11）．

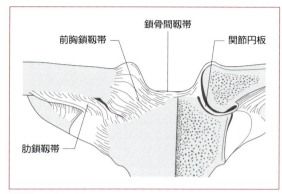

図12▶胸鎖関節

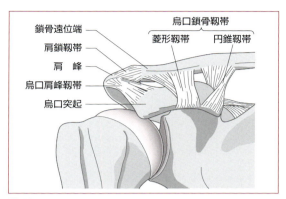

図13▶肩鎖関節

肩関節は肩甲上腕関節のみで動いているわけではなく、肩甲胸郭関節の運動を伴って動いている。

例えば、肩関節を挙上する際、おおまかにはその挙上角度の1/3は肩甲胸郭関節の動きで、2/3は肩甲上腕関節の動きである。このことを肩甲上腕リズムと呼んでいる[21]。

肩甲骨は体幹からの力を上腕に伝える重要な役割を果たしている。肩甲骨が上腕骨に対して胸郭上で柔軟に動き、そして固定されることで、体幹からの力を上腕骨へ伝えることができる。その固定性は、主に体幹と肩甲骨をつなぐ筋群の共同作用によって行われている。

体幹と肩甲骨をつなぐ筋の主なものは、僧帽筋、肩甲挙筋、大・小菱型筋、前鋸筋、小胸筋などである。僧帽筋の上部は肩甲骨の挙上と上方回旋に、中部は内転に、下部は肩甲骨の下制と上方回旋に働く。肩甲挙筋は肩甲骨の挙上に働く。大菱形筋、小菱形筋は内転と下方回旋に働く。前鋸筋の上部は外転に働き、下部は外転と上方回旋に働く。小胸筋は肩甲骨を前傾に働く。

投球障害肩では前鋸筋や僧帽筋下部の筋力低下がみられることが多く、肩甲骨をしっかりと体幹に固定することができない。僧帽筋下部は上肢挙上の際、肩甲骨の上方回旋を誘導し肩甲棘と上腕が一直線になる肢位を維持する肩甲骨の安定化機構として重要とされている[22]。

5 肩鎖関節と胸鎖関節

肩甲骨は、鎖骨を介してのみ体幹と連結しており、その間に肩鎖関節と胸鎖関節がある。これらの関節は肩甲骨の可動を補助し、体幹と上肢の間の力伝達を行っている。

1. 胸鎖関節（図12）

胸骨と鎖骨近位端とからなる関節で上肢と体幹を唯一つなぐ関節である。前胸鎖靱帯、後胸鎖靱帯、肋鎖靱帯により安定性を得ている。肩をすくめたり、前後に動かす動作でこの関節の動きをとらえることができる。可動域は上下方向と前後方向には約35°、回旋は約45°である[23]。肩甲骨の動きの支点となるため、胸鎖関節の運動性低下は肩甲骨機能に影響を与える。

2. 肩鎖関節（図13）

肩峰と鎖骨外側端とからなる関節で、上方は肩鎖靱帯により連結し、関節内には関節円板が存在する。肩鎖関節の安定性は肩鎖靱帯以外に烏口突起と鎖骨をつなぐ烏口鎖骨靱帯（菱型靱帯、円錐靱帯）によって得られている。可動域は上下方向に約10°、前後方向には約17°、回旋は約40°である[24]。この関節の動きは肩関節全体の動きのなかでは小さい。外傷性に脱臼した場合は、手術をすすめる意見もあるが、脱臼したままでも、機能障害を残さないことも多い。

文献

1) Codman EA : The Shoulder, Thomas Todd, Boston, 1934
2) Lazarus MD, et al : Effect of a chondral-labral defect on glenoid concavity and glenohumeral stability : a cadaveric model. J Bone Joint Surg Am 78 : 94-102, 1996
3) Itoi E, et al : The effect of a glenoid defect on anteroinferior stability of the shoulder after bankart repair : a cadaveric study. J Bone Joint Surg Am 82 : 35-46, 2000
4) Yamamoto N, et al : Stabilizing mechanism in bone-grafting. J Bone Joint Surg Am 92 : 2059-2066, 2010
5) Howell SM, et al : The glenoid-labral socket : a constrained articular surface. Clin Orthop Relat Res 243 : 122-125, 1989
6) Lippitt SB, et al : Glenohumeral stability from concavity-compression : a quantitative analysis. J Shoulder Elbow Surg Am 2 : 27-35, 1993
7) Yamamoto N, et al : The effect of the inferior capsular shift on shoulder intra-articular pressure : a cadaveric study. Am J Sports Med 34 : 939-944, 2006
8) Turkel SJ, et al : Stabilizing mechanisms preventing anterior dislocation of the glenohumeral joint. J Bone Joint Surg Am 63 : 1208-1217, 1981
9) Warner JJP, et al : Static capsuloligamentous restraints to superior-inferior translation of the glenohumeral joint. Am J Sports Med 20 : 675-685, 1992
10) Debski RE, et al : In situ force distribution in the glenohumeral joint capsule during anterior-posterior loading. J Orthop Res 17 : 769-776, 1999
11) Bigliani LU, et al : Tensile properties of the inferior glenohumeral ligament. J Orthop Res 10 : 187-197, 1992
12) Keating JE, et al : The relative strengths of the rotator cuff muscles : a cadaver study. J Bone Joint Surg Br 75 : 137-140, 1993
13) Matsen FA III, et al : Glenohumeral instability. The Shoulder, Rockwood CA, Matsen FA eds, WB Saunders, Philadelphia, 611-754, 1998
14) Itoi E, et al : Stabilising function of the biceps in stable and unstable shoulders. J Bone Joint Surg 75-B : 546-550, 1993
15) Warner J, et al : The role of the long head of the biceps brachii in superior stability of the glenohumeral joint. J Bone Joint Surg Am 77 : 366-372, 1995
16) Kido T, et al : The depressor function of biceps on the head of the humerus in shoulders with tears of the rotator cuff. J Bone Joint Surg Br 82 : 416-419, 2000
17) Itoi E, et al : Dynamic anterior stabilisers of the shoulder with the arm in abduction. J Bone Joint Surg Br 76 : 834-836, 1994
18) Tuoheti Y, et al : Attachment types of the long head of the biceps tendon to the glenoid labrum and their relationships with the glenohumeral ligaments. Arthroscopy 21 : 1242-1249, 2005
19) 伊崎輝昌：上腕二頭筋関節唇複合体の骨付着様式に関する組織学的研究．肩関節 18：5-11, 1994
20) Pradhan RL, et al : Superior labral strain during the throwing motion : a cadaveric study. Am J Sports Med 29 : 488-492, 2001
21) Inman VT, et al : Observations of the function of the shoulder joint. J Bone Joint Surg Am 26 : 1-30, 1944
22) Kibler WB, et al : Current concepts : scapular dyskinesis. Br J Sports Med 44 : 300-305, 2010
23) Harcourt Health Sciences Group : The Shoulder, 1-2, 1998
24) Fukuda K, et al : Biomechanical study of the ligamentous system of the acromioclavicular joint. J Bone Joint Surg Am 68 : 434-440, 1986

Ⅰ 運動器の機能解剖

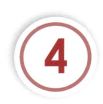

肘関節・前腕部

池上 博泰

　肘関節・前腕部は，物を操作する手を任意の空間に運ぶ働きがある．肘関節の屈曲・伸展および前腕の回内・回外の運動により，この働きを可能にしている．また，物を把持する際の安定性や上体の重みを支える強度と支持性を有し，内反・外反にも耐えうる構造を持っている．

　この肘関節・前腕部における外傷・障害の理学療法を行うためには，肘関節・前腕部の解剖学的特徴[1〜3]，特に骨，関節軟骨面の形状と関節包，靱帯，筋組織の走行をしっかりと理解する必要がある．

1 骨　格

　肘関節から前腕部を構成する骨は，上腕骨，尺骨，橈骨である．肘関節面は，上腕骨滑車・小頭，尺骨滑車切痕・橈骨切痕，橈骨頭で構成されている．上腕骨滑車と尺骨滑車切痕からなる腕尺関節は蝶番関節であり，肘関節の屈伸に関与する（図1〜4）．

　正面からみると滑車と小頭の回転中心軸（屈伸運動軸）は，上腕骨長軸に直交しているのではなく，内・外側上顆の頂点を結ぶ線から約6°外反している[4]（図5-A）．側面からみると上腕骨顆部は，上腕骨軸から約30〜45°前方に傾斜している（図5-B）．また，下端からみると回転中心軸は内・外側上顆の頂点を結ぶ線から5〜7°内旋している（図5-C）．

　尺骨滑車切痕は，鉤状突起側の前方部と肘頭後面の後方部に分かれるが，その境界部には硝子軟骨を欠く部分がある[4]．経肘頭進入の際にはこの部位の骨切りが展開も良く，関節軟骨損傷の危険も少ない．

　橈骨頭の環状関節面は尺骨の橈骨切痕に対向する面で幅広く，対向しない面で幅が狭い．このことは，橈骨頸部骨折で完全に橈骨頭が遊離した際に，正しい解剖学的な整復位を得るために有用である．

　上腕骨小頭と橈骨関節窩からなる腕橈関節は球関節で，肘関節の屈伸とともに前腕の回内・回外も可能としている（図1）．肘関節伸展・回外時に上腕と前腕の軸のなす外方の角度を肘外偏角（carrying angle）と呼ぶ．男性では166〜170°，女性では174〜177°とされる[1]．実際には補角で表現されることも多い．肘関節伸展位での軸圧は腕橈関節のほう（60％）が腕尺関節（40％）よりも大きな力が加わるとされてきたが[4]，最近の研究では内反位，外反位で大きく異なるとされている[2]．

2 筋

　肘関節を屈曲する筋は，上腕二頭筋と上腕筋（ともに筋皮神経支配），腕橈骨筋（橈骨神経支配）である．上腕二頭筋は，橈骨結節に停止するため前腕を回外する作用も持ち，回外筋力としては最大である．

　伸筋は，主に上腕三頭筋（橈骨神経）であるが，肘筋（橈骨神経）も関与している．

I 運動器の機能解剖

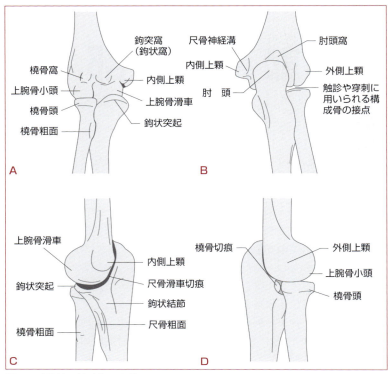

図1▶肘関節・前腕部の骨格
A：前面，B：後面，C：尺側，D：橈側

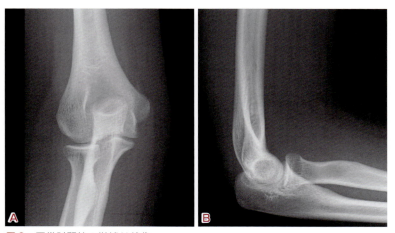

図2▶正常肘関節の単純X線像
A：正面像，B：側面像
最も基本的な画像検査法である．

4 肘関節・前腕部

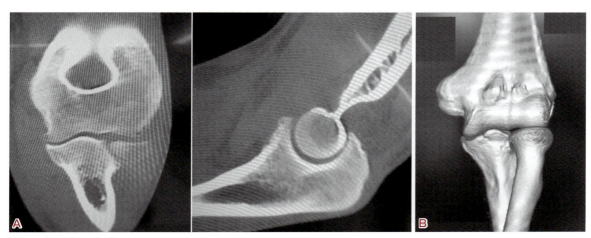

図3 ▶ 肘関節部のCT像
A：CT像，B：3D-CT像
単純X線像では検出困難な部位も描出できる．特に冠状断像，矢状断像，横断像を詳細に描出でき，3D画像を再構築することで3次元的な空間把握が可能となる．

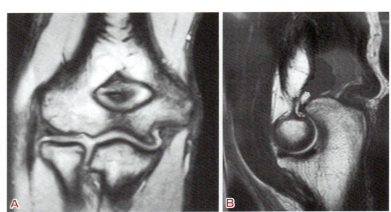

図4 ▶ 肘関節部のMRI
A：内側側副靱帯，外側側副靱帯がよく観察できる．
B：腕尺関節の適合性および関節液が観察できる．
骨，軟骨のみならず，靱帯，筋，腱などの軟部組織の描出に優れている．

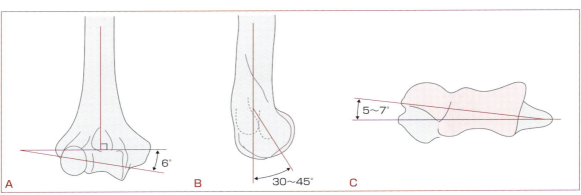

図5 ▶ 上腕骨遠位部の関節面の形態と肘関節の屈曲・伸展軸との関係
A：正面，B：側面，C：下面

I 運動器の機能解剖

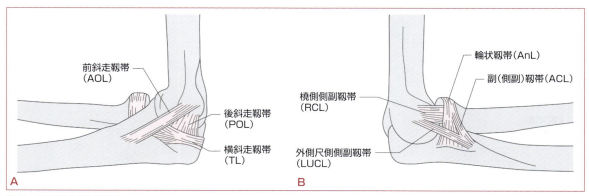

図6 ▶ 肘関節の側副靱帯
A：肘関節内側側副靱帯の3つの構成要素，B：肘関節外側側副靱帯複合体
LUCL および ACL は内側側副靱帯に比べて著しく薄い．

3 靱　帯

　肘関節は，内側側副靱帯，外側側副靱帯，輪状靱帯，方形靱帯により制動されている（図6）．靱帯以外に筋による動的な支持作用もある．
　内側側副靱帯は主に索状の前斜走靱帯と扇状の後斜走靱帯からなり，前者は外反ストレスに対する最も強固な支持機構で，これが損傷されると外反不安定性を生じる．また，後者が肥厚・瘢痕化すると，肘関節の可動域，特に屈曲が制限される．骨性の不適合のない肘関節拘縮の手術に際しては，まずこの後斜走靱帯を切除するのが拘縮除去には有効である．
　外側側副靱帯複合体では，外側上顆と尺骨回外筋稜を結ぶ靱帯（外側尺側側副靱帯）が重要とされるが，個体によってばらつきがあり，同定のむずかしい例もある．この靱帯も含めて弛緩すると橈骨頭が先に，続いて橈・尺骨が後外方へ亜脱臼する後外側回旋不安定症（PLRI）が生じやすい[5]．内側，外側とも損傷部位の多くは近位側の起始部で生じて，時に裂離骨折を伴うこともある．
　輪状靱帯は，橈骨頭環状面を取り巻き，外側側副靱帯と一体構造となって複合体として外側の制動を担っている．
　方形靱帯は，輪状靱帯下縁から尺骨の橈骨切痕に停止する薄い靱帯で，橈骨の最大回内・回外位

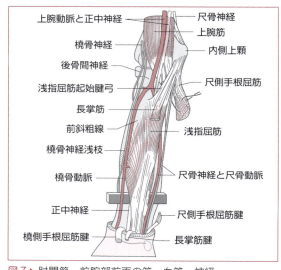

図7 ▶ 肘関節・前腕部前面の筋，血管，神経

を制御する．

4 神　経

　肘関節を通過する主な神経は，橈骨神経，正中神経，尺骨神経である（図7）．橈骨神経は，上腕筋と腕橈骨筋の間を通り，上腕骨遠位前方で深枝（回外・伸筋群筋枝，後骨間神経）と浅枝（感覚枝）に分岐する．深枝は，橈骨頭前方の回外筋腱弓（arcade of Frohse）を通過して前腕伸側に至る．

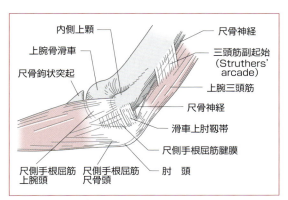

図8 ▶ 肘部管の構造

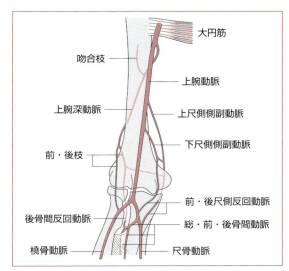

図9 ▶ 肘関節部の動脈

橈骨頭の脱臼により，深枝は損傷されやすい．

　正中神経は上腕二頭筋や上腕筋の尺側に沿って肘前面に達し，前骨間神経を分岐した後，浅指屈筋腱弓の深層に入る．肘関節前方進入の際は，上腕二頭筋腱を内方へよけて直視下に正中神経を確認した後，上腕筋を線維方向に分けて関節前方に到達する．

　尺骨神経は上腕内側筋間中隔の後面に沿って肘に達し，内側上顆後方の滑車上肘靱帯から尺側手根屈筋腱膜の深層へ入る（図8）．尺骨神経麻痺の多くは，この部位で絞扼されていることが多い．

　筋皮神経は，烏口腕筋，上腕二頭筋，上腕筋に筋枝を出した後，肘関節前方では外側上腕皮神経となり，前腕外側皮下へ向かう．

5 脈　管

　肘関節の前面には上腕動脈が二頭筋の尺側，上腕筋の表層に正中神経とともに下降する．肘関節裂隙よりやや遠位で橈骨動脈と尺骨動脈に分かれ，後者はさらに総骨間動脈を分岐する．これはすぐに前・後骨間動脈になる．橈骨動脈は腕橈骨筋の尺側深部を走行し，尺骨動脈は浅枝屈筋起始部の腱弓の下を尺側に走行して尺側手根屈筋の深部を手関節部まで下降する（図7，9）．

文　献

1) Morrey BF：Anatomy of the elbow joint. The Elbow and Its Disorders, 3rd ed, Morrey BF ed, WB Saunders, Philadelphia, 13-42, 2000
2) Askew LJ, et al：Isometric elbow strength in normal individuals. Clin Orhop Relat Res 222：261-266, 1987
3) An KN：Biomechanics of the elbow. The Elbow and Its Disorders, 3rd ed, Morrey BF ed, WB Saunders, Philadelphia, 43-60, 2000
4) 池上博泰：概論　上肢疾患診療のポイント　2 肘関節. 整形外科専門医になるための診療スタンダード　2 上肢, 池上博泰, 佐藤和毅編, 羊土社, 東京, 23-31, 2011
5) O'Driscoll SW, et al：Posterolateral rotatory instability of the elbow. J Bone Joint Surg Am 73：440-446, 1991

I 運動器の機能解剖

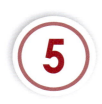

5 手関節・手指部

藤岡 宏幸・田中 寿一

　手の機能は，握る（grasp），つまむ（pinch），触れる（touch）である．前腕に起始を有して手に至る深指屈筋，浅指屈筋，総指伸筋などの外在筋（前腕から手関節を越えて手指に至る長い距離を走行して手指を動かす筋）の大きな筋力によって握ることができ，手のなかに起始・停止を有する内在筋（手関節より末梢にあって手指を動かす筋）の繊細な動きによってつまむことができる．さらに，触れることによって細かなものを認識でき，繊細な運動をコントロールすることができる．

　手の巧緻運動は，人類の文明発達にも大きな影響を及ぼしたともいわれるが，この手の機能を十分発揮することができるのは，二足歩行を獲得した人間が，可動域の大きな肩関節や肘関節によって，手を自在な場所で使用することができるからでもある．

1 表面解剖

　手の皮線（しわ）は手指の運動に伴って形成されるので，麻痺手や先天性疾患などでは皮線が浅く不鮮明になることがある（図1，2）．また，表面の解剖と骨関節の関係を把握することで正確な診断に結びつく[1,2]．

　手掌部の母指球の部分には短母指屈筋，短母指外転筋，母指対立筋（いずれも主として正中神経支配）があり，母指の対立運動や外転運動を行う．母指の外転運動には，掌側外転と水平外転がある．これに対して，小指球には小指外転筋や小指対立筋（いずれも尺骨神経支配）があり，小指の外転や屈曲運動などを行う．手掌部においては，手掌指皮線は基節骨骨幹部にあたり，手掌皮線部あたりに中手指節関節が位置することに注意する．

　手背部では伸筋腱のレリーフがはっきりとわかる．橈骨遠位部の骨性隆起であるリスター結節は長母指伸筋腱が走行を変える滑車の役目をしている．また，手関節橈側ではこの長母指伸筋腱と短母指伸筋腱の間にくぼみ（嗅ぎタバコ窩）があり，この深部には舟状骨がある．

　手根骨の掌側は手根管を形成し，そのなかには，正中神経，長母指屈筋腱，示指から小指の浅指屈筋腱，示指から小指の深指屈筋腱，橈側手根屈筋腱が通る．

2 骨・関節

　前腕の橈骨と尺骨の遠位に8個の手根骨があり手関節を形成し，さらにその遠位には中手骨や指節骨などがある（図3）．X線像において，成人ではすべての骨陰影がみられるが，成長過程の小児においては骨成熟の段階によって骨陰影が異なるので，診断の際に注意を要する．

　手関節は遠位橈尺関節（distal radioulnar joint：DRUJ），橈骨手根関節，手根間関節で形成されている．前腕骨の橈骨と尺骨は手関節部において遠位橈尺関節を形成し，肘関節部の近位橈尺関節とともに，回内や回外の運動に関与する[1]．

　手関節の背屈掌屈の運動は橈骨手根関節と手根間関節で行われている．手関節部の靱帯には，掌側では橈骨舟状骨有頭骨靱帯，橈骨月状骨靱帯，三角骨有頭骨靱帯，三角骨有鉤骨靱帯などがあり，背側では橈骨手根靱帯や手根骨間靱帯がある

5 手関節・手指部

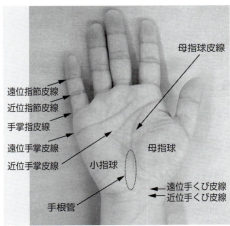
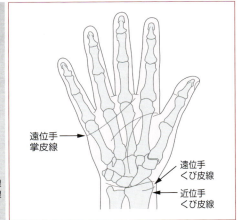

図1 ▶ 手の掌側の外観

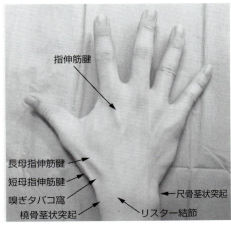
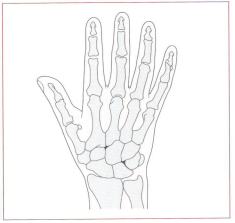

図2 ▶ 手の背側の外観

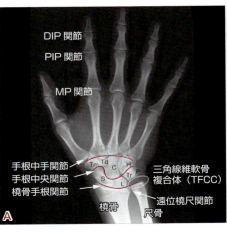
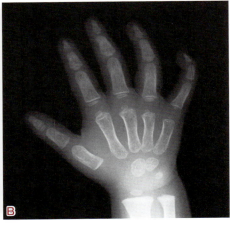

図3 ▶ 単純X線正面像
S：舟状骨，L：月状骨，C：有頭骨，H：有鉤骨，Tm：大菱形骨，Td：小菱形骨，Tr：三角骨，P：豆状骨
A：成人．
B：2歳児．手根骨のうち有頭骨や有鉤骨の骨化はみられるが，月状骨や舟状骨は骨化核がまだ出現していない．橈骨遠位部や中手骨遠位部，基節骨近位部には骨端線がみられる．

25

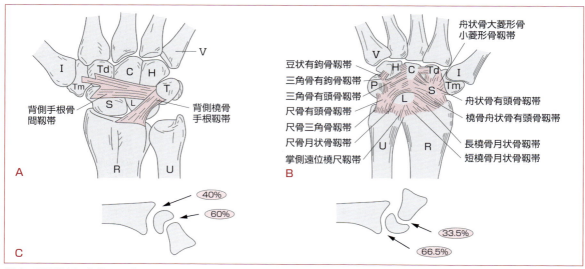

図4▶手関節部の靱帯と運動
R：橈骨，U：尺骨，S：舟状骨，L：月状骨，T：三角骨，P：豆状骨，Tm：大菱形骨，Td：小菱形骨，C：有頭骨，H：有鉤骨，I：第1中手骨，V：第5中手骨
A：手関節の背側靱帯
B：手関節掌側の靱帯
C：手関節の掌背屈における各関節の運動比（掌屈時，背屈時）

（図4）．手関節の背屈運動は橈骨手根関節で66.5％，手根中央関節で33.5％が行われ，掌屈運動は橈骨手根関節で40％，手根中央関節で60％が行われている[1～3]．

手関節の尺側では三角線維軟骨，関節半月，尺側側副靱帯，掌・背側橈尺靱帯，尺側手根伸筋腱腱鞘などから構成される三角線維軟骨複合体（triangular fibrocartilage complex：TFCC）が，運動や支持機構として重要な役割を果たしている．

手根中手関節（carpometacarpal joint：CM関節）は，母指においては非常に可動性が大きく，対立運動や外転内転運動を行うことができる．示指と中指のCM関節は可動性が少ないが，環指と小指のCM関節は指の屈曲や母指との対立運動に寄与する．

中手指節関節（metacarpophalangeal joint：MP関節），母指の指節間関節（interphalangeal joint：IP関節），示指から小指の近位指節間関節（proximal interphalangeal joint：PIP関節），示指から小指の遠位指節間関節（distal interphalangeal joint：DIP関節）は手指の屈曲伸展運動を行う．

3 筋・腱

手や手指の運動行う筋には，起始が前腕にある外在筋（extrinsic muscle）と起始も停止も手内にある内在筋（intrinsic muscle）がある．

1. 手関節掌屈を行う筋

外在筋である橈側手根屈筋（正中神経支配）と尺側手根屈筋（尺骨神経支配）が手関節の掌屈を行う．長掌筋も手関節掌屈を行う外在筋であるが，破格や欠損の場合もある．このため，長掌筋腱を採取しても手の機能障害は起こらないので，靱帯再建術の移植腱として用いられることが多い．

2. 手関節背屈を行う筋

外在筋である橈側手根伸筋と尺側手伸屈筋（いずれも橈骨神経支配）が手関節の背屈を行う．

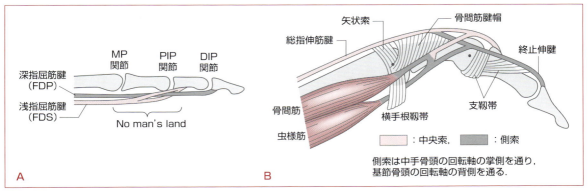

図5 ▶ 手指の外在筋(A)と内在筋(B)

3. 手指の運動を行う筋

1) 外在筋

手指の屈曲を行う外在筋として長母指屈筋(正中神経支配)，示指から小指の浅指屈筋(正中神経支配)，示指から小指の深指屈筋(示中指は正中神経支配，環小指は尺骨神経支配)がある．浅指屈筋腱は手根部や手掌部では深指屈筋腱より浅い部分を通るが，基節骨掌側では深指屈筋腱が通過する腱交叉を形成して中節骨に停止する(図5-A)．すなわち，基節骨遠位部では深指屈筋腱のほうが浅い部分を走行する．また，この部分は靱帯性腱鞘のなかを浅・深指屈筋腱が通過するので，腱縫合術などの際に癒着が生じやすく，no man's land ともいわれる．屈筋腱を包む腱鞘は腱の栄養と滑動性を保つ滑液を分泌するとともに，腱の浮き上がりを抑えて筋力が効率良く指に伝達するための滑車(pulley)の働きをする．

手指の伸展を行う外在筋である長母指伸筋，総指伸筋，固有示指伸筋，固有小指伸筋(いずれも橈骨神経支配)などはMP関節の伸展を行う．

2) 内在筋

内在筋は外在筋と異なり，単純に伸展あるいは屈曲を行うのではないので注意を要する．

母指球筋である短母指屈筋，短母指外転筋，母指対立筋(いずれも主として正中神経支配)は母指の屈曲運動に加えて，外転運動なども行う．

小指球筋である小指外転筋や小指対立筋(いずれも尺骨神経支配)は，小指の屈曲運動に加えて，小指の外転も行う．

骨間筋(尺骨神経支配)は手指の内転や外転を行う．

虫様筋(橈側2個は正中神経支配，尺側2個は尺骨神経支配)は深指屈筋腱に起始を持ち，骨間筋と合流して指伸筋腱膜となる(図5-B)．このため，虫様筋は骨間筋(尺骨神経支配)とともに，示指から小指のMP関節を屈曲し，PIP関節およびDIP関節を伸展する．これら虫様筋や骨間筋の収縮した状態を内在筋プラス肢位(intrinsic plus position)という(図6)．逆に，内在筋マイナス肢位(intrinsic minus position)は内在筋が麻痺して，外在筋が優位になった状態で，示指から小指のMP関節は過伸展し，PIP関節およびDIP関節は屈曲する．

手の良肢位(functional position)は手関節軽度背屈，手指軽度屈曲位(ボールを握るような位置)で，拘縮や強直が生じても日常生活に支障をきたしがたい(機能障害をきたしがたい)肢位である．内在筋マイナス肢位は手指の巧緻運動障害が強く，関節拘縮をきたすと不良肢位となる．これに対して，内在筋プラス肢位は内在筋の機能が保たれ，指の関節で最も可動域の大きいMP関節が屈曲位となり，術後の固定などにおいてもMP関節の伸展位拘縮が生じがたいので，安全肢位ともいわれる．

Ⅰ　運動器の機能解剖

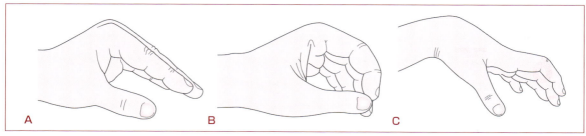

図6▶ 手指の肢位
A：内在筋プラス肢位（安全肢位），B：良（機能）肢位（functional position；強直しても機能的に便利な肢位），C：内在筋マイナス肢位

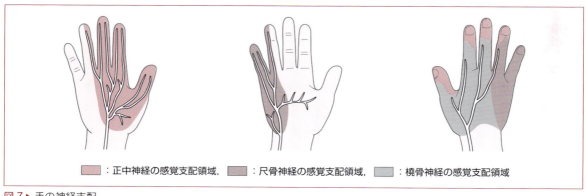

■：正中神経の感覚支配領域，■：尺骨神経の感覚支配領域，■：橈骨神経の感覚支配領域

図7▶ 手の神経支配

4　神　経

　正中神経は手根管のなかを通過して母指球筋の運動および母指，示指，中指，環指の橈側の感覚を支配する（図7）．

　尺骨神経はGuyon管（尺骨神経管）を通過して小指球筋や骨間筋などの運動および環指の尺側と小指の感覚を支配する．

　橈骨神経は手関節背橈側を通過して手や母指，示指，中指などの背側の感覚を支配する．橈骨神経は手指の伸展運動を行う総指伸筋や手根伸筋などの外在筋の運動支配を行うが，手内在筋の運動支配はない．

文　献

1) 上羽康夫：深部解剖学．手　その機能と解剖，改訂第3版，金芳堂，京都，63-259，1996
2) 金谷文則：手関節と手．標準整形外科学，第12版，医学書院，東京，474-510，2014
3) Surrafian SK, et al：Study of wrist motion in flexion and extension. Cin Orthop Rel Res 126：153-159, 1977

Ⅰ 運動器の機能解剖

⑥ 股関節

内田 宗志・立石 聡史・迫田 真輔

1 骨形態

　股関節は，球状の大腿骨頭とソケットである寛骨臼によって構成される臼状関節に分類され，高い安定性，可動性を持っている．大腿骨は頚体角と前捻角を有しており，荷重時の力学的負荷に適したアライメントとなっている（図1）．
　頚体角は大腿骨頚部の長軸と大腿骨骨幹部のなす角であり，出生時から減少して成人で約125°となり，成人以降も年齢とともに減少するとされている[1]．頚体角が125°以上のものを外反股，125°以下のものを内反股と呼び，荷重に対する大腿骨頚部の剪断力は内反股では大きく，外反股では小さい．このように頚体角の程度により荷重に対する力学的特徴は異なる．
　前捻角は，CT横断面における大腿骨頚部と大腿骨内外顆のなす角であり，出生時から減少し6歳までに約15°まで減少するとされている[2]．過度な前捻角の増大は，内旋可動域の拡大および外旋可動域の減少や，関節不適合により関節軟骨の摩耗が増大する．一方，前捻角が過度に減少している場合は，股関節屈曲・内転・内旋の複合運動により大腿骨と寛骨臼の骨衝突が生じやすくなる．
　center edge angle（CE角）および寛骨臼前捻角を用いて寛骨臼の骨形態を評価する（図2）．
　CE角は，股関節正面X線において両側の涙痕を結んだ線の垂線と骨頭中心と寛骨臼外側縁を結んだ線のなす角である．前額面における大腿骨頭に対する寛骨臼の被覆の程度を表し，成人では約35～40°であるとされている[3]．CE角は欧米人に比べ日本人で小さく，さらに日本人では男性に比べ女性で小さい[4]．
　CE角が20°以下に減少している場合，荷重時に寛骨臼辺縁に対して剪断力が生じることで，股関節唇損傷および軟骨損傷が生じ，変形性股関節症へと進行するリスクが高まる．CE角が40°以上大きい場合は寛骨臼の過被覆を表し，股関節運動の際に大腿骨と寛骨臼の骨衝突が生じやすくなる．
　寛骨臼前捻角は，CT水平断において両側の坐骨結節を結んだ線の垂線と寛骨臼前後縁を結んだ線のなす角である．成人では約20°であり，日本人では男性より女性で大きい[5]．
　寛骨臼前捻角が大きい場合，大腿骨頭の前方は寛骨臼の被覆が相対的に減少し，股関節前方は不安定となる．寛骨臼前捻角が減少すると，寛骨臼前方の被覆が増大することで股関節運動時に大腿骨と寛骨臼の骨衝突が生じやすくなる[6]．

2 関節軟骨

　大腿骨頭，寛骨臼ともに関節の表面は関節軟骨という滑らかな硝子軟骨で覆われている．これらの関節軟骨が関節表面を被い，コーティングの役割をすることによって関節の滑らかな運動を補助している．関節軟骨に損傷が生じると，関節の不適合が生じ，関節の異常運動を招く．関節軟骨の損傷が広範囲に進行すると，関節は破壊され，関節症変化が進行し変形性股関節症へ移行する．

I 運動器の機能解剖

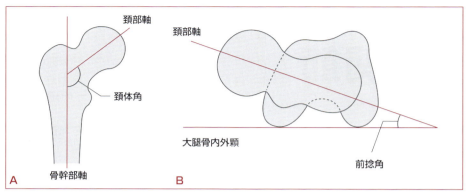

図1 ▶ 大腿骨の頚体角および前捻角
A：頚体角．大腿骨頚部の長軸と大腿骨骨幹部のなす角．
B：前捻角．大腿骨頚部と大腿骨内外顆のなす角．

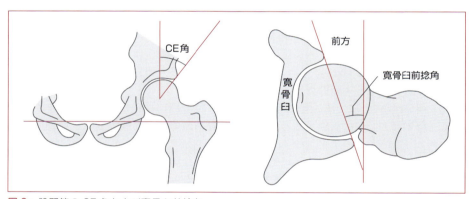

図2 ▶ 股関節のCE角および寛骨臼前捻角
A：center edge angle（CE角）．両側の涙痕を結んだ線の垂線と骨頭中心と寛骨臼外側縁を結んだ線のなす角．前額面における大腿骨頭に対する寛骨臼の被覆の程度を表す．
B：寛骨臼前捻角．両側の坐骨結節を結んだ線の垂線と寛骨臼前後縁を結んだ線のなす角．水平面における大腿骨頭に対する寛骨臼の被覆の程度を表す．

3 静的安定と動的安定

股関節では骨，関節軟骨だけでなく，関節包，靱帯，関節唇などの静的安定（static stabilizer）機能と，筋収縮による動的安定（dynamic stabilizer）機能により関節安定性が向上する．

1. 静的安定（static stabilizer）
1）関節唇

関節唇は断面が三角型であり，骨に直接固定される（図3）．また，関節唇の関節軟骨側にはパチニ小体，ルフィニ小体，自由神経終末が分布しており[7]，深部感覚受容器，侵害受容器としての役割を担っている．

関節唇の主な機能は，関節安定性を向上させることである．そのための機能として，密閉（シーリング）機能と吸引（サクション）機能がある．密閉機能とは，関節内を密閉することにより，関節軟骨への負荷を均等に分散させ接触圧を減らすこと，関節軟骨へ効率的に栄養を供給することである．吸引機能とは，関節内を密閉し陰圧に保つことで大腿骨頭と寛骨臼の間の牽引力に対して関節

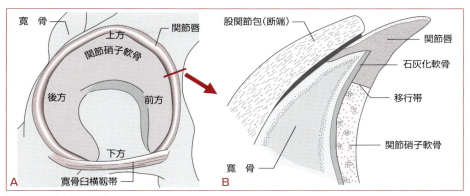

図3 ▶ 股関節唇の構造
A：股関節唇の横断面，B：股関節唇の縦断面
関節唇は関節内と関節包の間に位置しており，関節内側と関節包側に分けられる．

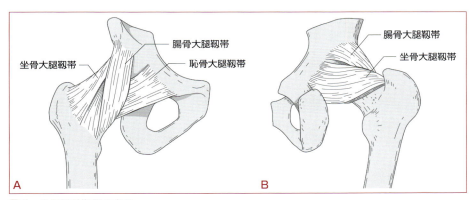

図4 ▶ 股関節外靱帯の走行
A：股関節前面靱帯，B：股関節後面靱帯
腸骨大腿靱帯：上部線維は内転・外旋を，下部線維は伸展・外旋を制動する．
坐骨大腿靱帯：表在線維は内旋・伸展を，上部線維は内転を，下部線維は屈曲を制動する．
恥骨大腿靱帯：外転・最終伸展を制動する．

求心力を生じさせ関節を安定させることである[8]．

関節唇の構造的破綻が生じると，これらの機能は低下する．Smithらは，股関節唇の3cmの縦断裂では密閉機能は維持できるが，3cm以上の関節唇部分切除にて密閉機能は低下し，荷重ストレスに対して大腿骨頭の偏位量は増大する[9]と報告した．

2）関節包，靱帯

関節包は，寛骨臼から大腿骨頚部まで広がる．関節包は関節安定性に大きく影響しており，関節唇と同様に関節を安定させる作用を有する[10]．

関節包の内面は滑膜で覆われている．さらにその外側は強力な関節包靱帯（腸骨大腿靱帯，坐骨大腿靱帯，恥骨大腿靱帯）によって補強されている（図4）．関節包および関節外靱帯の機能は，大腿骨頭の偏位を抑制し関節運動時に求心位を保つことであり[10]，各靱帯は制動する運動方向が異なる[1]．

腸骨大腿靱帯はY靱帯と呼ばれ，上部と下部の2つの線維に分けられる．上部線維は内転・外旋を，下部線維は伸展・外旋を制動する．坐骨

大腿靱帯は表在線維，上部線維，下部線維に分けられ，表在線維は内旋・伸展を，上部線維は内転を，下部線維は屈曲を制動する．恥骨大腿靱帯は外転・最終伸展を制動する．坐骨大腿靱帯と恥骨大腿靱帯は関節包と交わり股関節下部を補強する．

関節安定性に寄与する関節内靱帯として，大腿骨頭靱帯がある．大腿骨頭靱帯は，3〜3.5 cmの長さの線維性靱帯である．この靱帯は寛骨臼切痕から起始し寛骨臼窩の底面を走行し大腿骨頭窩に付着している．大腿骨頭窩は大腿骨頭関節面の後方に位置しており，大腿骨頭靱帯は股関節の外旋で緊張する．この靱帯はかなり強靱であり，破断強度は45 kgに相当する．

小児では，靱帯は大腿骨頭への血液供給に寄与しているが，成人では血管は退化し，次第に閉塞する．また，大腿骨頭靱帯は自由神経終末の支配を受け[11]，寛骨臼横靱帯および関節唇と連結し[12]，固有受容器としての役割を担っている．

2. 動的安定（dynamic stabilizer）

関節の安定性に影響する筋として，関節前方の腸腰筋，後方の大殿筋，深層外旋筋，外側の中殿筋，小殿筋があげられる．

1）腸腰筋

腸腰筋は大腰筋と腸骨筋の2つの筋によって構成される．大腰筋は第12胸椎・腰椎横突起，椎体側面，椎間板を，腸骨筋は腸骨窩，仙骨外側端を起始に持ち，両筋は大腿骨頭前方で合流し小転子に停止する．また，大腰筋は速筋線維[13]，腸骨筋は遅筋線維が多く，両筋の筋線維のタイプは異なる[14]．

腸腰筋の主な機能は，股関節屈曲および関節安定化作用であるが，これらの機能は股関節屈曲角によって変化する．股関節屈曲0〜15°において腸腰筋は大腿骨頭を前方から押さえつけ股関節を安定させる作用を有する．股関節屈曲15°以上では屈曲角が増加するに従い関節安定化作用は減弱していく[15]．

股関節は骨形態上，関節前方の被覆が後方に比べ減少しており，腸腰筋は関節包，靱帯とともに関節前方の安定化に貢献している．また，股関節唇損傷や前方関節包の弛緩により関節不安定性が生じた場合には，腸腰筋に炎症が生じることがある．

腸腰筋は股関節の安定性を高めるうえで重要な役割を担っているが，関節包，関節唇と隣接しているため，それらの損傷による影響を受け代償性変化が生じやすい．

2）大殿筋

大殿筋は上部線維と下部線維に分類される．解剖学的肢位において，上部線維には伸展・外転作用，下部線維には内転作用があり，両線維ともに共通して外旋作用を有している．

股関節外旋作用は荷重時の大腿骨過剰内旋により生じる"knee-in"を制御する役割があり，大殿筋は荷重位での下肢のマルアライメントを制御するうえで重要な作用を有する．しかし，大殿筋の股関節外旋モーメントアームは股関節屈曲角によって変化する[16]．

大殿筋上部・下部線維ともに股関節屈曲角が増すにつれて外旋モーメントアームは減少する（図5）．

3）深層外旋筋

深層外旋筋は，股関節における"rotator cuff"と考えられており，股関節屈曲角によって作用が変化することが報告されている（図6）[16]．これらの筋は横断面積が小さく，筋長が短いため，股関節を安定させる求心力を生み出すことに適している．

深層外旋筋のうち梨状筋以外は，水平面に近い走行をしており，関節圧縮力を高めるように作用する．梨状筋の走行は関節圧縮には作用しないものの[17]，股関節後方を補強しているため，股関節安定化の作用を有する．深層外旋筋のうち，外・内閉鎖筋は荷重時の股関節にかかる衝撃を吸収するサスペンションのような機能を有する（図7）．また，腸腰筋と外閉鎖筋の収縮は矢状面，前額面，水平面おいて股関節を安定させ関節求心力を生み出す（図8）．

これらの筋が協調して活動し大腿骨頭をあらゆる方向から支持することで関節安定性は向上する．

4）中殿筋

中殿筋は最大の股関節外転モーメントアームを有しており，この作用により荷重時の骨盤の側方

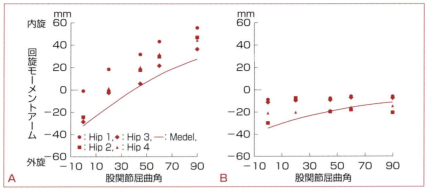

図5 ▶ 大殿筋のモーメントアームの変化
A：上部線維．股関節屈曲0°から90°の間で，外旋から内旋へ作用が変化する．上部線維は股関節屈曲角を増加させていくと，屈曲50°付近を境に外旋作用から内旋作用に作用の逆転が生じる．
B：下部線維．股関節屈曲0°から90°の間で，外旋のモーメントアームが減少する．下部線維は作用の逆転は生じないものの，股関節屈曲角が増加すると外旋作用は減少する．
（文献16）より引用）

傾斜を制御する．中殿筋は前部，中部，後部の3つの線維に分類される．前部線維は外転作用のほかに内旋作用を，後部線維は外旋作用を有し，この後部線維の外旋作用は，大殿筋とともに下肢のマルアライメント（knee-in）を制御する役割がある．しかし，股関節屈曲角によって回旋モーメントアームは大きく変化する[16]．

各線維の回旋作用は，股関節屈曲角が大きくなるに従い外旋モーメントアームは減少し，内旋モーメントアームは増加する（図9）．

5）小殿筋

小殿筋は中殿筋の深層を走行している．小殿筋は外転・内旋・屈曲の作用を有する[18]が，主な機能は関節安定化作用である．小殿筋は中殿筋後部線維とともに大腿骨頸部と平行に走行していることや[19]，上方関節包と連結を持つことで[20]，股関節運動時に関節包を巻き込まずに大腿骨頭を寛骨臼に押しつける作用を有する（図10）．

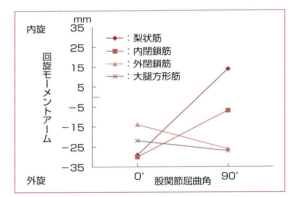

図6 ▶ 深層外旋筋のモーメントアームの変化
梨状筋：屈曲0°では外旋作用だが，屈曲90°では内旋作用へ変化する．
内閉鎖筋：屈曲角が増すにつれ外旋作用が減少する．
外閉鎖筋：屈曲角が増すにつれ外旋作用が増大する．
大腿方形筋：屈曲角が増すにつれ外旋作用が若干増大する．
（文献16）より引用）

文献

1) Neumann DA：筋骨格系のキネシオロジー．嶋田智明ほか監訳，医歯薬出版，東京，407-453，2005
2) Reikeras O, et al：Anteversion of the acetabulum and femoral neck in normals and patients with osteoarthritis of the hip. Acta Orthop Scand 54：18-23, 1983
3) Anda S, et al：The acetabular sector angle of the adult hip determined by computed tomography. Acta Radiol Diagn 27：443-447, 1986
4) Inoue K, et al：Prevalence of hip osteoarthritis and acetabular dysplasia in French and Japanese adults. Rheumatology 39：745-748, 2000
5) Perreira AC, et al：Multilevel measurement of acetabular version using 3-D CT-generated models：implications for hip preservation surgery. Clin Orthop Relat Res 469：552-561, 2011
6) Reynolds D, et al：Retroversion of the acetabulum：a cause of hip pain. J Bone Joint Surg 81：281-288, 1999

Ⅰ　運動器の機能解剖

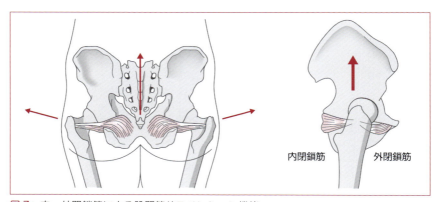

図7▶ 内・外閉鎖筋による股関節サスペンション機能
荷重に伴う内・外閉鎖筋の収縮（関節求心力）により，股関節に生じる剪断力が減少する（サスペンション機能）．

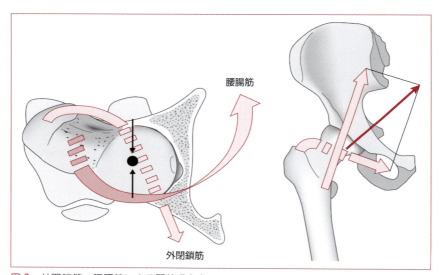

図8▶ 外閉鎖筋，腸腰筋による関節求心力
大腿骨頭の前方を腸腰筋が，後方を外閉鎖筋が支持し，両筋の収縮により大腿骨頭を前後方向で安定させる．両筋の収縮によるベクトルは大腿骨頭を関節窩に押しつけるように作用する．

7) Kim YT, et al：The nerve endings of the acetabular labrum. Clin Orthop Relat Res 320：176-181, 1995
8) Terayama K, et al：Joint space of the human knee and hip joint under a static load. Engineering in Medicine 9：66-74, 1980
9) Smith MV, et al：Effect of acetabular labrum tears on hip stability and labral strain in a joint compression model. Am J Sports Med 39：103S-110S, 2011
10) Myers CA, et al：Role of acetabular labrum and the iliofemoral ligament in hip stability：an in vitro biplane fluoroscopy study. Am J Sports Med 39：85S-91S, 2011
11) Leunig M, et al：Free nurve endings in the ligamentum capitis femoris. Acta Orthop Scand 71：452-454, 2000
12) Rao J, et al：Injury to the ligamentum teres：mechanism, findings, and results of treatment. Clin Sports Med 20：791-799, 2001
13) Arbanas J, et al：Fiber type composition of the human psoas major muscle with regard to the level of its origin. J Anat 215：636-641, 2009
14) Roy RR, et al：Architectural and histochemical properties of cat hip 'cuff' muscle. Acta Anat 159：136-146, 1997

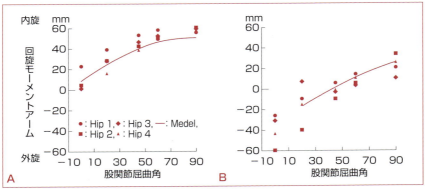

図9▶ 中殿筋のモーメントアームの変化

A：前部線維．股関節屈曲0°から90°の間で内旋モーメントアームが増加する．前部線維は作用の逆転は生じないものの，股関節屈曲角が増加すると内旋作用は増加する．

B：後部線維．股関節屈曲0°から90°の間で外旋から内旋へ作用が変化する．後部線維は股関節屈曲角を増加させていくと，屈曲50°付近を境に外旋作用から内旋作用に作用の逆転が生じる．

（文献16）より引用）

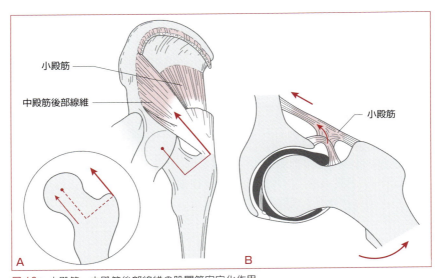

図10▶ 小殿筋，中殿筋後部線維の股関節安定化作用

A：股関節圧縮作用，B：関節包誘導作用
小殿筋は中殿筋後部線維とともに大腿骨頚部と平行に走行している．小殿筋は上方関節包と連結を持つことで，関節包を巻き込まずに大腿骨頭を寛骨臼に押しつける作用を有する．

15) Yoshio M, et al：The function of the psoas major muscle：passive kinetics and morphological studies using donated cadavers. J Orthop Sci 7：199-207, 2002
16) Delp SL, et al：Variation of roatation moment arms with hip flexion. J Biomech 32：493-501, 1999
17) Neumann DA, et al：Kinesiology of the hip：a focus on muscular actions. J Orthop Sports Phys Ther 40：82-94, 2010
18) Beck M, et al：The anatomy and function of the hip：a focus on muscular actions. J Orthop Sports Phys Ther 40：82-94, 2010
19) Gottschaik F, et al：The functional anatomy of tensor fasciae latae and gluteus medius and minimus. J Anat 166：179-189, 1989
20) Walters J, et al：Gluteus minimus：observations on its insertion. J Anat 198：239-242, 2001

I 運動器の機能解剖

7 大腿部

奥脇 透

大腿部は，近位は股関節を介して体幹部と，遠位は膝関節を介して下腿部とそれぞれ連結し，大腿部の筋は2つの関節の原動力となっている．したがって大腿部の筋の働きを理解することは，股関節や膝関節の機能解剖を理解するうえでも重要である．なかでも筋線維の走行や，筋と腱および腱膜との移行部（筋腱移行部）を理解することで，筋損傷の病態を把握し，その回復に役立てることができる．

以下に，大腿の前面，後面，内側および外側からみた筋について，その機能解剖を紹介する．

1 大腿前面の解剖

大腿部の前面には大腿四頭筋が広く展開している（図1）[1]．大腿四頭筋は，大腿直筋，内側広筋，外側広筋，中間広筋（深部のため図1ではみえていない）からなっている．大腿直筋は，下前腸骨棘（直頭）と臼蓋上縁（反転頭）から起こり，股関節前方を通過して大腿骨の前方を通り，膝蓋骨および膝蓋靱帯を介して脛骨粗面に付着している（図2）．すなわち，股関節と膝関節をまたぐ二関節筋である．これによって大腿直筋は股関節の屈曲と膝関節の伸展の両方に作用することになる．

大腿直筋の筋損傷を理解するうえでのポイントは，中央腱（central tendon）であり，近位腱から筋内に伸びている筋内腱（腱膜）である（図2）．大腿直筋の筋線維は単純な紡錘形の筋ではなく，この中央腱から両側に斜めに走っている羽状筋（両羽状筋）のかたちをとっている（図1，2）．実際に遅発性筋痛症例のMRI（図3）でみてみると，筋

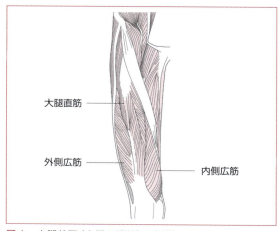

図1 ▶ 大腿前面（大腿四頭筋）の解剖

線維間に生じた浮腫によって筋の走行が明らかとなっている．すなわち，中央腱から斜めに遠位の腱膜に向かい走っていることがわかる．さらにこれを矢状断でみると片羽状筋のかたちとなっており，3次元的に羽状筋のかたちをとっている複雑な筋線維の走行である．

ほかの3つの筋部（内側・外側・中間広筋）は膝関節のみに作用する単関節筋であるが，やはり羽状筋のかたちをとっており，膝関節の強力な伸展力を発揮するために働いている．

2 大腿後面の解剖

大腿後面にはハムストリングスが走っている（図4）[1]．ハムストリングス（hamstrings）の名称は，膝関節を曲げて踏ん張った際に，膝窩部付近

7 大腿部

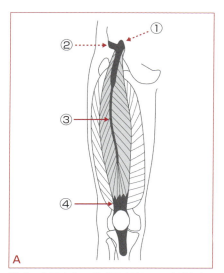
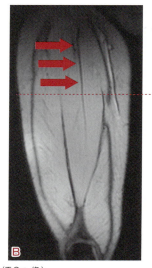
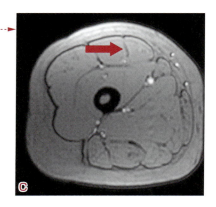

図2▶ 大腿直筋の模式図（グレーの部分）とMRI（T2＊像）
A：起始部は，①直頭と②反転頭からなり，そこから，③中央腱（筋内腱）となって遠位に向かい，ほかの3筋（内側・外側・中間広筋）と合流し，④大腿四頭筋腱となって膝蓋骨に停止している．
B，C：MRIでは中央腱が黒い線で描出されている（矢印）．

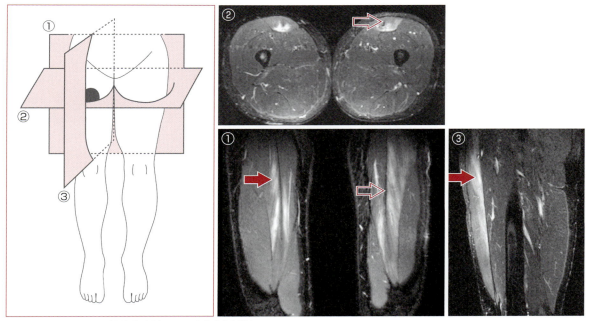

図3▶ 大腿直筋の遅発性筋痛症例のMRI（脂肪抑制像）
①：冠状断面像，②：横断面像，③：矢状断面像
①と③の矢印は，大腿直筋の筋線維走行を示している．
①と②の中抜き矢印は大腿直筋の中央腱である．

37

I　運動器の機能解剖

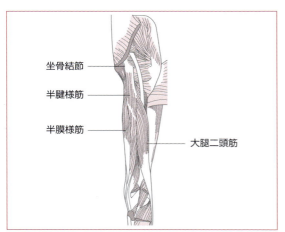

図4 ▶ 大腿後面（ハムストリングス）の解剖

をみると，ももの後ろ(ham)に，まさに弓の弦(string)のように張っている腱をみることからきている．

　大腿後面の遠位部でみると，内側には半膜様筋と半腱様筋，外側には大腿二頭筋が走っている．近位では，坐骨結節にそれぞれの起始部があり，総腱となって遠位に向かい，半膜様筋の腱膜が深部内側を下り，半腱様筋と大腿二頭筋の長頭が共通の腱(腱膜)を持って大腿の中央部を遠位に走っている(図4, 5)．

　大腿二頭筋長頭の筋はこの近位腱膜に斜めにつく羽状筋のかたちをとり，半腱様筋は平行線維筋(紡錘状筋)であり，途中に腱画(図5の②')を持って遠位に走っている．半膜様筋も幅広い腱膜に筋線維が斜めにつく羽状筋である．これらを理解することは，筋損傷を理解するうえで重要である．

　ハムストリングスは，遠位では半膜様筋は脛骨の膝関節付近に停止し(深鵞足)，半腱様筋は縫工筋および薄筋と一緒に脛骨近位内側に付着し，鵞足(浅鵞足)を形成する[2]．大腿二頭筋長頭は大腿骨の後面から起こってくる短頭(平行線維筋)と合流し，遠位では腱となって腓骨頭に停止する．大腿二頭筋短頭を除き，いずれの筋も股関節と膝関節をまたぐ二関節筋である．股関節に対しては伸展作用を，膝関節には強い屈曲作用を有している．さらに，それぞれの関節との位置関係で回旋方向の動きにも関与している．

3　大腿内側の解剖

　大腿内側に走っている内転筋群は，薄筋，長内転筋，短内転筋および大内転筋である(図6)[1]．薄筋は恥骨結合近くの恥骨下枝から起こり，大腿内側の表層を走って縫工筋や半腱様筋とともに脛骨付着部付近で鵞足を形成する二関節筋である．長内転筋は恥骨上枝から起こり，大内転筋は恥骨下枝の前面から坐骨結節にかけて起こり，それぞれ大腿骨内側後方に停止しており，股関節を内転するとともに外旋する作用もある．

4　大腿外側の解剖

　大腿筋膜張筋は上前腸骨棘に始まり，大転子の下方で腸脛靱帯に移行する筋であり，股関節屈曲位からの外転および内旋動作に関与する(図7)[3]．腸脛靱帯は大腿筋膜が肥厚したもので，近位では大臀筋や大腿筋膜張筋が入り込み，遠位では脛骨の外側顆に付着している．腸脛靱帯は大転子部では，炎症によって肥厚した滑液包とともに弾発現象(弾発股)を起こすことがある．また大腿骨外側上顆付近でもランニング動作による炎症(腸脛靱帯炎)を起こし，いわゆる"ランナー膝"の代表格である．

5　大腿部の筋の横断面

　大腿の中央部付近での横断面でみると，大腿四頭筋は全体的に外側にシフトした像を呈することが多い(図8)．中間広筋は大腿骨に接しているため，ほかの選手の膝が入った場合などの直達外力によって，大腿骨の抗力によって損傷されやすいことがわかる(筋打撲傷)．

　一方，ハムストリングスの断面では，内側から半膜様筋，半腱様筋，そして大腿二頭筋とはっきり区別できる．しかし近位にいくほどそれぞれの筋の境界がわかりにくくなってくる．逆に遠位部では半腱様筋と大腿二頭筋長頭の筋断面積は縮小

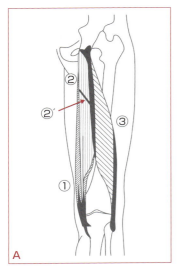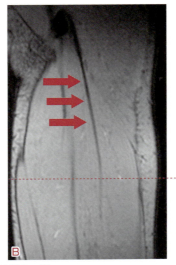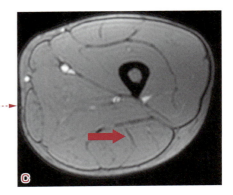

図5▶ハムストリングスの模式図とMRI（T2＊像）
①：半膜様筋，②：半腱様筋（②′は腱画），③：大腿二頭筋長頭
A：大腿二頭筋長頭は，起始部は坐骨結節から起こり近位は腱膜となって遠位に向かい，短頭と合流して腓骨頭に停止している．
B，C：MRIでは近位腱膜は黒く線状に描出されている（矢印）．

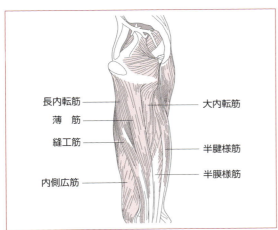

図6▶大腿内側の解剖

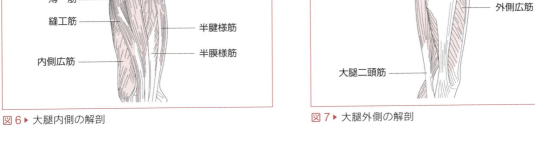

図7▶大腿外側の解剖

し，半膜様筋と大腿二頭筋短頭は十分な断面積を有してくる．

　この大腿中央部での横断面図をみると，大内転筋の断面積が広いことがわかる．またこの図では表せていないが，外側広筋の表層にある大腿筋膜は厚くなって腸脛靱帯を形成している．

　筋の断面積は，筋力の目安にもなり，大腿四頭筋とハムストリングスの筋断面積の比較により，膝の伸筋／屈筋比を推定することも可能である．当然のことながら断面積の比はパフォーマンスの特徴を示していることが多く，競技種目間や個体間でばらつきがみられる．特にフェンシングのような左右の脚の使い方に差が出る競技では，左右差がはっきりしてくる．

I 運動器の機能解剖

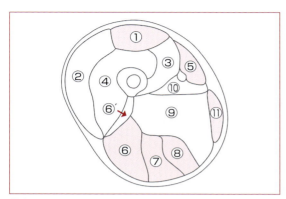

図8▶大腿部中央の横断面（模式図）
①：大腿直筋，②：外側広筋，③：内側広筋，④：中間広筋，
⑤：縫工筋，⑥：大腿二頭筋長頭（⑥´短頭），⑦：半腱様筋，
⑧：半膜様筋，⑨：大内転筋，⑩：長内転筋，⑪：薄筋
色アミの筋は二関節筋である．

この左右差は個々の選手の間でも違いがみられる．これらの差が高いパフォーマンスの表れなのか，スポーツ外傷・障害を引き起こす原因となるのかの判断はむずかしいが，アスリートの身体を評価するのに用いられる．

また，筋損傷を理解するうえで強調してきた腱膜あるいは筋内腱も，冠状断面だけでなく，横断面での損傷程度を把握しておくことは有用である．図3や図5で示した大腿直筋の中央腱や大腿二頭筋の近位腱膜が，どのように損傷され，どのように修復されていくかを確認していく．また画像と自覚症状や理学所見とを照らし合わせていくことで，筋損傷の再発を予防し，的確なスポーツ復帰を促すことに利用できる．

文 献

1) Agur A, et al：Grant's Atlas of Anatomy, 10th ed, Lippincott Williams & Wilkins, 318-320, 1999
2) 越智淳三訳：分冊　解剖学アトラスI，文光堂，東京，96-101, 1984
3) 山田致知ほか監訳：ランツ下肢臨床解剖学，第1版，医学書院，東京，20-22, 1979

I 運動器の機能解剖

8 膝関節

松本 秀男

1 膝関節の骨・軟骨形態

膝関節は大腿骨，脛骨，膝蓋骨の3つの骨で形成されており，同一関節腔内に大腿脛骨関節（大腿骨と脛骨間の関節）と膝蓋大腿関節（膝蓋骨と大腿骨間の関節）の2つの関節が存在する[1〜3]．

大腿脛骨関節は完全伸展位から正座ができる深屈曲位（約150°）に及ぶ大きな運動範囲と，いずれの屈曲角でも歩行や走行，ジャンプや着地などに伴って生じる大きな荷重負荷に耐えられるだけの安定性を持つ．一方，膝蓋大腿関節は大腿四頭筋の強大な膝関節伸展筋力を脛骨に効果的に伝達する役割を担っている．

1. 大腿脛骨関節

大腿骨の遠位部は2つの球状の内側顆と外側顆に分かれ，ほぼ平面の脛骨近位部に対向する（図1）．大腿骨，脛骨とも関節面は，通常厚さ3〜5mmの関節軟骨で覆われている．この大腿骨内・外側顆が半月板を挟んで，脛骨関節面上を転がることにより，膝関節は屈伸する．

外側顆の転がりは大きく，最大屈曲位では大腿骨外側顆は脛骨外側顆の後縁まで移動するため，結果として屈曲に伴い脛骨は内旋する．したがって，外側半月板の最も後方の部分（後角部）は最大屈曲では大腿骨脛骨間に挟まれ大きな圧迫力を受ける．

また，この大腿骨内・外側顆はその矢状断面が完全な円ではなく，いずれも伸展位で脛骨と関節面を形成する前方部分は曲率半径が大きく，より平坦である（図2）．したがって，脛骨との接触面積が大きく，伸展位付近での関節安定性に寄与している．逆に，屈曲位で脛骨と接触する後方部分は曲率半径が小さいため，接触面積が小さく，伸展位に比べ可動性がより高い．

一方，脛骨は側面からみると内側顆，外側顆とも関節面が脛骨長軸に対し軽度後方へ傾斜している（図2）．この後傾角により，大腿脛骨関節の接触圧は伸展位で高く，屈曲位で低くなるため，これも伸展位における関節安定性，屈曲位における関節可動性に有利に働いている．また，膝関節に垂直に荷重を加えると，脛骨には前方分力が加わる．

さらに，脛骨内顆関節面は前後方向にやや凹面をなし，凸面を有する大腿骨内側顆関節面との適合性に優れているため，膝関節の内側部はより安定性が高い．一方，脛骨外顆は凸面をなし，同様に凸面を有する大腿骨外側顆と関節面を形成するため，接触面積が小さく，内側に比べると可動性が高い．

大腿脛骨関節を正面からみると大腿骨長軸と脛骨長軸は個体差があるものの平均約6〜7°の外反角を有する（図3）．これは主として大腿骨頸部の頸体角（内方に傾斜している）ため，大腿骨頭が大腿骨長軸より内方に存在し，下肢全体としての荷重線が大腿骨長軸とはずれるためである．したがって，大腿骨の関節面は大腿骨の長軸に垂直ではなく約6〜7°外反している．一方，脛骨の長軸と荷重線はほぼ一致するため，脛骨関節面は脛骨長軸にほぼ垂直である．

この外反位を越えて非生理的な外反位をとるものが外反膝，逆に内反位をとるものが内反膝であ

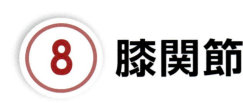

I 運動器の機能解剖

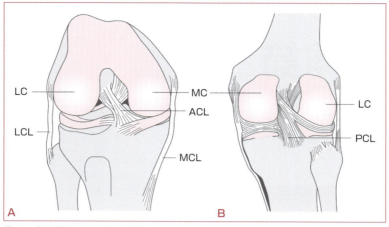

図1▶ 右膝関節の骨形態と靱帯
MC：大腿骨内側顆，LC：大腿骨外側顆，MCL：内側側副靱帯，LCL：外側側副靱帯，ACL：前十字靱帯，PCL：後十字靱帯
A：前方からみた図（約90°屈曲位），B：後方からみた図（伸展位）

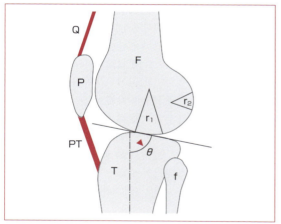

図2▶ 膝関節側面の模式図
F：大腿骨，T：脛骨，P：膝蓋骨，f：腓骨，Q：大腿四頭筋，PT：膝蓋腱
大腿骨の伸展位で脛骨と関節面を形成する前方部分（r_1）はより平坦で，後方部分（r_2）に比べ曲率半径が大きい（$r_1 > r_2$）．脛骨は関節面が長軸に対し軽度後方へ傾斜している（後傾角：θ）．

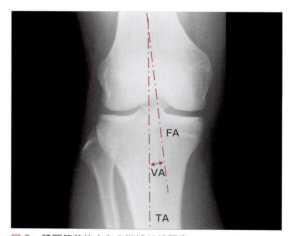

図3▶ 膝関節前後方向の単純X線写真
FA：大腿骨長軸，TA：脛骨長軸，VA：外反角
大腿骨長軸（FA）と脛骨長軸（TA）は平均約6～7°の外反角（VA）を有する．

る．通常，荷重線は膝関節の中央やや内側寄りを通過するが，外反膝では荷重線が外側を通り，内反膝では内側を通る．したがって，外反膝では荷重により膝関節外側部に圧迫力が，内側部（内側側副靱帯：MCL）に張力が加わり，内反膝では荷重により膝関節内側部に圧迫力が，外側部（外側副靱帯：LCL）に張力が加わる．

2. 膝蓋大腿関節

膝蓋大腿関節は大腿脛骨関節の前方に存在し，膝関節の屈伸に伴って凸面を有する膝蓋骨関節面が凹面を有する大腿骨前面（膝蓋関節面）を中枢から末梢方向に滑走する構造をとる．膝蓋骨はこ

の凸面の中央（中央稜）を中心に内・外側に分けられ，内側部を内側関節面，外側部を外側関節面と呼ぶ（図4）．

膝蓋大腿関節は完全伸展位から屈曲20°付近までは明らかな接触はせず，屈曲20°を超えると膝蓋骨の凸面が大腿骨の凹面の外側部より進入し，接触を開始する．しかし，軽度屈曲位における膝蓋大腿関節は大腿骨の凹面が浅く，また膝関節伸展機構も比較的弛緩しているため，膝蓋骨の内外側方向への安定性が得られにくく，内外側膝蓋大腿靱帯や膝蓋支帯などの周囲軟部組織に安定性を依存する．

屈曲位が強くなると膝蓋骨の凸面が大腿骨の凹面に深く入り込むため，深屈曲位では形態そのものにより膝蓋骨は安定する．屈曲90°以上では膝蓋大腿関節の接触は大腿骨の内側顆と外側顆に分かれ，大腿骨側では大腿脛骨関節の関節面と接触するようになり，膝蓋骨は内側関節面の最も内方に存在するodd facetが関節面を形成する（図4）．

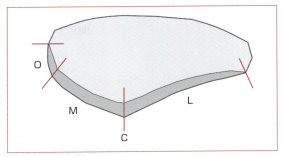

図4 ▶ 膝蓋大腿関節面の構造
O：垂直関節面（odd facet），M：内側関節面（medial facet），C：中央稜（central ridge），L：外側関節面（lateral facet）
膝蓋骨関節面は中央稜で内・外側に分けられ，内側部を内側関節面，外側部を外側関節面と呼ぶ．屈曲90°以上では内側関節面の最も内方の存在する垂直関節面（odd facet）が関節面を形成する．

2 関節包，滑膜および滑液包

膝関節は関節包によって周囲より隔離された関節腔内に存在する．この関節包の最内層は滑膜によって覆われ，関節軟骨の潤滑な運動をつかさどる関節液を生成している．特に膝蓋骨の中枢部には大腿四頭筋腱と大腿骨間の潤滑にも関与する膝蓋上嚢と呼ばれる大きな腔を有する．

大腿骨内・外側顆部では関節包が深くくびれ，屈伸に伴う側副靱帯と大腿骨間の滑らかな運動性に寄与している．膝関節後方でも関節包は比較的大きな腔を有し膝関節後方の筋組織との間の潤滑に寄与している．さらに，膝関節周囲には多くの滑液包が存在し，関節運動に伴う骨，筋，腱，靱帯や皮膚などの円滑な運動を助けている．

3 靱　帯

骨形態によって安定性の得にくい膝関節では，関節の安定性は軟部組織，特に靱帯に依存するところが大きい．膝関節には内側側副靱帯（MCL），外側側副靱帯（LCL），前十字靱帯（ACL），後十字靱帯（PCL）の4つの主な靱帯が存在するが，そのほかにもさまざまな靱帯があり，関節およびその構成体の安定性に寄与している（図1）．

1. 内側側副靱帯（MCL）

大腿骨内側上顆から脛骨内側部に付着する薄く幅を持った靱帯で，膝関節の内側を這うように走行し，膝関節の外反および外旋を制御する．大腿骨内側上顆から脛骨前内側部の鵞足付着部とほぼ同じ位置でその深層に付着する前縦走線維，その後方で膝関節の内後方に向かって走り，内側関節包に線維を送った後再び前方へ向かって斜走する後斜走線維，関節包の表面に位置する深層線維に分けられる．

その大腿骨付着部は糸巻状の構造を有し，屈曲に伴って靱帯実質部を巻き上げるように動くことにより膝関節のほぼ全可動域でMCLを緊張させる（図5）．

2. 外側側副靱帯（LCL）

大腿骨外側上顆から腓骨頭に大腿二頭筋に包まれるように付着する細い筒状の靱帯で，大腿骨および脛骨の外側縁とはやや離れて走行する（図6）．膝関節の比較的伸展位ではよく緊張し，内反および外旋を制御する．屈曲位ではその緊張性は著しく低下するが，ある程度の内反制御作用は全可動域で認められる．

I　運動器の機能解剖

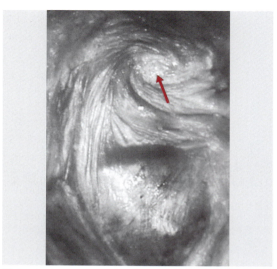

図5▶内側側副靱帯（MCL）の大腿骨付着部（屈曲位）
糸巻状の構造を有し，屈曲に伴って靱帯実質部を巻き上げるように動くことにより膝関節のほぼ全可動域でMCLを緊張させる．

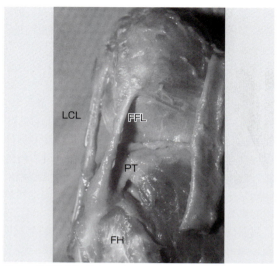

図6▶外側側副靱帯（LCL）（膝関節後方からの観察）
FFL：ファベラ腓骨靱帯，PT：膝窩筋腱，FH：腓骨頭
細い筒状の靱帯で，大腿骨および脛骨の外側縁とはやや離れて走行する．

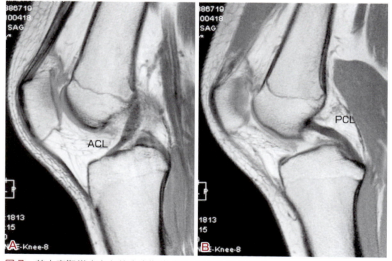

図7▶前十字靱帯（A）と後十字靱帯（B）のMRI像（側面）
ACL：前十字靱帯，PCL：後十字靱帯．

3. 前十字靱帯（ACL）

　膝関節内の大腿骨外側顆の内壁から脛骨顆間部前方に扇状に付着する靱帯で，伸展位では脛骨関節面と約30°の角度を持って，90°屈曲位では脛骨関節面とほぼ平行に顆間窩を走行する（図7-A）．通常，前内側線維と後外側線維の2つの線維束に分けられ，膝関節の屈曲に伴って各線維の緊張性を徐々に受けわたすことにより，膝関節の全可

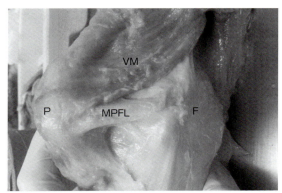

図8▶ 内側膝蓋大腿靱帯（MPFL）
P：膝蓋骨，F：大腿骨，VM：内側広筋
MPFLは関節包上を這うように走行し，膝蓋骨の外方変位を制御する．

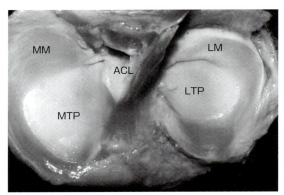

図9▶ 半月板（大腿骨を除去し，脛骨を上方からみた図）
MM：内側半月板，LM：外側半月板，MTP：脛骨内側顆，
LTP：脛骨外側顆，ACL：前十字靱帯

動域で緊張し，脛骨の前方変位および内旋を制御する．

4. 後十字靱帯（PCL）

膝関節内の大腿骨内側顆の内壁から脛骨顆部後方に付着する靱帯で，大腿骨内側顆の内壁を這うように後方に向かって走行する（図7-B）．ACLに比べほぼ2倍の太さを有しており，膝関節のほぼ全可動域で緊張し，脛骨の後方変位および内旋を制御する．

5. そのほかの靱帯

膝関節には前述したもの以外に靱帯と呼ばれる組織がいくつかあり，関節および関節構成体の安定性に寄与している．

内側膝蓋大腿靱帯（MPFL）は膝蓋骨の内縁で内側広筋付着部の後面から大腿骨内側上顆のMCL付着部のやや中枢に付着する靱帯で，膝蓋骨内側支帯横走線維とも呼ばれる．関節包上を這うように走行し，膝蓋骨の外方変位を制御する（図8）．

腸脛靱帯（ITT）は腸骨の上前腸骨棘よりはじまり（中枢部では大腿筋膜と呼ばれる），大腿骨外側部に線維を送りながら下降し，さらに膝蓋骨や膝蓋腱にも線維を送った後，脛骨前外側部のGerdy結節に付着する．その主な作用は膝関節屈曲位における脛骨の内旋制御であり，これには主としてKaplan fiberと呼ばれる大腿骨外顆部後方からGerdy結節を結ぶ線維が関与している．

弓状靱帯は腓骨頭から関節包に付着し，膝関節の後外側安定性に関与するとされてきたが，実際にはかなり薄い靱帯であり，その制御作用は小さいと考えられる．

4 半月板

線維軟骨を主体とするC字型の軟骨組織で，内側半月板（大腿骨内側顆と脛骨内側顆の間）と外側半月板（大腿骨外側顆と脛骨外側顆の間）がある（図9）．大腿骨－脛骨間の荷重分散，衝撃吸収，関節安定性などに寄与する．

内・外側半月板とも，その前方（前角）および後方（後角）で脛骨に付着するが，内側半月板はそのほぼ全周にわたり周囲の関節包やMCLとも密に連続しており，関節運動に伴う半月板そのものの動きは比較的小さい．一方，外側半月板は前角および後角の付着部を除いては周囲組織との連続が粗で可動性が大きい．

また，膝関節の運動により大腿脛骨関節の接触面が後方に移動するのに伴い，内・外側半月板ともその形を若干変えながら後方に移動するが，膝関節伸展位付近では半月板の前角部が，深屈曲位では後角部が主として荷重を受ける．

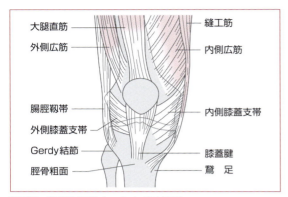

図10▶膝関節運動をつかさどる筋群
主として伸筋群と屈筋群に分けられる．

5 膝関節の筋群

膝関節の運動をつかさどる筋群は主として伸筋群と屈筋群に分けられる（図10）．さらに膝関節屈曲位では若干の脛骨回旋運動が加わるが，これは主として屈筋群によって行われる．

1. 膝関節伸筋群

腸骨下前腸骨棘に起始部を持つ大腿直筋，大腿骨に起始部を持つ内側広筋，外側広筋，中間広筋の計4つの筋（大腿四頭筋）が膝蓋骨に停止する．これらが膝蓋大腿関節を介し，膝蓋骨の末梢が膝蓋腱，さらにはこれが脛骨粗面に付着することにより，上述した4つの筋の合力が膝関節伸展力となる．

このうち，最も強大な大腿直筋は腸骨に起始部を持つ二関節筋であるため，股関節屈曲位では膝関節伸展力は低下する．また，膝関節の終末伸展作用は主として内側広筋が受け持つ．

2. 膝関節屈筋群

一般にハムストリングスと呼ばれ，脛骨の内側部に付着する内側ハムストリングスと腓骨に付着する外側ハムストリングスとに分けられる．内側ハムストリングスは腸骨の上前腸骨棘に起始部を持つ縫工筋，恥骨に起始部を持つ薄筋，坐骨に起始部を持つ半腱様筋および半膜様筋の計4つからなる．

縫工筋，薄筋および半腱様筋の3つの筋は合わさって鵞足を形成し，脛骨内側部のMCL付着部を覆いながら，そのやや前方に停止する．半膜様筋はこれらとは別に内側半月板後方や膝窩筋筋膜に線維を送りながら鵞足部より後方に停止する．

外側ハムストリングスは坐骨に起始部を持つ長頭と大腿骨に起始部を持つ短頭からなる大腿二頭筋で，LCLの腓骨付着部を覆いながらその周囲に停止する．内側ハムストリングスは膝関節を屈曲しながら内旋し，外側ハムストリングスは屈曲しながら外旋する．

3. そのほかの筋

膝窩筋は大腿骨の外側上顆に起始部を持ち，脛骨の後面に停止する．膝関節の屈筋としての作用を有するが，この筋の特徴は外側半月板の後外側部を通過し，一部これに線維を送って外側半月板の運動制御に関与することや腓骨頭に線維を送り（popliteo-fibular ligament），膝関節の後外側不安定性の制御に関与していることである．

腓腹筋はその内側頭が大腿骨の内側顆の上方に起始部を持ち，外側頭が外側顆の上方に起始部を持つ．下腿後面を下降しヒラメ筋とともにアキレス腱を形成する．足関節の底屈がその主な作用であるが，膝関節を越える二関節筋であるため，膝関節に対しても屈筋として働く．

文献

1) von Lanz T, et al：Bein und Statik. Praktische Anatomie, von Lanz T, et al（eds），Verlag von Julius Springer, 1958
2) Anderson JE：Grant's Atlas of Anatomy, 8th ed, Williams and Wilkins, 1983
3) 上崎典雄：膝関節の解剖と機能．整形外科MOOK 9，今井 望ほか編，金原出版，東京，1-16, 1979

I 運動器の機能解剖

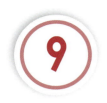

9 下腿部

栃木 祐樹

1 骨格構造

下腿の骨格（図1-A）は，内側前方に位置する太い脛骨と外側後方に位置する細い腓骨という2本の長管骨から構成される．下腿の荷重支持能力の大半（>80％）は脛骨が担い，残りの10〜20％を腓骨が担うとされているが，その分担割合は常に一定なわけではなく，肢位や外力のかかり方によって変化する．

脛骨の近位端は脛骨高原（tibial plateau）と呼ばれる比較的平坦な内外側2つの硝子軟骨面となっており，大腿骨，膝蓋骨とともに膝関節を形成する．脛骨の骨幹部は三角円柱状の厚い骨皮質を持ち，その前内側面は筋・腱に被覆されることなく皮膚直下に位置するため，容易に触知可能である．脛骨の遠位端（図1-B）は脛骨天蓋（tibial plafond）と呼ばれる浅い半円筒形の硝子軟骨面となっており，ここから連続する内果関節面および腓骨遠位端の外果関節面とともに距骨滑車がはまり込む"ほぞ穴（motise）"構造を形づくって距腿関節（狭義の足関節）を形成する．

腓骨の近位端は大腿骨との直接の連結は持たず，近位脛腓関節を介して脛骨高原外側後方に接合している．この関節は，楕円形の平坦な硝子軟骨関節面同士が接合する周囲を関節包靱帯が取り囲むファセット（facet＝切り子面）構造を持ち，靱帯のあそびの範囲内での多方向性の可動性を持つ．骨幹部は三角円柱状で，中央から遠位にかけて全長のほぼ2/3にわたる内側前方の陵は，脛骨外側後方を起始部とする幅の広い靱帯（骨間膜）の

停止部となっている．遠位部（図1-B）では骨断面が楕円形となり，脛骨遠位端外側後方の溝状の凹面部分にはまり込むかたちで，遠位脛腓関節を形成する．この関節の硝子軟骨接合は，距腿関節から連続する遠位端のわずか（2〜3mm以内）な部分のみであり，ほかの大半の部分は幅広で強靱な前・後遠位脛腓靱帯や骨間膜の延長である骨幹靱帯による線維性結合となっている．

この強靱な遠位脛腓関節の靱帯性結合（inferior tibiofubular syndesmosis）により，距腿関節のほぞ穴構造の外壁をなす外果はわずかな可動性（水平方向，垂直方向とも1mm以内程度）を持つ．この外果の可動性は，足関節が肢位や外力環境の変化に応じて適切な骨性制動力を発揮するうえで極めて重要な役割を果たす．距腿関節の側方（内外果）関節面は，下腿側，距骨側とも前方部分が後方部分より内外側方向の幅が広く，背屈時に適合性が増すことによって安定性が高まる構造を持っている．外果の可動性は，この関節面適合による骨性制動のエンドポイントをマイルドなものとし，またその状態で大きな外力が加わっても靱帯による衝撃吸収によって骨や軟骨へのダメージを軽減することに役立っている．

過大な外力によるこの部位の損傷は遠位脛腓靱帯損傷（syndesmotic injury）と呼ばれ，足関節の不安定性，痛み，可動域制限といった機能障害を残しやすい．この損傷の原因となる足関節の外旋捻挫（high ankle sprain）や脱臼骨折は足関節部のスポーツ外傷のなかでも診断・治療に最も注意を要する病態の1つである．

Ⅰ 運動器の機能解剖

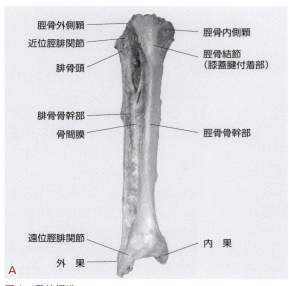
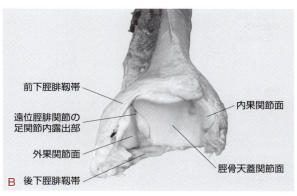

図1▶ 骨格構造
A：下腿の骨格，B：遠位端関節面

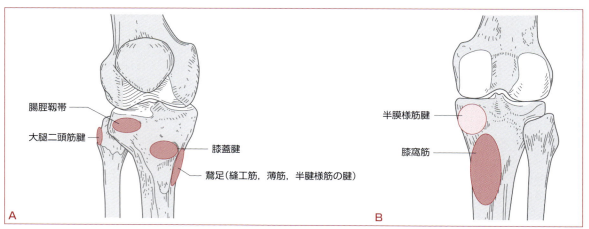

図2▶ 下腿近位部の筋付着部
A：右脚前面，B：右脚後面

2 筋と腱

下腿近位部には，膝関節運動筋群の遠位端付着部が数多く存在する．前方（図2-A）の脛骨結節は膝関節進展機構（具体的には膝蓋腱）の停止部であり，外側前方のGardy結節は腸脛靭帯（大腿筋膜張筋腱）の停止部となっている．脛骨の前内側から後方にかけては，内側ハムストリングスが停止する．薄筋，半腱様筋，縫工筋の腱は鵞足（pes anserinus）を形成して前外側面に停止し，半膜様筋腱は後外側面（図2-B）に停止する．また，脛骨骨幹端後方部には，膝窩筋が停止する．腓骨頭には大腿二頭筋（外側ハムストリングス）

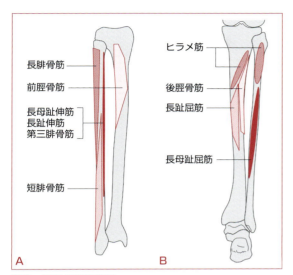

図3▶下腿の筋起始部
A：右脚前面，B：右脚後面

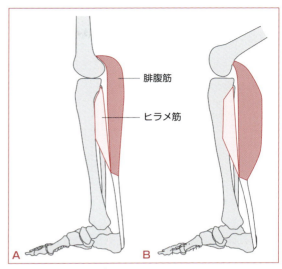

図4▶下腿三頭筋の走行
A：膝伸展時，B：膝屈曲時

の停止部がある．

　下腿骨幹部の前方外側面（図3-A）は，足関節，足部の伸筋群の起始部となっている．脛骨骨幹部前外側面の近位1/3は前脛骨筋の起始部で，腓骨の前内側からは長母趾伸筋，長趾伸筋，第三腓骨筋が起こる．腓骨の外側は腓骨筋群（足関節外反筋群）の起始部で，骨幹部の中枢部分からは長腓骨筋，末梢部分からは短腓骨筋が起こる．後面（図3-B）には屈筋群が起こり，後脛骨筋は脛骨骨幹部外側寄りの近位1/3部分，長趾屈筋は脛骨骨幹部内側寄りの中央1/3部分，長母趾屈筋は腓骨骨幹部後面の中央から遠位部を起始部としている．

　下腿三頭筋（図4）のうち，深層にあるヒラメ筋の起始部は下腿骨幹部後面の近位1/3（図3-B）で脛・腓骨の両者にまたがっている．浅層にある腓腹筋の起始部は，内側頭，外側頭とも下腿骨ではなく大腿骨遠位部で，それぞれ遠位骨幹端の内後方，外後方から起こっている．二関節筋であるこの筋は，足関節だけでなく膝関節にもまたがるため，膝関節屈曲位では緊張が相対的に低下する．

　下腿筋最大の機能は歩行サイクルの立脚後期に代表される足部底屈（蹴り出し）動作であり，この運動の主な力源は下腿三頭筋である．下腿三頭筋力は，人体中で最も太く強靱なアキレス腱を通じてその停止部である踵骨に伝達されるが，下腿骨と踵骨の間には底背屈の自由度を確保する距腿関節と内外反の自由度を確保する距踵関節から構成される足関節－距骨下関節複合体（広義の足関節）（図5）が介在する．この交差する運動軸を持つ2関節が近接する構造は，足関節－距骨下関節複合体にユニバーサルジョイントと同様の高い自由度を与えて下腿の傾きにかかわらず足部が地面と良好な適合性を保つことに貢献するが，この自由度の高い関節を安定させて効率の良い蹴り出し運動を行うためには周囲の筋群との協調（図6-A）が必要となる．主には足部の内がえし運動を制御する後脛骨筋（内果後方を回り込み，中足部の内側から足底面に停止），および外がえし運動を制御する長・短腓骨筋（両者ともに外果後方を回り込み，長腓骨筋はさらに立方骨の外側から足底側に回り込んで第一中足骨の基部に停止，短腓骨筋は第五中足骨の基部に停止）の協調によって，状況に応じた足部内外反のポジションを維持することにより，適切な方向への安定した下腿三頭筋力の発揮が可能となる．

I 運動器の機能解剖

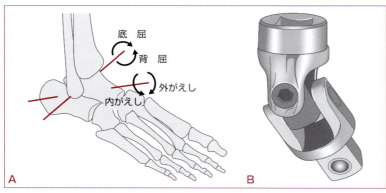

図5▶ 足関節 - 距骨下関節複合体
A：各関節の運動軸
B：ユニバーサルジョイント

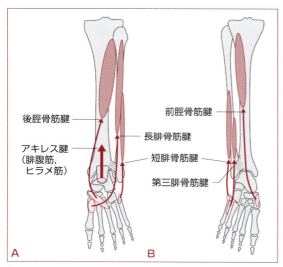

図6▶ 下腿筋の協調運動
A：右脚後方（底屈筋群），B：右脚前方（背屈筋群）

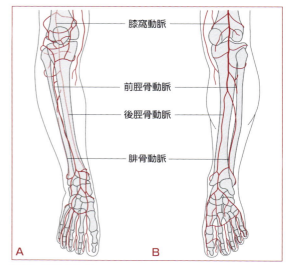

図7▶ 動脈の走行
A：右脚前面，B：右脚後面

　また，背屈に関しても最大力源である前脛骨筋（第一楔状骨から第一中足骨基部にかけての内側足底面に停止）のみでは足部回外が同時に生じてしまうため，バランスの良い背屈を行うためには第三腓骨筋（第五中足骨幹部背側に停止）や短腓骨筋との協調が必要となる（図6-B）．

3 血管の走行と下腿の血流

　下腿から足部へ血流を供給する膝窩動脈は，脛骨近位骨端部の後面を覆う膝窩筋腱のすぐ後方を下行し，近位脛腓関節直下のヒラメ筋弓部で前脛骨動脈と後脛骨動脈に分岐する．

　前脛骨動脈（図7-A）は，伸筋群に囲まれた深部（骨間膜のすぐ前方）を周囲の筋や脛骨を栄養しながら骨幹部遠位端まで下行する．伸筋群が腱へと移行する遠位骨端部では次第に浅層に現れ，伸筋腱群とともに伸筋支帯が脛骨前面につくるトンネルを通過して足部へと至り，中足部から前足部の主に背側部を栄養する．

　一方の後脛骨動脈（図7-B）は，骨幹部近位で腓骨動脈を分枝した後は，屈筋群に囲まれた深部

を周囲の筋や脛骨後方部を栄養しながら下行し，足関節内側後方から足根管通って足部底側へ至り，後足部から前足部にかけての内側部分から足底部分を栄養する．

腓骨動脈（図7-B）は，腓骨近傍の深部を周囲の筋や腓骨を栄養しながら下行して後足部外側へと至り，後足部から前足部にかけての外側部分から足底部分を栄養する．血液の還流は，これら主要動脈の周囲に伴走する深部静脈および表在性の皮下静脈によって行われる．

前述のように，下腿から足部への血行は全面的に膝窩動脈に依存しているため，膝窩部の深部に至る外傷や膝関節脱臼でこの動脈の血流が途絶すると，下腿から足部は壊死の危険にさらされる．また，筋量の少ない下腿遠位部では側副血行路が乏しく，皮膚損傷や手術創の治癒には不利な条件となる．また，骨への血行も豊富ではないため，骨折の癒合不全や偽関節化が生じるリスクも比較的高い．

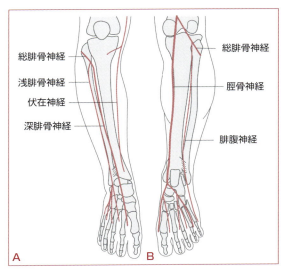

図8▶ 神経の走行
A：右脚前面．B：右脚後面．

4 神経の走行と支配

下腿から足部の運動は坐骨神経から大腿末梢で分枝した脛骨神経と総腓骨神経（図8）によって支配される．知覚に関してもこれらの神経が主体となるが，下腿近位部前方と下腿内側の表在知覚（「付録3」p573を参照）は膝関節内側を下行する伏在神経によって支配される．

脛骨神経は，膝関節後方を膝窩動静脈とともに下腿に至った後，後脛骨動脈と並走して周囲の屈筋群への運動枝を分枝しながら下腿後方の深部を下行し，足関節内側後方を通って足部底側へと至る．この神経は，下腿屈筋群や足部内在筋を支配するほか，後足部内側や足底の知覚を支配する．

総腓骨神経は，膝関節外側後方を通って下腿に至ると，腓骨頭のすぐ遠位で骨の直上を前方に回り込みながら外側腓腹神経（下腿外側から後足部外側にかけて表在知覚を支配，「付録3」p573を参照）を分枝し，さらに深腓骨神経と浅腓骨神経へと分岐する．

深腓骨神経は下腿伸筋群や腓骨筋群を支配する運動枝を分枝しながら前脛骨動脈と並走して伸筋群の深部を骨幹部遠位端まで下行する．伸筋群が腱へと移行する遠位骨端部では次第に浅層に現れ，伸筋腱群や前脛骨動脈とともに伸筋支帯が脛骨前面につくるトンネルをくぐって足部背側へと至る．足部では背側足内筋を支配するとともに第1・2趾間背側の知覚を支配する．

浅腓骨神経（足関節外側前方から足部背側の表在知覚を支配，「付録3」p573を参照）は，下腿近位部では長腓骨筋の筋腹下を走行するが，下腿中央部からは筋膜下の浅層に現れる．その後，下腿筋膜を貫いて皮下に現れ伸筋支帯の表層を通って足部に至るケースが多いが，この部の構造は個体差が大きく伸筋支帯下を通る場合もある．

5 断面の構造

下腿中央部の軟部は，筋群間が筋膜によって隔てられた区画（コンパートメント）構造（「付録3」p580を参照）をとっており，このことはコンパートメント症候群を理解するうえで重要となる（「慢性下腿コンパートメント症候群」の項を参照）．前方区画内には伸筋群（前脛骨筋，長母趾伸筋，

長趾伸筋，第三腓骨筋）が存在し，足背部を栄養する前脛骨動静脈も走行する．外側区画内には長・短腓骨筋が存在し，足関節外側前方から足部背側の表在知覚を支配する浅腓骨神経も走行する．浅後方区画内には腓腹筋と足底筋が存在する．深後方区画内には他屈筋群（後脛骨筋，長母趾屈筋，長趾屈筋）が存在し，足部の内在筋や足底面内側の知覚を支配する脛骨神経や足部底側を栄養する後脛骨動静脈，腓骨動静脈が走行する．

文　献

1) Sarrafian SK：Anatomy of the Foot and Ankle：Descriptive Topographic Functional, 2nd ed, LB Lippencott, Philadelphia, 1993
2) Anderson JE, 森田　茂ほか訳：グラント解剖学図譜，第3版，原著第8版，医学書院，東京，1984
3) Rohen JW, 横地千仭（共著）：解剖学カラーアトラス，第3版，医学書院，東京，1994
4) Hoppenfeld Sほか，寺山和雄ほか訳：整形外科医のための解剖学図説，南江堂，東京，1986

I 運動器の機能解剖

⑩ 足関節

篠原 靖司・熊井 司

　足関節は足部とともに体重を支えるだけでなく，歩く，走るといった運動に必須の動作に関係している．地面に直に接しているため上位からの力学的エネルギーを効率良く伝達し実際の運動に反映させているだけでなく，周囲の筋，腱，靱帯などと機能的，構造的に相互作用する．また力学的ストレスが集中しないよう緩衝し，地面の起伏に柔軟に対応するといった非常に複雑な機能を果たさなければならない．
　本稿ではスポーツ外傷および障害に役立つ足関節の機能解剖を解説する．

1 足関節，距骨下関節の骨構造

　一般的に呼称されている足関節とは距腿関節のことを示している．距腿関節とは脛骨，腓骨，距骨で関節を形成し，その下には距骨下関節とも呼ばれている距骨と踵骨で形成された距踵関節が存在している[1]（図1, 2）．距骨以遠は足部と呼ばれており，足部の解剖は次項に詳細に解説されているので参照されたい．
　腓骨は脛骨とともに下腿を形成しており，足関節の外側に位置し，体重の約5〜10％を支えているといわれている[2]．遠位端は隆起し，外果と呼ばれており，足関節捻挫時に骨折が合併する場合，最も損傷する部位である．内側には脛骨が位置し，体重の約90〜95％を支えている[2]．遠位端は外果に対し内果と呼ばれ，容易に触知することができ，外果とともに関節の位置を確認する良い指標となる．
　外果後方には長・短腓骨筋腱が，内果後方には後脛骨筋腱，長母趾屈筋腱，長趾屈筋腱が内外両果をプーリーとしてwrap aroundし，足部に向かって走行している[3]（図3, 4）．wrap around部は骨付着部にかかる強大な力学的ストレスを分散させる役割を果たしていると考えられており[4]，走行する腱の変性および損傷が起こる部位として臨床的には注意が必要である．
　遠位で腓骨は脛骨の腓骨切痕で前後の脛腓靱帯と連結され，骨間膜とともに脛腓間の安定性を担っている．外果は内側に，内果は外側に距骨との関節面を形成し，脛骨天蓋は距骨滑車に適合した凹面形状をしており，下腿からの力学的エネルギーを効率良く伝達している．つまり距腿関節は腓骨と脛骨で構成されている両果関節窩（mortise：ほぞあな）に距骨滑車（tenon：ほぞ）がはまり込んでおり，骨適合性が良く，構造的に非常に安定しているといえる[5]（図5）．そのため，脛骨と距骨滑車の適合性がわずかでもずれると負荷がかかる範囲が大きく変化するので，局所に負荷が集中し，容易に関節症性変形に至るといわれている[6]．
　また内果は前後方向に長い構造をしているが，外果は上下方向に長い構造をしている．足関節背屈時に外果は外旋し上方へ移動するが，底屈時には内旋し下方に移動する．これは内果をstatic stabilizer，外果をdynamic stabilizerとして足関節の運動に応じた安定性を生み出す重要な働きをしているととらえることができる[5,7]．
　距骨は足関節の中心に位置し，全表の約70％を軟骨組織で覆われた特有の形状をしている．これは周囲の骨や腱および靱帯に対し構造的あるい

I 運動器の機能解剖

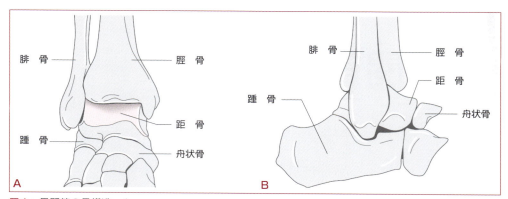

図1 ▶ 足関節の骨構造　1
A：正面像，B：側面像

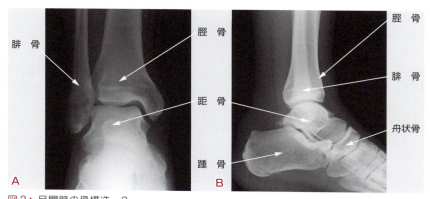

図2 ▶ 足関節の骨構造　2
A：単純X線正面像，B：単純X線側面像

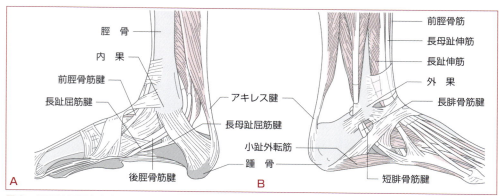

図3 ▶ 足関節周囲を走行する筋および腱　1
A：内側，B：外側

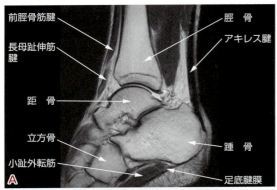

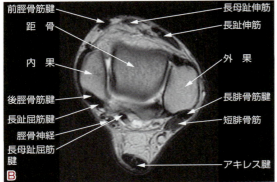

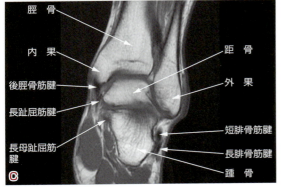

図4▶足関節周囲を走行する筋および腱 2
A：T2強調MRI 矢状断像
B：T2強調MRI 横断像
C：T1強調MRI 冠状断像

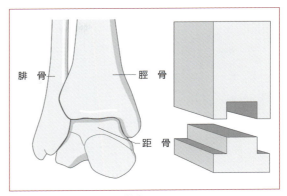

図5▶足関節のほぞ接ぎ構造
距骨滑車（tenon：ほぞ）が両果関節窩（mortise：ほぞ穴）にはまり込んだ安定性の高い関節構造をしている．

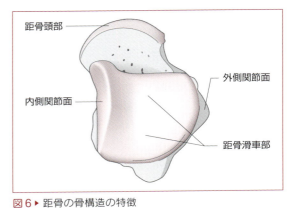

図6▶距骨の骨構造の特徴
距骨滑車の横径は前のほうが大きくなっている．

は機能的に安定した形状であると考えられている[2,8]．距骨滑車は前方の横径が後方の横径に比して約4mm（2～6mm）大きくなっている．この形状により足関節背屈時に"ほぞ穴"の両果関節窩に距骨滑車前方がはまり込み骨性に高い安定性を獲得している[1,2,5,7]（図6）．その反面，底屈時

には構造的に不安定になると考えられる．
　脛骨下端関節面は側方からみて約10°前方に開大していることも合わせると，足関節内がえし捻挫は底屈時に起こることが多いということが理解できる．また背屈時には脛腓関節にかかる負荷が大きいため，脛腓関節損傷が起こる可能性がある．後方には内外側突起が存在し，両突起が足関節の後面を下行する長母趾屈筋腱の腱溝を形成している（図7）．底面には踵骨との関節面（前・中・後距踵関節）を形成している[1]（図8）．
　踵骨は足部のなかで最大の骨で，後面の踵骨粗面にはアキレス腱が付着し，底面の内外側突起には足底腱膜や多くの内在筋（母趾外転筋，短趾屈

I 運動器の機能解剖

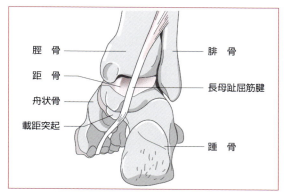

図7▶ 長母趾屈筋腱の走行
長母趾屈筋腱は足関節後方で内外側突起間を下行し，載距突起の下をくぐるようにして足底へ向かっている．

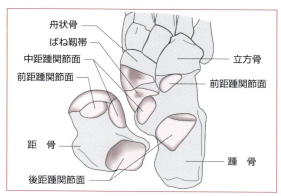

図8▶ 距骨下関節面の構造
前・中・後距踵関節に分かれており，前・中関節面はばね靱帯とともに距骨頭を支えており，後距踵関節面は凹凸構造が大きく，よく適合し安定性を保っている．

筋，小趾外転筋など）が付着している（図3-B, 4-C）．アキレス腱と足底腱膜は発生学的に連続した組織で，成人でも骨膜性に連続している[8]．この構造はアキレス腱付着部症や足底腱膜症の病態を考えるうえで非常に重要である．

前方は立方骨と，背側面は距骨と関節面を形成している（図8）．距骨との関節面は前，中，後と3つに分けることができる．前・中距踵関節面は小さく比較的平面な構造で，ばね靱帯（底側踵舟靱帯）とともに距骨頭を下から支えている[9,10]．ばね靱帯の損傷は扁平足障害（後脛骨筋機能不全）の病態に大きく関与していると考えられている．後距踵関節面は最も大きく，距踵関節面の約70％を占め，凹面形成をしている距骨の関節面に適合した凸面を形成し構造的に安定している[1,2,9]．中距踵関節面と後距踵関節面の間には窪み（踵骨溝）が外側から内側に向けて約45°の角度で斜走し，踵骨溝には距踵間を結ぶ強靱な骨間距踵靱帯が存在している．内側には大きな骨性の載距突起があり，その下を長母趾屈筋腱が走行している（図3-A）．

2 足関節，距骨下関節の靱帯の構造

足関節および距骨下関節は骨適合性に優れ，高

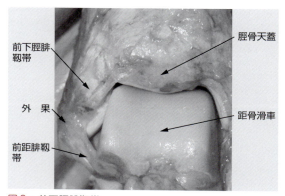

図9▶ 前下脛腓靱帯
足関節（腓骨）の動きに応じて緊張し，脛腓間の安定性を保っている．

い安定性を有する構造をしているが，関節のさまざまな動きに対応するため周囲に存在する軟部組織も重要な働きをしており，靱帯，腱の構造や機能の理解はさまざまな疾患の病態を考えるためには必須である．

脛腓間には前・後脛腓靱帯が存在し，距腿関節の骨構造の維持，安定に寄与している．足関節の動きに応じて変化し，足関節背屈時に遠位脛腓間は開大するため脛腓靱帯は最も緊張する[2]（図9）．したがって同肢位で外旋強制などが加わると損傷されることが多く，脛腓靱帯損傷は足関節果部骨折の見逃されやすい合併損傷として重要であるた

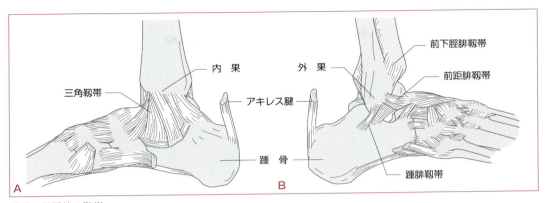

図10 ▶ 足関節の靱帯
A：内側，B：外側

め注意しなければならない．

　足関節外側には外果前方下端を起始とした足関節外側靱帯が存在する．足関節外側靱帯とは前距腓・後距腓靱帯および踵腓靱帯で構成されており，前距腓・後距腓靱帯は足関節，踵腓靱帯は距骨下関節の安定性に主に機能している[11〜13]（図10-B）．前距腓靱帯は扁平な関節包靱帯で距骨外側前方の体部から頸部に付着し，下方線維は踵腓靱帯と交通している[11]．

　距骨は後方が狭くなっている特有の骨構造のため，足関節底屈時に前方に脱出しようとする強い力が働く．これに対し前距腓靱帯は底屈位で最も緊張し，距骨の前方逸脱を防ぐ働きをしている[11]．すなわち，足関節外側靱帯損傷は靱帯の最も緊張する底屈，内がえし位で起こることがわかる．足関節外側靱帯損傷のうち約85％が前距腓靱帯の単独損傷といわれている[12]．

　踵腓靱帯は索状の関節外靱帯で，踵骨外側壁後方に付着している．足関節背屈位で距骨は前方に回転すると同時に後下方に落ち込むようにスライドするといわれている[2]．同時に踵腓靱帯は後方の関節包とともに緊張し，距骨の後方偏位を防いでいると考えられ，背屈時の足関節および距骨下関節の安定性に寄与しているといえる[2,11]．踵腓靱帯の下方線維は前距腓靱帯の下方線維と交通していることは足関節捻挫による前距腓靱帯損傷に合併する損傷が多いことと関係があると考えられ

ている[14]．さらに，踵腓靱帯は外果をプーリーとして走行している長・短腓骨筋腱と接触交差していることがわかっており（図11-A），これは踵腓靱帯が腓骨筋腱溝の一部を形成し，母床として機能していることを意味する[11,12]．

　以上より踵腓靱帯が最も緊張する足関節背屈外がえし位が腓骨筋腱脱臼の主な受傷肢位でもあることから，同疾患の受傷機転に踵腓靱帯が関与していると考えることができる[14,15]．

　後距腓靱帯は非常に強靭な靱帯であり，腓骨の内側面から距骨後面に付着しているが，一部は三角骨に付着し，長母趾屈筋腱溝を形成している[2,11]．足関節背屈で緊張するため背屈時の足関節の安定に働いているが，この靱帯が損傷することはまれで，臨床上，問題となることは少ない（図11-B）．

　足関節内側には強靭な扇型をした三角靱帯が存在する．三角靱帯は内果を起始とし，前脛距部，脛舟部，脛踵部および後脛距部に付着し，足関節および距骨下関節の安定性に寄与している[2,7,11]（図10-A）．浅層線維と深層線維に区別され，深層線維は足関節の関節包と一体となっている．三角靱帯が完全断裂することはまれであるが，足関節外がえし捻挫によって起きた深層線維の損傷が残存・器質化し，内果と距骨滑車との関節裂隙にインピンジすることもある．これは足関節捻挫後の遺残性疼痛の病態の1つと考えられているため，

I 運動器の機能解剖

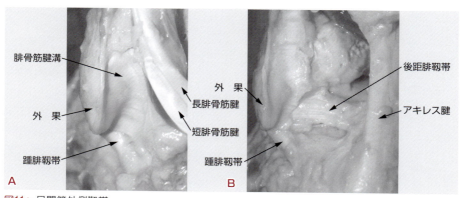

図11▶足関節外側靱帯
A：踵腓靱帯：腓骨筋腱溝の母床として機能している．
B：後距腓靱帯：腓骨先端内側を起点として走行してる．

注意しなければならない．

　足関節の骨構造を考えると，外果は内果より低位に位置しており外がえし強制は腓骨にブロックされるため過度に起こりにくい．反対に内がえし強制は内果が高位に位置しているため比較的容易に起こることから，足関節外側靱帯損傷のほうが圧倒的に発症しやすいことがわかる．

　距骨と踵骨の間には骨間距踵靱帯と距踵頚靱帯が存在している．骨間距踵靱帯は距踵関節の外側に存在する足根洞から約45°内側に斜走する踵骨溝に沿って存在し，扁平で前後に二分している．距踵頚靱帯は骨間距踵靱帯の外側に存在し，距骨頚部に向かって走行している．両靱帯ともに距骨下関節の安定性に寄与していると考えられているが，距骨と踵骨の間に存在するため実際の診療で靱帯損傷の有無を診断することはむずかしい．距骨に対し徒手的に踵骨を内外反させるストレステストを行うことで不安定性の有無（＝靱帯損傷の有無）を判断する[2]．骨間距踵靱帯の損傷は足関節捻挫後の遺残疼痛の原因の1つとして重要である．

　踵骨後面の踵骨粗面にはヒラメ筋と腓腹筋の合同腱であるアキレス腱が付着している（図3）．アキレス腱は人体最大の腱であり，ランニング時には体重の約6〜10倍もの力がかかると考えられている[16]．また底側の踵骨隆起内側結節には足底腱膜が付着している（図4-A）．これらの踵骨付着部には筋，腱からの強大な力学的ストレスが集中しており，付着部の解剖学的構造はアキレス腱付着部障害および足底腱膜症の発症要因に大きく関与していると考えられている[4]．

3 足関節，距骨下関節の関節運動

　足関節の運動には骨構造が大きく関与している．腓骨は脛骨に比して約1cm遠位まであるため，外果は内果より低位でさらにやや後方に位置している．また距骨滑車の形状は外側から内側にかけて大きな半円錐型で表現され[5,7]，距骨滑車内側では前方1/3と後方2/3の曲率半径に差がある[9]．これらの構造より底背屈の運動軸は関節面に対し平行ではなく，外側から内側にかけて約10°上方に，さらに約6°前方に偏位している[2]（図12）．この運動軸の偏位により足関節背屈位では軽度の外がえしを，底屈位では軽度の内がえしを伴っている．健常時の足関節可動域は背屈15〜20°，底屈40〜55°である（図13）．

　距骨下関節の主な可動は内がえしと外がえし（回内外）であるが，足関節が固定された肢位でよく機能する．急勾配や大きく開脚した状態での立位，歩行時やランニング時の急な方向転換など，特に

10 足関節

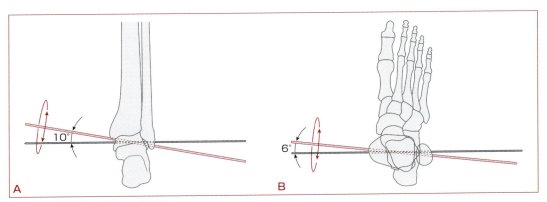

図12 ▶ 足関節（距腿関節）の運動軸
A：後方視像，B：上方視像
内外側の水平軸に対して約10°上方，約6°前方に偏位している．

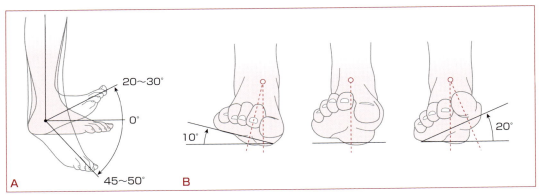

図13 ▶ 関節可動域
A：距腿関節の背屈・底屈，B：距骨下関節の外がえし・内がえし

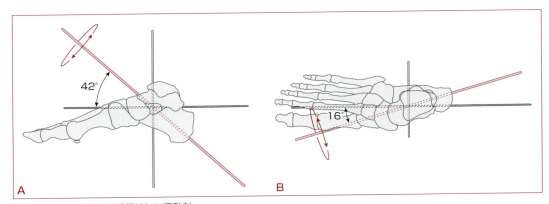

図14 ▶ 距骨下関節（距踵関節）の運動軸
A：側方視像，B：上方視像
前後軸に対して約42°上方，約16°内側に偏位している．

I 運動器の機能解剖

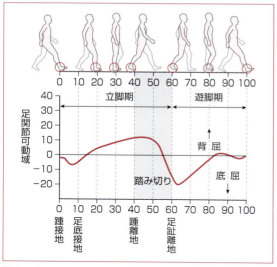

図15 ▶ 歩行周期

不安定な足場でのバランスを維持するために距骨下関節は作用しているといわれている[2]。

踵骨骨軸は距骨頸部軸に対して30〜35°前方外側に開いた方向にあり，距骨下関節の運動軸は踵骨の外側後方から距骨下関節を通って前方内側かつ上方に向かい，水平面から約42°，矢状面から約16°傾斜していると考えられている[2]（図14）。関節運動はこの運動軸に垂直に起こっており，内がえし（回外）とは内反と内転の複合で，外がえし（回内）とは外反と外転の複合した運動である。距骨下関節の可動域はおおむね内がえし20〜23°，外がえし10〜12°とされている（図13）。

足関節背屈には足関節前面を走行する前脛骨筋が主導筋として働き，底屈には下腿三頭筋（アキレス腱）が主導筋として働く．アキレス腱は踵骨結節のやや外側に付着していることから底屈時に踵骨は内反・内旋を伴うこととなる．足関節の内外側に走行する長・短腓骨筋および後脛骨筋が足関節可動時の方向を安定させている．

4 歩行運動周期

歩行は一般の平地では立脚期が60％，遊脚期が40％であり，立脚期は3つの区間に分けられる[2,17]（図15）。

最初の区間は踵接地（heel contact）から足底接地（foot flat）までで，体重の受容と前方コンパートメント内の筋（前脛骨筋，長趾伸筋，長母趾伸筋）の収縮による急速な底屈運動である．第2の区間は足底接地から踵離地までで負荷が最もかかる区間である．足関節の背屈から後方コンパートメント内の筋（下腿三頭筋，後脛骨筋，長趾屈筋，長母趾屈筋）の強い収縮により前進する運動が起こる．このとき最大で体重の約4倍もの負荷がかかるといわれている[2,17]．足関節の背屈は骨適合性の最も安定している肢位であり，強い負荷を支持し，歩行に対するエネルギーとして足底から地面に伝達している．最後の区画は踵離地から足趾離地（toe off）までで，後方コンパートメント内の筋（下腿三頭筋，後脛骨筋，長趾屈筋，長母趾屈筋）の作用により遊脚期へ連続する．

足関節は距骨下関節とともに非常に複雑な構造をしている．骨適合性が良く，非常に安定した構造であるため，周囲の腱や靱帯と機能的にうまく相互に反応し，強大な力学的エネルギーを効率良く運動に変換することが可能である．しかし，損傷が起こると機能は著しく失われ，構造は急速に破綻していくことになる．損傷を早期に発見し，治療を的確に行うためには，足関節および距骨下関節の構造的，機能的な解剖の理解は非常に重要であるといえる．

文 献

1) Sarrafian SK, et al：Osteology. Sarrafian's Anatomy of the Foot and Ankle, 3rd ed, Lippincott Williams & Wilkin, Philadelphia, 40-119, 2011
2) Neumann DA：Ankle and foot. Kinesiology of the Musculoskeletal System：Foundations for Rehabilitation, 2nd ed, Mosby, St Louis, 573-626, 2010
3) 高倉義典：足の解剖．図説足の臨床，改訂第3版，高倉義典監，メジカルビュー社，東京，16-25，2010
4) Benjamin M, et al：Fibrocartilage in tendons and ligaments：an adaptation to compressive load. J Anat 193：481-494, 1998
5) 北田 力：足の機能解剖．図説足の臨床，改訂第3版，高倉義典監，メジカルビュー社，東京，26-32，2010

6) Ramsey PL, et al：Changes in tibiotalar area of contact caused by lateral talar shift. J Bone Joint Surg Am 58：356-357, 1976
7) 熊井 司：足関節・後足部の解剖．整形外科 Knack & Pitfalls 足の外科の要点と盲点，岩本幸英監，山本晴康編，文光堂，東京，2-10, 2006
8) Shaw HM, et al：Development of the human Achilles tendon enthesis organ. J Anat 213：718-724, 2008
9) 大関 覚：足部・足関節の機能解剖．スキル関節鏡下手術アトラス 足関節鏡下手術，田中康仁編，文光堂，東京，2-10, 2011
10) Taniguchi A, et al：Anatomy of the spring ligament. J Bone Joint Surg Am 85-A：2174-2178, 2003
11) Sarrafian SK, et al：Syndesmology, Sarrafian's Anatomy of the Foot and Ankle, 3rd ed, Lippincott Williams & Wilkin, Philadelphia, 163-222, 2011
12) Clanton TO, et al：Athletic injuries to the soft tissues of the foot and ankle. Surgery of the Foot and Ankle, 8th ed, Coughlin MJ, et al eds, 1423-1564, 2009
13) Nassar JA, et al：Sports-related foot and ankle injuries. Orthopaedic Knowledge Update, Foot and Ankle 4, Pinzur MS ed, American Academy of Orthopaedic Surgeons, 135-146, 2008
14) 篠原靖司ほか：解剖からみた足関節外側靱帯損傷の発症メカニズム．臨スポーツ医 30：599-604, 2013
15) 篠原靖司ほか：踵腓靱帯の組織学的構造からみた機能について．日本足の外科学会誌 28：71-75, 2007
16) Feinblatt J, et al：Disorders of the anterior tibial, peroneal, and achilles tendons. Orthopaedic Knowledge Update, Foot and Ankle 4, Pinzur MS ed, American Academy of Orthopaedic Surgeons, 115-133, 2008
17) Chiodo CP, et al：Biomechanics of the foot and ankle. Orthopaedic Knowledge Update, Foot and Ankle 4, Pinzur MS ed, American Academy of Orthopaedic Surgeons, 3-13, 2008

I 運動器の機能解剖

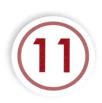

11 足部・足趾部

高尾 昌人

　足部・足趾部は，それぞれ12個，14個の骨を有し，それぞれが関節により結合し，運動を行っている．各関節の運動軸や運動方向は異なり，これらを個別に理解することは煩雑で実践的ではない．

　本稿では，これらを距骨下関節，中足部と前足部，趾部として大きくとらえ，それぞれの機能解剖について解説したい．

1 用　語

　運動器の機能解剖を理解するために，まずは運動基本面と動きの方向に関する用語を理解する必要がある．日本足の外科学会用語委員会では，国際的に混沌としている正しい用語について図1に示すように定義づけた[1]．以下，この定義に基づき各項を記述するため，用語の使用法が出典とは異なる場合がある．

2 距骨下関節の機能解剖

　距骨下関節（距踵関節）は，前関節，中関節（載距突起関節），後関節の3つの関節に分けられる（図2）．距骨下関節は3つの機能軸を有し，三次元的に動く（図3）[2]．機能軸の方向や正常な可動域については多くの報告がなされているが，基本的には底屈・背屈方向，内がえし・外がえし方向，回外・回内方向に運動する．

　踵骨後関節面は円錐形で，後内側から前外側方向に傾いて存在している．さらに後方のセグメントは比較的背側に，前方は底側に位置する．凹状の距骨関節面がこの踵骨後関節面上を滑走することで，足部は回外・回内方向，底屈・背屈方向に動く．

　特徴的なのは，回外・回内方向への動きである．足部の回外・回内方向の動きはその大部分がこの関節に依存しており，30〜50°の可動域（回外25〜30°，回内5〜20°）を有すとされる．したがって，距骨下関節癒合症や重度の足関節後方インピンジメント症候群では距骨下関節の運動が制限されるため，患者は胡座位の際に足底を上方に向けること（回外位）が困難となる（図4）．

　距骨下関節は，距踵骨間靱帯と頚靱帯により連結する．これらは距骨下関節の十字靱帯と呼ばれ，足根管における頚靱帯の内側線維を軸とする距骨下関節の"swing motion"に寄与する[3]．

3 中足部の機能解剖

　中足部は，踵立方関節，距舟関節により構成されるChopart関節と，内側楔状第1中足骨間関節，中間楔状第2中足骨間関節，外側楔状第3中足骨間関節，立方第4，5中足骨間関節により構成されるLisfranc関節からなる（図5）．

　足部を45°回外位から45°回内位に捻り運動をさせた場合，各関節は表1に示すように可動に寄与する[4]．また，足部を底背屈した際の各関節の可動域を表2に示す[4]．

　足根骨中足骨間関節（Lisfranc関節）において，Lisfranc靱帯は重要な支持組織である．Lisfranc靱帯は，Lisfranc関節における靱帯のなかで最も強靱であり[5,6]，足部縦アーチの形成や，特に足

11 足部・足趾部

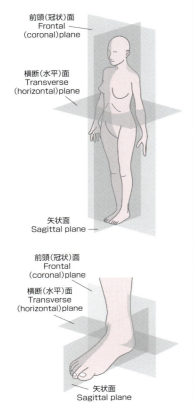

足関節・足部　Foot and ankle					
運動方向	正常可動範囲	角度計のあてかた			図示　実線：基本軸　破線：移動軸
		基本面	基本軸	移動軸	
背屈 Dorsiflexion	0～20°	矢状面	下腿骨軸外果先端への垂線	足底面	
底屈 Plantar flexion	0～45°	〃	〃	〃	
内がえし Inversion（後足部）	0～30°	前頭（冠状）面	下腿骨軸	踵骨長軸	
外がえし Eversion（後足部）	0～30°	〃	〃	〃	
内がえし Inversion（前足部）	0～20°	前頭（冠状）面	足底面	足底面	
外がえし Eversion（前足部）	0～20°	〃	〃	〃	
外旋 External rotation（後足部）／外転 Abduction（中・前足部）	0～10°	横断（水平）面	第2中足骨長軸	第2中足骨長軸	
内旋 Internal rotation（後足部）／内転 Adduction（中・前足部）	0～20°	〃	〃	〃	
第1趾，母趾　Great toe, big toe					
運動方向	正常可動範囲	角度計のあてかた			図示　実線：基本軸　破線：移動軸
		基本面	基本軸	移動軸	
伸展（MP）Extension	0～60°	矢状面	第1中足骨長軸	第1基節骨長軸	
屈曲（MP）Flexion	0～35°	〃	〃	〃	
伸展（IP）Extension	0°	〃	第1基節骨長軸	第1末節骨長軸	
屈曲（MP）Flexion	0～60°	〃	〃	〃	

図1 ▶ 足関節・足部の運動方向に関する用語　　　　　　　　　　　　　　　　　　（文献1）より引用）

I 運動器の機能解剖

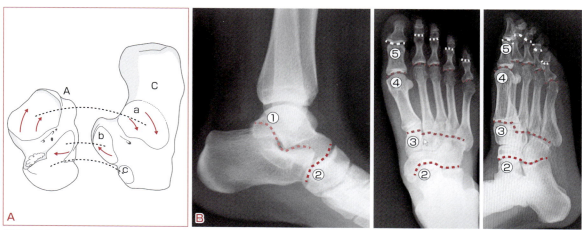

図2 ▶ 距骨下関節の模式図（A）とX線像（B）
A：距骨，C：踵骨，a：後関節，b：中（載距突起）関節，c：前関節
①：距骨下関節，②：Chopart関節，③：Lisfranc関節，④：MTP関節，⑤：IP関節

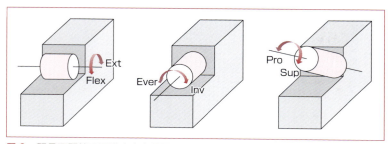

図3 ▶ 距骨下関節の運動方向と用語
Ext：伸展，Flex：屈曲，Ever：外がえし，Inv：内がえし，Pro：回内，Sup：回外

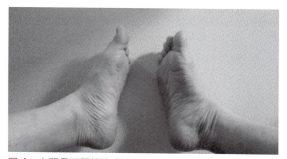

図4 ▶ 左距骨下関節癒合症
左側は距骨下関節の回内制限があるため，右側に比べ足底を十分に上に向けることができない．

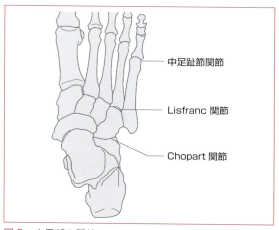

図5 ▶ 中足部の関節

表1 ▶ 中足部の回内・回外運動における各関節の可動域

関節名	可動域（平均）
Chopart 関節	
距舟関節	4.4〜33.8°（17.7°）
踵立方関節	2.3〜14.5°（7.3°）
舟状楔状骨関節	
舟状内側楔状骨関節	3.5〜9.9°（7.3°）
舟状中間楔状骨関節	2.9〜4.1°（3.5°）
舟状外則楔状骨関節	0.2〜4.2°（2.1°）
Lisfranc 関節	
内側楔状骨-第1中足骨関節	0〜2.6°（1.5°）
中間楔状骨-第2中足骨関節	0.5〜1.9°（1.2°）
外側楔状骨-第3中足骨関節	0.1〜9.4°（2.6°）
立方骨-第4中足骨関節	5.5〜21.2°（11.1°）
立方骨-第5中足骨関節	3.5〜24.4°（9°）

表2 ▶ 中足部の屈曲・伸展運動における各関節の可動域

関節名	可動域（平均）
Chopart 関節	
距舟関節	0.1〜14.9°（7°）
踵立方関節	0.1〜8.8°（2.3°）
舟状楔状骨関節	
舟状内側楔状骨関節	0.7〜8.7°（5°）
舟状中間楔状骨関節	1.1〜7.2°（5.2°）
舟状外則楔状骨関節	0.9〜5.2°（2.6°）
Lisfranc 関節	
内側楔状骨-第1中足骨関節	1.9〜5.3°（3.5°）
中間楔状骨-第2中足骨関節	0.1〜1°（0.6°）
外側楔状骨-第3中足骨関節	0.1〜6.3°（1.6°）
立方骨-第4中足骨関節	4.8〜19.4°（9.6°）
立方骨-第5中足骨関節	1.1〜29.4°（10.2°）

表3 ▶ 各中足骨の水平面に対する傾き

中足骨	傾き角度
第1中足骨	18〜25°
第2中足骨	15°
第3中足骨	10°
第4中足骨	8°
第5中足骨	5°

表4 ▶ 各趾の可動域（屈曲，伸展）

	母趾		第2趾		第3趾		第4趾		第5趾	
	屈曲	伸展	屈曲	伸展	屈曲	伸展	屈曲	伸展	屈曲	伸展
MTP 関節	23°	51°	25°	80°	25°	75°	30°	70°	35°	60°
PIP 関節	46°	12°	70°	0°	60°	0°	50°	0°	45°	0°
DIP 関節			25°	0°	25°	0°	25°	0°	25°	0°

趾離床期における足部の剛性に重要な役割を果たす[7]．

4　前足部から趾部の機能解剖

　各中足骨の長軸は水平面に対して傾斜しており（表3），これが乱れることが中足部痛の主因であるとされる[8]．

　中足趾節関節（MTP関節）は背側方向により大きな可動域を有し（表4），中足骨や趾節間関節（IP関節）と協調運動を行う[9, 10]．歩行における足趾離床期の最初の段階において，その運動軸は第2・5中足骨頭を結ぶ線に対し平均約62°の角度で第2趾間を通り（図6），次の段階では第1・2中足骨頭に移動していく[11]．

5　足部の運動

　距踵舟関節の運動軸とChopart関節の運動軸はほぼ同じ位置にある．したがって，この軸より内側を走向する筋腱は内がえし運動に，外側に位置する筋腱は外がえし運動に寄与する（図7）．同時に，立位で足底が接地している状態では，外がえし筋は下腿を内旋させ，内がえし筋は下腿を外旋させる．

　長趾・長母趾屈筋腱はそれらの解剖学的な付着において趾運動の力源になるだけでなく，足底腱膜と協調運動することで足部関節の安定化に寄与している．足趾離床期において趾は，地面を把持しながら足底腱膜を緊張させることで足部の各関節を安定化させる．同時に，足関節の底屈筋と距踵舟関節の内がえし筋として働く．一方，長趾・長母趾伸筋腱は，踵接地から足底接地期において，

I 運動器の機能解剖

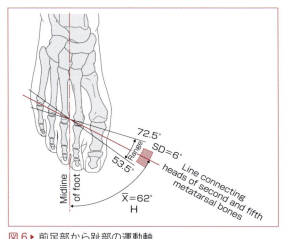

図6 ▶ 前足部から趾部の運動軸

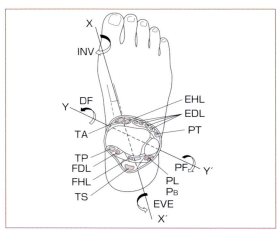

図7 ▶ 距踵舟関節とChopart関節の運動軸
EHL：長母趾伸筋腱，EDL：長趾伸筋腱，PT：第3腓骨筋腱，
PL：長腓骨筋腱，P_B：短腓骨筋腱，TS：下腿三頭筋腱，
FHL：長母趾屈筋腱，FDL：長趾屈筋腱，TP：後脛骨筋腱，
TA：前脛骨筋腱，PF：plantar flexion，DF：dorsiflexion，
EVE：eversion，INV：inversion

足関節の背屈筋と距踵舟関節の外がえし筋として働く．

6 趾部の運動

1. 母趾

母趾IP関節は，非荷重時において長母指伸筋腱の牽引力によりやや背屈位を呈す．長母指伸筋腱はMTP関節およびIP関節の中心を走向する．一方，外反母趾ではこの運動軸が外方に転位するため，長母指伸筋腱は母趾に対しては内転筋として働くようになり，その結果，第1中足骨頭は内方に押しやられ，第1中足骨は内反していく．

MTP関節の屈曲は短母趾屈筋の内外側頭，母指内転筋，母趾外転筋，長母趾屈筋腱が担う．MTP関節の屈曲力は伸展力よりも大きい．これに大きな役割を担っているのが種子骨である．種子骨は荷重に対する機能も果たすが，同時に底側内在筋の走向をMTP関節の運動軸から離すことで，内在筋の屈曲モーメントを増加させる機能を有す．

したがって，種子骨を切除すると，この屈曲モーメントが減少し，MTP関節に必須な屈曲力を低下させることになる．種子骨は，IP関節が足底接地時に過剰に伸展するのを防いでいるため，

表5 ▶ 第2〜5趾の機能単位

組織名	作用を受ける趾
1. 長趾伸筋，短趾伸筋	第2〜4趾
2. 長趾屈筋，短趾屈筋	第2〜5趾
3. 底側骨間筋	第3〜5趾
4. 背側骨間筋	第2〜4趾
5. 虫様筋	第2〜5趾
6. 小趾外転筋，短小趾屈筋	第5趾
7. 足底腱膜・基節骨・蹠側板複合体	第2〜5趾

種子骨を切除することでIP関節の過伸展変形（cock-up deformity）を引き起こす．

2. 第2〜5趾

第2〜5趾の機能単位は7つに分けられる（表5）．機能軸に対し背側を走向する腱はすべて伸筋腱として，底側を走向する腱は屈筋腱として働く（図8）．

背側・底側骨間筋腱および虫様筋腱は，MTP関節レベルにおいては運動軸に対し底側を走向し，MTP関節の屈曲に寄与する．これより遠位において，虫様筋腱および骨間筋腱の一部は背側に向

11 足部・足趾部

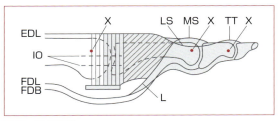

図8▶ 趾の筋腱
X：MTP・PIP・DIP関節の運動軸，EDL：長趾伸筋，LS：lateral slip，MS：middle slip，TT：長趾伸筋腱の終末，IO：骨間筋，L：虫様筋，FDL：長趾屈筋，FDB：短趾屈筋

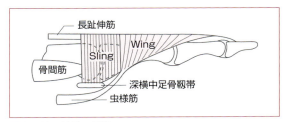

図9▶ 趾の筋腱の付着

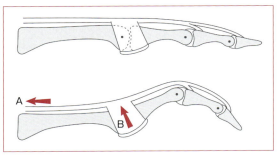

図10▶ MTP関節の伸展

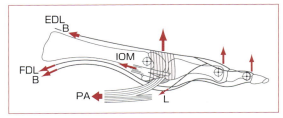

図11▶ 趾運動に関与する筋腱
EDL：長趾伸筋，IOM：骨間筋，L：虫様筋，PA：足底腱膜，FDL：長趾屈筋，B：短趾伸筋・屈筋

かい，PIP関節の運動軸に対しては背側を走向し伸展筋腱として働く（図9）．

長・短趾伸筋腱は，伸筋腱膜を介して基節骨底側に強固に付着し，背側の関節包や基節骨背側面とは緩い結合を有するのみである（図9）．したがって，長指伸筋腱に緊張が加わると，伸筋腱膜により基節骨が背側に引き上げられMTP関節は伸展する（図10）[12]．

MTP関節の屈曲は，足底腱膜，骨間筋，虫様筋が担う（図11）．したがって，回内足のように足底腱膜が弛緩する状態や骨間筋，虫様筋が萎縮すると，MTP関節の屈曲力が低下しMTP関節は伸展位となる．その際，長趾屈筋腱にはMTP関節底側において緊張が加わるためPIP，DIP関節は屈曲し，結果として槌趾となる．

7 足アーチと巻き上げ機機構

足部は内側縦アーチ，外側縦アーチ，横アーチによるアーチ構造を有する（図12）．内側縦アーチは踵骨，距骨，舟状骨，内側・中間・外側楔状骨，第1～3中足骨により，外側縦アーチは踵骨，立方骨，第4・5中足骨により形成される．

足底腱膜は踵骨の底側前縁に起始し，母趾・趾基節骨に停止している．母趾・趾MTP関節が背屈することにより足底腱膜が引っ張られ，その結果中足部のアーチ高が増大する．これを巻き上げ機機構（windlass mechanism）という（図13）[13]．中足部のアーチ高が増大することによりChopart関節の配列が変化し同関節は強固となるため，足趾離床に伴う床からの反力を有効に体幹に伝達することができる．

| 文 献

1) 日本足の外科学会編：足の外科学用語集，第2版，2012
2) Inman TV：The Joints of the Ankle. Williams & Wilkins, Baltimore, 1976
3) Huson A：Ein Ontleedkundig-Functioneel Onderzoek van de Voetwortel, Drukkerij, Leiden, 1961

Ⅰ 運動器の機能解剖

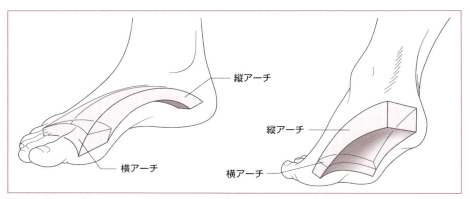

図12 ▶ 足アーチ

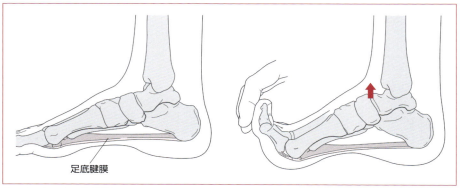

図13 ▶ 巻き上げ機構

4) Ouzounian TJ, et al：In vitro determination of midfoot motion. Foot Ankle 10：140-146, 1989
5) Ambagtsheer JBT：The function of the muscles of the lower leg in relation to movement of the talus：an experimental study in human subjects. Acta Orthop Scand Suppl 172：1-196, 1978
6) Van Langelaan EJ：A kinematical analysis of the tarsal joints：an X-ray photogrammetric study. Acta Orthop Scand Suppl 204：1-269, 1983
7) Lundberg A, et al：The axis of the rotation of the ankle joint. J Bone Joint Surg Br 71：94-99, 1989
8) Viladot PA：Patologia del Antepie Balcarona：Ediciones Toray, SA, 1974
9) Joseph J：Range of movement of the great toe in men. J Bone Joint Surg Br 36：450-457, 1954
10) Myerson MS, et al：The pathological anatomy of claw and hammer toes. J Bone Joint Surg Am 71：45-49, 1989
11) Isman RE, et al：Anthropometric Studies of the Human Foot and Ankle：Technical Report. Biomechanics Laboratory, University of California, Berkeley, 1968
12) Sarrafian SK, et al：Anatomy and physiology of the extensor apparatus of the toes. J Bone Joint Surg Am 51：669-679, 1969
13) Hicks JH：The mechanism of the foot Ⅱ The plantar aponeurosis and the arch. J Anat 88：25-31, 1954

II

診断・評価のための基本テクニック

II 診断・評価のための基本テクニック

1 頸部・胸部

金岡 恒治

1 頸部痛，背部痛

主に頭部，体幹を支える支持機能の異常によって生じる．その疼痛の主な発生部位は椎間板，椎間関節，頸部筋群である．疼痛部位を診断するためには，関節・支持機能としての脊椎・脊柱を評価するため，以下の脊柱所見をとる．

1. 問　診
現在の痛みの部位・性状，症状出現のきっかけ・外傷の有無，疼痛誘発肢位などを聴取する．

2. 触　診
頸部，背部のどの部位に疼痛・圧痛が存在するのかを診察する．椎間関節，頸部筋群の障害があれば局所に圧痛を認める．ただし，椎間板由来の疼痛であっても関連痛として頸背部に疼痛が放散したり，筋緊張による二次的な頸部筋群の障害が発生することもあるので注意を要する．

3. 可動域
頸椎を前屈，後屈，回旋させ，その可動域，左右差をみる．また，他動的に運動を強制した際の疼痛誘発の有無を確認する．後屈，回旋の可動制限を有し，後屈位で患側への回旋強制時に頸部痛が誘発される場合には椎間関節障害が疑われる．

2 上肢放散痛

椎間板ヘルニア（図1）や変形性頸椎症などによる頸部神経根の圧迫が存在すると，神経の刺激症状として上肢への放散痛が出現する（頸部神経根症）．この神経根刺激症状を診察するためには以

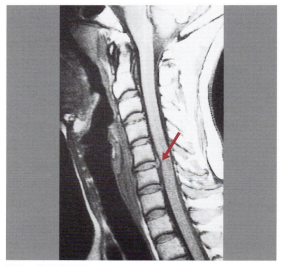

図1 ▶ 頸椎椎間板ヘルニアのMRI

下の各種刺激誘発テストを行い，その症状の再現性（ある決まった動作によって症状が再現される）の有無や疼痛の放散部位の確認を行う．ただし，頸椎の椎間板・椎間関節への負荷においても肩周囲への疼痛の放散は起こりうるため，神経走行に沿った上肢への明らかな放散痛を認めない場合にはその診断特異性は少ない．

1. Head compression test（Jackson test）
頸椎の軽度後屈位で，頭部を軽く圧迫し頸椎に軸圧力を加える．これにより患側の上肢に放散痛が生じると陽性所見であり，頸部神経根障害を疑う（図2）．

2. Neck compression test（Spurling test）
頸椎の患側への側後屈強制を行うことによって

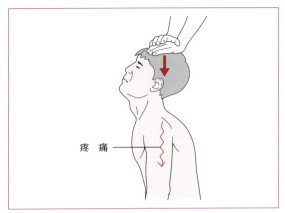

図2 ▶ Jackson test（椎間板の圧迫）
頭部を後屈させて，検者は両手で頭部を軽く押さえる．

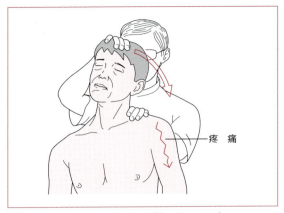

図3 ▶ Neck compression test (Spurling test)

（文献1）より引用）

頚部椎間孔が狭小化され，神経根が刺激を受け障害神経根支配領域に放散痛が生じる（図3）．

3. Shoulder depression test

検者の手で頚椎を健側へ側屈させ，他方の手で患側の肩を押し下げる．障害神経が伸張されることによって疼痛が誘発されれば陽性所見であり，頚部神経根障害を疑う．

3 しびれ，筋力低下

頚椎の神経保護機能の破綻により頚部神経組織に圧迫が加わるとさまざまな症状を呈する．神経圧迫性障害は大別して，脊髄から枝分かれした神経根の障害（頚部神経根症）と脊髄の圧迫症状（頚部脊髄症）に分けられる．頚部神経根症の多くは単一の神経根の圧迫障害であり，その症状は圧迫を受けた神経の支配領域に放散する疼痛，およびその圧迫が強い場合にはしびれ，知覚障害，筋力低下などの麻痺症状を呈する．頚部脊髄症は脊髄の圧迫によって圧迫部位より遠位の運動・知覚障害を呈する病態で，通常放散痛は伴わない．

これら神経圧迫性障害の診断には後述の神経学的所見をとり，その圧迫部位の診断，重傷度の判定を行う（図4〜8）．ただし，その手技の習熟には熟練を要するため，神経圧迫性障害を疑う症状を有する場合には専門医の診察を受けることが望

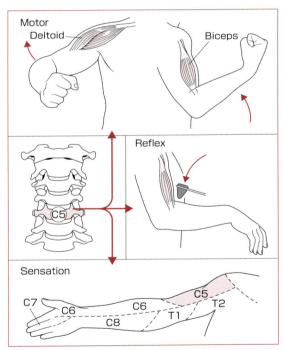

図4 ▶ C5神経根の支配領域　　　（文献2）より引用）

まれる．

1. 知覚検査

自覚的なしびれ感，他覚的な痛覚・触覚低下の有無とその範囲を診察し，デルマトームに照らし合わせてその障害神経高位を推察する．

Ⅱ 診断・評価のための基本テクニック

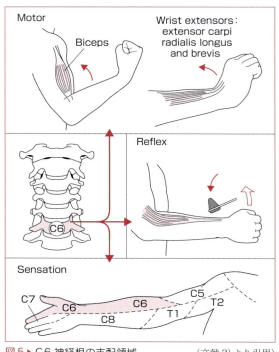

図5 ▶ C6神経根の支配領域　　　　（文献2）より引用）

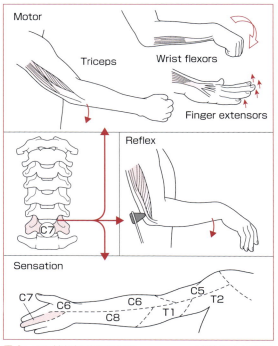

図6 ▶ C7神経根の支配領域　　　　（文献2）より引用）

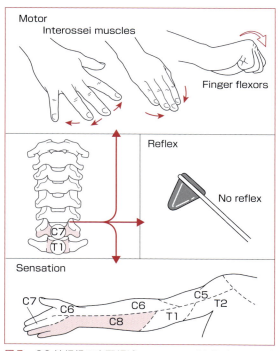

図7 ▶ C8神経根の支配領域　　　　（文献2）より引用）

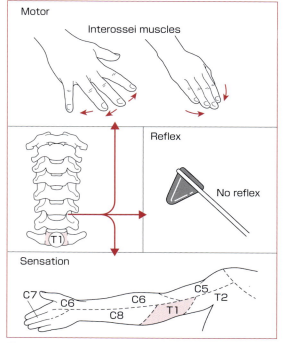

図8 ▶ T1神経根の支配領域　　　　（文献2）より引用）

表1 ▶ 筋力判定の基準と表示法：徒手筋力テスト（manual muscle testing：MMT）

表示法*		
5	(normal)	強い抵抗を加えても完全に動く．
4	(good)	いくらか抵抗を加えても，なお完全に動く．
3**	(fair)	抵抗を加えなければ，重力に打ち克って完全に動く．
2**	(poor)	重力を除けば完全に動く．
1	(trace)	関節は動かない．筋の収縮のみが認められる．
0	(zero)	筋の収縮はまったくみられない．

*6段階の中間的な表示として，例えば5-とか3+などと表現することもある．
**痙直（spasm）や拘縮（contracture）があると，関節運動は制限される．このため運動が不完全であるときには評価数値のあとに？をつけるべきである．
①判定基準の設定上，3と2の判定の客観性が高い．
②1と2の鑑別は臨床上重要であり，しばしば針筋電図で確認することも多い．
（脊椎脊髄ハンドブック，三輪書店，東京，24，2000より引用）

2. 筋力検査

徒手筋力テスト（表1）を行い，筋力低下の有無，その程度を診察し，その障害高位を推察する．

3. 深部腱反射

四肢の深部腱反射を診察し，その異常所見の有無を明らかにする．一般的に神経根障害があればその支配筋の腱反射は減弱し，脊髄障害があれば障害高位以遠の腱反射は亢進する．

これらの診察所見，およびX線，MRIなどの画像所見から総合的に判断して病態とその原因を明らかにする．

文　献

1) NEW MOOK 整形外科6，頚椎症，金原出版，東京，1999
2) Essential of the Spine, Raven Press, 1995

II 診断・評価のための基本テクニック

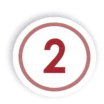

② 腰　部

東野　恒作・西良　浩一

1　問　診

　問診は，ほかの疾患を含め診察するうえで最も大切な手法である．腰部への疼痛などの原因がほかの部位に起因することもまれでないことを念頭に置くことも大切である．

1. 安静時の疼痛の有無
　安静時の疼痛の有無は鑑別診断で重要である．腰椎椎間板ヘルニアや腰椎分離症などでは動作や姿勢により疼痛が出現，増強する．これに対し，内臓疾患や転移性脊椎疾患，化膿性脊椎炎などでは安静時にも疼痛が存在することがある．

2. 発症に至った経緯
　スポーツなどではさまざまな場面での受傷起点があるが，その動作と腰痛の関連などを聴取する．

3. 疼痛の部位，性質
　腰部だけに疼痛がある場合や殿部から下肢まで疼痛が放散する場合もある．疼痛の局在を正確に把握することが大切である．下肢に疼痛がある場合は腰椎，仙骨からの神経支配領域との関連も重要となってくる．また，疼痛の生じる時間，経過とともに変化しているかどうかなども確認する．

4. 膀胱・直腸障害，性機能障害の有無
　残尿感，頻尿，排尿開始遅延，便秘などは馬尾の障害を疑わせる所見であり，腰椎損傷，椎間板ヘルニアなどの際には確認が必要である（図1）．

2　視　診

　背部から観察すると側彎があるかどうか，棘突起が階段状になっているかなどを確認する（図2）．殿筋や下肢筋の萎縮，左右対称かどうかも確認が必要である．

3　身体所見

　屈曲，伸展，側屈などで疼痛が誘発されるかどうか，棘突起の圧痛があるかどうかなどは重要な所見である．

1. 下肢伸展挙上テスト（straight leg raising test：SLRT）
　下位腰椎の椎間板ヘルニアに対する最も重要な誘発テストである．検者は仰臥位の患者の下肢を伸展したまま股関節を屈曲させ，疼痛の誘発を確認する．正常では70°まで疼痛なしで挙上できることが多いが，70°未満で坐骨神経の走行に沿った痛みが誘発された場合は陽性である（図3）．

2. 大腿神経伸展テスト（femoral nerve stretch test：FNST）
　上位腰椎の椎間板ヘルニアなどで陽性となるテストである．検者は腹臥位の患者の下腿を把握し，膝90°とした後に，股関節を伸展させる．その際に大腿神経に沿った痛みが誘発された場合は陽性である（図4）．

3. Bragardテスト
　坐骨神経伸展増強テストの1つである．下肢伸展挙上テストで陽性反応が出たところから，足関節を背屈させ坐骨神経のさらなる伸展を行う．疼痛が誘発されれば陽性．

4. Bonnetテスト
　坐骨神経伸展増強テストの1つである．下肢

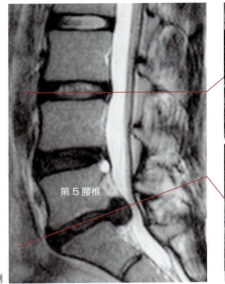
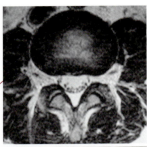
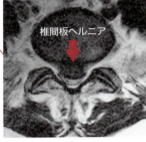

図1 ▶ 腰椎椎間板ヘルニアによる尿閉例

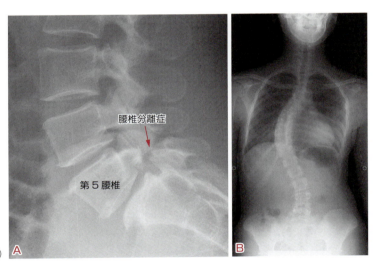

図2 ▶ 腰椎分離症例（A）と側弯症例（B）

伸展挙上テストで陽性反応が出たところから，それよりわずかに下肢を下げて，痛みが消失したところで，股関節を内転・内旋する．疼痛が誘発されれば陽性．

5. Kemp テスト

患者を起立した状態で両足をそろえ，体幹を患側に傾けながら背屈させる．疼痛が誘発されれば陽性．

6. Gaenslen テスト

患側を仰臥位とし健側下肢の膝を屈曲して胸に抱えるようにする．検者は患側の大腿をベッドに押しつけるようにするか，患側下肢をベッドの端から出して，患側下肢を過伸展させる．疼痛が誘発されれば仙腸関節部の病変が疑われる．

7. Patrick テスト

テスト側の股関節を屈曲，外転，外旋し，さら

Ⅱ 診断・評価のための基本テクニック

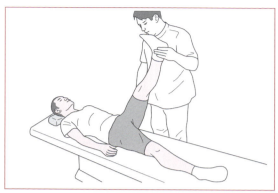

図3▶下肢伸展挙上テスト（SLRT）

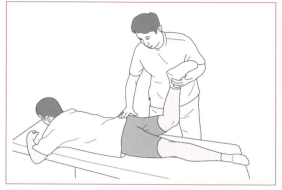

図4▶大腿神経伸展テスト（FNST）

に膝関節を屈曲させて，その下肢の外果を反対側の膝の上にのせる．疼痛が誘発されれば股関節部の病変が疑われる．

4 神経学的所見

1．知覚所見

皮膚の感覚帯は四足動物の名残りがあるため，下肢皮膚感覚帯は斜め状に分布する．会陰部つまり，仙椎領域が最も下位の神経となることを理解する必要がある（「付録3」p573を参照）．

腰椎よりも頭側に障害がある場合は，下肢皮膚感覚帯に一致しない障害を認めることがある．逆に腰椎に障害ある場合は皮膚感覚帯の所見が罹患部位を同定するうえで重要となる．

2．筋力テスト

簡便かつ世界中で使用されているものに徒手筋力テスト（manual muscle test）がある．腰椎の各神経根には支配する筋があり，その作用を理解することにより障害神経根レベルを推測できる（表1）．

3．深部腱反射

膝蓋腱反射（patella tendon reflex：PTR）とアキレス腱反射（Achilles tendon reflex）が重要であるが，膝蓋腱反射は第4腰椎神経根（L4），アキレス腱反射は第1仙椎神経根（S1）の支配である（図6）．

表1▶徒手筋力テスト

5	Normal	強い抵抗を加えても関節可動域全体にわたって動かすことができる．
4	Good	抵抗を加えても関節可動域全体にわたって動かせる．
3	Fair	抵抗を加えなければ重力に抗して関節可動域全体にわたって動かすことができる．
2	Poor	重力を除去すれば関節可動域全体にわたって動かすことができる．
1	Trace	筋の収縮がわずかに認められるだけだが，関節運動はまったく生じない．
0	Zero	筋の収縮がまったく認められない．

5 主な疾患の診断

1．腰椎椎間板ヘルニア

1）自覚症状

腰痛と下肢痛が主訴であり，運動や労働で症状は増悪する．安静時には軽快する傾向があるが，外側ヘルニアなど神経根への強い圧迫を認める場合は安静時にも疼痛が持続することがある．

急性発症の多くは腰部に荷重がかかったことで誘発される．大きな正中部での椎間板ヘルニアでは両下肢の高度な知覚低下，筋力低下，前述した膀胱・直腸障害を認めることがあり，緊急手術の適応となる．

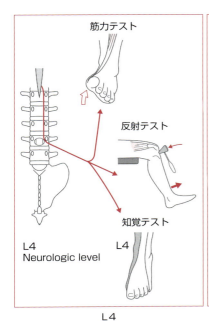 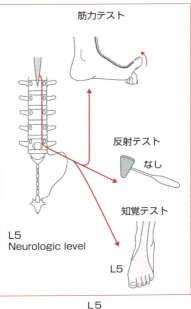 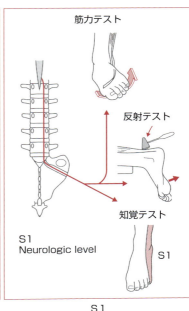

図6▶神経支配と深部腱反射

慢性経過の場合は，腰痛，下肢痛があった後に下肢のしびれ，違和感などが残存していることがある．なかには下肢筋力低下を生じ，転倒しやすくなって自覚されることもある．

2）他覚所見
(1) 疼痛性跛行

腰部をかばうように歩行したり，体幹を屈曲し，膝を曲げた状態で歩行する．

(2) 脊柱所見

立位での腰椎前彎の減少，体幹を屈曲した状態，下肢痛がある側への側屈，伸展制限，腰背筋の緊張の増加が認められる．

(3) 神経根緊張徴候

前述したSLRTが陽性ならL4/5，L5/S1椎間板ヘルニアが疑われ，FNSTが陽性ならL3/4以上の上位腰椎椎間板ヘルニアが疑われる．

(4) 神経刺激徴候および脱落所見

L4/5，L5/S1レベルの腰椎椎間板ヘルニアの場合，坐骨神経の走行に一致した部位で圧痛を認める．特に坐骨切痕，大腿後面，下腿三頭筋に認めることが多い．神経脱落症状としては障害神経根に応じた知覚低下，異常知覚，筋力低下を認めることがある．

2. 腰椎分離症

腰椎分離症を発症する時期は小・中・高生が圧倒的に多いが，成人であっても発症することがある．中・高生のスポーツ選手で腰痛を訴える人は，まず分離症を念頭に置く必要がある（「腰椎分離症・すべり症」の項を参照）．腰椎分離症は腰椎椎弓の関節突起間部で生じることから，腰部を伸展すると痛みが誘発される．また，片側の椎間関節に負荷をかける斜め後ろ方向への伸展動作（Kempテスト）で疼痛が誘発されることが多い．腰部の圧痛所見も重要な所見であり，椎間関節部の圧痛を認め，片側分離の場合は左右差を認める．

文献

1) 松野丈夫ほか総編，馬場久敏編：標準整形外科学，第12版，医学書院，東京，2014
2) Hoppenfeld S, 津山直一監訳：整形外科医のための神経学図説，南江堂，東京，1979
3) 酒巻忠範，西良浩一：脊椎疾患 発育期腰椎分離症の早期診断と保存治療のポイント．整形・災害外科 55：467-475，2012

Ⅱ 診断・評価のための基本テクニック

③ 肩関節・上腕部

川上 純・山本 宣幸・井樋 栄二

1 視 診

1. 筋萎縮をみる

　肩甲骨を含め肩全体をみえるようにし，筋萎縮を観察する．腱板断裂で経過が長いものでは，筋萎縮がみられる．棘下筋のみの萎縮では肩甲上神経麻痺が疑われる．肩甲上神経麻痺は投球やバレーボールのスパイクなどのオーバースロー動作の繰り返しやガングリオンの圧迫などで起こる．

2. 肩甲骨の位置，姿勢をみる

　肩甲骨の位置から，肩関節の機能異常を推測することができる．肩甲骨の位置は，左右差を見比べ，内転・外転，挙上・下制，上方回旋・下方回旋，内旋・外旋，前傾・後傾と表現する（図1）．
　胸椎の後彎が増強すると肩甲骨は挙上，外転，前傾し，肩挙上外転時に肩甲骨の後傾と内転が困難となり，上腕骨の挙上外転角は低下し，肩峰下インピンジメント症候群の原因となる．また，投球動作においても肩外転不足につながり，肘下がりの原因となる．
　肩甲骨内側縁が飛び出してみえる翼状肩甲骨は，前鋸筋麻痺や僧帽筋麻痺などで起こる．テニスのサーブやゴルフのスイングなどのスポーツ障害で起きる前鋸筋麻痺では，肩甲骨は挙上，下方回旋する．僧帽筋麻痺では外転時に肩甲挙筋，菱形筋が収縮するので，肩甲骨は下方回旋する．

3. 肩甲上腕リズムをみる

　上肢挙上の際，肩甲上腕関節と肩甲胸郭関節の動きの比は2：1である（肩甲上腕リズム）．動揺性肩関節では肩甲上腕関節の動きが大きくなり，

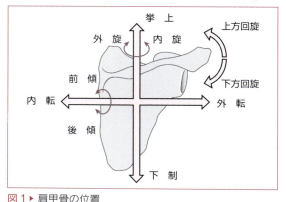

図1 ▶ 肩甲骨の位置
左右差を見比べ，各運動方向で位置を表現する．

拘縮肩では肩甲胸郭関節の動きが大きくなる．腱板断裂，肩峰下滑液包炎の患者では，挙上して降ろすときに翼状肩甲骨がみられることがあり，これは肩峰下インピンジメントを避けるために生じる．

2 触 診

　代表的な圧痛点は烏口突起，大・小結節，結節間溝，腱板疎部，前方関節裂隙，肩鎖関節，肩甲骨内上角，四辺形間隙などである．スポーツ障害肩では，腱板疎部や棘上筋腱，棘下筋腱，四辺形間隙，広背筋腱などに圧痛が生じやすい．

3 関節可動域検査

　関節可動域検査は病態を把握するうえでも，治療効果を判定するうえでも必要な検査となる．

3 肩関節・上腕部

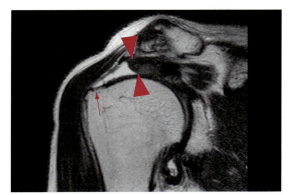

図2▶腱板断裂のT2強調斜位冠状断像
腱板の断裂と腱の引き込みがみられる（矢尻）．矢印は腱板が付着していた部分．

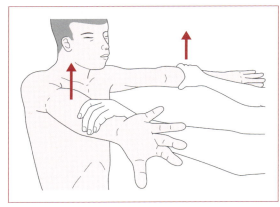

図3▶棘上筋テスト
肩甲骨面で90°挙上位とし，empty can test は母指を下向きにして，full can test は母指を上向きにして外転筋力をみる．図は母指が下向きで empty can test を表している．

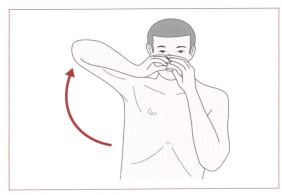

図4▶Horn blower's sign
外旋筋力が著明に低下している場合，口まで手を運ぶ際に肘が高く上がってしまう．

最低限のチェック項目は，屈曲，外転，内旋，外旋である．屈曲は矢状面で前方へ上腕をあげることである．外転は冠状面で上腕をあげることである．内旋は母指先端でどの高さの脊椎棘突起を触れるかでみる．外旋は肘を側胸部につけ，肘関節90°屈曲で測定を行う．

自動で測定を行い，可動域制限がみられた場合は他動で測定を行い，拘縮の有無を確認する．また，肩甲骨を固定した状態でも測定を行い，拘縮の原因が肩甲上腕関節なのか，肩甲胸郭関節なのか推測する．さらに，スポーツ選手では，外転位での内・外旋，挙上位での内・外旋も測定する．後方タイトネスがある場合は挙上位と外転位ともに内旋制限がみられる．

4 徒手検査法

1．徒手筋力検査

各運動方向の筋力測定が望ましい．特に投球障害肩では，肘関節伸展筋力，肩甲骨外転筋力，肩関節内・外旋筋力，肩関節外転筋力，僧帽筋下部線維筋力などもみる．

2．腱板損傷（図2）を診断するための徒手検査

損傷した腱板の筋を収縮させ，疼痛と筋力低下をみる方法とインピンジメントを再現し，再現痛をみる方法に分かれる．

1）棘上筋テスト（empty can test, full can test）（図3）

棘上筋腱の損傷を評価する検査．肩甲骨面で90°挙上位にして，empty can test は母指を下に向けて，full can test は母指を上に向けて外転筋力をみる．筋力低下や痛みがみられた場合を陽性とするが，筋力低下のほうが正確度は高いとされる[1]．どちらの手技でも筋力低下がみられた場合は腱板断裂の可能性が高い．

2）Drop arm sign[2]

腱板断裂を評価する検査．上肢を挙上位から

79

Ⅱ 診断・評価のための基本テクニック

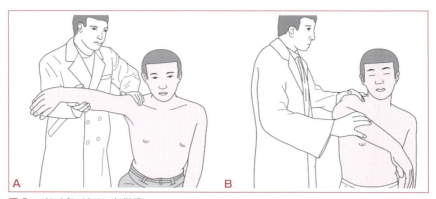

図5 ▶ インピンジメント徴候
A：Neer の手技．B：Hawkins の手技

徐々に下垂させ，90°付近で保持できず，上肢が落ちてしまう場合を陽性とする．C5 神経根症や腋窩神経麻痺などの神経障害でも陽性となりうる．

3）External rotation lag sign[3]

棘下筋腱の断裂を評価する検査．下垂位で肘を90°屈曲し，肩を他動的に外旋し，その肢位で保持しようとしても，内旋してしまう場合を陽性とする．

4）Horn blower's sign[4]（図4）

棘下筋，小円筋の損傷を評価する検査．口まで手を運ぶ際に，肘が高く上がってしまう場合を陽性とする．外旋筋力の低下が著明な場合，肩を外転させることで外旋を代償している．

5）インピンジメント徴候（図5）

肩峰下のインピンジメントを評価する検査．

（1）Neer の手技

肩甲骨をおさえ上方回旋を抑制し，上肢を他動的に挙上する．疼痛が誘発されれば陽性とする[5,6]．内旋位で挙上するとき接触圧が高まる[7]．

（2）Hawkins の手技

肩甲骨をおさえ，肩屈曲・肘屈曲位で他動的に患側の肩を内旋させる．疼痛が誘発されれば陽性と判定する．肩甲下筋腱と小結節付着部と烏口肩峰アーチの衝突によって痛みは誘発される[7]．

6）Lift off test（図6）

肩甲骨下筋腱の損傷を評価する検査．手を背中へ回し，背中から浮かすこと（肩関節内旋）がで

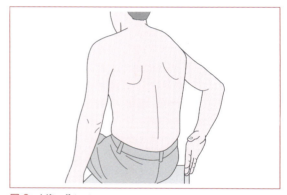

図6 ▶ Lift off test
手を背中から浮かすことができない場合を陽性とする．

きない場合を陽性とする[8]．

7）Belly press test（図7）

肩甲下筋腱の損傷を評価する検査．lift off test ができない場合，このテストを行う．患者に肘を後方に引かないようにして，手で腹部を押してもらう．手関節が屈曲し，肘が後方に引かれてしまう場合を陽性とする[8]．

8）Bear hug test[9]（図8）

肩甲下筋腱断裂を診断する検査．患側の手を健側の肩にあてさせ，肘は前方を向かせる．検者はその前腕を把持し，患者にははがそうとする力に抵抗してもらう．筋力低下がみられた場合を陽性とする．

3 肩関節・上腕部

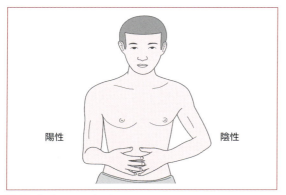

図7▶ Belly press test
肘を後方に引かないように腹部を押してもらう．肘が後方に引かれてしまう場合を陽性とする．

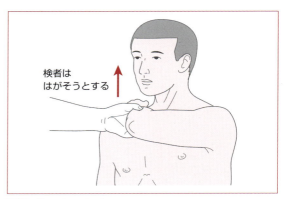

図8▶ Bear hug test
患側の手を健側の肩にあてさせ，肘は前方を向かせる．検者はその前腕を把持し，はがそうとする力に抵抗してもらい，筋力低下がみられた場合を陽性とする．

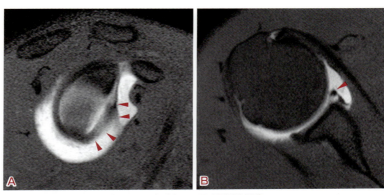

図9▶ 肩関節前方脱臼（Bankart損傷）のMR関節造影像
A：T1強調斜位矢状断像．時計表示で2時から5時にかけて下関節上腕靱帯関節唇が剥離している（矢尻）．
B：T1強調軸位断像．下関節上腕靱帯関節唇複合体の剥離がみられる（矢尻）．

3. 上腕二頭筋長頭腱障害を診断するための検査

1）Yergason test[10]
肘90°屈曲位，前腕回内位で検者が前腕を固定し，回外（上腕二頭筋を収縮）させたときに結節間溝に痛みが生じた場合を陽性とする．

2）Speed test
前腕を回外，肘関節を伸展したまま上肢を前方挙上させ，検者が前腕に抵抗を加えたときに結節間溝に疼痛が生じた場合を陽性とする．

4. laxity を評価するための検査（図9）

laxity（動揺性）は関節の柔らかさを意味する用語であり，instability（不安定性）と区別する．

1）Sulcus sign
肩関節の下方への関節弛緩を評価する検査．肩関節を下垂位とし，内・外旋中間位で上肢を下方へ牽引し，肩峰下に皮膚の陥凹がみられた場合を陽性とする．

2）Load and shift test
患者を座位とし，検者は一方の手で鎖骨と肩甲骨をおさえ，もう一方の手の母指で上腕骨頭の後

Ⅱ 診断・評価のための基本テクニック

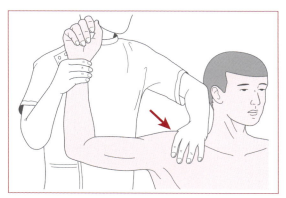

図10 ▶ Anterior apprehension test
肩関節を90°外転外旋位とし，外旋を強制するとともに，母指で骨頭を前方に押し出すようにする．脱臼不安感が誘発されれば陽性とする．

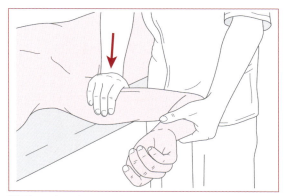

図11 ▶ relocation test と release test
仰臥位で肩関節を90°外転し，外旋角を計測する．次に骨頭を前方に圧迫し，再度，外旋角を計測し，外旋角が増加した場合を陽性とする．release test は同様の手技で，脱臼不安感が消失することをもって陽性とする．

面，示指と中指で前面をおさえ，骨頭を把持する．骨頭を関節窩に押しつけるようにし，前後方向に動かす．骨頭が動き，骨頭中心が関節窩をのり越えないものを＋，のり越えるものを2＋と判定する．

3) Abduction inferior stability (ABIS) test

下関節上腕靱帯を評価する検査．90°外転位で内・外旋中間位にして上腕近位部を押し下げる．健側と比較して，骨頭偏位の程度を評価する．

4) Hyperabduction test

下関節上腕靱帯を評価する検査．肩甲骨を固定し，肩関節を他動的に外転する．左右の外転角を比較し，15°以上の差があれば陽性とする．

5. instability を評価する検査

instability は不安感や疼痛を伴うものをいう．肩関節脱臼の90％以上は前方脱臼であり，前方の instability を呈する（図9）．

1) Anterior apprehension test（前方不安感テスト）（図10）

肩関節前方不安定症を評価する検査．典型的な脱臼肢位を再現する方法で，肩関節を90°外転外旋位とし，外旋を強制するとともに，母指で骨頭を前方に押し出すようにする．脱臼不安感が誘発されれば陽性とする．

2) Relocation test[11]（図11）

肩関節前方不安定症を評価する検査．仰臥位で

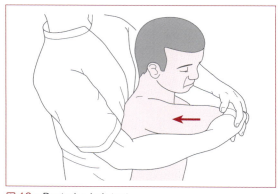

図12 ▶ Posterior jerk test
肩関節を90°屈曲位とし，上腕骨に軸圧をかけながら肩関節を内旋させると後方へ脱臼する．そのまま水平伸展していくと，クリックを伴い骨頭が整復される．

肩関節を90°外転し外旋させ，外旋角を計測する．次に，骨頭を後方へ圧迫した状態で外旋角を計測し，外旋角が増加した場合を陽性とする．同様の手技で，骨頭を後方へ圧迫することで脱臼不安感が消失したことを陽性と判定する検査は release test と呼ぶ．

3) Posterior jerk test（図12）

肩関節後方不安定性の評価のための検査．肩関節を90°屈曲位とし，検者は肘に手をあて，上腕骨に軸圧をかけながら肩関節を内旋させると後方へ脱臼する．そのまま水平伸展していくと，ク

3 肩関節・上腕部

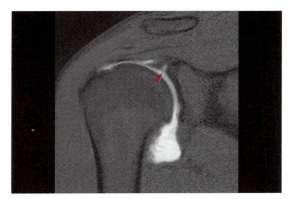

図13 ▶ 上方関節唇損傷の MR 関節造影像
T1強調斜位冠状断像．矢尻は関節唇の損傷である．

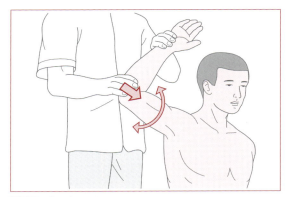

図14 ▶ Crank test
肩甲骨面上で160°外転し，肘を屈曲させ，肩甲骨関節面方向に圧迫力を加えながら，肩関節を内・外旋する．痛みやクリックがある場合を陽性とする．

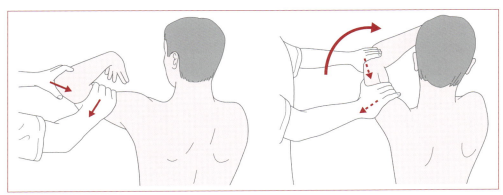

図15 ▶ Kim's test
座位で，90°外転し，肘屈曲位として，検者は片手で患側の肘を保持して，上腕骨に軸圧をかける．もう一方の手で上腕中央を保持し，後下方に力を加えながら，肩関節前方挙上135°の肢位まで動かす．肩後方の痛みが誘発された場合を陽性と判定する．

リックを伴い骨頭が整復される．

6. 関節唇損傷（図13）を診断するための検査

　ここで紹介する検査法は，関節唇がインピンジメントされる状態を再現するか上腕二頭筋長頭腱が牽引される状態を再現し，再現痛をみる検査法である．

1）Crank test[12]（図14）

　関節唇のインピンジメントをみる検査．患者を臥位または座位とし，患肢を肩甲骨面上で160°外転し，肘を屈曲させる．肩甲骨関節面方向に圧迫力を加えながら肩関節を内・外旋する．痛みやクリックがある場合を陽性とする．160°の外転は肩峰下インピンジメントを生じさせないための肢位である．外転90°で行うものは compression rotation test と呼ぶ．また，肩関節を後方より前方にストレスをかけながら同様の手技を行うものを clunk test と呼ぶ[13]．

2）Kim's test[14]（図15）

　後下方関節唇損傷を評価する検査．座位で，90°外転し，肘屈曲位として，検者は片手で患側の肘を保持して，上腕骨に軸圧をかける．もう一方の手で上腕中央を保持し，後下方に力を加えな

Ⅱ 診断・評価のための基本テクニック

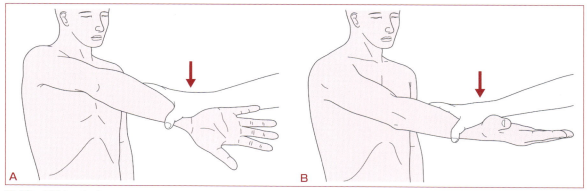

図16 ▶ O'Brien test
肘関節伸展位で，肩前方屈曲90°，水平内転10〜15°，母指が下を向くようにする最大内旋位（A）と手掌が上向きになる最大外旋位（B）で，検者が前腕を押し下げようとするのを患者がそれに抵抗する．母指が下向きのとき，痛みが生じ，手掌が上向きのとき，痛みが生じない場合に陽性とする．

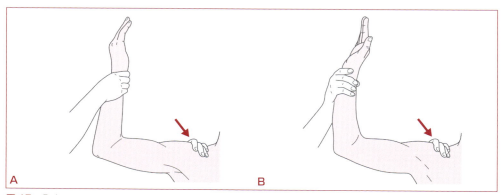

図17 ▶ Pain provocation test (Mimori test)
anterior apprehension test を前腕最大回内位（A）と前腕最大回外位（B）で行う．回内位のみで疼痛が誘発されるか，回内位のほうが回外位より疼痛が強い場合に陽性と判定する．

がら，肩関節前方挙上135°の肢位まで動かす．肩後方の痛みが誘発された場合を陽性と判定する．患者には軸圧に対して，カウンターをかけてもらうようにする．

3) Anterior slide test[15]

上方関節唇損傷を評価する検査．座位か立位で，母指が後方にくるように患側の手を腰にあてさせ，検者は患者の肩に手を置き，もう一方の手で患者の肘を保持し上腕に軸圧をかける．この際，患者にはこの軸圧に抵抗するように指示する．肩前方にクリックや疼痛を生じた場合は陽性とする．

4) Active compression test (O'Brien test)[16]（図16）

上方関節唇損傷の有無を調べるための検査．肘関節伸展位で，肩前方屈曲90°，水平内転10〜15°，母指が下を向くようにする最大内旋位と手掌が上向きになる最大外旋位で，検者が前腕を押し下げようとするのを患者がそれに抵抗する．母指が下向きのとき，痛みが生じ，手掌が上向きのとき，痛みが生じない場合に陽性とする．最大内旋位で，上方関節唇がインピンジメントすることを再現している．肩鎖関節障害，腱板損傷由来の症状をみている可能性もある．

5) Pain provocation test（Mimori test）[17, 18]
（図17）

上方関節唇損傷の有無を調べるための検査．anterior apprehension test を前腕最大回内位と前腕最大回外位で行う．回内位のみで疼痛が誘発されるか，回内位のほうが回外位より疼痛が強い場合に陽性と判定する．回内位で上腕二頭筋が緊張し関節唇が牽引されるためと考えられる．

文　献

1) Itoi E, et al：Which is more useful, the "full can test" or the "empty can test," in detecting the torn supraspinatus tendon? Am J Sports Med 27：65-68, 1999
2) Codman E：The Shoulder：Rupture of the Supraspinatus Tendon and Other Lesions in or About the Subacromial Bursa, Thomas Todd, 1934
3) Hertel R, et al：Lag signs in the diagnosis of rotator cuff rupture. J Shoulder Elbow Surg 5：307-318, 1996
4) Walch G, et al：The "dropping" and "hornblower's' signs in evaluation of rotator-cuff tears. J Bone Joint Surg Br 80：624-628, 1998
5) Neer CS：Anterior acromioplasty for the chronic impingement syndrome in the shoulder：a preliminary report. J Bone Joint Surg Am 54：41-50, 1972
6) Neer CS：Impingement lesions. Clin Orthop Relat Res 173：70-77, 1983
7) Yamamoto N, et al：Impingement mechanisms of the Neer and Hawkins signs. J Shoulder Elbow Surg 18：942-947, 2009
8) Gerber C, et al：Isolated rupture of the subscapularis tendon. J Bone Joint Surg Am 78：1015-1023, 1996
9) Barth JRH, et al：The bear-hug test：a new and sensitive test for diagnosing a subscapularis tear. Arthroscopy 22：1076-1084, 2006
10) Yergason RM：Supination sign. J Bone Joint Surg 13：160, 1931
11) Hawkins RJ, et al：Shoulder Injuries in the Athlete：Surgical Repair and Rehabilitation, Churchill Livingstone, 1996
12) Liu SH, et al：Diagnosis of glenoid labral tears：a comparison between magnetic resonance imaging and clinical examinations. Am J Sports Med 24：149-154, 1996
13) Andrews J, et al：Physical examination of the shoulder in throwing athletes. Injuries to Throwing Arm, Pa WB, Philadelphia, 1985
14) Kim S-H, et al：The Kim test：a novel test for posteroinferior labral lesion of the shoulder：a comparison to the jerk test. Am J Sports Med 33：1188-1192, 2005
15) Kibler WB：Specificity and sensitivity of the anterior slide test in throwing athletes with superior glenoid labral tears. Arthroscopy 11：296-300, 1995
16) O'Brien SJ, et al：The active compression test：a new and effective test for diagnosing labral tears and acromioclavicular joint abnormality. Am J Sports Med 26：610-613, 1998
17) 三森甲宇ほか：上方関節唇損傷に対する疼痛誘発テスト．肩関節 22：337-340, 1998
18) Mimori K, et al：A new pain provocation test for superior labral tears of the shoulder. Am J Sports Med 27：137-142, 1999

Ⅱ 診断・評価のための基本テクニック

④ 肘関節・前腕部

池上 博泰

スポーツ障害とは，繰り返す動作で肘・手を過度に使うこと (overuse) によって生じるもので，野球，テニス，ゴルフなどでよくみられる．スポーツ外傷とは，ラグビー，柔道，レスリングなどのコンタクトスポーツでみられるように大きな外力が加わって生じる．このスポーツ外傷とスポーツ障害を総称してスポーツ傷害という場合がある．ただし，この"傷害"という言葉はスポーツ自体が害をなすような誤解をまねく可能性があるということで，『整形外科学用語集』では，総称として"スポーツ損傷"という語が掲載されている．骨折，脱臼，捻挫などはスポーツ外傷の代表的な疾患であり，野球肘，テニス肘などはスポーツ障害の代表的な疾患である．

スポーツ愛好家が肘・手の痛みを訴えて来院した場合，まず外傷なのか，障害なのかを判断することは重要である．外傷であれば，応急処置をできるだけ早く適切に行うことが，とても大切である．

また，近年の画像診断の進歩により，患者を直接触って理学所見をとるという診察が軽視される傾向にある．しかし，診断の基本は，あくまでも正しい解剖学的知識と詳細な病歴の把握，注意深い診察によって正しい理学所見を得ることで，画像診断は補助診断である[1]．

1 問　診

主訴としては，肘関節の疼痛，運動障害，変形，腫脹などがある．利き手，職業歴，スポーツ歴，既往歴については具体的な動作，時間，期間などを含めて詳細に聴取する．外傷，多発性関節炎，頸椎疾患の既往についてもきく．現病歴としては，主訴の発症時期，原因あるいは誘因の有無，症状の経過について聴取して，症状と作業・動作との関連，日内変化，治療歴についても聴取する．

2 視診・触診[2]

診察室へ入室したときの肢位に注意し，必ず上半身を裸にして上肢全体を健側と比較しながら診察する．正面から筋萎縮の有無，腫脹の有無，肘の内・外反変形，carrying angle をみる．側方，後方からも変形の有無を確認し，皮膚の性状や炎症所見(腫脹，発赤，熱感など)もチェックする．

次に肘関節を触診し，疼痛の部位，性状，具体的な圧痛点を確認する(図1)．肘を他動的に動かして，運動時痛や放散痛，ロッキングや軋音，関節の不安定性を調べる．さらに末梢側の神経麻痺(感覚，運動障害)，循環障害を調べる．必要に応じて頸椎および腕神経叢部のチェックも行う．

肘部管症候群が疑われる場合には，尺骨神経の脱臼(肘屈曲時に内側上顆を乗り越え前方に逸脱する)の有無(図2)，尺骨神経の硬さ，Tinel様 sign の有無と部位についても観察する．

3 理学所見

1. 関節可動域

日本整形外科学会の「関節可動域表示ならびに測定法」に準じて，患側・健側とも計測する．通常の可動域は伸展0°，屈曲145°，回内90°，回

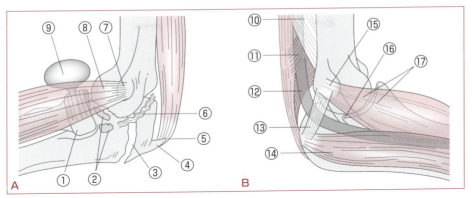

図1▶肘関節の触診のポイント
A：肘関節外側．①：橈骨頭，②：上腕骨小頭の離断性骨軟骨炎病巣から脱落した骨軟骨片，③：肘頭骨端離開，④：剣道家に多い肘頭の骨棘，⑤：槍投げ肘の主因となる三頭筋腱付着部炎，⑥：後外側滑膜ひだ（最終伸展時に引っかかり感を生じる），⑦：外側上顆（いわゆるテニス肘の圧痛部），⑧：短橈側手根伸筋起始部，⑨：橈骨頭前面のガングリオン
B：肘関節内側．⑩：Struthers' arcade の主因となる内側上腕筋間中隔，⑪：内側上腕筋間中隔から起始する三頭筋内側頭の副起始，⑫：尺骨神経，⑬：滑車上肘靱帯（肘部管の入口部を形成する），⑭：尺側手根屈筋尺骨頭，⑮：内側上顆（いわゆるゴルフ肘の圧痛部），⑯：内側側副靱帯（内側上顆前下端から起始する，総屈筋群下層にある），⑰：総屈筋近位部（この部の圧痛はリトルリーグ肘の初発症状）

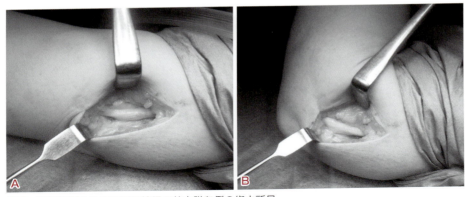

図2▶肘関節屈曲位での尺骨神経の前方脱臼例の術中所見
肘関節を屈曲すると尺骨神経芽が前方へ移動しているのがわかる（B）．

外90°（いずれも参考値）である．

2．筋　力
肘関節の屈曲，伸展，回内，回外などの筋群について左右を比較しながら調べる．

3．関節不安定性
肘関節を約15°屈曲させた状態で内反・外反ストレスを加え，側方の不安定性を調べる．健側と比較して2mm以上の開大があれば，内側側副靱帯損傷が疑われる（図3）．

PLRI test（pivot shift test）は，O'Driscoll らが1991年に提唱した後外側回旋不安定性（posterolateral rotatory instability：PLRI）を調べるテスト（図4）で，外側側副靱帯尺側線維（LUCL）を含む外側側副靱帯複合体の破綻によって陽性になる[3]．

4．神経学的所見
肘関節部での神経障害が疑われる場合には，詳細な神経学的所見を調べる．肘部管症候群では尺

Ⅱ 診断・評価のための基本テクニック

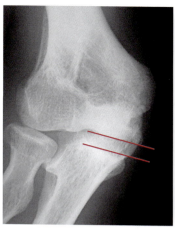
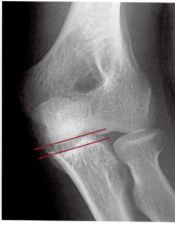

図3▶ 肘関節の内側不安定性の検査
健側と比較して2mm以上の開大があれば，内側側副靱帯損傷が疑われる．

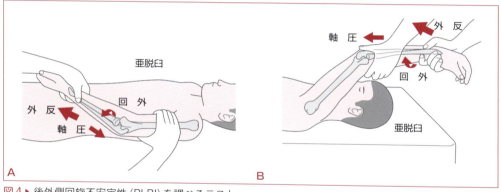

図4▶ 後外側回旋不安定性（PLRI）を調べるテスト
前腕への外旋力，肘関節への外反および軸圧を加えつつ肘関節を徐々に屈曲していく．apprehensionや腕橈関節部のdimpleの出現，さらに屈曲した際にclickとともにdimpleが消失すれば陽性と判定する．AおよびBの2通りの方法があるが，Bのほうが誘発されやすい．

骨神経領域の感覚障害，小指球筋や骨間筋の筋力低下と萎縮，鷲手変形などが存在する．母指と示指で紙をはさんで引き抜かれないように指示すると，母指内転筋力が落ちている患側は母指IP関節を屈曲して紙をはさもうとする現象（Froment徴候）が生じる（図5）．母指内転筋は尺骨神経支配であるが，長母指屈筋は正中神経支配のため，尺骨神経麻痺では萎縮しないので代償的に働くからである．

また，前骨間神経麻痺では感覚障害はないが，母指IP関節，示・中指のDIP関節の屈曲不良（tear drop sign）や肘屈曲時の前腕回内力の低下が出現する．後骨間神経麻痺では，感覚障害はないが，母指の伸展・外転と示・中・環・小指のMP関節の伸展が不良（drop finger＝下垂指）となる．

5．誘発テスト

外側上顆炎に対しては，

① Thomsenテスト（図6）：肘関節伸展位として手関節を抵抗下に背屈させると外側上顆に疼痛が誘発される．

② 中指テスト：中指の伸展を抵抗下に行うと外側上顆から橈骨頭に疼痛が誘発される．

③ chairテスト：肘関節伸展位，前腕回内位と

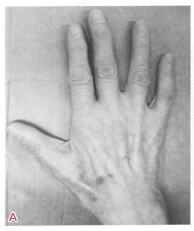
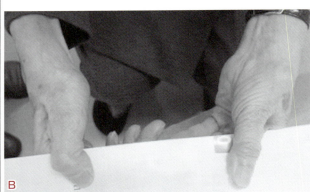

図5 ▶ 尺骨神経麻痺例
A：骨間筋の萎縮例．B：Froment 徴候

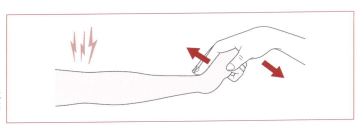

図6 ▶ Thomsen テスト
肘関節伸展位として手関節を抵抗下に背屈させると外側上顆に疼痛が誘発される．

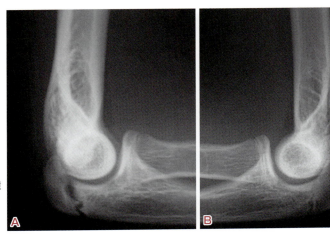

図7 ▶ 野球による肘頭骨端癒合不全
A：投球側
B：非投球側

して椅子を片手で持ちあげさせると外側上顆に疼痛が誘発される．
などがある．
　また，内側上顆炎に対しては，

④ゴルフ肘テスト：肘関節伸展位として手関節を抵抗下に掌屈させると内側上顆に疼痛が誘発される．
がある．

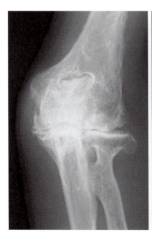
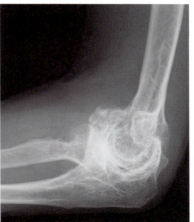

図8 ▶ 変形性肘関節症

4 鑑別診断

骨折や脱臼は，その経過，受傷機転，単純X線写真，臨床症状から容易に診断がつくので，ここではそのほかの肘の疾患をあげる．

1. 変　形
骨折後の変形治癒や偽関節，骨端癒合不全（図7），変形性肘関節症，関節リウマチ，Charcot関節（神経病性関節症）などがあげられる．

2. 腫　脹
全体にわたる腫脹は，変形性肘関節症（図8），関節リウマチ，化膿性関節炎，関節血腫などがあり，限局性腫脹は腫瘍，肘頭滑液包炎，痛風結節（肘頭部），猫ひっかき病（内側上顆近位のリンパ節の腫脹）などがあげられる．

3. 疼　痛
内側部の疼痛には内側上顆炎，変形性肘関節症（腕尺関節），肘部管症候群などがある．

外側部の疼痛には外側上顆炎，変形性肘関節症（腕橈関節），滑膜ひだ障害，橈骨管症候群，離断性骨軟骨炎などがある．

後方部の疼痛には変形性肘関節症（肘頭骨棘），上腕三頭筋腱炎，肘頭滑液包炎，滑膜ひだ障害（後外側）などがある．

前方部の疼痛には変形性肘関節症（鉤状突起骨棘），円回内筋症候群，前骨間神経症候群などがある．

5 画像診断

画像診断には単純X線写真，肘関節造影，CT，MRI，超音波検査などがある（「Ⅰ　運動器の機能解剖」の項も参照）．

1. 単純X線写真
最も基本的な検査法である．基本は正側2方向撮影であるが，必要に応じて斜位撮影，軸射撮影，機能撮影を行う．

1）正面撮影
肩関節屈曲90°，肘関節伸展位，前腕回外90°の肢位で撮影する．伸展制限のある場合は，前腕後面にフィルムを置いてフィルムに対して垂直に撮影し腕尺・腕橈関節を観察する方法と上腕後面にフィルムを置いて撮影し上腕骨の関節面を観察する両方を行うのがよい．

2）側面撮影
肩関節屈曲90°，肘関節屈曲90°，前腕回内・回外中間位の肢位で外側より入射する．

3）尺骨神経溝撮影（軸射撮影）（図9）
撮影法は肘関節を最大屈曲させ，上腕を20°外旋位とし，上腕後面にフィルムを置く．遠位から近位方向へ20°傾斜させてフィルムに対して垂直に投射する．主に肘部管症候群や変形性肘関節症に対する撮影法で，尺骨神経溝の深さや変形，骨

4 肘関節・前腕部

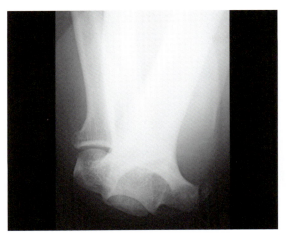

図9▶ 尺骨神経溝撮影

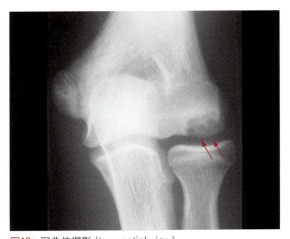

図10▶ 屈曲位撮影 (tangential view)
肘関節を45°屈曲位とし，前腕を基準とする正面像として離断性骨軟骨炎の病巣部を描出できる（矢印）．

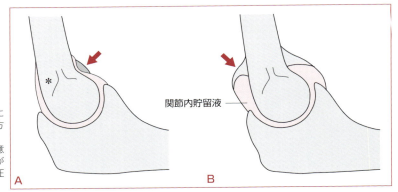

図11▶ fat pad sign
A：正常像．fat pad は後方では肘頭窩内にありほとんど描出されないが（＊），前方では描出されることもある（→）．
B：陽性像．後方の fat pad の圧排像に注意し（→），これがみえる場合は診断価値がある．前方の fat pad はさらに近位に圧排される．

棘形成を観察する撮影法である．

4）斜位撮影

正側2方向では不明瞭な骨折，骨折の転位状態や離断性骨軟骨炎などの骨軟骨病変の有無を観察するのに有用である．

5）屈曲位撮影 (tangential view)（図10）

離断性骨軟骨炎では肘関節を45°屈曲位とし，前腕を基準とする正面像として病巣部を描出する．

6）読影のポイント

骨陰影のみならず軟部陰影にも注意して読影する必要がある．

骨陰影では，上腕骨と尺骨の長軸のなす角度（carrying angle），各部位の形態の異常，骨折の有無，腕橈関節・腕尺関節・近位橈尺関節の関節面の対向・不整・破壊，関節裂隙の狭小化，骨棘形成，関節内遊離体の有無などに注意する．

軟部陰影では，軟部組織の腫脹，腫瘍などにおける石灰化の有無，fat pad sign（図11）の有無に注意する．fat pad sign は，関節内の血腫あるいは関節液の貯留によって関節窩の脂肪体（fat pad）が圧排された状態が側面像に描出される．外傷直後に fat pad sign がみられる場合，特に小児例では関節内骨折の可能性が高いため，単純X線写真で骨折が明らかでない場合でも骨折ありとして治療する必要がある．

Ⅱ 診断・評価のための基本テクニック

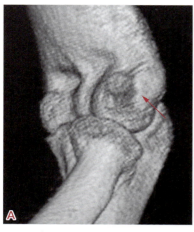
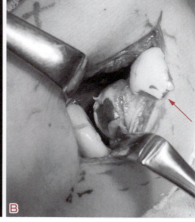

図12▶ 上腕骨小頭関節面の骨折例
A：3D-CT画像
B：術中写真

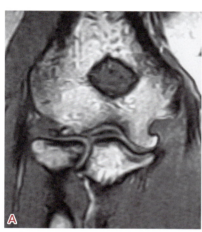
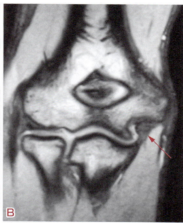

図13▶ MRI
A：内側側副靱帯断裂例
B：正常例（矢印がMCL）

7）小児の単純X線写真

　小児の肘関節は，軟骨成分が多いため骨折を正確に診断することがしばしば困難となる．特に患児の年齢と骨端・骨端核の出現時期には注意して読影する必要がある[4]．

2. CT

　単純X線写真では検出困難な部位も描出できる．特に，冠状断像，矢状断像，横断像を詳細に描出でき，3D画像を再構築することで，3次元的な空間把握が可能となる．骨病変の形態分析には，CTが最も優れている（図12）．

3. MRI

　骨・軟骨のみならず，靱帯，筋，腱などの軟部組織の描出に優れている．投球障害肘などでは，上腕骨小頭離断性骨軟骨炎の骨評価や内側支持機構の障害（図13）などの評価に有用である．

文　献

1) 池上博泰：概論　上肢疾患診療のポイント　2 肘関節. 整形外科専門医になるための診療スタンダード　2上肢, 池上博泰, 佐藤和毅編, 羊土社, 東京, 23-31, 2011
2) 伊藤恵康ほか：肘の痛み．プライマリケアのための整形外科疼痛マニュアル, 菊地臣一編, 金原出版, 東京, 24-25, 2007
3) O'Driscoll SW, et al：Posterolateral rotatory instability of the elbow. J Bone Joint Surg Am 73：440-446, 1991
4) 伊藤恵康ほか：肘関節障害．発育期のスポーツ傷害, 山本龍二編, メジカルビュー社, 東京, 52-70, 1994

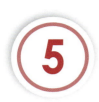 5 手関節・手指部

藤岡 宏幸・田中 寿一

1 診察のポイント

診断・評価のために重要なことは，視診や触診によって，手の握る（grasp），つまむ（pinch），触れる（touch）の機能を正確に把握することである．

主訴や病歴を確実に把握して，安静時の腫脹や発赤，熱感，疼痛，圧痛，手指・爪の色調などを観察，評価する．骨折や脱臼などが疑われる場合には，手関節や手指の圧痛部位の評価は，X線やCT，MRIなどの画像診断とならんで重要である．スポーツ外傷でよくみられる舟状骨骨折や有鉤骨鉤骨折の圧痛部位も熟知しておく（図1）．

手指の角状変形は容易に診断できるが，回旋変形は外観のみではわかりがたいことが多い．示指から小指までの転位の少ない骨折では，回旋変形を見逃すことがあるので注意する．示指から小指を4指同時に屈曲するとそれぞれの指の中枢に向かうが，それぞれの指を単独で屈曲すると示指から小指までの指は母指と対立運動を行うため，母指の基部である舟状骨結節部に向かう（図2-A）．転位の少ない骨折で回旋変形が生じている場合には，指を屈曲すると環指が小指の方向に回旋していることがわかる（図2-B）．

関節や腱の評価には自動運動および他動運動における関節可動域を計測する．同時に運動時の疼痛の程度や疼痛の生じる部位も評価する．さらに，徒手筋力検査（manual muscle testing：MMT）や握力計およびピンチ力計で筋力も評価する．

次に，手や手指における骨，筋・腱，神経の評価方法の重要な点を述べる．

2 骨

手関節・手指部の代表的な骨折のX線画像（図3）と病態を理解しておくと診断や評価に有用である．

1. 橈骨遠位端骨折（コーレス骨折）

手関節背屈位で転倒し手をついて受傷する骨折で，小児，青年，高齢女性など幅広くみられる頻度の高い骨折である．近年では，骨脆弱性を有する高齢の女性での骨折が増えている．前腕に対して手が背側橈側に変位する（図3-A）．

2. 舟状骨骨折

転倒して手をついて受傷することが多いが，疼痛や腫脹などの症状が軽度で，X線上も骨折線がわかりにくいことがあるので注意を要する（図3-B）．手関節橈側の嗅ぎタバコ窩（anatomical snuff box）に限局した圧痛を確かめる．

3. 有鉤骨鉤骨折

有鉤骨骨折は体部骨折と鉤骨折がある．スポーツにおける外傷では，ゴルフ，テニスや野球などのグリップエンドによる小指球への外力で生じる鉤骨折に注意する必要がある．選手が手関節捻挫と考えて放置して，診断が遅れる場合が多く，また，骨折した鉤に対して屈筋腱が転位を増大させるように働くことや鉤の部分への血流があまり豊富でないことなどのため，偽関節として発見されることが多い．小指球部の有鉤骨鉤部の圧痛が診断に有用な所見である．有鉤骨鉤骨折を疑った場合には，手根管撮影やCTを行う（図3-C）．

Ⅱ 診断・評価のための基本テクニック

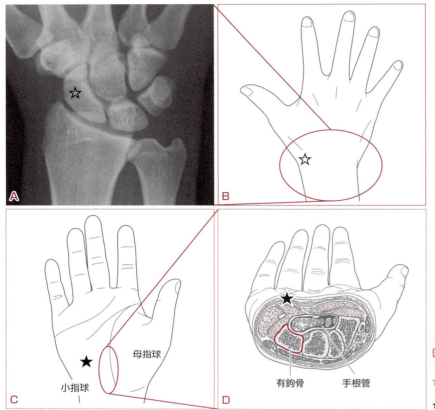

図1 ▶ 舟状骨および有鉤骨鉤の圧痛点

☆：嗅ぎタバコ窩における舟状骨の圧痛点.
★：有鉤骨鉤の圧痛点.

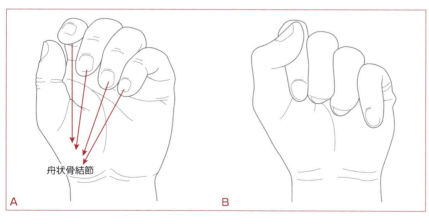

図2 ▶ 手指の回旋変形

A：示指から小指までの指は母指と対立運動を行うため，それぞれの指を単独で屈曲すると母指の基部である舟状骨結節部に向かう．示指から小指を同時に屈曲するとそれぞれの指の中枢に向かう．
B：手指の回旋変形は角状変形と比較して外観のみではわかりがたいので，必ず屈曲して確認する．屈曲すると環指が小指の方向に回旋していることがわかる．

4．ボクサー骨折

手拳をつくって強打したときに生じる中手骨頸部骨折で，第5中手骨によくみられる（図3-D）．

5．ベネット骨折

第1中手骨基部のCM関節内骨折で，中手骨が長母指外転筋腱に牽引され橈背側に脱臼する（図3-E）．

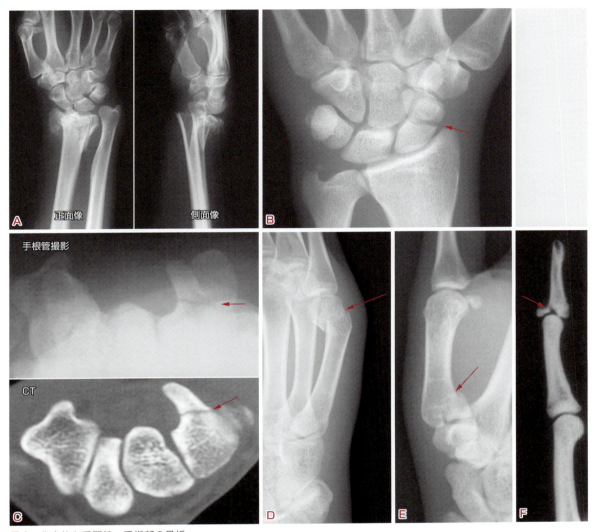

図3▶代表的な手関節・手指部の骨折
A：橈骨遠位端骨折（コーレス骨折），B：舟状骨骨折，C：有鈎骨鈎骨折，D：ボクサー骨折，E：ベネット骨折，F：槌指骨折

6. 槌指骨折（骨性槌指）

ボールなどによる突き指で発症する末節骨の基部背側の伸筋腱付着部皮下断裂や裂離骨折である（図3-F）．

3 筋・腱

筋・腱の緊張に異常がない場合には，被検者が脱力した状態で，手関節を掌屈すると伸筋腱の緊張の高まりによって手指は伸展するが，手関節を背屈すると屈筋腱の緊張の高まりで指が屈曲する（動的腱固定効果；dynamic tenodesis effect）（図4-A，B）．安静時には通常手指はやや屈曲しているが，前腕の掌側を検者が強くにぎる（squeeze）と前腕での筋腱の緊張の高まりが指に伝わり，手指が屈曲する（図4-C，D）．これらの検査は，患者自身が力を入れがたいときに腱の連続性を確認するときに有用である．

Ⅱ 診断・評価のための基本テクニック

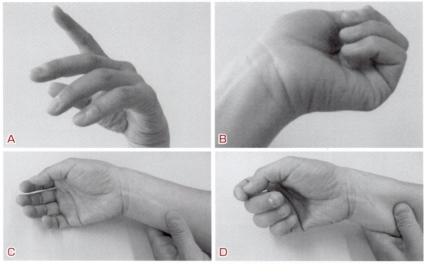

図4▶ 腱の診察
A：正常の筋・腱の緊張がある場合には手関節を掌屈すると伸筋腱の緊張が高まり手指は伸展する.
B：手関節を背屈すると屈筋腱の緊張の高まりで指が屈曲する.
C：安静時には通常手指はやや屈曲している.
D：前腕の掌側を検者が強くにぎると前腕での筋・腱の緊張の高まりが指に伝わり手指が屈曲する.

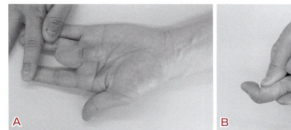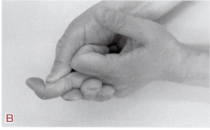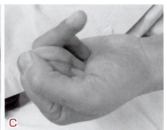

図5▶ 浅指屈筋（FDS）テストと深指屈筋（FDP）テスト
A：検者が示指，環指，小指を伸展位に保ち，被検者が中指を自動屈曲したとき，中指浅指屈筋腱に断裂がなければ，MP関節とPIP関節を屈曲することができる.
B：検者がMP関節とPIP関節を伸展位に保ち，被検者が中指のDIP関節を自動屈曲することができれば，中指深指屈筋腱の断裂はないと判断できる.
C：環指深指屈筋腱断裂では，手指を自動屈曲した際にMP関節とPIP関節を屈曲することはできるが，DIP関節を屈曲することはできない.

　示指から小指の腱損傷の診断では，患者が十分に力を入れることができる場合には，**浅指屈筋（FDS）テスト**や**深指屈筋（FDP）テスト**が有用である[1,2]．検者が示指，環指，小指を伸展位に保ち，被検者が中指を自動屈曲したとき，中指浅指屈筋腱に断裂がなければ，MP関節とPIP関節を屈曲することができる（図5-A）．さらに，検者がMP関節とPIP関節を伸展位に保ち，被検者が中指のDIP関節を自動屈曲することができれば，中指深指屈筋腱の断裂はない（図5-B）．
　スポーツ外傷でよくみられるジャージーフィンガー（深指屈筋腱の末節骨停止部での皮下断裂）では，手指を自動屈曲した際にMP関節とPIP関節を屈曲することはできるが，DIP関節を屈曲することはできない（図5-C）．

4 神経

　正中神経は手根管の中を通過して母指球筋の運動および母指，示指，中指，環指の橈側の感覚を支配する（図6）．尺骨神経は小指球筋や骨間筋などの運動および環指の尺側と小指の感覚を支配す

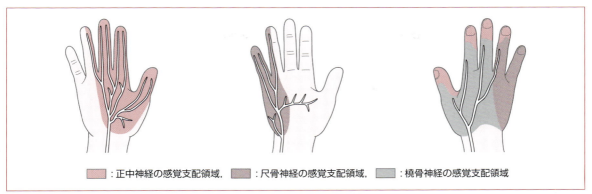

■：正中神経の感覚支配領域，■：尺骨神経の感覚支配領域，■：橈骨神経の感覚支配領域

図6▶ 正中神経，尺骨神経，橈骨神経の感覚支配領域

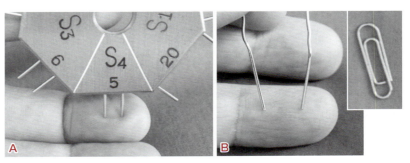

図7▶ 感覚評価
A：指の末節部掌側において，識別可能な2点の幅を測定する二点識別検査では，5mm以下の幅を識別できれば異常がないと判断する．5mmの幅で二点識別を検査している．
B：スポーツ現場や救急部などで二点識別検査の器具がない場合には，クリップなどを使っても簡易検査ができる．

る．橈骨神経は手関節背橈側を通過して手や母指，示指，中指などの背側の感覚を支配する．

　正中神経，尺骨神経，橈骨神経の感覚支配領域を筆や酒精綿などで評価する．手指は，顔面の眼の周囲や口唇の周囲などと並んで，非常に繊細な感覚を有するので，触覚や温痛覚，振動覚などの通常の感覚評価に加えて，二点識別検査が有用である（図7-A）．指の末節部掌側では，点字の判読などができるように，通常幅3〜4mmを識別することができる．年齢や職業などにかかわらず5mmより広い幅しか識別できない場合は，異常と判断する．スポーツ現場や救急部などで二点識別検査の器具がない場合には，クリップなどを使っても簡易検査ができる（図7-B）．

　チネル徴候（Tinel sign）は神経の修復過程を判断するのに非常に有用である．断裂した神経を縫合した場合の神経修復や傷害を受けた神経が回復する過程において，髄鞘の再生が軸索の再生より遅れるため，再生した軸索の先端には無髄部分が

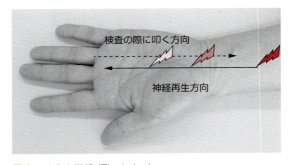

図8▶ チネル徴候（Tinel sign）
神経の走行に沿って末梢部より叩打してチネル徴候のみられる最先端部位を確認する．チネル徴候が損傷部位より順調に遠位部に移動してくれば（伸びてくれば）神経の修復が良好であると判断する．

ある．この部分を叩打すると神経の支配領域に放散痛がみられる．チネル徴候を検査するときには，神経の走行に沿って末梢部より叩打してチネル徴候のみられる最先端部位を確認する（図-8）．したがって，チネル徴候が損傷部位より順調に遠位

Ⅱ 診断・評価のための基本テクニック

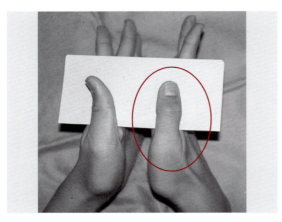

図9 ▶ フロマン徴候（Froment sign）
尺骨神経麻痺患者に対して母指の内転動作で紙を挟ませると，母指内転筋の機能不全を母指の対立で補おうとするごまかし動作（trick motion）が生じて，患側では母指の対立がみられる（図では丸印の右母指）．

部に移動してくれば（伸びてくれば）神経の修復が良好であると判断する．

通常，断裂を縫合した神経の再生過程において臨床的なチネル徴候の伸びは1日1mmであるので，それよりも速やかな修復であれば問題ないと考える．反対に，いつまでもチネル徴候が骨折部や損傷部にとどまっていれば神経の修復が不良であると判断する．絞扼性神経障害では神経が絞扼されている点でチネル徴候がみられる．

フロマン徴候（Froment sign）は尺骨神経の運動麻痺の診断に有用である．尺骨神経麻痺患者に対して母指の内転動作で紙を挟ませると，母指内転筋の機能不全を母指の対立で補おうとするごまかし動作（trick motion）が生じて，患側では母指の対立がみられる（図9）．

| 文　献

1) 上羽康夫：深部解剖学．手　その機能と解剖，改訂第3版，金芳堂，京都，63-259，1996
2) 金谷文則：手関節と手．標準整形外科学，第12版，医学書院，東京，474-510，2014

Ⅱ 診断・評価のための基本テクニック

⑥ 股関節

内田 宗志・梶原 浩一・迫田 真輔

1 関節内病変の評価

股関節痛の原因は多岐にわたるが[1]（表1），近年では股関節唇損傷やその原因の1つであるfemoroacetabular impingement（FAI）が知られている．しかしわが国では，いまだに臨床症状や診断法などが知られておらず，診断に難渋することがしばしばある．

1. 臨床症状

まず問診にて股関節痛の発症様式，疼痛部位，疼痛を誘発する動作，疼痛の期間などを細かく聴取していく．股関節唇損傷はスポーツ活動などによる繰り返し刺激で生じ，明らかな外傷を伴わずに発症することが多い．

疼痛部位としては鼠径部痛（81〜88％）が最も多いが，股関節深部や股関節外側，仙腸関節部，腰部，膝関節部など，病変の主座から離れた部位に疼痛を訴えることもしばしばある[2,3]．また，疼痛部位を問診した際に母指と示指で"C"の形をつくり，大腿外側から鼠径部周辺を押さえる"Cサイン"は，股関節唇損傷の特徴的な疼痛の訴え方である（図1）．

疼痛を誘発する動作としては，捻り動作やしゃがみ動作，長時間の座位，座位からの起立，車の乗り降り，靴下の着脱，歩行や階段の昇降などがあり，日常生活に制限をきたすことが多く[2]，問診時に確認する．また，問診時や外来の待合室での姿勢をみると，FAI患者は疼痛がひどい場合には，疼痛を回避するために股関節屈曲角を浅くした座位をとっていることが多いので，これらにも

表1 ▶ 股関節痛の原因

関節内	関節外	類似疾患
股関節唇損傷	腸腰筋腱炎	スポーツヘルニア
関節内遊離体	腸脛靭帯炎	難治性恥骨結合炎
FAI	中殿筋・小殿筋炎	恥骨結合炎
関節包弛緩症	大転子滑液包炎	
円靱帯損傷	疲労骨折	
関節軟骨損傷	内転筋群の損傷	
	梨状筋症候群	
	仙腸関節の異常	

注意を払う（図2）．

2. 関節可動域

股関節唇損傷では股関節の可動域制限が認められることが多い[4]．屈曲は仰臥位で評価し，評価側を反対側下肢が浮き上がらないところまで屈曲させる．また，屈曲での股関節固有の可動域は90〜100°程度である．伸展は腹臥位，内外転は仰臥位で評価し，可動域の評価時には腰椎，骨盤部の代償が起きないように注意する．内外旋は仰臥位にて股関節，膝関節を90°屈曲させて評価する方法と腹臥位にて膝関節を90°屈曲させて評価する方法があるため，どちらかを用いて評価する．

可動域最終域で鼠径部の疼痛やつまり感を訴えるときは，可動域に合わせて記録する．術前だけでなく，術後の可動域を継続的に記録することで，治療効果の判定にも有用である．

3. 筋力

FAIでは長期の疼痛，可動域制限により，股関

Ⅱ 診断・評価のための基本テクニック

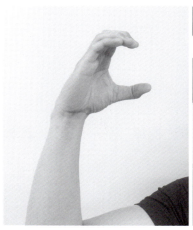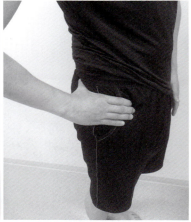

図1▶Cサイン

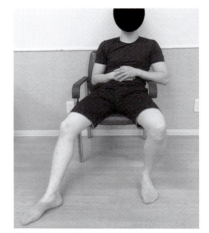

図2▶疼痛回避のための座位姿勢（右股関節痛例）

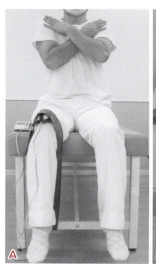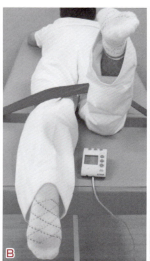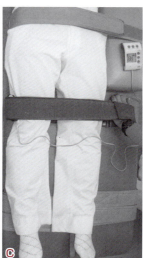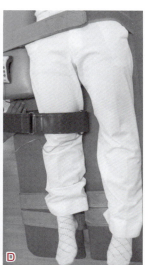

図3▶当院における股関節の筋力評価
A：屈曲，B：伸展，C：外転，D：内転

節屈曲・内外転・外旋などの筋力低下や筋萎縮がみられる[5]．

筋力評価の際には徒手筋力検査よりも，ハンドヘルドダイナモメーターを使用したほうが検者の主観を排除することが可能であるため，経過観察や治療効果の判定に有用である．当院でのハンドヘルドダイナモメーターを使用した評価では再現性を高めるため，固定ベルトを用いて筋力評価を行っている（図3）．

4. 特異的誘発テスト（special provocative test）

1）Anterior impingement（AI）test

AIでは，仰臥位で評価側股関節を他動的に屈曲，内転，内旋させて鼠径部の疼痛の有無をみる（図4）．AIの感度は75〜100％[4,6]と高いが，特異度は43％[6]と低く，ほかの股関節周囲疾患で

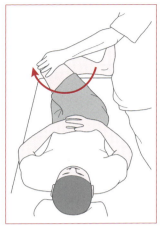
図4 ▶ Anterior impingement (AI) test

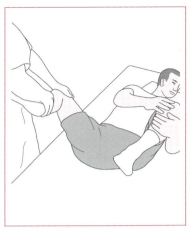
図5 ▶ Posterior impingement (PI) test

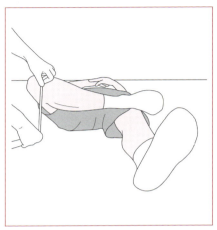
図6 ▶ Flexion abduction external rotation (FABER) test

も陽性になることが多いので注意が必要である．当院においては手術症例中の 94.1 % が陽性であった．

2）Posterior impingement（PI）test

PI では，骨盤を固定するために仰臥位で反対側の膝を自分で抱えてもらい，評価側股関節を屈曲位から軸圧をかけながら外転，外旋させる（図5）．疼痛が誘発された場合を陽性とし，当院においては手術症例中の 43.8 % が陽性であった．

3）Flexion abduction external rotation（FABER）test

仰臥位で評価側下肢を胡座位とし，脛骨結節から診察台までの距離を計測する（図6）．両側とも計測し，評価側の脛骨結節から診察台までの距離が反対側に比べて 4 cm 以上大きければ陽性と判断する．陽性例では股関節内の炎症などの異常を疑うが，仙腸関節部の異常でも陽性となるので注意する．感度は 41 % と報告され[7]，当院においては手術症例中の 80.6 % が陽性であった．

4）Hip dial test

仰臥位で股関節，膝関節を伸展させ，足関節底背屈 0° で，股関節中間位から外旋させる（図7）．外旋が制動できない場合に陽性と判断し，前方関節唇損傷および前方関節包の弛緩を疑う．股関節唇損傷と診断されたアスリートの 58 % に関節包の弛緩が合併していたと報告されている[8]．

5）Resistance SLR

膝関節伸展位で抵抗下に股関節を屈曲させ，疼痛の有無をみる（図8）．この手技は体重の数倍の負荷を股関節面に与え，歩行以上の力が発生する[9]．股関節唇損傷をはじめ，ほかの股関節周囲疾患でもしばしば陽性になる．

6）Flexion adduction internal rotation（FADIR）test

患者を仰臥位にして，脊柱の彎曲を保ったまま股関節を屈曲，内転，内旋させる（図9）．鼠径部の疼痛が誘発されると陽性と判断する[10,11]．

2 関節外病変の評価

弾発股には，腸腰筋腱が腸恥隆起と弾発する内側型弾発股（腸腰筋スナッピング）と，腸脛靱帯が大転子と弾発する外側型弾発股があり，しばしば股関節痛を訴え，関節内病変との鑑別に苦慮することがある．誘発テストはこれらの鑑別に有用であるため，手技を習得しておく必要がある．

1．内側型弾発股の誘発テスト

腸腰筋腱が腸恥隆起と弾発する内側型弾発股は，股関節を屈曲・外転・外旋位から伸展位に戻すことで誘発することができる（図10）．弾発現象が誘発される場合は，股関節前面部での弾発現象の触知やクリック音の確認が可能である．検者

Ⅱ 診断・評価のための基本テクニック

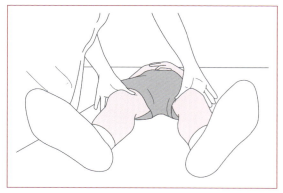

図7▶ Hip dial test

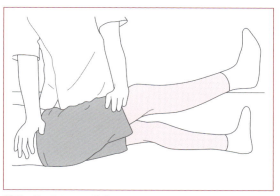

図8▶ Resistance SLR

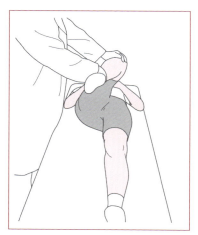

図9▶ Flexion adduction internal rotation (FADIR) test

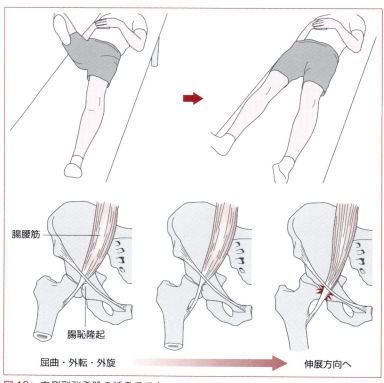

図10▶ 内側型弾発股の誘発テスト
検者が動かすのではなく，患者自らが動かして行う．

がするよりも患者自らが行ったほうが再現性が高いことが多い．また，患者による弾発現象の再現は立位，座位，臥位とそれぞれ異なるが，屈曲から伸展で再現できるという点では一致している[9]．

2. 外側型弾発股の誘発テスト

腸脛靱帯が大転子と弾発する外側型弾発股は，側臥位で股関節を屈曲・伸展させることで誘発することができる．弾発現象が誘発される場合は，

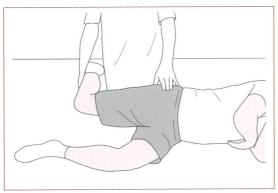

図11 ▶ 外側型弾発股の触知
股関節の屈曲・伸展にて，大転子上で腸脛靱帯が前後に動くことを触知する．

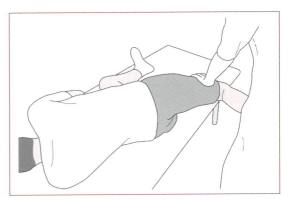

図12 ▶ Ober test

腸脛靱帯が大転子上を前後に弾発しながら移動する様子を観察することができ，弾発現象の触知も行うことができる（図11）．

3. Ober test

評価側を上とした側臥位にて，股関節伸展・外転，膝関節屈曲90°の肢位をとり，股関節を内転していく．内転制限や股関節屈曲による代償運動が観察される場合を陽性と判断し，腸脛靱帯の短縮を疑う（図12）．

文献

1) Tibor LM, et al：Differential diagnosis of pain around the hip joint. Arthroscopy 24：1407-1421, 2008
2) Philippon MJ, et al：Clinical presentation of femoroacetabular impingement. Knee Surg Sports Traumatol Althrosc 15：1041-1047, 2007
3) Clohisy JC, et al：Clinical presentation of patients with symptomatic anterior hip impingement. Clin Orthop Relat Res 467：638-644, 2009
4) Wang WG, et al：Clinical diagnosis and arthroscopic treatment of acetabular labral tears. Orthop Surg 3：28-34, 2011
5) Casartelli NC, et al：Hip muscle weakness in patients with symptomatic femoroacetabular impingement. Osteoarthritis Cartilage 19：816-821, 2011
6) Narvani AA, et al：A preliminary report on prevalence of acetabular labrum tears in sports patients with groin pain. Knee Surg Sports Traumatol Althrosc 11：403-408, 2003
7) Troelsen A, et al：What is the role of clinical tests and ultrasound in acetabular labral tear diagnostics?. Acta Orthop 80：314-318, 2009
8) Philippon MJ, et al：Athletic hip injuries and capsular laxity. Oper Tech Orthop 15：261-266, 2005
9) Byrd JW：Evaluation of the hip：history and physical examination. N Am J Sports Phys Ther 2：231-240, 2007
10) Ganz R, et al：Femoroacetabular impingement：a cause for osteoarthritis of the hip. Clin Orthop Relat Res 417：112-120, 2003
11) Byrd JW：Hip arthroscopy：patient assessment and indications. Instr Course Lect 52：711-719, 2003

II 診断・評価のための基本テクニック

7 大腿部

奥脇 透

1 病歴の聴取

　大腿部の筋損傷を診断するうえで最も重要なのは病歴である．どのような受傷であったかを知ると，筋打撲傷か，肉ばなれか，あるいはそのほかかを容易に判断することができる．

　文字どおり，筋打撲傷では打撲の，肉ばなれでは伸展損傷のエピソードが明らかである．さらに，どのような姿勢や勢いで，相手のどことあたったかなどは，筋打撲傷の程度を判断する目安となる．また肉ばなれでは，どのような動作時に，どこに，どのような痛みを感じたかが，重症度を推定する目安となる．

　一方，疲労骨折などでは発症時期がはっきりしない場合が多い．原因に関係するような練習量（長距離走では走行距離），ほかの部位の外傷・障害の既往，シューズやフォームを変えたかどうかなどが参考となる．

2 理学所見

　視診や触診も筋損傷の程度を把握するのに有用である．筋打撲傷では，打撲部の腫脹が強いと疼痛が強いばかりでなく，筋内の出血や腫脹により筋内圧が上昇し，皮膚の緊張が強まり光沢をみることがある．肉ばなれの重症例では，損傷部に陥凹をみることがある．皮下出血も損傷部周辺に現れることがある．

　受傷直後の触診は，できるだけ愛護的に行い，損傷部の緊張をゆるめ，自発痛を軽減する肢位にしてから行うことをすすめる．まず損傷部の緊張度（皮膚の張り）を確認し，それから圧痛（部位，程度および範囲），硬結や陥凹などが触れるかどうかを調べておく．

　理学所見で筋損傷の重症度を最も反映しているのが，筋のストレッチ痛である．これは筋損傷がない場合にも，筋の硬さ（タイトネス）を評価する方法として有用である．筋のタイトネスを調べる場合には，その筋が関与している関節の角度に大きな影響を受けることを理解しておかなければならない．大腿部の主な筋は，いずれも股関節と膝関節にまたがる二関節筋であるため，常に両関節の角度に影響される．したがって大腿部の筋のタイトネスを評価する際には，股関節または膝関節の角度に留意して行う必要がある．

　また筋のタイトネステストは，障害からの回復状況を知る際にも指標になり，さらにリハビリテーションやコンディショニングで行われるストレッチングとしても活用されるので習熟しておくとよい．以下にそれぞれの筋のタイトネステストについて紹介していく．

3 各種タイトネステスト

1. 大腿四頭筋のタイトネステスト（図1）
① まず被検者を腹臥位にさせ，検者の片方の手を，被検者の骨盤（腸骨稜付近）にあてる．
② 検者のもう片方の手で，被検者の計測する側の足部をつかみ，膝関節を屈曲させていく．
③ 検者はこの検査時には常に同じ抵抗をかけられるように習熟する必要がある．

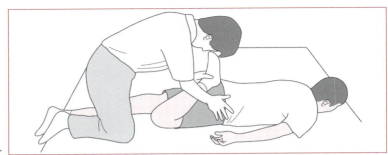

図1▶ 大腿四頭筋のタイトネステスト

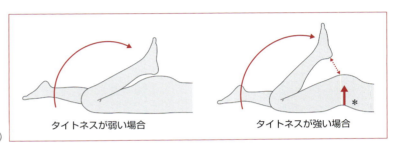

図2▶ 尻上がり現象（＊）

④ 一定の抵抗下での被検者の踵と同側の臀部との距離を計測する．
⑤ この際に検者は，被検者の股関節が屈曲して骨盤が浮いてこないように確認しながら，骨盤にあてたほうの手で，踵と臀部の距離（踵臀距離）を，定規または指の幅（何横指か）で測る．あるいは検者は肢位の保持に徹して，測定補助者に計測させてもよい．

筋損傷の受傷後には，損傷部の腫脹により膝関節を屈曲していくと疼痛（ストレッチ痛）が生じ，屈曲が困難となる．あるいは疼痛を回避するために，股関節が屈曲して臀部が上がる（尻上がり現象）（図2）．この尻上がり現象は，大腿直筋が，膝関節と股関節をまたぐ二関節筋であるために起きる現象である．大腿直筋の緊張が強い場合には，踵臀距離よりは，膝関節の屈曲角を計測したほうがよい．

大腿四頭筋のタイトネステストは，femoral nerve stretch test（FNS）として大腿神経の疼痛誘発テストとしても用いられる．神経の疼痛誘発テストの場合には，痛みを訴える，あるいは放散する部位（腰部，大腿部など）を記録しておく．

大腿四頭筋のタイトネステストは，筋挫傷や肉ばなれといったスポーツ外傷や障害の程度を把握する際に，また障害からの回復状況を知る際にも参考となる．特に重症な筋損傷のケースでは，受傷後2，3日での腫脹のピークを過ぎても膝関節が90°以上屈曲できないことが多い．

図3-Aは，男性サッカー選手の大腿直筋に生じた典型的な肉ばなれのMRI（脂肪抑制法）である．大腿直筋の近位部からの中央腱が途絶しているのがわかる．周囲には出血や浮腫を示す高信号域が存在し，損傷部が明らかとなっている．この途絶した中央腱は経過とともに修復され，連続し，肥厚してくる（図3-B）．

受傷直後にはタイトネステストで膝関節が90°屈曲位で痛みを訴えていたが，中央腱の連続性が確認できてくると筋ストレッチ感覚が自覚できるようになる．さらに経過とともに，ストレッチ効果によって膝関節の屈曲角が健側に近づいてくる．

2. ハムストリングスのタイトネステスト（straight leg raising test：SLRテスト）

① まず被検者を仰臥位にさせ，検者の片方の手を，被検者の計測する側の膝にあてる．
② 検者のもう片方の手で，被検者の足部をつかみ，膝関節を伸展させたまま下肢を挙上

Ⅱ　診断・評価のための基本テクニック

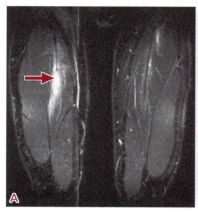
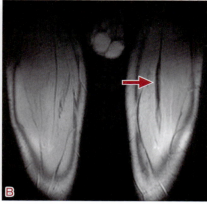

図3▶ 大腿直筋の典型的な肉ばなれのMRI（冠状断面像）
A：新鮮例．脂肪抑制法．右大腿直筋中央腱は途絶（損傷）している（矢印）．
B：治癒例．T2＊．左大腿直筋中央腱は肥厚している（矢印）．

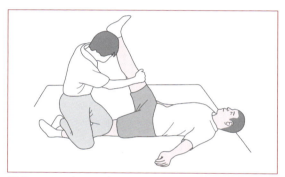

図4▶ ハムストリングスのタイトネステスト　1

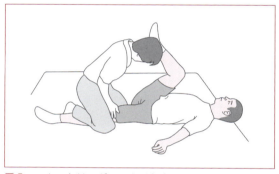

図5▶ ハムストリングスのタイトネステスト　2

（股関節を屈曲）させていく．
　③このときの下肢の拳上角（股関節の屈曲角）を計測する（図4）．
　この方法は坐骨神経の疼痛誘発テストとしても用いられる．この場合，神経の刺激を避けるために股関節を外転したり外旋したりして，拳上角をごまかす動作をとることがあり，注意すべきである．
　ハムストリングスのタイトネスを調べるもう1つの方法は，股関節と膝を十分に屈曲した状態から，股関節はそのままとして膝関節を伸ばしていく方法がある（図5）．
　図6-Aは，陸上短距離走選手のハムストリングスに生じた典型的な肉ばなれのMRI（T2＊像）である．受傷直後には矢印のように大腿二頭筋長頭の近位腱膜が途絶していることがわかる．この時点ではSLRテスト30°で痛みを訴えたが，経過とともに腱膜の連続性が出現してくると拳上角もあがり，治癒とともにほぼ健側との差はなくなった．
　図6-Bは，左大腿二頭筋肉ばなれの既往のある陸上競技選手のMRIである．損傷部の腱膜は肥厚し，十分な張力を発揮できている状態を反映している．SLRでも左右差はない．

3. 内転筋群のタイトネステスト（図7）
　①仰臥位で股関節正中位とし，検者の片方の手を，被検者の計測する側の膝にあてる．
　②検者のもう片方の手で，被検者の足部をつかみ，膝関節を伸展させたまま下肢を外転していき，その角度をみる．
　この場合にも，股関節の外旋動作が加わっていないかどうかを確認する．
　また内転筋群のタイトネス評価の方法として，開排動作（屈曲，外旋）をとらせて調べる方法が

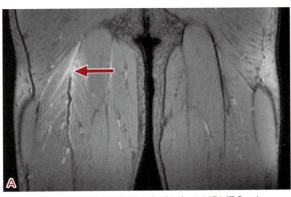 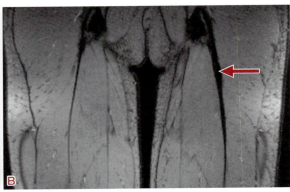

図6▶ 大腿二頭筋長頭近位部の肉ばなれのMRI（T2＊）
A：新鮮例．右大腿二頭筋長頭の近位腱膜は途絶（損傷）している（矢印）．
B：治癒例．左大腿二頭筋長頭の近位腱膜は肥厚している（矢印）．

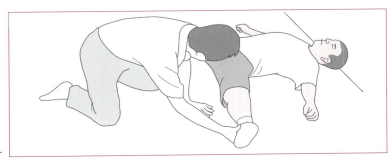

図7▶ 内転筋群のタイトネステスト

ある．この場合，屈曲角を3段階にして，それぞれの角度での開排程度を膝と床との間隔で評価する．

4. 大腿筋膜張筋のタイトネステスト（図8）

ベッドの端をうまく利用して評価する方法である．
① 評価側が上となる側臥位とし，ベッドの端でぎりぎり検者寄りとする．
② 股関節および膝関節は伸展位のままで，評価側の下肢をやや股関節伸展位とし，下方へストレスをかけながら緊張をみる．
この方法も他動的ストレッチとして利用できる．

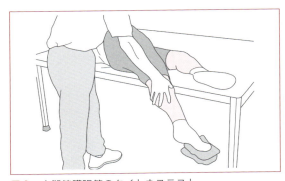

図8▶ 大腿筋膜張筋のタイトネステスト

文　献

1) 日本整形外科学会編：日本整形外科学会 評価基準・ガイドライン・マニュアル集，日本整形外科学会，6，1996

II 診断・評価のための基本テクニック

8 膝関節

松本 秀男

1 診断・評価のためのポイント

膝関節は完全伸展位から正座ができる深屈曲位に及ぶ大きな運動範囲を有し，しかも歩行や走行，ジャンプや着地などに伴って生じる大きな荷重負荷が加わる．したがって，膝関節疾患の診断や評価を行うにあたっては，"可動範囲が十分であるか"と"荷重機能が保たれているか"を常に意識し，それらの機能を受け持つ膝関節構成体のひとつひとつに問題がないかを確認することが大切である．

スポーツに伴う膝関節疾患で問題となるのは，骨折，靱帯損傷，半月板損傷，関節軟骨損傷，膝蓋骨脱臼などの一度の外力によるスポーツ外傷と膝蓋大腿関節面や腱付着部などに小さな外力が繰り返し加わって生じるスポーツ障害(overuse)であり，その両方の可能性を考えながら注意深く診察することが大切である[1~5]．

2 病歴の聴取

スポーツに伴って膝関節の症状を訴える場合にまず把握すべきことは，年齢，性別などの一般的な情報のほかに，スポーツ種目とポジション，スポーツレベル，練習量などのスポーツ活動に関する基本情報である．これらの基本情報はスポーツ活動時に膝関節にどのような外力が加わっているか，それに伴って，どのような外傷が発生しやすいかなど，診察を組み立てていくうえで重要な情報である．

基本情報を聴取したら，まず，スポーツ外傷とスポーツ障害を鑑別するため，現在の症状が明らかな外傷を契機に生じたかどうかを聴取する．

明らかな外傷の場合，どのような外傷であったかも診断に重要であり，ほかのプレーヤーとの接触による受傷(contact injury)では骨折，複合靱帯損傷などの重度損傷が多い．

一方，スポーツでは"着地時に膝をひねった"など，自らの動作だけでもさまざまな外傷が生じることがある(non-contact injury)．ジャンプ，着地，急激な方向転換など膝関節にどのような外力が加わり，どのような肢位で受傷したかを確認する．

今回の症状発現時に大きな外傷がない場合でも，陳旧性の靱帯損傷や半月板損傷が放置されていて，わずかな外力で症状が出現することもあるため，過去の外傷の既往も十分に聴取する．もし，過去に関節の腫脹を認めるような外傷の既往がある場合には，その後のスポーツ活動中の膝の状態を詳細に聴取する．

時々膝崩れ(giving way)を認めたという場合には陳旧性の前十字靱帯(ACL)損傷などを疑い，ロッキング(locking)や引っかかり感(catching)を認めたという場合には陳旧性の半月板損傷などを疑う．

明らかな外傷がなく，徐々に症状が出現した場合には，overuseによるスポーツ障害や加齢変化に伴う膝関節の変性を疑う．ただし，半月板損傷は明らかな外傷に伴う断裂もあるが，長期間同じ動作を繰り返したり，加齢に伴って変性が進んで症状が出現することもある．

スポーツ障害では，どのような動作を繰り返し

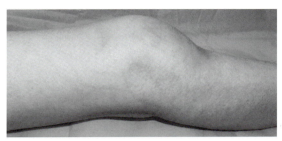

図1▶関節全体の腫脹
関節全体に腫脹を認めるときは関節血症や関節水症をきたしている可能性が高い.

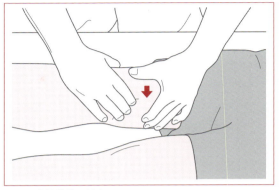

図2▶膝蓋跳動の検査
関節血症や関節水症があると，膝蓋上嚢を圧迫して，膝蓋骨を押す（↓）とコツコツと膝蓋骨が大腿骨をたたく感触を触れる.

ているかが診断の重要な手がかりとなるが，実際の競技種目ばかりでなく，通常どのようなトレーニングを行っているかも十分に聴取する.

最後に，今後の練習，合宿，試合などの予定，スポーツ活動に関する希望などをきいておく．これらは，今後，治療のスケジュールなどを決めるうえで参考になる.

3 歩行状態の確認と膝関節の視診

膝関節の最も基本的な機能は荷重と体幹の保持であり，まず歩行が可能かどうか，可能であれば跛行がないか，どのような状態で荷重しているかを目で確認する．次いでベッド上仰臥位で，膝関節の腫脹や，その周囲の皮下出血や傷がないかを確認する．皮下出血や傷の部位は外力が加わった部位であり，診断の参考になる．関節全体に腫脹を認めるときは関節血症や関節水症をきたしている可能性が高い（図1）.

骨折や ACL 損傷など重度の外傷では関節血症をきたすことが多く，陳旧性の半月板損傷や関節軟骨への過負荷，変形性膝関節症に伴う関節炎などでは関節水症をきたすことが多い.

また，スポーツ障害や陳旧性のスポーツ外傷では大腿四頭筋の萎縮を伴っていることが多く，左右差を確認して，明らかな差を認めるときは何らかの膝関節障害が継続していた可能性を疑う．さらに仰臥位で膝関節が完全伸展できているかどうかを確認する．完全伸展できない症例は，何らかの重要な組織損傷を伴っていることが多い.

腫脹が強い場合には骨折などの可能性もあり，関節を動かすと骨折が転位する可能性もあるので，無理をせず，単純 X 線撮影などを優先する.

4 徒手検査

1. 膝蓋跳動の検査

先に視診で確認した腫脹が膝関節に液体が貯留したためであるかどうか（関節血症または関節水症）を確認する検査である（図2）．通常，関節内の出血や関節液は膝蓋上嚢に貯留することが多いので，まず，膝蓋上嚢を圧迫し，膝蓋骨と大腿骨の間に貯留液を押し込む．すると，膝蓋骨が大腿骨から浮き上がるため，この状態で膝蓋骨を押すとコツコツと膝蓋骨が大腿骨を叩く感触を触れる．これが膝蓋跳動である.

2. 圧痛部位の確認

まず疼痛部位をきき，その部位を中心に徐々に圧痛部位を探す．損傷部位に一致して圧痛があることが多い．骨折がある場合には，骨折部位，半月板損傷では半月板の存在する関節裂隙，内側側副靱帯（MCL）損傷などの靱帯損傷では断裂部位に圧痛を認めるが，関節内を走行する ACL や後十字靱帯（PCL）の損傷では圧痛部位が特定できないこともある．overuse によるスポーツ障害では，炎症症状を伴うと障害部位に一致して圧痛を

II 診断・評価のための基本テクニック

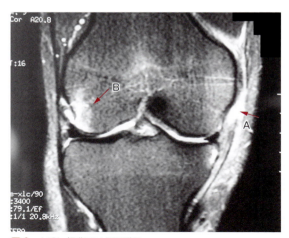

図3▶ MCL 損傷の MRI 所見
MCL 中央部での断裂（A）と同時に発生した大腿骨外側顆の bone bruidse（B）．

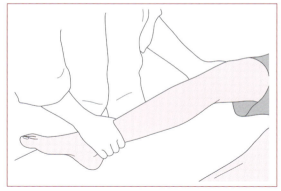

図4▶ 内外反不安定性検査
膝関節伸展位と軽度（30°程度）屈曲位で行う．一方の手で膝関節を把持し，他方の手で足部を把持しながら内反または外反トルクを加え，関節裂隙の開大と，それに伴う疼痛を確認する．

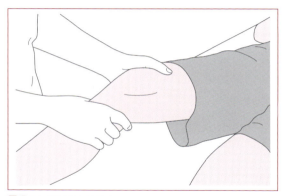

図5▶ Lachman テスト
膝関節軽度屈曲位で，一方の手で大腿部を把持し，もう一方の手で下腿の前後方向不安定性を感知する．

認める．

3. 可動域検査

膝関節は完全伸展位から約 155°の最大屈曲位までの可動域を有する．したがって，仰臥位では膝の後面がベッドに接触する伸展位から膝関節を屈曲し，踵が大腿部に接触するまでの可動域が得られれば，ほぼ正常と判断する．ただし，関節の柔軟性は個体差があり，またラグビー選手，重量級の柔道選手など，大腿部の筋肥大の著しい選手では踵は大腿部に接触できない．したがって，常に反対側の可動域と比較しながら評価する．

膝関節血症や関節水症が強いと疼痛のために完全伸展が不能となり，屈曲も制限される．疼痛を伴う場合には，無理な可動域検査は行わず，どの程度の屈曲位で疼痛が出るかを観察して記録する．

4. 不安定性検査

MCL 損傷（図3）や外側側副靱帯（LCL）損傷を確認するためには，内外反不安定性を確認する．膝関節伸展位と軽度（30°程度）屈曲位で行う．一方の手で膝関節を把持し，他方の手で足部を把持しながら内反または外反トルクを加え，関節裂隙の開大と，それに伴う疼痛を確認する（図4）．脛骨が回旋しやすいので，足部を把持する手で脛骨を末梢方向に引っ張りながら内反または外反トル

クを加えると確認しやすい．

ACL 損傷は Lachman テスト，前方引き出しテスト（ADS），pivot shift テストの3つで確認する．ただし，受傷直後は腫脹も強く，さらに疼痛による防御反応も加わって，正確な診断は容易ではない．

Lachman テストは膝関節軽度屈曲位で，一方の手で大腿部を把持し，もう一方の手で下腿の前後方向不安定性を感知する（図5）．

ADS は一般的には 90°屈曲位として，両手で下腿の前後方向不安定性を確認するが，疼痛によ

8 膝関節

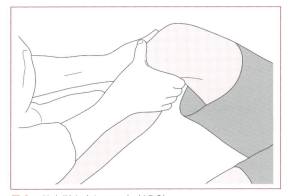

図6 ▶ 前方引き出しテスト（ADS）
90°屈曲位として，両手で下腿の前後方向不安定性を確認する．

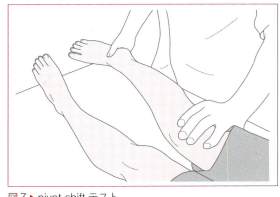

図7 ▶ pivot shift テスト
脛骨に外反トルクを加えながら膝関節を屈伸し，軽度屈曲位での脛骨の急激な亜脱臼またはその整復を感知する．

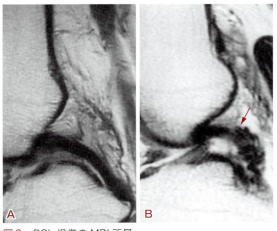

図8 ▶ PCL 損傷の MRI 所見
A：正常 PCL，B：PCL 損傷（新鮮例）

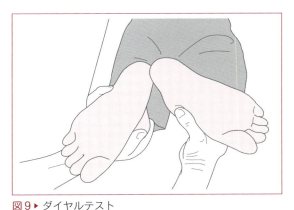

図9 ▶ ダイヤルテスト
腹臥位で膝関節30°および90°屈曲位で両側の足部をダイヤルのように外旋させると，損傷側のほうがより大きな回旋がみられる．

る防御反応が強い場合には 30°程度の屈曲位から，徐々に 90°屈曲位にもっていくと緊張を緩和することができる（図6）．

　pivot shift テストはさまざまな手技が提唱されているが，基本的には脛骨に外反トルクを加えながら膝関節を屈伸し，軽度屈曲位での脛骨の急激な亜脱臼またはその整復を感知する（図7）．

　PCL 損傷（図8）は後方 sagging サインと後方引き出しテスト（PDS）で確認する．後方 sagging サインは両膝関節を 90°屈曲位とし，左右の脛骨粗面の高さを比較する．PCL 損傷があると受傷側の脛骨粗面が後方に落ちているのが確認できる．PDS は 90°屈曲位として，両手で下腿を後方に押し込み，その不安定性を確認するが，新鮮例ではその際に生じる膝関節後方の疼痛も参考になる．

　後外側支持機構（PLS）損傷は先に述べた内反不安定性テストを確認し，さらに後外側回旋不安定性を調べるダイヤルテストで診断する（図9）．ダイヤルテストは腹臥位で膝関節30°および 90°屈曲位で両側の足部をダイヤルのように外旋させると，損傷側のほうがより大きな回旋がみられる．

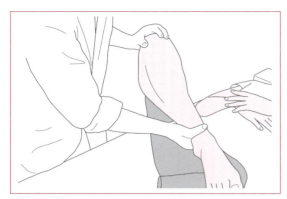

図10▶ McMurrey テスト（内側半月板）
膝関節を最大屈曲から内反しながら徐々に伸展すると，損傷部位でクリックを触れる．

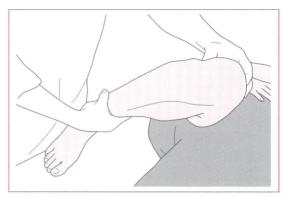

図11▶ McMurrey テスト（外側半月板）
膝関節を最大屈曲から外反しながら徐々に伸展すると，損傷部位でクリックを触れる．

5. 半月板症状の検査

半月板損傷にはさまざまなタイプがあり，その損傷部位や損傷形態によって，理学所見は大きく異なる．

縦断裂に伴うバケツ柄断裂ではロッキング，すなわち半月板の嵌頓による高度の可動域制限をきたすことがある．その際に無理な整復操作を行うと，関節軟骨の損傷を合併することがあるので，容易に可動域制限が解除されない場合には，MRIなどほかの方法で診断を下し，早期に処置を行う．

可動域が保たれている場合には McMurrey テストで確認する．内側半月板に対しては膝関節を最大屈曲から内反しながら徐々に伸展すると，損傷部位でクリックを触れる（図10）．同様に外側半月板に対しては膝関節を最大屈曲から外反しながら徐々に伸展すると，損傷部位でクリックを触れる（図11）．

半月板の位置を意識し，そこに圧迫力を加えるように屈伸するのがコツである．また，関節裂隙に指をあてながら操作するとクリックを触知しやすい．横断裂やフラップ断裂で陽性率が高い．損傷形態によっては明らかなクリックは触れず疼痛だけを訴えることもある．水平断裂の場合には明らかなクリックを触知できないことが多い．

6. 膝蓋大腿関節の診察

膝蓋骨脱臼は比較的容易に整復されるので脱臼位のまま診察することは少ない．しかし整復され

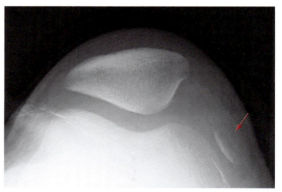

図12▶ 膝蓋骨脱臼に伴う膝蓋骨の骨軟骨骨折の単純X線所見
膝蓋骨側の関節面の変化は明らかでないが，内側谷部に骨軟骨片（→）を認める．

ていても，脱臼時に内側膝蓋大腿靱帯（MPFL）の損傷や膝蓋骨の骨軟骨骨折を伴うことが多く，その際には著しい腫脹を伴う．

MPFL 損傷では通常，大腿骨内側顆の MPFL 付着部に圧痛を認める．骨軟骨が疑われるような腫脹の強い場合には，膝関節を動かすと関節軟骨のさらなる損傷や骨軟骨片の破損などの可能性もあるので，先に単純X線検査（図12）や MRI 検査（図13）を行う．

膝蓋骨不安定症や反復性膝蓋骨脱臼では，膝関節伸展位で膝蓋骨を外方に圧迫すると，脱臼に対する恐怖感を訴える（apprehension サイン）

8 膝関節

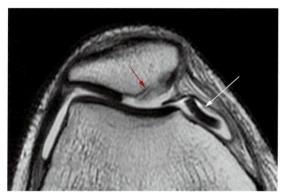

図13▶ 膝蓋骨脱臼に伴う膝蓋骨の骨軟骨骨折のMRI所見
骨軟骨片（色矢印）と同時に，単純X線では明らかでなかった膝蓋骨関節面の欠損（白矢印）を認める．

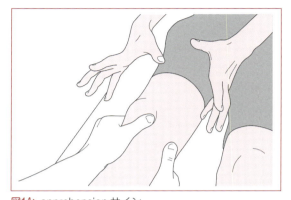

図14▶ apprehensionサイン
膝蓋骨不安定症や反復性膝蓋骨脱臼では，膝関節伸展位で膝蓋骨を外方に圧迫すると，脱臼に対する恐怖感を訴える．

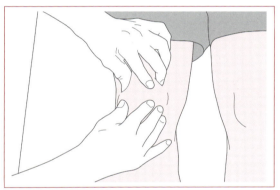

図15▶ grindingサイン
膝蓋大腿関節面の障害では，膝蓋骨を圧迫しながら動かすと，関節面のゴリゴリとした感触を触れる．

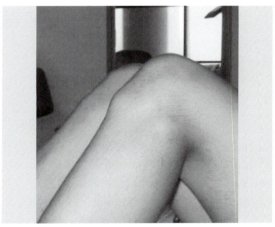

図16▶ Osgood-Schlatter病
足部を押さえたまま膝関節を自動伸展させると脛骨粗面に疼痛を訴える．

（図14）．

　膝蓋大腿関節面の陳旧性の軟骨損傷や変性がある症例やタナ障害などでは，膝関節伸展位で膝蓋骨を大腿骨に圧迫しながら上下，左右に動かすと，軟骨面の不整化した部分，タナが挟まった部分などで，関節面のゴリゴリとした感触を触れる（grindingサイン）（図15）．またその際に疼痛を訴えることもある．さらに膝蓋骨を圧迫しながら膝関節屈伸すると，同様の感触を触れることが多い．

7．overuseに伴う腱付着部炎の診察

　overuseに伴うスポーツ障害では，関節そのものが腫脹することはまれである．しかし，障害部位の腱付着部付近の腫脹を伴うことはあり，その際には圧痛も伴うことが多い．

　筋を収縮させることにより障害部位に牽引力を加えて疼痛の再現をみる．ジャンパー膝，Osgood-Schlatter病（図16）など，膝伸展機構のoveruseでは膝関節を最大屈曲位とし，足部を押さえたまま自動伸展させるとジャンパー膝では膝蓋腱の膝蓋骨付着部付近に，Osgood-Schlatter

病では脛骨粗面に疼痛を訴える．屈筋の overuse である鵞足炎では，逆に 90°屈曲位から足部を押さえたまま自動屈曲させると鵞足部に疼痛を訴える．

8. 診察後の方針

明らかな診断や評価ができた場合には，その診断に基づいて，さらなる検査を行うか，治療を開始するかなどを決定する．スポーツ現場ではプレーの再開や中止を決定する．その場で明らかな診断や評価が十分にできない場合には，さらなる損傷をきたす可能性もあるので，無理をせず，単純 X 線，MRI などの画像検査などを行い，診断を確定してから，方針を決定することが重要である．

文 献

1) 帖佐悦男編：膝関節．スポーツ傷害の画像診断，羊土社，東京，182-208，2013
2) 松本秀男ほか編：膝関節．X 線像で診る下肢，南江堂，東京，62-137，2011
3) 松本秀男：膝の診断のコツと pitfall 過労性（overuse）障害．J MIOS 36：38-44，2005
4) 加賀谷善教ほか編：理学療法のプラクティス 4 成長期の膝の痛み．他．臨スポーツ医 31（臨時増刊）：243-315，2014
5) 松本秀男：膝の外傷・障害．スポーツ医学実践ナビ スポーツ外傷・障害の予防とその対応，武藤芳照編，日本医事新報，東京，214-220，2009

II 診断・評価のための基本テクニック

9 下腿部

栃木 祐樹

1 診察の手順

下腿におけるスポーツ外傷・障害の診断・評価の第一歩は，他部位の場合と同様に問診である．症状の出現・増悪の経過が慢性的である場合には，

① **発症時期に生じた環境の変化**：トレーニングの量・方法の変化や，特に下腿障害の場合ではシューズの変更など．

② **痛みの性状**：動作時痛のみなのか安静時痛もあるのか，熱感や拍動痛の有無など．

③ **経時的変化**：同じような痛みが続いているのか徐々に増悪してきているのかなど．

④ **自己対処**：負荷軽減やアイシングなどによる症状軽減の程度に対する反応．

といった詳細な病歴の聴取は，適切な治療方針を立てるうえで極めて重要な情報となる．

症状が明らかな偶発事故（他プレーヤーとの激しい接触や着地の失敗など）をきっかけとして出現した際には，ほとんどの場合，単純外傷として取り扱っても問題はないが，通常のプレー中に急性発症した場合には，受傷前からの内的要因が関与している可能性を考慮して，違和感や疲労感といった先駆症状がなかったのかどうかを詳しく聞いておく必要がある．

下腿は構造が比較的単純で，軟部組織による骨格構造の被覆も限定的なため，詳細な触診による圧痛点の特定が行われれば障害部位をかなり絞り込むことができる．ランニング障害を代表とする下腿から足部のオーバーユース障害においては，しばしば骨格構造の個性が背景となっている場合が多く，診断目的のみならず症状の再発予防のためにもアライメント評価は重要である．筋力低下や筋力バランスの不均衡による機能障害が疑われる場合には，詳細な筋機能評価が必要となる．また，下腿から足部のさまざまな慢性ストレス障害の要因となる場合の多い腓腹筋拘縮の評価も重要である．診断の確定，特に外科的処置の要否を検討する場合には，画像診断も重要となる．

2 下腿の主な障害部位

1．下腿近位部（図1）

1）脛骨結節

脛骨近位前方の骨隆起として体表からも観察可能なこの部位は，大腿四頭筋力を下腿に伝達する膝蓋腱の停止部である．膝関節伸展機構の要であるこの部位は，Osgood-Schlatter病やジャンパー膝における代表的な疼痛部位である（「Osgood-Schlatter病」「ジャンパー膝」の項を参照）．

2）鵞足

脛骨結節内側の比較的平坦な部分には内側ハムストリングスのうち縫工筋，薄筋，半腱様筋の腱がアヒルの足（pes anserinus）様に広がって付着しており，鵞足と呼ばれる．この部位の慢性炎症である鵞足炎は，特に脚アライメント不良がある場合のオーバーユース障害として発症しやすい．

3）腓骨頭

膝外側後方に骨隆起として触れるこの部位は，外側ハムストリングスである大腿二頭筋の停止部であり，鵞足と同様にオーバーユース障害（大腿二頭筋腱炎）の好発部位である．

Ⅱ 診断・評価のための基本テクニック

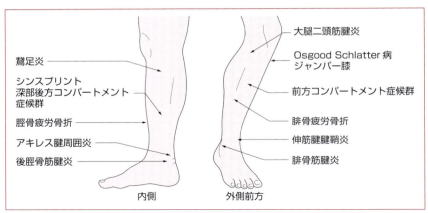

図1▶下腿における主なスポーツ障害の発生部位

2. 下腿中央部（図1）

1）脛骨稜と前内側面

脛骨の前内側面には筋層が存在しないため，深部組織の診察が比較的容易である．この部位に皮膚や皮下組織異常を伴わない腫脹や圧痛を認める場合には，疲労骨折などの骨の病変を疑う必要がある．

2）腓骨骨幹部

腓骨も脛骨と同様に疲労骨折の好発部位なので，下腿外側の筋層下に触れる腓骨骨幹部に沿って圧痛を認める場合にはこれを疑う．

3）脛骨骨幹部後内側縁

脛骨骨幹部中央の後面は後脛骨筋の起始部となっており，下腿オーバーユース障害の代表格であるシンスプリント（脛骨過労性骨膜炎）の障害部位である．また，深部後方コンパートメント症候群で，この部位に疼痛が生じる場合もある．

4）前外側の筋腹部（前方コンパートメント）

この部位は慢性労作性コンパートメント症候群の好発部位なので，運動後にこの部位の疼痛が生じており，労作負荷テスト（徒手抵抗下の等尺性収縮の繰り返し）で症状再現が認められる場合にはこれを疑う．

5）腓腹部（ふくらはぎ）

下腿後方は，下腿筋群や神経，血管など多数の構造物が存在しているため，さまざまなスポーツ障害での症状部位となりうる．浅層にある腓腹筋の障害であれば，皮膚上からの把握痛の確認などが可能であるが，深部の障害部位を体表からの診察で特定することは容易ではない．この部位の疼痛につながる可能性のある深部障害としては，深部後方コンパートメント症候群，ヒラメ筋障害，脛骨後方部の疲労骨折といった筋・骨格系の障害のほか，膝窩動脈絞扼症候群（筋虚血に伴う下腿痛を生じる）や深部静脈血栓症（血流の停滞により下腿筋の腫脹を生じる）といった血管障害の可能性もある．

3. 下腿遠位部（図1）

1）アキレス腱周囲

アキレス腱は，外傷性断裂（「アキレス腱断裂」の項を参照），オーバーユース障害とも発生頻度が高いスポーツ障害の好発部位である．浅層にあるため体表上からの観察や触診は比較的容易で，腫脹・疼痛の部位が腱実質部であれば腱炎や周囲の結合組織炎，遠位端部後方であれば後方滑液包炎や踵骨付着部炎，遠位端部前方であればHaglund病（踵骨結節とのインピンジによる前方滑液包炎）の可能性が高い．

2）内果後方

この部位の皮下の比較的浅い部分には後脛骨筋腱が走行しており，この腱の損傷や周囲組織の慢性炎症（腱鞘炎）の際には，腱の走行に沿った腫脹・疼痛が生じる．また，深部を走行する長母趾屈筋腱の同様の障害や三角骨障害（足関節後方イ

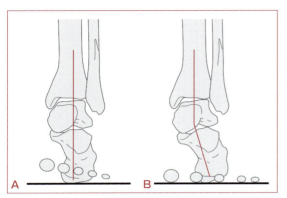

図2▶前額面アライメント計測の概念図
A：NCSP，B：RCSP

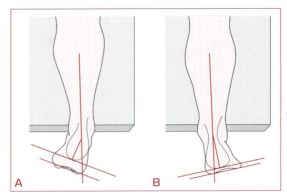

図3▶腹臥位での距骨下関節中間位（NCSP）の決定（右脚を後方より観察）
A：最大内がえし位，B：最大外がえし位

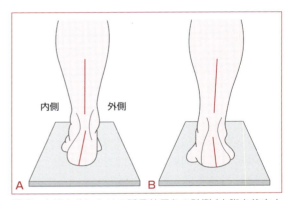

図4▶自然立位における踵骨外反角の計測（右脚を後方より観察）
A：後足部内反，B：後足部外反

ンピンジメント症）でも内果後方の痛みや違和感が主訴となる場合がある．

3）外果後方

この部位には長・短腓骨筋腱が走行しており，これらの習慣性（もしくは反復性）脱臼の急性増悪時には，腱の走行に沿った腫脹・疼痛が生じる．腱損傷や周囲組織の慢性炎症（腱鞘炎）の場合も同様である．また，三角骨障害でもこの部位の痛みが主訴となる場合がある．

4）足関節近位前方

下腿遠位端前方の伸筋支帯内には前脛骨筋，長母趾伸筋，長趾伸筋，第三腓骨筋といった伸筋群の腱が通過しているため，これらの周囲の慢性炎症（腱鞘炎）では疼痛や腫脹が生じる．

3 アライメントの評価

下腿から足部にかけてのオーバーユース障害の病態を理解していくうえで，下肢アライメントは極めて重要な情報となる．過大な後足部外反や下腿外捻に伴うtoe-out歩行は，足部の剛性を低下させて歩行時には足部過回内を引き起こし，ランニングなどにより繰り返しの負荷がかかった際の下腿や足部の筋疲労や慢性障害の要因となる．一方で後足部内反は，凹足変形とあいまって足部の柔軟性や衝撃吸収能力を低下させ，疲労骨折のリスクを増大させる要因となる．また，下腿内捻に伴うtoe-in歩行も，同様の効果を持つとともに蹴り出し時には内反モーメントを増加させ，変形性膝関節や変形性足関節のリスクを高めると考えられている．

1．前額面アライメント

下腿アライメントの重要な注目点の1つは荷重に伴う距骨下関節の内・外がえし運動（図2）で，これを評価する体外計測法としては非荷重状態における距骨下関節中間位での踵骨位置（neutral calcaneal stance position：NCSP）と立位でリラックスした状態での踵骨位置（resting calcaneal stance position：RCSP）との比較が行われる[1]．

Ⅱ 診断・評価のための基本テクニック

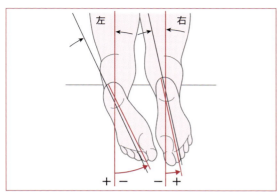

図5 ▶ thigh-foot angle の計測

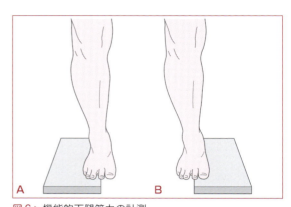

図6 ▶ 機能的下腿筋力の計測
A：内がえし筋力，B：外がえし筋力
診察中の転倒を避けるために安定した台を準備し，椅子などに軽く手を添えて行うなどの工夫も重要である．

計測は腹臥位で診察台の縁から足部をはみ出させた状態（図3）から開始し，まず下腿長軸（腓腹筋筋腱移行部の中央からアキレス腱に向かう軸）と踵骨軸（踵骨結節の上・下端の中点を結ぶ軸）を皮膚上でマーキングしておく．足関節を軽度底屈位に保ちながら踵骨を徒手的に最大内がえし位から最大外がえし位まで動かして距骨下関節の可動域を確認し，可動域の中間点を NCSP として下腿に対する踵骨軸の外反角を記録しておく．続いて立位での後方からの観察（図4）により，RCSP における踵骨外反角を計測して荷重に伴う踵骨外反角の変化量を算出する．

荷重に伴う距骨下関節運動は通常10°以内と小さいこともあってこの角度変化の計測精度や再現性には限界があり[2]，厳密な正常値は定められていない．しかし，通常は荷重に伴い軽度の外がえしが起こる傾向を示すので，内がえしが生じる場合には凹足変形などに伴う内反アライメント異常があると考えられる．一方で，RCSP が距骨下関節可動域の限界に達している場合には，扁平足などにより足部過回内が生じていると判断してよいであろう．また，片脚立位を行った場合に両脚立位に比較して外がえし角が明らかな増大を示す場合には，足部アーチ構造の剛性が低下していることが示唆される．

2. 横断面アライメント

もう1つの注目点である下腿捻転を評価するための体外計測法としては，thigh-foot angle（図5）の計測が行われる[3]．被検者には腹臥位をとってもらい，下腿は診察台と垂直になるまで屈曲して足関節は中間位まで背屈させて保持して上方から観察し，大腿軸に対する踵部中央と第二中足骨頭を結ぶ足部長軸の外転角を計測する．成人における正常値は平均10〜15°（足部外転）であるとされているが[3]，体外計測であるがゆえに計測精度には限界（CT と比較して平均で5°程度の誤差が生じる[4]）があり，再現性も高くないため[5]，残念ながらこの計測のみで異常を検出できるのは明らかな足部内転や45°の過大な外転が認められる場合のみとなる．

この指標は主に下腿捻転の評価に用いられる場合が多いが，その計測値は下腿内・外捻のほか足部内・外転にも影響されるため解釈には注意を要し，下腿の捻転異常を正確に評価するためには CT などを利用した精密な計測が必要となる．

4 筋機能の評価

通常の神経学的診察における筋力評価では徒手筋力テスト（manual muscle test：MMT）が用いられることが多いが，この手法はアスレティック

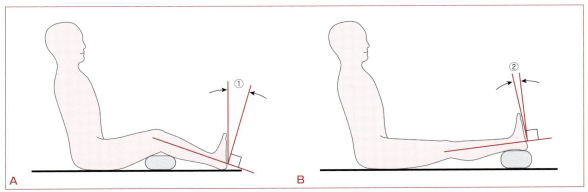

図7 ▶ 腓腹筋拘縮の評価（足関節伸展ラグ角＝①−②）
A：膝軽度屈曲位（腓腹筋弛緩），B：膝完全伸展位（腓腹筋緊張）
膝関節の軽度屈曲位や完全伸展位を安定させるためには，図のように枕を使うとよい．背屈筋力が十分である場合には，自己筋力による能動背屈をしてもらったほうが受動背屈よりも確実な計測が行える．

レベルの活動中にしか問題にならない比較的程度の軽い筋力低下を検知するためにはあまり合理的とはいえない．元来の筋力が強力なアスリートの筋力評価を的確に行うためには，相応の工夫が必要となる．

下腿筋の機能低下を効率良く評価する方法の1つは，"つま先立ちの状態における機能的筋力の評価"である．具体的には，まず両脚つま先立ちから始め，片脚つま先立ち，片脚ジャンプと徐々に負荷を増大させていき，それぞれの動作を持続的に安定して行うことが可能であるかどうかを観察する．このようなつま先立ちの状態の動作を安定して行うためには，足関節底屈の主導筋である下腿三頭筋力だけでなく前・後脛骨筋や長・短腓骨筋といった後足部運動のコントロール筋群，足趾運動コントロール筋群などの十分な筋力と的確な協調運動が必要とされる．

筋群別の機能評価にもさまざまな工夫が可能である．高さ1〜2cm程度の安定した台に足部外側のみをのせての片脚立位（図6-A）では，内がえし筋群（前・後脛骨筋）を評価することができる．逆に内側のみをのせての片脚立位（図6-B）では，外がえし筋群（前・後脛骨筋）を評価ができる．踵立ちや踵歩行では，足関節背屈筋群の評価を行う．この際に，つま先の内・外側が均等に挙上されず前足部が回外気味になってしまう場合には，

腓骨筋群の機能低下が疑われる．

5 腓腹筋拘縮の評価

腓腹筋の拘縮は，その直接の影響が及ぶアキレス腱の障害だけでなく，足底腱膜炎，後脛骨筋腱炎などの扁平足障害，変形性足関節症，外反母趾・中足骨頭下胼胝などの前足部障害などさまざまな足部障害との関連が指摘されている．腓腹筋は大腿骨遠位部に起始部を持つため，膝関節伸展位では緊張が高まる特性を持つ（「下腿部」の図4〈p49〉を参照）．この筋に拘縮が生じると，歩行動作中の立脚後期に自然な足関節背屈が妨げられ，足部過回内，足関節前方への接触圧集中，前足部の足底圧増加など足部に2次的な異常力学負荷が加わると考えられる．

腓腹筋拘縮の評価（図7）は，座位もしくは背臥位で行う．まず膝関節を軽度（20〜30°程度）屈曲して足関節最大背屈角を計測し，続いて膝関節完全伸展位で同様の計測を繰り返す．2条件下の角度差が伸展ラグ（extension lag）であり，腓腹筋の拘縮が強いほど角度が大きくなる．体外計測であるため，1°単位の計測精度は望めないが，少なくとも伸展ラグが10°以上あれば"明らかな拘縮"と判断してよいであろう．

Ⅱ 診断・評価のための基本テクニック

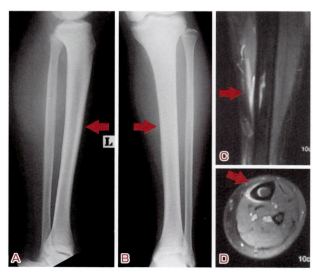

図8▶ 脛骨疲労性骨障害（16歳，男性，ラグビー選手）
慢性下腿痛を主訴に受診．単純X線写真（A：前後像，B：側面像）では矢印で示す疼痛部位に特に変化は認められないが，MRI T2強調画像（C：前額断像，D：横断像）においては脛骨内外に炎症性変化が認められる．

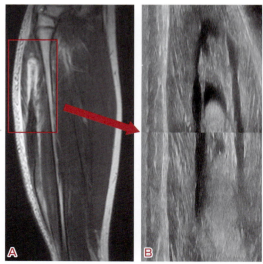

図9▶ 長母趾伸筋の皮下断裂（17歳，男性，野球選手）
ランニング中に急に下腿外側部痛が出現し，以来母趾の能動背屈ができなくなり来院．MRI T2強調画像（A）でも筋断裂は明らかであるが，超音波診断（B）では母趾の受動運動に伴い断裂部付近までの連続性も確認された．

6 下腿の画像診断

　骨の大きな変形や骨折は単純X線検査で検出可能であるが，疲労骨折などの微細変化の評価にはCTやMRIが有用である場合も多い（図8）．しかし，これらの断層撮影は障害部位を十分に絞り込まずに厚いスライスでの広範囲撮像を行うと有用な情報が得られない場合もあるので，注意が必要である．MRIは筋や腱の評価にも有用であるが，評価対象となる組織が比較的皮下の浅層にある下腿の場合は，解剖構造と動的変化を同時に評価できる超音波診断（図9）がしばしば強力な診断ツールとなる．

文 献

1) Williams DSB Ⅲ 著，栃木祐樹訳：足および足関節．スポーツリハビリテーション　最新の理論と実践，西村書店，新潟，334-345，2006
2) Payne C, et al：Changes in the measurement of neutral and relaxed calcaneal stance positions with experience. The Foot 10：81-83，2010
3) Staheli LT, et al：Lower-extremity rotational problems in children：normal values to guide management. J Bone Joint Surg Am 67：39-47，1985
4) Stuberg W, et al：Measurement of tibial torsion and thigh-foot angle using goniometry and computed tomography. Clin Orthop Relat Res：208-212，1991
5) Lee SH, et al：Tibial torsion in cerebral palsy：validity and reliability of measurement. Clin Orthop Relat Res 467：2098-2104，2009

II 診断・評価のための基本テクニック

⑩ 足関節

松本 憲和・熊井 司

1 診断・評価の進め方

　患側を健側と比較するとともに変形，腫脹，熱感，皮下出血，疼痛部位，感覚障害の所在と程度を問診，視診，触診にて把握する．足関節はほかの関節に比べ皮下組織が少ない部位であり，骨，関節，腱といったほとんどの構造物を比較的容易に触れることが可能である．
　解剖と疾患をよく知っていれば，触診までの段階で，画像評価を行う以前にある程度の診断予測は可能である．
　近年，高齢化社会に伴い高齢者のスポーツ外傷・障害も増加することが予測されるため，痛風，変形性関節症，関節リウマチなどの慢性疾患の知識も頭に入れておく必要がある．
　診察手順は，①問診，②視診，③触診，④補助診断(画像・血液検査)，⑤確定診断に至る．

1. 問 診
　年齢，性別により発生頻度が異なる疾患を知っておくことは，確定診断を導くうえで有用である(表1)．

1) 主訴，現病歴
　いつ・どこで・どのような肢位で症状が出現したのか，どのようなときに疼痛が誘発されるのかを問診にて聴取する．スポーツ歴は特に重要で，スポーツ競技，1週間の練習頻度，1日の練習時間，過去から現在に至るまでのスポーツ歴，直近の大会の有無と大会に対する本人の重要度も詳細に把握する．

表1 ▶ 年齢・性別による疾患の発生頻度

疾患名	好発年齢	性別
アキレス腱断裂	20歳代後半〜	男≒女
アキレス腱炎・周囲炎	10〜30歳	男＜女
アキレス腱滑液包炎	10〜30歳	男＜女
足関節外側靱帯損傷	全年齢	男≒女
二分靱帯損傷	全年齢	男≒女
距骨骨軟骨損傷　骨軟骨折　離断性骨軟骨炎	10〜30歳　10〜20歳	男≒女　男≪女
骨端症　踵骨骨端症(Sever病)　第1Köhler病　Freiberg病	5〜10歳　6〜13歳　12〜18歳	男＞女　男＞女　男＜女
足根骨癒合症　距踵骨癒合症　踵舟状骨癒合症	12歳〜　8歳〜	男≒女　男≒女
足根洞症候群	12歳〜	男≒女
三角骨症候群	15歳〜	男＞女
腓骨筋腱脱臼	新生児/10歳〜	男＞女

2) 既往歴
　過去に同部位の疼痛が存在したか，または反対側の疼痛が存在したかを聴取することにより診断が容易となることがある．特に過去の罹患も含め，両側の同部位の症状を有するアキレス腱症や疲労骨折，後脛骨筋腱機能不全症の場合，足部荷重位のX線を撮影し足部の形態を把握することも重要である．

2. 視 診
　足関節は前述のとおり皮下組織が少ない部位で

Ⅱ 診断・評価のための基本テクニック

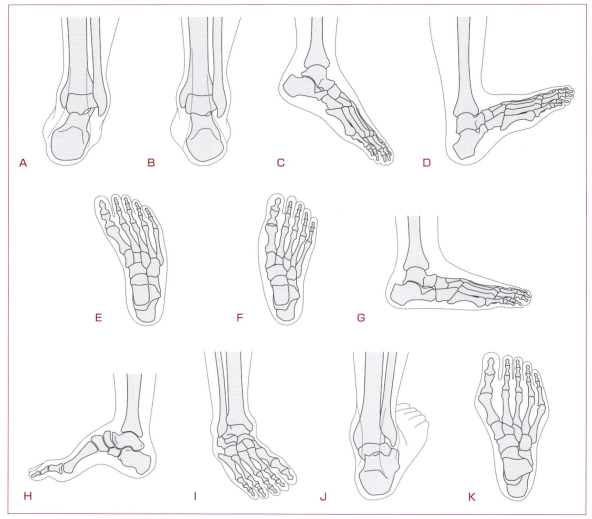

図1 ▶ 足部の変形
A：内反（踵部内反）．アキレス腱の線が踵部で内方に向かう．
B：外反（踵部外反）．アキレス腱の線が踵部で外方に向かう．
C：尖足．足関節が底屈位をとり，距骨と踵骨が平行に近くなる．
D：踵足（鉤足）．足関節が背屈位をとり，距骨と踵骨が交差を強める．
E：内転．前足部が内方へ向かう．
F：外転．前足部が外方へ向かう．
G：扁平足．縦アーチが低下する．
H：凹足．縦アーチが増強する．
I：内反尖足．踵部が内反して，足関節は底屈位にある．
J：外反扁平足．踵部が外反して，縦アーチが低下している．
K：開張足．前足部が扇状に広がり，横アーチが消失している．
足部の変形についての特徴を知っておく必要がある．

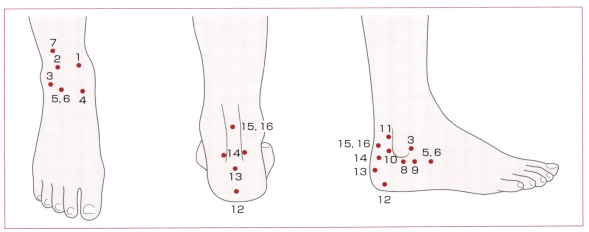

図2 ▶ 足関節の圧痛点診断
1：距骨骨軟骨損傷（内側型），2：距骨骨軟骨損傷（外側型），3：前距腓靱帯損傷，4：第1 Köhler 病，
5：踵骨前方突起骨折／二分靱帯損傷，6：踵舟状骨癒合症，7：前下脛腓靱帯損傷，8：踵腓靱帯損傷，9：足根洞症候群，
10：腓骨筋腱脱臼，11：三角骨障害，12：踵骨骨端症，13：アキレス腱付着部症，14：アキレス腱滑液包炎，
15：アキレス腱断裂，16：アキレス腱炎

あるため，変形，腫脹，皮下出血は容易に確認が可能である．その際必ず健側との比較が重要であり，特に腫脹，皮下出血の程度は重症度の評価の1つとして重要な因子となる．また変形についても足部には種々の呼称があり，X線のみならず足部の外観を正面，側面，立位後方から確認し，足部，足関節の形態を把握することも重要である（図1）．

3. 触 診

1）圧 痛

明確な疼痛を有する場合は解剖を頭のなかにイメージしながらどの部位を触診しているかを考え，圧痛部位を確認する（図2）．その際，熱感もともに確認する．明確な疼痛部位を確認できない場合は，疼痛肢位を再現しながら疼痛部位を確認する．
腓骨筋腱脱臼は患者自身が脱臼を再現することが可能な例もあるが，検者が背屈外がえしの肢位で腓骨筋腱が外果後方で方向を変え，足部に向かう部位（wrap around 部）で腓骨筋腱を押し上げることにより脱臼を再現することが可能である（図3）．

2）関節液貯留

膝関節の関節液貯留と違って，足関節の関節液

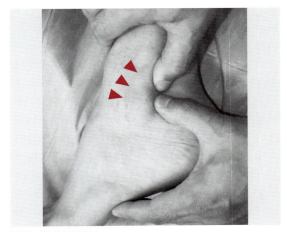

図3 ▶ 腓骨筋腱脱臼

貯留はわかりにくいとされている．足関節前面には多くの腱が走行しているため，皮下から関節包が直接触知可能な前脛骨筋内側，第3腓骨筋腱外側を母指，または示指で軽く圧迫する．圧迫部位と反対の指腹で波動を確認する（図4）．

3）可動域

足関節の底・背屈，内・外がえしの評価を行う．距踵骨癒合症では内・外がえしの可動域が中心に

II 診断・評価のための基本テクニック

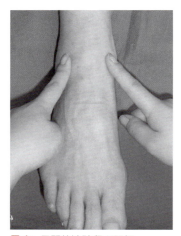

図4 ▶ 足関節液貯留の評価
腫脹がある場合は指腹で押さえることにより反対側の指腹で波動を触れることが可能である.

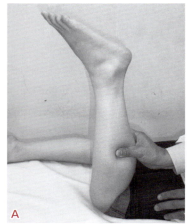 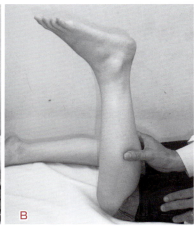

図5 ▶ アキレス腱断裂の評価（Thompson squeeze test）
腹臥位で膝関節を屈曲位とし腓腹筋筋腹を把持する（A）．健側では足関節は軽度底屈位を示す（B）が，患側ではこの動きが認められない．

制限されることが多い．健側との比較も重要だが，両側性の場合は評価に注意が必要である．腓骨筋痙性扁平足は内がえし強制にて疼痛が誘発され，腓骨筋腱の緊張を触れることができる．病態はいまだはっきりしていないが，足根洞部のブロック注射を行うことにより症状が軽快することがある．

4）筋力評価

それぞれの筋がどのような機能を有するかを意識しながら行う．足部の底屈の評価を下腿三頭筋・ヒラメ筋・後脛骨筋筋腱，背屈を前脛骨筋腱，内がえしを後脛骨筋腱，外がえしを長・短腓骨筋腱で評価する．

アキレス腱断裂では足関節底屈が著明に低下するが，足底筋の作用により足関節底屈は可能であるものの立位の片脚つま先立ちは不可能である．Thompson squeeze test はアキレス腱断裂の評価に有用である（図5）．

後脛骨筋腱機能不全では病期の進行により足部内がえしの筋力が低下していく．片脚でのつま先立ちが可能かどうかチェックを行う（single heel rise test）（図6）．

5）下腿周径

下腿周径の計測は下腿三頭筋の最も太いところで行う．下腿三頭筋の廃用性萎縮は疼痛に起因する長期の免荷や加療による免荷期間が長いほど生じやすい．スポーツ復帰を指示する際は下腿周径を計測し，健側との比較を行い，判断の一助とする．

6）感覚障害の評価

下腿から足部に限局した感覚障害については腰痛を認めなくても脊椎由来の疾患を疑う．足底の感覚障害を訴える症例に対しては足根管症候群による神経障害も念頭に置き，足関節内果後下方のTinel's sign，腫脹の有無を評価する．距踵骨癒合症やガングリオン，軟部腫瘍などの占拠性病変に対してはCT，MRI，エコーなどの画像診断が有用である．

4. 補助診断

1）画 像

（1）X線検査

足関節非荷重前後像の撮影が基本になる．この撮影を中心に，外傷による強い疼痛を有する場合や内果疲労骨折を疑う場合は非荷重の両斜位の撮影を適宜追加する．

疲労骨折を疑った場合，発症後早期は骨折線がX線で描出されないことがあり，1～2週間後，再度X線撮影を行う．

成長期の小児の場合，骨端線と骨折線との鑑別が困難なことがあるため，両足関節撮影による評

10 足関節

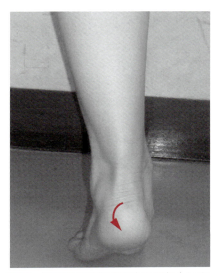

図6 ▶ 後脛骨筋腱機能不全の評価（single heel rise test）
壁に手を添えて片足で起立させた状態で後方から観察する．正常の場合はつま先立ちの最後の部分で踵部がわずかに回外する．後脛骨筋腱機能不全の診断に重要で，最後の回外の動きの欠如からつま先立ちが不可能な例まで，病期によるさまざまな状態が確認できる．

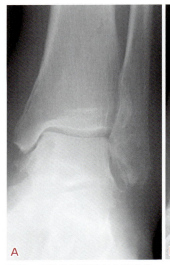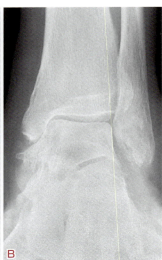

図7 ▶ 変形性足関節症のX線像
A：非荷重位撮影，B：荷重位撮影

価が有用である．また，距骨の骨軟骨損傷を疑う場合は足関節底屈位撮影が診断に有用である．

変形性足関節症の場合，荷重時の撮影を行うことにより関節裂隙の狭小化がより鮮明となる（図7）．

足関節のスポーツ障害の代表的疾患である足関節外側靱帯損傷に対し，不安定性を評価する目的でストレス撮影を行う．内がえしストレス撮影と前方引き出しストレス撮影を施行する（図8）．健側の捻挫の既往がない場合は重症度の評価のため両足関節撮影は有用である．

① 内がえしストレス撮影：検者の一方の手で患肢の下腿を把持し，ほかの手で患足の前足部を足関節約20°底屈位とし内がえし強制する．距骨傾斜角を測定し5°以上を異常とする．

② 前方引き出しストレス撮影：検者の一方の手で患肢の下腿を把持し，ほかの手で患側の踵部を把持して前方に牽引する．距骨の前方移動量もしくは脛骨の下腿関節面の距離に対する移動量を比率で表す．移動量が5mm以上か15％以上を異常とする．

(2) CT検査

骨折の有無，術前プランニングを目的とした骨折の形態評価に対して非常に有用である．単純X線撮影では見落としやすい足根骨周囲の骨折の評価のみならず，最近では3D-CTを併用することでより詳細な骨折の形態評価が可能となった．

(3) MRI検査

骨軟骨損傷，骨挫傷，骨壊死などの骨軟骨病変や後脛骨筋腱機能不全に代表される腱の損傷・変性の早期診断，予後判定に用いられる．

(4) エコー検査

近年，超音波における画像解像度の進歩に伴い低侵襲で，CTやMRIに比べ迅速な検査が可能なエコー検査が整形外科領域においても普及しつつある．足関節領域においても足関節周囲の腱・靱帯の損傷，比較的見逃されやすい小児の腓骨遠位骨軟骨骨折の有無（図9）のみならず，腫瘍性病変の占拠部位の評価にも使用される．

検者の描出能力により再現性にばらつきが出る可能性はあるが，足関節周囲の腱，靱帯は体表に近いところにあるため，患部の再現性については

Ⅱ 診断・評価のための基本テクニック

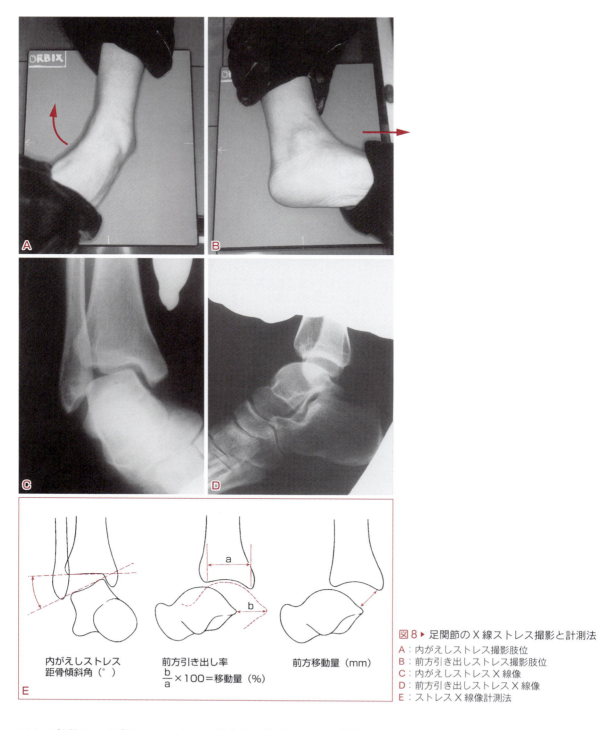

図8 ▶ 足関節のX線ストレス撮影と計測法
A：内がえしストレス撮影肢位
B：前方引き出しストレス撮影肢位
C：内がえしストレスX線像
D：前方引き出しストレスX線像
E：ストレスX線像計測法

ほかの部位よりも高く，モニターに描出する能力の習得は比較的容易であると考える．

(5) 関節造影
　距骨の骨軟骨損傷，足関節外側靱帯損傷，足根

10 足関節

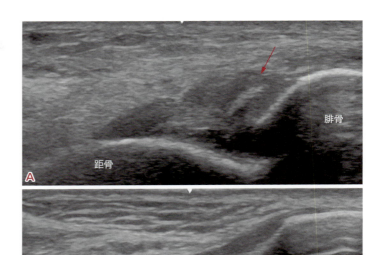

図9▶ 見逃されやすい骨折（小児の腓骨遠位骨軟骨骨折のエコー像，14歳，男児）
A：患側．腓骨遠位に単純X線では描出されない骨片を認める（矢印）．前距腓靱帯は短縮，膨化している．
B：健側．健側の前距腓靱帯は腓骨側である右上部から距骨側である左中央に向かい連続性を認める．

洞症候群に対して，診断と治療をかねて造影剤に消炎鎮痛薬を混合して行うこともあるが，CT，MRIなど種々の画像検査の進歩に伴い徐々に施行する頻度は少なくなっている．

（6）骨シンチグラム

悪性腫瘍のみならず，X線では早期に変化を認めない疲労骨折の早期診断に用いられる．近年では検査器械が一部の病院に限定されていることもあり，疲労骨折の早期診断については低侵襲のMRIが用いられる傾向にある．

2）血液検査

痛風発作を疑う場合は血中尿酸値，CRPを測定する．発作時の血中尿酸値は必ずしも高値を示すとは限らず正常値のことも多いので，発作が軽快した段階で改めて尿酸値の評価を行う．疼痛の原因がはっきりしない持続性の足関節の腫脹，疼痛に対しては関節リウマチを含めた膠原病も疑いCRP，ESR，RF，ACPA（抗CCP抗体），ANAを測定する．

2 スポーツ外傷・障害の診断・評価のポイント

スポーツ外傷・障害の診断においては，これまでのスポーツ歴，競技種目，競技レベルの把握，競技種目による特有の障害が発生することも認識しておくことは重要である．サッカー選手の衝突性外骨腫，バレーボール選手のアキレス腱炎，バレエダンサーの後方インピンジメント症候群（三角骨障害）など，競技の運動特性から発症機転を考慮することも重要である．

確定診断に至った後，その診断に対してどこまでの運動強度が許容されるかは，競技レベルが高くなるほど患者本人にとっては大きな問題となることが多く，予後をある程度認識しておくことは重要である．また病態の把握，許容される運動強度の指導については，その理解のため患者本人だけでなく指導者，トレーナーや未成年であれば両親との連携も必要なことがある．

Ⅱ 診断・評価のための基本テクニック

⑪ 足部・足趾部

印南 健

足部・足趾部病変の診断は，ほかの部位と同様に，①問診，②視診，③触診，④画像診断を組み合わせることによりなされる．ほとんどの疾患は前3者により診断可能であり，この技術を向上させる努力を怠ってはならない．画像診断では疑陽性や偽陰性が少なからず発生することは既知の事実であり，確定診断を下すにあたっては決して画像診断のみに頼ってはならない．

本稿では，足部・足趾部疾患に対する問診，視診，触診について述べる．

1 問 診

問診できくべきポイントは，①主訴，②年齢，③性別，④症状（特に疼痛の性状），⑤受傷機転，⑥既往歴，⑦家族歴，⑧職業歴・スポーツ歴である．これらを詳細に聴取することで，ある程度診断を絞り込むことができる．

小児で扁平足を主訴とする場合は小児扁平足，垂直距骨，足根骨癒合症を疑う（図1）．小児が踵部を痛がる場合はSever病を疑う（図2）．男児が足背部を痛がる場合はKöhler病を（図3），女児が前足部を痛がる場合はFreiberg病を疑う（図4）．

成人女性が母趾の変形を訴える場合は外反母趾が多く（図5），日本舞踊のように母趾の背屈強制を繰り返す動作を行っている場合には強剛母趾を疑う（図6）．成人女性が扁平足を訴える場合は後脛骨筋腱機能不全症であることが多い（図7）．

疾患によっては特異的な疼痛を生じるものがある．明け方に足部痛をきたす場合は足根管症候群のような末梢神経由来の疾患を疑う．無腐性骨壊死では夜間に激しい痛みが生じる．歩き初めに痛く，徐々に軽減する疼痛は，変形性足関節症や足底腱膜炎（図8）のような変性疾患の特徴である．

正座がしにくい場合は足関節の障害を，あぐら

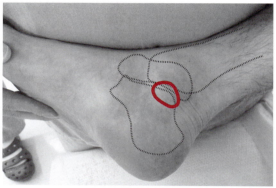

図1▶足根骨癒合症（距踵関節）
内果後下方に骨性隆起が触れる．

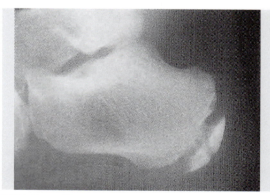

図2▶Sever病
単純X線像で踵骨骨端核に透亮像を認める．

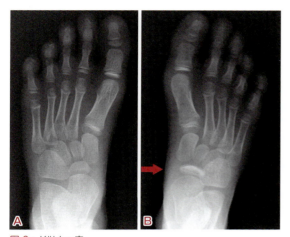

図3 ▶ Köhler 病
単純X線像（B：患側）で舟状骨骨端核の縮小・硬化像を認める（矢印）.

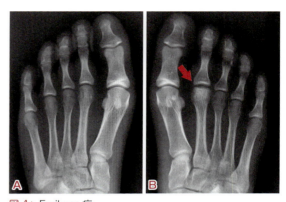

図4 ▶ Freiberg 病
単純X線像（B：患側）で第2中足骨頭の扁平化を認める（矢印）.

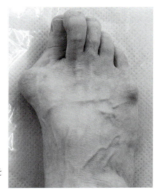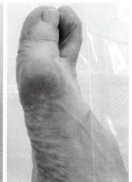

図5 ▶ 外反母趾
第1・第5MTP関節が隆起することにより靴との摩擦からバニオンを形成する.

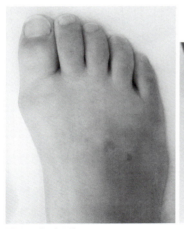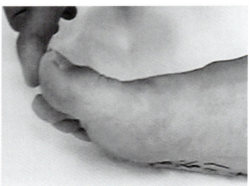

図6 ▶ 強剛母趾
外観上はほぼ正常であることが多いが，MTP関節の背屈制限を認める.

Ⅱ 診断・評価のための基本テクニック

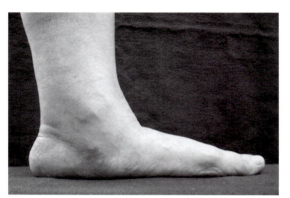

図7 ▶ 後脛骨筋腱機能不全症による扁平足

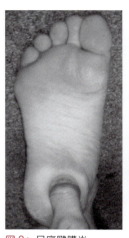

図8 ▶ 足底腱膜炎
写真の指の位置に圧痛を認めることが多い.

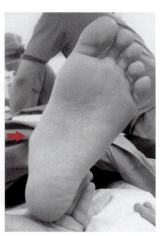

図9 ▶ 外脛骨
足部内側（舟状骨結節）に骨性隆起を認める（矢印）.

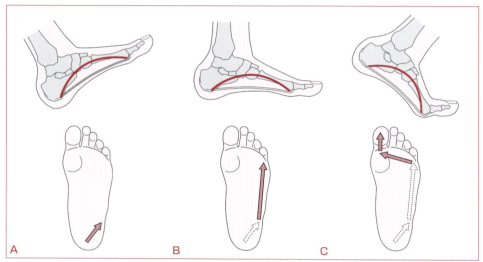

図10 ▶ 歩行における荷重位置の変化
A：踵接地期，B：立脚中期，C：踵離床期
荷重位置は，① 踵接地期に踵から足部外側へ，② 立脚中期に足部外側を前方へ，③ 踵離床期に第5から第1中足骨頭を介して母趾へ移動する.

をかきにくい場合は距骨下関節の障害を疑う.

2 視 診

　視診により診断に至る足部疾患は多い．バニオンを伴って母趾が外反していれば外反母趾であり

（図5），前足部の三角変形を伴っていれば関節リウマチを疑う．外脛骨（図9）や距踵関節癒合症（図1）では特徴的な骨性隆起を呈す．立位で下腿の長軸に対し踵部のアライメントが外反していると後脛骨筋腱機能不全症である場合が多い（図7）.

　足底の皮膚の硬さや胼胝の形成は歩容の異常を

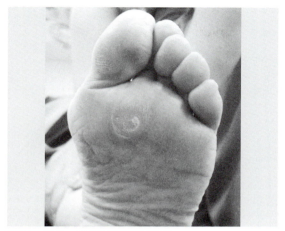

図11▶第2, 3 MTP関節部の胼胝

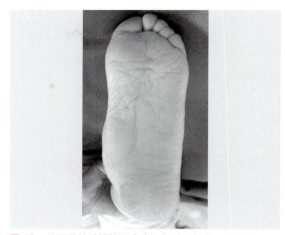

図12▶後脛骨筋腱機能不全症における足底

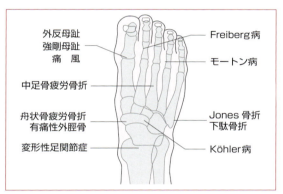

図13▶圧痛点（足背側）

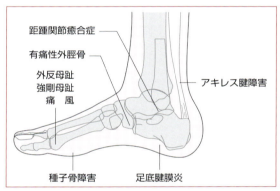

図14▶圧痛点（足部内側）

示す．通常歩行において足底にかかる荷重は，踵部から中足部外側を通り第5中足骨頭に到達した後，第4，3，2，1中足骨頭の順に進み，最終的に母趾から第2趾に到達する（図10）．外反母趾で母趾による踏み切りができないと，第2，3趾で踏み切りを行うため，第2，3中足趾節（MTP）関節部に胼胝を形成する（図11）．後脛骨筋腱機能不全症では中足部において正中部まで皮膚の硬化がみられる（図12）．

靴の評価は足の外科において重要である．特にソールの摩耗部位は，足底の皮膚の硬化部とともに，歩容の異常を推測するのに役立つ．扁平足では，距骨頭隆起の位置に一致して靴の内側のカウンターが壊れ，ソールの内側縁がすり減る．うちわ歩行ではソールの外側縁がすり減る．靴の前背部の過剰な皺は鉤状趾の存在を示し，皺がないのは正常な趾離床が行われていないことを示唆する．

3 触 診

足部・足関節は，皮膚がほかの部位に比べ薄いため，皮下の組織を比較的容易に触診することができる．体表上から触れることのできるメルクマールと存在する組織について解剖学的な知識を持ち触診することにより，深部の状況を推測することができる．

圧痛点は損傷組織を判定するのに最も有益な情報となる（図13〜15）．特に足部における疲労骨

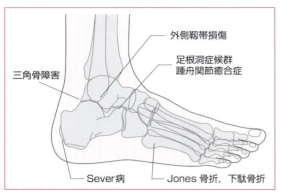

図15 ▶ 圧痛点（足部外側）

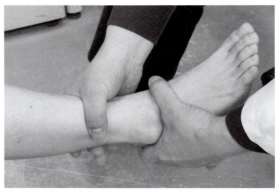

図16 ▶ 足関節外側靱帯損傷における前方引き出しテスト

折の好発部位として，足関節内果や舟状骨，第5中足骨基部（Jones骨折）などがあり，それぞれ特異的な部位に圧痛を認めることが多い．

また，足関節外側靱帯損傷における前方引き出しテスト（図16）は有用で，特に筆者は右手で下腿を，左手で踵骨と距骨をホールドする手法を用いている．

文献

1) 日本足の外科学会編：足の外科学用語集，第2版，2012
2) Inman TV：The Joints of the Ankle, Williams & Wilkins, Baltimore, 1976
3) Huson A：Ein Ontleedkundig-Functioneel Onderzoek van de Voetwortel, Drukkerij, Leiden, 1961
4) Ouzounian TJ, et al：In vitro determination of midfoot motion. Foot Ankle 10：140-146, 1989
5) Ambagtsheer JBT：The function of the muscles of the lower leg in relation to movement of the talus：an experimental study in human subjects. Acta Orthop Scand Suppl 172：1-196, 1978
6) Van Langelaan EJ：A kinematical analysis of the tarsal joints：an X-ray photogrammetric study. Acta Orthop Scand Suppl 204：1-269, 1983
7) Lundberg A, et al：The axis of the rotation of the ankle joint. J Bone Joint Surg Br 71：94-99, 1989
8) Viladot PA：Patologia del Antepie Balcarona：Ediciones Toray, SA, 1974
9) Joseph J：Range of movement of the great toe in men. J Bone Joint Surg Br 36：450-457, 1954
10) Myerson MS, et al：The pathological anatomy of claw and hammer toes. J Bone Joint Surg Am 71：45-49, 1989
11) Isman Re, et al：Anthropometric Studies of the Human Foot and Ankle：Technical Report, Berkekey CA ed, University of California, Biomechanics Laboratory, Berkeley, 1968
12) Sarrafian SK, et al：Anatomy and physiology of the extensor apparatus of the toes. J Bone Joint Surg Am 51：669-679, 1969
13) Hicks JH：The mechanism of the foot II the plantar aponeurosis and the arch. J Anat 88：25-31, 1954

付録 1

1 関節可動域計測

浦辺 幸夫

　関節可動域とは，四肢および体幹の関節を運動させた場合の可動範囲であり，通常，各運動の方向の最大角度で表現する．可動範囲を計測するにあたって，関節の運動方向を示す言葉が統一されていないと混乱するので，わが国では日本整形外科学会と日本リハビリテーション医学会が協力して関節可動域表示とその測定方法を示した（pp139〜145を参照）．その内容はアメリカの整形外科学会の方式にも準じている．今回は，これらの方法に即して説明する．

1 基準となる肢位

　測定方向を説明するための基準となる姿勢を示す．それは図1，2に示すように，いわゆる"気をつけ"の姿勢から両方の掌を正面に向けた状態であり，解剖学的肢位といわれるものである．原則としてこの姿勢のときの関節の位置を0°としている．

2 面と軸

　運動方向を説明するため，身体の3つの面と軸を想定する（図3）．
　矢状面：身体を前から後ろに通る地平に垂直な面で，左右に二分したと仮定した面を矢状面とする．
　前額面：身体の側方から他側へ通る地平に垂直な面で，身体を前後に二分したと仮定した面を前額面とする．
　水平面：身体を水平に横切り，身体を上下に二

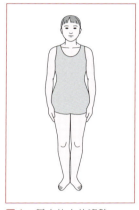
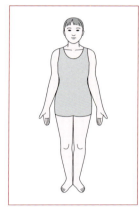

図1▶基本的立位姿勢　　図2▶解剖学的立位姿勢

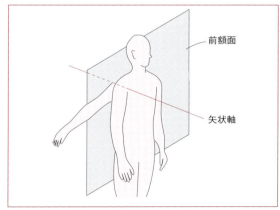

図3▶運動の面と軸（肩関節外転）

分したと仮定した面を水平面とする．
　矢状軸：前後に水平に貫く軸で，前額面に垂直に交わる軸を矢状軸とする．
　前額軸：左右に水平に貫く軸で，矢状面に垂直

付録 1

に交わる軸を前額軸とする．

垂直軸：床に垂直な軸で水平面に垂直に交わる軸を垂直軸とする．

　一見このような定義は面倒に思われるが，運動方向を説明する場合，非常に便利な言葉となる．

　例えば，腕を側方へあげる運動（肩関節外転）は，前額面に沿った運動であり，矢状軸（肩関節を通る）で行われる運動と表現できる．

3 関節運動の表現

1. 屈曲と伸展

　矢状面の動きで，関節運動軸は前額軸である．基本肢位にある隣接する2つの体節が近づく動きが屈曲，遠ざかる動きが伸展である．ただし，肩関節，頸部・体幹に関しては，前方への動きが屈曲，後方への動きが伸展である．また，手関節，手指，足関節，足趾に関しては，手掌または足底への動きが屈曲，手背または足背への動きが伸展である．

2. 外転と内転

　前額面の動きで，関節運動軸は矢状軸である．体の中心線（垂直軸）から離れる動きを外転といい，近づく動きを内転という．手指においては中指を2分する線を中心線とする．

3. 外旋と内旋（右回旋，左回旋）

　水平面の動きで，関節運動軸は垂直軸である．肩・股関節に関しては，前面が外側に向く動きが外旋，内側に向く動きが内旋である．頸部，胸腰部に関しては，右方へ回旋する動きが右回旋，左方へ回旋する動きが左回旋である．

4. 回外と回内

　特に前腕と足部の諸関節の動きをいい，前腕の長軸，足部の長軸に関する回旋（内外旋）運動である．自然立位（いわゆる"気をつけ"）の前腕の位置が中間位で，手を解剖学的立位に向ける動き（手掌を前に向ける動き）が回外で，手掌を後ろに向ける動きが回内である．

　ただし，この肢位では肩関節の回旋を除外することが困難なため，肘を90°に屈曲して動きをみる．この場合，母指が上を向いた位置が中間位，

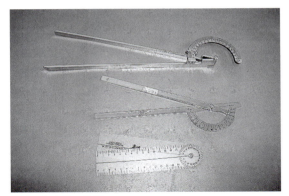

図4 ▶ 角度計の仕組み

手掌を上に向けると回外，手掌が下を向くと回内になる．足部は足底が内を向くと回外，足底が外を向く動きを回内という（ただし，実際上は足部の回内と回外は単独運動としては起こらず，複合運動となる．足部の回内，外転，背屈が同時に生じる運動を外がえし，回外，内転，底屈の場合は内がえしと呼ぶ）．

4 関節可動域測定

　関節可動範囲を角度計などの器具を用いて測定することを関節可動域測定という．

　測定の道具としては，図4に示すような角度計を使用する．

5 計測の仕方の原則

1. 測定肢位の考慮

　測定肢位を考慮する必要がある．指定された肢位がある場合はそれに従い，その肢位がとれない場合は，具体的な肢位を明記しておく．また，多関節筋が関与している場合，原則としてその影響を除いた肢位で測定する．例えば股関節屈曲の測定では，膝関節を屈曲しハムストリングをゆるめた肢位で行う．

2. 基本軸と移動軸について

　例えば肘関節の場合，肘関節の屈曲角度は上腕骨と橈骨の間の角度を測ることになる．原則とし

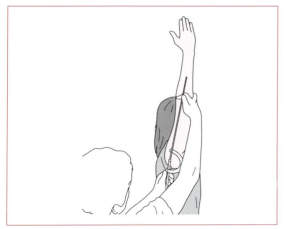

図5▶肩関節屈曲可動域測定

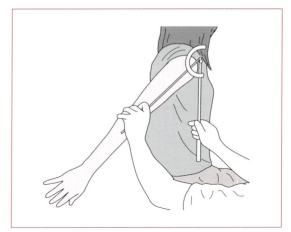

図6▶肩関節伸展可動域測定

て体の中心に近いほうの軸を基本軸（この例では上腕骨），もう一方を移動軸（この例では橈骨）と呼び，角度計のアームをそれぞれ基本軸と移動軸に一致させる．必要に応じて移動軸を平行移動させてもよい．

3. 軸心について

基本軸と移動軸の交わる点を軸心とし，この点と角度計の軸心を合わせる．軸心は，厳密には動きのなかで若干移動する．

4. 他動運動と自動運動による関節可動域テスト

被検者が随意的に関節運動をしたときの可動域を自動的可動域といい，被検者が筋を完全に弛緩させた状態で検者が関節を動かしたときの可動域を他動的可動域という．通常は後者が使われる．また，両者を施行しその差を検討する場合もある．

6 記録の仕方

測定角度は5°刻みで表記する．例えば膝関節の可動域が屈曲位20°から70°であるならば，この表現は以下の2とおりとなる．

① 膝関節の関節可動域は屈曲20°から70°（または屈曲20°〜70°）
② 膝関節の関節可動域は屈曲70°，伸展は−20°

自動運動を用いたり，多関節筋を緊張させた肢位を用いて測定する場合は，測定値とともに併記する．肢位を変更した場合も同様である．また，疼痛などが測定値に影響を与える場合も"痛み"などと明記する．

7 測定における注意

① 測定する関節は，衣服の上からではわかりにくいので十分に露出する．
② オリエンテーションを行い，不安感の除去に努める．
③ 事前に測定関節の運動を一度ゆっくり行うとよい．
④ 角度計のあて方は患者の身体に軽く触れる程度でよく，関節の運動を妨げたり，圧迫しないようにする．
⑤ 測定値の標準値はなく，正常可動範囲とされる値はあくまで参考値である．可動範囲には年齢，性別，体格による個体差があることに注意する．

8 主要な関節の可動域測定

関節角度を測定するにあたって，肢位，基本軸，移動軸，注意点をあげる．

付　録　1

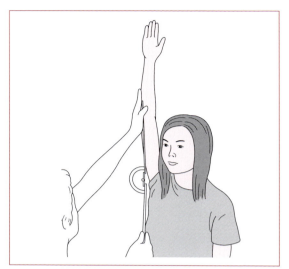

図7 ▶ 肩関節外転可動域測定

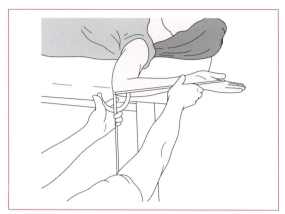

図8 ▶ 肩関節外旋可動域測定

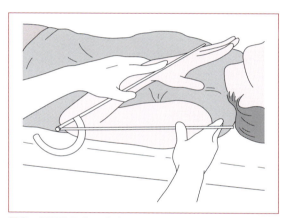

図9 ▶ 肘関節屈曲可動域測定

1. 肩関節
　1）屈曲・伸展

　基本軸：肩峰を通る床への垂直線（立位または座位）．

　移動軸：上腕骨．

　参考可動域角度：屈曲180°，伸展50°．

　注意点：前腕は中間位とする．脊柱が前後屈しないように注意する（図5，6）．

　2）外　転

　基本軸：肩峰を通る床への垂直線（立位または座位）．

　移動軸：上腕骨．

　参考可動域角度：外転180°，内転0°．

　注意点：体幹の側屈が起こらないように90°以上になったら前腕を回外にすることを原則とする（図7）．

　3）外旋・内旋

　基本軸：肘を通る前額面への垂直線．

　移動軸：尺骨．

　参考可動域角度：外旋90°，内旋70°．

　注意点：前腕は中間位とする．肩関節は90°外転し，かつ肘関節は90°屈曲した肢位で行う（図8）．

2. 肘関節
　1）屈曲・伸展

　基本軸：上腕骨．

　移動軸：橈骨．

　参考可動域角度：屈曲145°，伸展5°．

　注意点：前腕は回外位とする（図9）．

3. 前　腕
　1）回内・回外

　基本軸：上腕骨（床面に垂直）．

　移動軸：手指を伸展した手掌面．

　参考可動域角度：回内90°，回外90°．

　注意点：肩の回旋が入らないよう肘を90°に屈曲する（図10）．

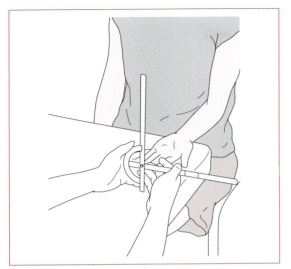

図10▶ 前腕回外可動域測定

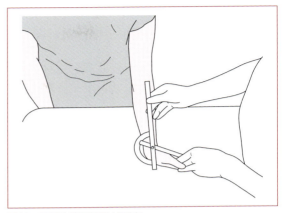

図11▶ 手関節背屈可動域測定

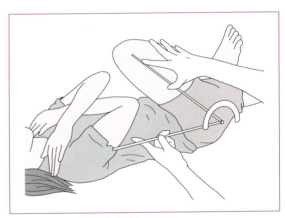

図12▶ 股関節屈曲可動域測定

4. 手関節

1）屈曲（掌屈）・伸展（背屈）

基本軸：橈骨．
移動軸：第2中手骨．
参考可動域角度：掌屈90°，背屈70°．
注意点：前腕は中間位とする（図11）．

5. 股関節

1）屈曲（背臥位）・伸展（腹臥位）

基本軸：体幹と平行な線．
移動軸：大腿骨（大転子と大腿骨外顆の中心を結ぶ線）．
参考可動域角度：屈曲125°，伸展15°．
注意点：骨盤と脊柱を十分に固定する．屈曲は背臥位，膝屈曲位で行う．伸展は腹臥位，膝伸展位で行う（図12）．

2）外転・内転（背臥位）

基本軸：両側の上前腸骨棘を結ぶ線への垂直線．
移動軸：大腿中央線（上前腸骨棘より膝蓋骨中心を結ぶ線）．
参考可動域角度：外転45°，内転20°．
注意点：背臥位で骨盤を固定する．下肢は外旋しないようにする（図13）．内転の場合は，反対側の下肢を屈曲挙上してその下を通して内転させる）．

3）外旋・内旋（背臥位）

基本軸：膝蓋骨より下ろした垂直線．
移動軸：下腿中央線（膝蓋骨中心より足関節内外果中央を結ぶ線）．
参考可動域角度：外旋45°，内旋45°．
注意点：背臥位で股関節と膝を90°屈曲位にして行う．図14の測定は足部が外側方向に動くので股関節外旋と間違えやすいが，股関節内旋を測定している．

6. 膝関節

1）屈曲・伸展（背臥位）

基本軸：大腿骨．
移動軸：腓骨（腓骨頭と外果を結ぶ線）．

付録 1

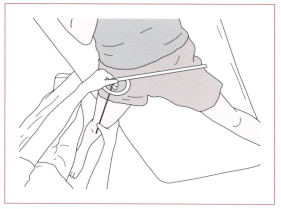

図13▶ 股関節外転可動域測定

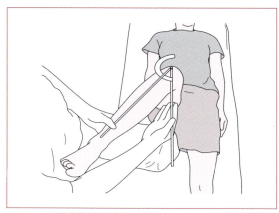

図14▶ 股関節内旋可動域測定

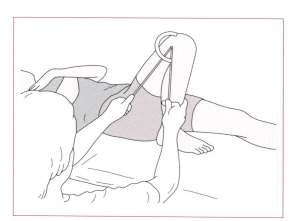

図15▶ 膝関節屈曲可動域測定

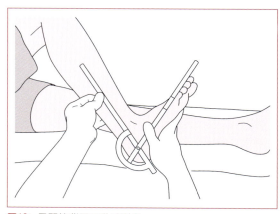

図16▶ 足関節背屈可動域測定

参考可動域角度：屈曲130°，伸展0°．
注意点：屈曲は股関節を屈曲位で行う（図15）．

7. 足関節

1）背屈・底屈（背臥位か座位）
基本軸：腓骨への垂直線．
移動軸：第5中足骨．

参考可動域角度：背屈20°，底屈45°．
注意点：膝屈曲位で行うのが原則である（図16）．

文 献

1) 木村哲彦監，山口 昇ほか共訳：関節可動域測定法 可動域測定の手引き，協同医書出版，東京，1987

資料　関節可動域表示ならびに測定法

（日本整形外科学会，日本リハビリテーション医学会制定）

I．関節可動域表示および測定法の原則

■基本肢位

Neutral Zero Method を採用しているので，Neutral Zero Starting Position が基本肢位であり，概ね解剖学的肢位と一致する．ただし，肩関節水平屈曲・伸展については肩関節外転 90°の肢位，肩関節外旋・内旋については肩関節外転 0°で肘関節 90°屈曲位，前腕の回外・回内については手掌面が矢状面にある肢位，股関節外旋・内旋については股関節屈曲 90°で膝関節屈曲 90°の肢位をそれぞれ基本肢位とする．

■関節の運動

①関節の運動は直交する 3 平面，すなわち前額面，矢状面，水平面を基本面とする運動である．ただし，肩関節の外旋・内旋，前腕の回外・回内，股関節の外旋・内旋，頚部と胸腰部の回旋は，基本面内の軸を中心とした回旋運動である．また，足部の内がえし，外がえし，母指の対立は複合した運動である．

②関節可動域測定とその表示で使用する関節運動とその名称を以下に示す．なお，下記の基本的名称以外によく用いられている用語があれば（　）内に併記する．

(1) 屈曲と伸展：多くは矢状面の運動で，基本肢位にある隣接する 2 つの部位が近づく動きが屈曲，遠ざかる動きが伸展である．ただし，肩関節，頚部・体幹に関しては，前方への動きが屈曲，後方への動きが伸展である．また，手関節，手指，足関節，足指に関しては，手掌または足底への動きが屈曲，手背または足背への動きが伸展である．

(2) 外転と内転：多くは前額面の運動で，体幹や手指の軸から遠ざかる動きが外転，近づく動きが内転である．

(3) 外旋と内旋：肩関節および股関節に関しては，上腕軸または大腿軸を中心として外方へ回旋する動きが外旋，内方へ回旋する動きが内旋である．

(4) 回外と回内：前腕に関しては，前腕軸を中心にして外方に回旋する動き（手掌が上を向く動き）が回外，内方に回旋する動き（手掌が下に向く動き）が回内である．

(5) 水平屈曲と水平伸展：水平面の運動で，肩関節を 90°外転して前方への動きが水平屈曲，後方への動きが水平伸展である．

(6) 挙上と引き下げ（下制）：肩甲帯の前額面の運動で，上方への動きが挙上，下方への動きが引き下げ（下制）である．

(7) 右側屈・左側屈：頚部，体幹の前額面の運動で，右方向への動きが右側屈，左方向への動きが左側屈である．

(8) 右回旋と左回旋：頚部と胸腰部に関しては右方に回旋する動きが右回旋，左方に回旋する動きが左回旋である．

(9) 橈屈と尺屈：手関節の手掌面の運動で，橈側への動きが橈屈，尺側への動きが尺屈である．

(10) 母指の橈側外転と尺側内転：母指の手掌面の運動で，母指の基本軸から遠ざかる動き（橈側への動き）が橈側外転，母指の基本軸に近づく動き（尺側への動き）が尺側内転である．

(11) 掌側外転と掌側内転：母指の手掌面に垂直な平面の運動で，母指の基本軸から遠ざかる動き（手掌方向への動き）が掌側外転，基本軸に近づく動き（背側方向への動き）が掌側内転である．

(12) 対立：母指で小指の先端または基部を触れる動きである．

(13) 中指の橈側外転と尺側外転：中指の手掌面の運動で，中指の基本軸から橈側へ遠ざかる動きが橈側外転，尺側へ遠ざかる動きが尺側外転である．

(14) 外がえしと内がえし：足部の運動で，足底が外方を向く動き（足部の回内，外転，背屈の複合した動き）が外がえし，足底が内方を向く動き（足部の回外，内転，底屈の複合した動き）が内がえしである．

足部長軸を中心とする回旋運動は回外，回内と呼ぶべきであるが，実際は，単独の回旋運動は生じ得ないので複合した運動として外がえし，内がえしとした．また，外反，内反という用語も用いるが，これらは足部の変形を意味しており，関節可動域測定時に関節運動の名称としては使用しない．

■関節可動域の測定方法

(1) 関節可動域は，他動運動でも自動運動でも測定できるが，原則として他動運動による測定値を表記する．自動運動による測定値を用いる場合は，その旨明記する〔■測定値の表示，の②の(1)参照〕．

(2) 角度計は十分な長さの柄がついているものを使用し，通常は 5°刻みで測定する．

(3) 基本軸，移動軸は，四肢や体幹において外見上わかりやすい部位を選んで設定されており，運動学上のものとは必ずしも一致しない．また，手指および足指では角度計のあてやすさを考慮して，原則として背側に角度計をあてる．

(4) 基本軸と移動軸の交点を角度計の中心に合わせる．また，関節の運動に応じて，角度計の中心を移動させてもよい．必要に応じて移動軸を平行移動させてもよい．

(5) 多関節筋が関与する場合，原則としてその影響を除いた肢位で測定する．例えば，股関節屈曲の測定では，膝関節を屈曲しハムストリングをゆるめた肢位で行う．

(6) 肢位は「測定肢位および注意点」の記載に従うが，記載のないものは肢位を限定しない．変形，拘縮などで所定の肢位がとれない場合は，測定肢位がわかるように明記すれば異なる肢位を用いてもよい〔■測定値の表示，の②の(2)参照〕．

(7) 筋や腱の短縮を評価する目的で多関節筋を緊張させた肢位で関節可動域を測定する場合は，測定方法がわかるように明記すれば多関節を緊張させた肢位を用いても良い〔■測定値の表示，の②の(3)参照〕．

■測定値の表示

①関節可動域の測定値は，基本肢位を 0°として表示する．例えば，股関節の可動域が屈曲位 20°から 70°であるならば，この表現は以下の 2 通りとなる．

(1) 股関節の関節可動域は屈曲 20°から 70°（または屈曲 20°〜70°）

(2) 股関節の関節可動域は屈曲は 70°，伸展は −20°

②関節可動域の測定に際し，症例によって異なる測定法を用いる場合や，その他関節可動域に影響を与える特記すべき事項がある場合は，測定値とともにその旨併記する．

(1) 自動運動を用いて測定する場合は，その測定値を（　）で囲んで表示するか，「自動」または「active」などと明記する．

(2) 異なる肢位を用いて測定する場合は，「背臥位」「座位」などと具体的に肢位を明記する．

(3) 多関節筋を緊張させた肢位を用いて測定する場合は，その測定値を〈　〉で囲んで表示するが，「膝伸展位」などと具体的に明記する．

(4) 疼痛などが測定値に影響を与える場合は，「痛み」「pain」などと明記する．

■参考可動域

関節可動域は年齢，性，肢位，個体による変動が大きいので，正常値は定めず参考可動域として記載した．関節可動域の異常を判定する場合は，健側上下肢の関節可動域，参考可動域，（附）関節可動域の参考値一覧表（本書では略），年齢，性，測定肢位，測定方法などを十分考慮して判定する必要がある．

付　録　1

Ⅱ．上肢測定

部位名	運動方向	参考可動域角度	基本軸	移動軸	測定肢位および注意点	参考図
肩甲帯 shoulder girdle	屈曲 flexion	20	両側の肩峰を結ぶ線	頭頂と肩峰を結ぶ線		
	伸展 extension	20				
	挙上 elevation	20	両側の肩峰を結ぶ線	肩峰と胸骨上縁を結ぶ線	背面から測定する．	
	引き下げ（下制）depression	10				
肩 shoulder（肩甲帯の動きを含む）	屈曲（前方挙上）forward flexion	180	肩峰を通る床への垂直線（立位または座位）	上腕骨	前腕は中間位とする．体幹が動かないように固定する．脊柱が前後屈しないように注意する．	
	伸展（後方挙上）backward extension	50				
	外転（側方挙上）abduction	180	肩峰を通る床への垂直線（立位または座位）	上腕骨	体幹の側屈が起こらないように90°以上になったら前腕を回外することを原則とする． ⇨［Ⅵ．その他の検査法］参照	
	内転 adduction	0				
	外旋 external rotation	60	肘を通る前額面への垂直線	尺骨	上腕を体幹に接して，肘関節を前方90°に屈曲した肢位で行う．前腕は中間位とする． ⇨［Ⅵ．その他の検査法］参照	
	内旋 internal rotation	80				
	水平屈曲 horizontal flexion (horizontal adduction)	135	肩峰を通る矢状面への垂直線	上腕骨	肩関節を90°外転位とする．	
	水平伸展 horizontal extension (horizontal abduction)	30				
肘 elbow	屈曲 flexion	145	上腕骨	橈骨	前腕は回外位とする．	
	伸展 extension	5				

資料 関節可動域表示ならびに測定法

部位名	運動方向	参考可動域角度	基本軸	移動軸	測定肢位および注意点	参考図
前腕 forearm	回内 pronation	90	上腕骨	手指を伸展した手掌面	肩の回旋が入らないように肘を90°に屈曲する.	
	回外 supination	90				
手 wrist	屈曲（掌屈）flexion (palmar flexion)	90	橈骨	第2中手骨	前腕は中間位とする.	
	伸展（背屈）extension (dorsiflexion)	70				
	橈屈 radial deviation	25	前腕の中央線	第3中手骨	前腕を回内位で行う.	
	尺屈 ulnar deviation	55				

Ⅲ. 手指測定

部位名	運動方向	参考可動域角度	基本軸	移動軸	測定肢位および注意点	参考図
母指 thumb	橈側外転 radial abduction	60	示指（橈骨の延長上）	母指	運動は手掌面とする. 以下の手指の運動は，原則として手指の背側に角度計をあてる.	
	尺側内転 ulnar adduction	0				
	掌側外転 palmar abduction	90			運動は手掌面に直角な面とする.	
	掌側内転 palmar adduction	0				
	屈曲（MCP）flexion	60	第1中手骨	第1基節骨		
	伸展（MCP）extension	10				
	屈曲（IP）flexion	80	第1基節骨	第1末節骨		
	伸展（IP）extension	10				

付録 1

部位名	運動方向	参考可動域角度	基本軸	移動軸	測定肢位および注意点	参考図
指 fingers	屈曲 (MCP) flexion	90	第2-5中手骨	第2-5基節骨	⇨ [Ⅳ. その他の検査法] 参照	
	伸展 (MCP) extension	45				
	屈曲 (PIP) flexion	100	第2-5基節骨	第2-5中節骨		
	伸展 (PIP) extension	0				
	屈曲 (DIP) flexion	80	第2-5中節骨	第2-5末節骨	DIPは10°の過伸展をとりうる.	
	伸展 (DIP) extension	0				
	外転 abduction		第3中手骨延長線	第2, 4, 5指軸	中指の運動は橈側外転, 尺側外転とする. ⇨ [Ⅵ. その他の検査法] 参照	
	内転 adduction					

Ⅳ. 下肢測定

部位名	運動方向	参考可動域角度	基本軸	移動軸	測定肢位および注意点	参考図
股 hip	屈曲 flexion	125	体幹と平行な線	大腿骨 (大転子と大腿骨外顆の中心を結ぶ線)	骨盤と脊柱を十分に固定する. 屈曲は背臥位, 膝屈曲位で行う. 伸展は腹臥位, 膝伸展位で行う.	
	伸展 extension	15				
	外転 abduction	45	両側の上前腸骨棘を結ぶ線への垂直線	大腿中央線 (上前腸骨棘より膝蓋骨中心を結ぶ線)	背臥位で骨盤を固定する. 下肢は外旋しないようにする. 内転の場合は, 反対側の下肢を屈曲挙上してその下を通して内転させる.	
	内転 adduction	20				
	外旋 external rotation	45	膝蓋骨より下ろした垂直線	下腿中央線 (膝蓋骨中心より足関節内外果中央を結ぶ線)	背臥位で, 股関節と膝関節を90°屈曲位にして行う. 骨盤の代償を少なくする.	
	内旋 internal rotation	45				

資料　関節可動域表示ならびに測定法

部位名	運動方向	参考可動域角度	基本軸	移動軸	測定肢位および注意点	参考図
膝 knee	屈曲 flexion	130	大腿骨	腓骨（腓骨頭と外果を結ぶ線）	屈曲は股関節を屈曲位で行う．	
	伸展 extension	0				
足 ankle	屈曲（底屈）flexion (plantar flexion)	45	腓骨への垂直線	第5中足骨	膝関節を屈曲位で行う．	
	伸展（背屈）extension (dorsiflexion)	20				
足部 foot	外がえし eversion	20	下腿軸への垂直線	足底面	膝関節を屈曲位で行う．	
	内がえし inversion	30				
	外転 abduction	10	第1，第2中足骨の間の中央線	同左	足底で足の外縁または内縁で行うこともある．	
	内転 adduction	20				
母指（趾）great toe	屈曲（MTP）flexion	35	第1中足骨	第1基節骨		
	伸展（MTP）extension	60				
	屈曲（IP）flexion	60	第1基節骨	第1末節骨		
	伸展（IP）extension	0				
足指 toes	屈曲（MTP）flexion	35	第2-5中足骨	第2-5基節骨		
	伸展（MTP）extension	40				
	屈曲（PIP）flexion	35	第2-5基節骨	第2-5中節骨		
	伸展（PIP）extension	0				
	屈曲（DIP）flexion	50	第2-5中節骨	第2-5末節骨		
	伸展（DIP）extension	0				

付　録　1

Ⅴ．体幹測定

部位名	運動方向		参考可動域角度	基本軸	移動軸	測定肢位および注意点	参考図
頚部 cervical spines	屈曲（前屈） flexion		60	肩峰を通る床への垂直線	外耳孔と頭頂を結ぶ線	頭部体幹の側面で行う．原則として腰かけ座位とする．	
	伸展（後屈） extension		50				
	回旋 rotation	左旋回	60	両側の肩峰を結ぶ線への垂直線	鼻梁と後頭結節を結ぶ線	腰かけ座位で行う．	
		右旋回	60				
	側屈 lateral bending	左側屈	50	第7頚椎棘突起と第1仙椎の棘突起を結ぶ線	頭頂と第7頚椎棘突起を結ぶ線	体幹の背面で行う．腰かけ座位とする．	
		右側屈	50				
胸腰部 thoracic and lumbar spines	屈曲（前屈） flexion		45	仙骨後面	第1胸椎棘突起と第5腰椎棘突起を結ぶ線	体幹側面より行う．立位，腰かけ座位または側臥位で行う．股関節の運動が入らないように行う．⇨[Ⅵ．その他の検査法]参照	
	伸展（後屈） extension		30				
	回旋 rotation	左回旋	40	両側の後上腸骨棘を結ぶ線	両側の肩峰を結ぶ線	座位で骨盤を固定して行う．	
		右回旋	40				
	側屈 lateral bending	左側屈	50	ヤコビー (Jacoby) 線の中心にたてた垂直線	第1胸椎棘突起と第5腰椎棘突起を結ぶ線	体幹の背面で行う．腰かけ座位または立位で行う．	
		右側屈	50				

資料　関節可動域表示ならびに測定法

Ⅵ．その他の検査法

部位名	運動方向	参考可動域角度	基本軸	移動軸	測定肢位および注意点	参考図
肩 shoulder（肩甲骨の動きを含む）	外旋 external rotation	90	肘を通る前額面への垂直線	尺骨	前腕は中間位とする．肩関節は90°外転し，かつ肘関節は90°屈曲した肢位で行う．	
	内旋 internal rotation	70				
	内転 adduction	75	肩峰を通る床への垂直線	上腕骨	20°または45°肩関節屈曲位で行う．立位で行う．	
母指 thumb	対立 opposition				母指先端と小指基部（または先端）との距離（cm）で表示する．	
指 fingers	外転 abduction		第3中手骨延長線	2，4，5指軸	中指先端と2，4，5指先端との距離（cm）で表示する．	
	内転 adduction					
	屈曲 flexion				指尖と近位手掌皮線（proximal palmar crease）または遠位手掌皮線（distal palmar crease）との距離（cm）で表示する．	
胸腰部 thoracic and lumbar spines	屈曲 flexion				最大屈曲は，指先と床との間の距離（cm）で表示する．	

Ⅶ．顎関節計測

顎関節 temporo-mandibular joint	開口位で上顎の正中線で上歯と下歯の先端との間の距離（cm）で表示する． 左右偏位（lateral deviation）は上顎の正中線を軸として下歯列の動きの距離を左右とも cm で表示する． 参考値は上下第1切歯列対向縁線間距離 5.0 cm，左右偏位は 1.0 cm である．

付録 2

② 徒手筋力検査法

坂本 雅昭

　筋力測定には，筋力測定装置などの器具を用いる方法と徒手のみで行う方法とがある．後者は特別な器機や道具を必要としないため，臨床で最もよく利用されている．徒手による筋力測定の主な目的は，筋力低下の程度とその分布を把握することにより障害の程度を診断・評価したり，運動機能の予後予測や治療法の効果判定に役立てたりすることである．

　ここでは，『新・徒手筋力検査法（第9版）[1]』に従って解説するが，改訂により一部検査方法が変更されているので，注意が必要である．

　この検査法では，筋力の判定結果を筋収縮がない状態（段階0）から正常（段階5）までの6段階に分けて表示している（表1）．特徴的なことは，判定するにあたって重力を基準とする客観的要素と検者の加える抵抗の程度で判断する主観的要素の2つを併せ持っていることである．

　判定の原則については，膝伸展筋力検査を例として述べてみたい．

　膝伸展筋力検査では，端座位で下腿が垂れている位置を基準にして，抵抗をかけずに膝が完全に伸展できる場合を段階3としている（図1）．これは下腿や足部という膝から遠位のすべての重量にうちかって膝を完全に伸展できることを意味している．つまり段階3とは，肢節を重力に抗して運動する位置に置き，その条件で可能な可動範囲を完全に動かせる筋力があることを示しており，この基準は客観的といえる．

　正常（段階5）とは，外傷や疾患のない健常者の有する筋力とされ，実際の検査では最終運動域（最終到達位置）か，あるいは筋が最も働かなけ

表1 ▶ 筋力の判定基準

表示法		判定基準
5	Normal (N)	最大抵抗を与えても最終運動域でその位置を保つことができる．
4	Good (G)	中等度の抵抗を与えても最終運動域でその位置を保つことができる．
3	Fair (F)	重力に抗してなら完全に運動ができる．
2	Poor (P)	重力の影響を最小限にすると完全に運動ができる．
1	Trace (T)	筋の収縮がある．
0	Zero (0)	筋の収縮がない．

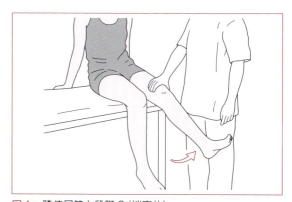

図1 ▶ 膝伸展筋段階3（端座位）

ればならない肢位で最大抵抗をかけ，その位置を保てるかどうかで判断する．膝伸展筋力の場合，膝伸展位で下腿下端の前面に手をあて膝が屈曲するような方向に最大抵抗をかけて，膝が屈曲してこなければ段階5とする（図2）．この場合の最大

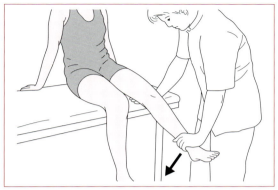

図2▶ 膝伸展筋力段階5(端座位)

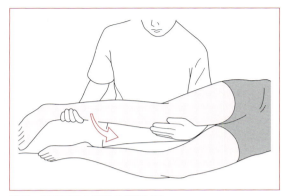

図3▶ 膝伸展筋力段階2(側臥位)

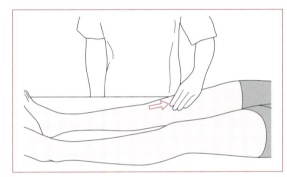

図4▶ 膝伸展筋力段階1(背臥位)

 抵抗とは，検者が被検者の性別，体格，年齢などを考慮して決めるもので主観的な基準である．片側障害の被検者に対しては，反対側の筋力を判断の参考にできる．しかし両側障害の被検者に対する最大抵抗を決めるためには，その前提として多くの健常者の筋力を検査するという経験が必要となる．

 段階4とは最終運動域で中程度の抵抗をかけ，その位置が保てる場合とされている．段階4と段階5の違いは，加える抵抗の程度が最大かそれよりも弱い抵抗かという点にある．

 端座位で抵抗をかけずに膝を完全伸展できない場合には，被検者は側臥位になって膝の伸展を試みる(図3)．側臥位になるのは重力の影響を最小にするためであり，可能な可動範囲で完全に膝が伸展できたら段階2とする．つまり段階2とは，重力の影響を最小にして運動する位置に肢節を置き，その条件で運動ができる筋力があることを示している．段階1では運動そのものは生じないが筋収縮が確認できる場合である(図4)．また筋収縮が認められない場合は段階0とする．

 この検査法では数的スコア0〜5で表記可能であるが，あくまで順序尺度であり，定量的な意味ではないことに注意すべきである．

1 検査上の注意

① **被検者の協力**：筋力を測定する場合，被検者の協力が絶対に必要となる．そのためテストの目的と方法を十分に説明しておく必要がある．また不安感を取り除くことに努める．

② **被検者の体位**：各検査は決められた体位で行うが，できるだけ同一体位で，できるテストは一緒に行い，被検者を疲労させないように考慮する．被検者がなんらかの理由で規定の肢位をとれない場合は，変法としてその肢位を記載する．

③ **衣服の着脱**：テスト部位は可能な限り露出してもらい，代償運動や筋の収縮をみやすくする．

④ **可動域の検査**：検査前に他動的な関節可動域を確認する．

⑤ **痛みの検査**：痛みの有無は検査結果に大き

付　録　2

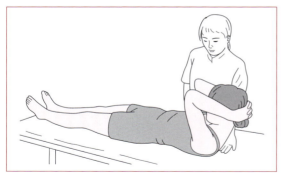

図 5 ▶ 体幹屈曲（前屈）筋力段階 5（背臥位）

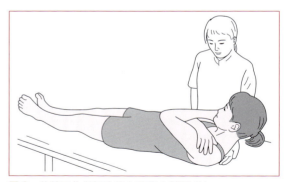

図 6 ▶ 体幹屈曲（前屈）筋力段階 4（背臥位）

な影響を与えるので，検査前に痛みの有無，場所などを調べておく．
⑥ **抵抗のかけ方**：動かしうる可動域の最終点（最終到達位置），あるいは筋が最も働かなければならない運動範囲の1点で，抵抗をかける．抵抗をかける部位は筋の付着する肢節の末端にするのが原則である．また，注意すべき点として，決して急に力（抵抗）を加えたり，不規則にねじるような力の加え方をしてはならない．
⑦ **代償運動の防止**：検査に該当する筋の筋力が低下している場合，ほかの筋による代償運動が生じることがある．正確な判定をするために代償運動を防ぐことが重要となる．

2　測定の実際

それでは，主要な関節における検査を取り上げる．それ以外の検査に関しては成書を参考にしていただきたい．

1．体幹屈曲（前屈）（運動範囲は 0〜80°）
1）被検者の体位
　背臥位で行う．段階2以下では膝を屈曲する．
2）検者の位置
　ほかの筋に減弱がない場合は被検者に触れる必要はない．もし股関節屈筋筋力が弱い場合は骨盤を固定する．
3）検　査
　被検者は可動可能範囲全体にわたり，体幹を屈

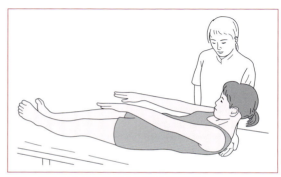

図 7 ▶ 体幹屈曲（前屈）筋力段階 3（背臥位）

曲する．身体を前に折りたたむようにすることが重要で，肩甲骨の下角が台から離れるところまで体幹を屈曲させる．

4）評価基準
段階5：背臥位で両上肢を頭の後ろで組みながら，最終到達位置（肩甲骨の下角が台から離れる）まで体幹の屈曲ができる（図5）．
段階4：両上肢を胸の前で組み，最終到達位置まで体幹の屈曲ができる（図6）．
段階3：両上肢を体前面で肘伸展位に置き，最終到達位置まで体幹の屈曲ができる（図7）．
段階2：以下の3つの項目のうちいずれかが認められる．① 頸部屈曲ができる．② 体幹屈曲時に胸郭に凹みができる．③ 咳をしたときに胸郭に凹みができる．

2 徒手筋力検査法

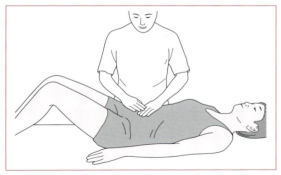

図8▶体幹屈曲（前屈）筋力段階1（背臥位）

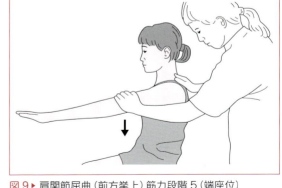

図9▶肩関節屈曲（前方挙上）筋力段階5（端座位）

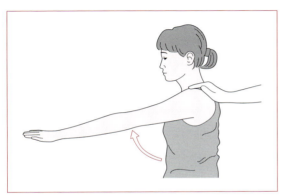

図10▶肩関節屈曲（前方挙上）筋力段階3（端座位）

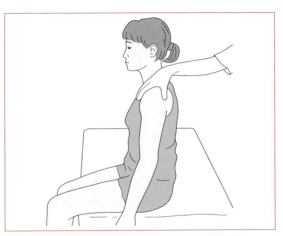

図11▶肩関節屈曲（前方挙上）筋力段階1（端座位）

段階1：胸郭に凹みが認められないが，腹直筋の筋収縮を触知できる（図8）．
段階0：筋収縮が認められない．

5）主動筋と補助筋
主動筋：腹直筋，外腹斜筋，内腹斜筋
補助筋：大腰筋，小腰筋

2. 肩関節屈曲（前方挙上）（運動範囲は0〜180°）

1）被検者の体位
端座位で肘は軽度屈曲し，前腕は回内位に置く．

2）検者の位置
検査する側に位置する．上腕骨下端の前面に抵抗を加える手をあてる．ほかの手は肩関節固定に用いてもよい．

3）検　査
被検者は肩関節を90°まで屈曲する．

4）評価基準
段階5：最大抵抗に抗して最終到達位置（肩関節屈曲90°）を保つことができる（図9）．
段階4：強度ないし中程度の抵抗に抗して最終到達位置を保つことができる．
段階3：抵抗がなければ，最終到達位置まで肩関節の屈曲ができる（図10）．
段階2：運動範囲の一部分だけ動かせる．
段階1：運動は起こらないが，三角筋前部の筋収縮を触知できる（図11）．

付　録　2

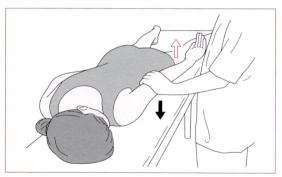

図12 ▶ 肩関節伸展（後方挙上）筋力段階5（腹臥位）

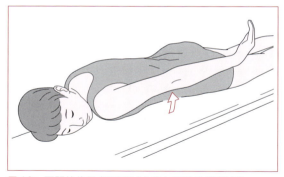

図13 ▶ 肩関節伸展（後方挙上）筋力段階3（腹臥位）

段階0：筋収縮が認められない．
　5）主動筋と補助筋
主動筋：三角筋（前部），烏口腕筋
補助筋：大胸筋，三角筋（中部），前鋸筋

3. 肩関節伸展（後方挙上）（運動範囲は0〜45°（60°））

　1）被検者の体位
腹臥位で両上肢を体側に置き，肩関節を内旋する．
　2）検者の位置
検査する側に位置する．肘関節のすぐ近位で上腕骨の後面に抵抗を加える手をあてる．
　3）検　査
被検者は肩関節を伸展する．肘関節は伸展したままとする．
　4）評価基準
段階5：最大抵抗に抗して最終到達位置を保つことができる（図12）．
段階4：運動範囲全体を完全に動かせるが，強力な抵抗には負けてしまう．
段階3：抵抗がなければ，運動範囲全体を動かせる（図13）．
段階2：運動範囲の一部分だけ動かせる．
段階1：運動は起こらないが，活動に参加する筋のいずれかの収縮を触知できる（図14）．
段階0：筋収縮が認められない．
　5）主動筋と補助筋
主動筋：広背筋，三角筋（後部），大円筋

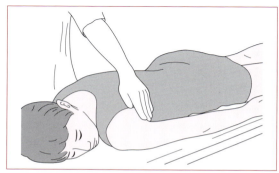

図14 ▶ 肩関節伸展（後方挙上）筋力段階1（腹臥位）

補助筋：上腕三頭筋（長頭）

4. 肩関節外転（側方挙上）（運動範囲は0〜180°）

　1）被検者の体位
端座位で両上肢は体側に垂れ，肘関節を軽く屈曲しておく．
　2）検者の位置
被検者の後方に位置する．肘のすぐ近位で上腕骨の外側面に抵抗を加える手をあてる．
　3）検　査
被検者は肩関節を90°まで外転する．
　4）評価基準
段階5：最大抵抗に抗して最終到達位置（肩関節外転90°）を保つことができる（図15）．
段階4：強度ないし中程度の抵抗に抗して最終到達位置を保つことができる．
段階3：抵抗がなければ，最終到達位置まで肩

2 徒手筋力検査法

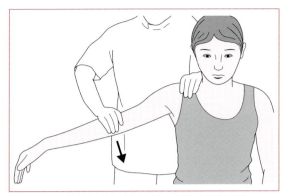

図15 ▶ 肩関節外転（側方挙上）筋力段階5（端座位）

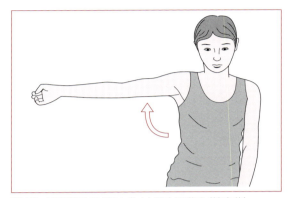

図16 ▶ 肩関節外転（側方挙上）筋力段階3（端座位）

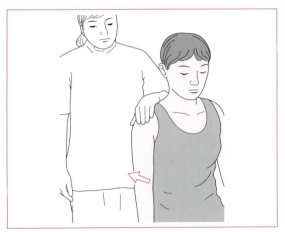

図17 ▶ 肩関節外転（側方挙上）筋力段階2（端座位）

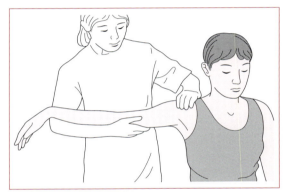

図18 ▶ 肩関節外転（側方挙上）筋力段階1（端座位）

　　　関節の外転ができる（図16）．
　段階2：運動範囲の一部分だけ動かせる（図17）．
　段階1：運動は起こらないが，三角筋の収縮を触知できる（図18）．
　段階0：筋収縮が認められない．
　5）主動筋
　　主動筋：三角筋（中部），棘上筋

5. **肘関節屈曲（運動範囲は0〜150°）**
　1）被検者の体位
　　段階2以上では端座位で，段階1，0では背臥位で行う．

　2）検者の位置
　　端座位では被検者と対面し，検査する上肢の側に位置する．段階4以上では手関節より近位で前腕屈側表面に抵抗を加える手をあてる．もう一方の手掌を窪ませ肩関節の前上面にあて対抗力を加える．段階2では，肩関節外転90°にし，その位置を検者が保持する．

　3）検　査
　　被検者はできる限りの範囲で肘関節を屈曲する．段階3では抵抗を加えないが検者が肘頭部を支え，肩関節が伸展して代償動作が生じないように注意する．

　4）評価基準
　　段階5：最大抵抗に抗して最終到達位置を保つことができる（図19）．

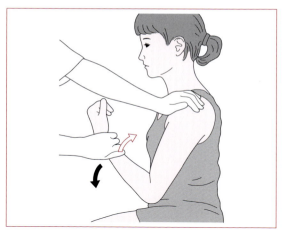

図19 ▶ 肘関節屈曲筋力段階5（端座位）

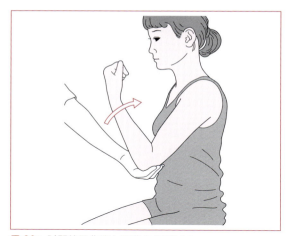

図20 ▶ 肘関節屈曲筋力段階3（端座位）

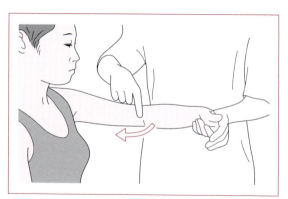

図21 ▶ 肘関節屈曲筋力段階2（端座位）

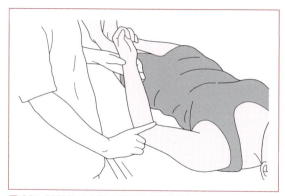

図22 ▶ 肘関節屈曲筋力段階1（背臥位）

段階4：中程度の抵抗に抗して最終到達位置を保つことができる．
段階3：抵抗がなければ運動範囲全体を動かせる（図20）．
段階2：肩関節外転90°でならば運動範囲全体を動かせる（図21）．
段階1：運動は起こらないが，活動に参加する筋のいずれかの収縮を触知できる（図22）．
段階0：筋収縮が認められない．

5）主動筋と補助筋
主動筋：上腕二頭筋，上腕筋，腕橈骨筋
補助筋：円回内筋，長橈側手根伸筋，橈側手根屈筋，尺側手根屈筋

6. 肘関節伸展（運動範囲は150～0°）
1）被検者の体位
　段階3以上では腹臥位で，肩関節90°外転，肘関節屈曲位をとり，前腕を検査台の縁からはみ出し，垂直に垂らす．段階2以下では端座位となり，肩関節90°外転・内外旋中間位，肘関節135°屈曲位をとる．

2）検者の位置
　腹臥位では，検者は肘のすぐ近位のところで支える．手関節のすぐ近位の背面に抵抗を加える手をあてる．端座位では，検査する側に位置し肘を支える．

2 徒手筋力検査法

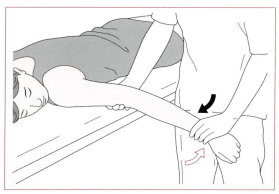

図23▶肘関節伸展筋力段階5（腹臥位）

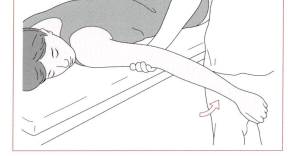

図24▶肘関節伸展筋力段階3（腹臥位）

3）検　査

被検者は肘関節を伸展する．段階4,5では肘関節軽度屈曲位で検査する．それは，肘関節が過伸展して動かない位置にはまりこんだ状態になると実際以上に筋力があると判断してしまうためである．

4）評価基準

段階5：最大抵抗に抗して肘関節伸展位を保つことができる（図23）．

段階4：中程度の抵抗に抗して肘関節伸展位を保つことができる．

段階3：抵抗がなければ，運動範囲全体を動かせる（図24）．

段階2：座位で肩関節90°外転でならば運動範囲全体を動かせる（図25）．

段階1：運動は起こらないが，上腕三頭筋の収縮を触知できる．

段階0：筋収縮が認められない．

5）主動筋と補助筋

主動筋：上腕三頭筋

補助筋：肘筋

7. 股関節屈曲（運動範囲は0〜120°）

1）被検者の体位

段階3以上では端座位で大腿を完全に検査台にのせ，被検者は体を安定させるために台の縁をつかむか，体の両脇の台の上に手を置く．段階2では検査する側を上にした側臥位となり，安定のために下側の下肢は軽度屈曲しておく．段階1

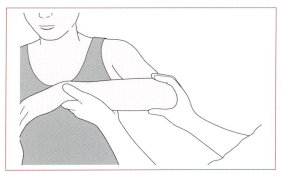

図25▶肘関節伸展筋力段階2（座位）

と段階0では背臥位となる．

2）検者の位置

端座位と背臥位では検査する側の下肢の側に位置する．膝関節のすぐ近位で大腿下端の前面に抵抗を加える手をあてる．

側臥位では，被検者の後ろに立ち，片方の手で患者のテストする下肢の膝を下から支えるように抱き上げる．

3）検　査

被検者は股関節を屈曲する．

4）評価基準

段階5：最大抵抗に抗して最終到達位置を保つことができる（図26）．

段階4：強度ないし中程度の抵抗に抗して最終到達位置を保つことができる．

段階3：抵抗がなければ，運動範囲全体を動か

付　録　2

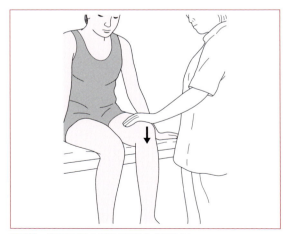

図26▶股関節屈曲筋力段階5（端座位）

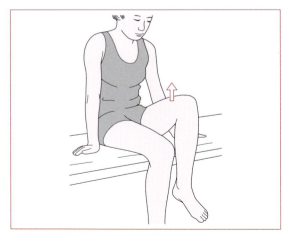

図27▶股関節屈曲筋力段階3（端座位）

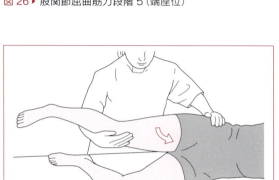

図28▶股関節屈曲筋力段階2（側臥位）

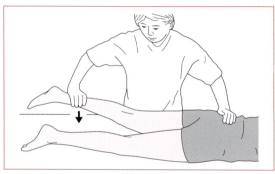

図29▶股関節伸展筋力段階5（腹臥位）

　　　　せる（図27）．
段階2：側臥位であれば，運動範囲全体を動か
　　　　せる（図28）．
段階1：運動は起こらないが，活動に参加する
　　　　筋のいずれかの収縮を触知できる．
段階0：筋収縮が認められない．
　5）主動筋と補助筋
　主動筋：大腰筋，腸骨筋
　補助筋：大腿直筋，縫工筋，大腿筋膜張筋，恥
　　　　骨筋，短内転筋，長内転筋，大内転
　　　　筋，中殿筋

8. 股関節伸展（運動範囲は 0～20°）
　1）被検者の体位
　段階3以上と段階1，0では腹臥位となり，両

上肢は肩関節を屈曲して頭上に伸ばすか，肩関節を外転して検査台の両縁をつかむ．段階2では検査する側を上にした側臥位となり，安定のために下側の下肢は軽度屈曲しておく．
　2）検者の位置
　腹臥位では検査する側に位置する．足関節のすぐ近位で下腿の後面か，膝関節すぐ近位の大腿の後面に抵抗を加える手をあて，もう一方の手を上後腸骨棘にあて，骨盤を固定する．側臥位では，被検者の後ろに位置し，膝のすぐ内側面で検査する下肢を支え，下腿を抱き上げるようにする．
　3）検　査
　被検者は股関節を伸展する．

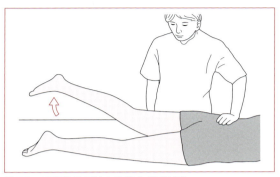

図30▶股関節伸展筋力段階3（腹臥位）

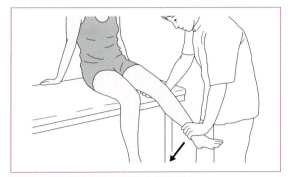

図31▶膝関節伸展筋力段階5（端座位）

4）評価基準
段階5：最大抵抗に抗して最終到達位置を保つことができる（図29）．
段階4：強度ないし中程度の抵抗に抗して最終到達位置を保つことができる．
段階3：抵抗がなければ，運動範囲全体を動かせる（図30）．
段階2：側臥位ならば，運動範囲全体を動かせる．
段階1：運動は起こらないが，活動に参加する筋のいずれかの収縮を触知できる．
段階0：筋収縮が認められない．

5）主動筋と補助筋
主動筋：大殿筋，半腱様筋，半膜様筋，大腿二頭筋

補助筋：大内転筋，中殿筋

9. 膝関節伸展（運動範囲は135〜0°）
1）被検者の体位
段階3以上では端座位となり，膝屈筋群をゆるませるため被検者は身体を後ろに傾けて両手を検査台に置き安定させてもよい．段階2では検査する側を上にした側臥位となり，安定のために下側の下肢は軽度屈曲しておく．段階1，0では背臥位で行う．

2）検者の位置
端座位ではパッドや手などを使って大腿を水平面に保つ．足関節のすぐ近位下腿の前面に抵抗を加える手をあてる．側臥位では，被検者の後ろに位置し膝のすぐ内側面で検査する下肢を支え，下

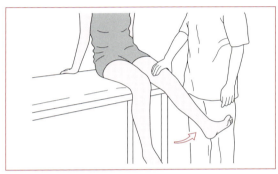

図32▶膝関節伸展筋力段階3（端座位）

腿を抱き上げるようにする．

3）検　査
被検者は膝関節を伸展する．段階4，5では膝関節が過伸展にならないように注意する．それは，膝関節を過伸展すると動かない位置にはまりこんだ状態になり，実際以上に筋力があると判断してしまうためである．

4）評価基準
段階5：最大抵抗に抗して最終到達位置（過伸展にしない）を保つことができる（図31）．
段階4：強度ないし中程度の抵抗に抗して最終到達位置を保つことができる．
段階3：抵抗がなければ運動範囲全体を動かせる（図32）．
段階2：側臥位ならば運動範囲全体を動かせる（図33）．

付　録　2

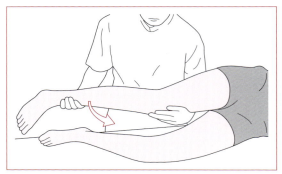

図 33 ▶ 膝関節伸展筋力段階 2（側臥位）

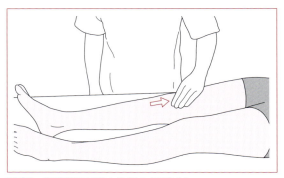

図 34 ▶ 膝関節伸展筋力段階 1（背臥位）

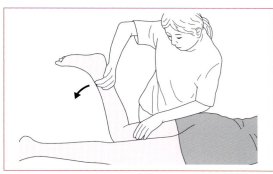

図 35 ▶ 膝関節屈曲筋力段階 5（腹臥位）

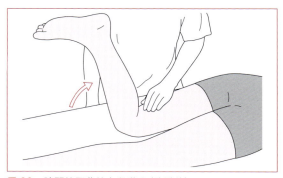

図 36 ▶ 膝関節屈曲筋力段階 3（腹臥位）

段階 1：運動は起こらないが，大腿四頭筋の収縮を触知できる（図 34）．
段階 0：筋収縮が認められない．
　5）主動筋と補助筋
主動筋：大腿四頭筋
補助筋：大腿筋膜張筋

10. 膝関節屈曲（運動範囲は 0〜135°）
　1）被検者の体位
　段階 2 以外は腹臥位で行う．腹臥位では足先をベッド端から出し，検査は膝関節屈曲 45°から開始するのがよい．段階 2 では検査する側を上にした側臥位となり，安定のために下側の下肢は軽度屈曲しておく．
　2）検者の位置
　腹臥位では検査する下肢側に立つ．足関節のすぐ近位で下腿の後面に抵抗を加え手をあてる．側臥位では，被検者の後ろに位置し，膝のすぐ内側面で下肢を支え，下腿を抱き上げるようにする．
　3）検査
　被検者は下腿を内外旋中間位に保ったまま膝関節を屈曲する．
　4）評価基準
段階 5：最大抵抗に抗して最終到達位置（膝関節屈曲 90°）を保つことができる（図 35）．
段階 4：強度ないし中程度の抵抗に抗して最終到達位置を保つことができる．
段階 3：抵抗がなければ，膝関節屈曲 45°から 90°まで動かせる（図 36）．
段階 2：側臥位ならば運動範囲全体を動かせる（図 37）．
段階 1：運動は起こらないが，活動に参加する筋のいずれかの収縮を触知できる．
段階 0：筋収縮が認められない．

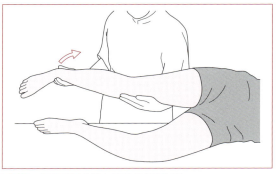

図37 ▶ 膝関節屈曲筋力段階2（側臥位）

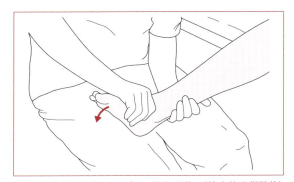

図38 ▶ 足関節背屈・内がえし筋力段階5（端座位/背臥位）

5）主動筋と補助筋
主動筋：大腿二頭筋，半腱様筋，半膜様筋
補助筋：薄筋，大腿筋膜張筋，縫工筋，膝窩筋，腓腹筋，足底筋

11．足関節背屈ならびに内がえし（運動範囲は0〜20°）

1）被検者の体位
端座位あるいは背臥位でもよい．

2）検者の位置
被検者の踵を大腿の上にのせる．足背内側部に抵抗を加える手をあて，もう一方の手は外内果よりもやや近位で下腿の後部に片手をあて保持する．

3）検　査
被検者は足関節を背屈させる．足趾の力は抜いたままとする．

4）評価基準
段階5：最大抵抗に抗して最終到達位置を保つことができる（図38）．
段階4：強度ないし中程度の抵抗に抗して最終到達位置を保つことができる．
段階3：抵抗がなければ，運動範囲全体を動かせる（図39）．
段階2：運動範囲の一部分だけ動かせる．
段階1：運動は起こらないが，前脛筋の収縮を触知できる．
段階0：筋収縮が認められない．

5）主動筋と補助筋
主動筋：前脛骨筋
補助筋：第三腓骨筋，長趾伸筋，長母趾伸筋

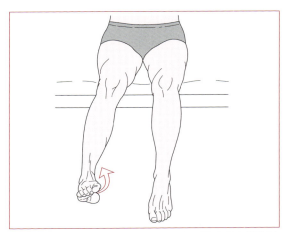

図39 ▶ 足関節背屈・内がえし筋力段階3（端座位/背臥位）

12．足関節底屈（運動範囲は0〜45°）

1）被検者の体位
段階2以上では被検者は検査する側の下肢で立つ．支えが必要な場合は1本か2本の指を検査台の上に置いてバランスをとってもよい．段階2以下では腹臥位となり，足は検査台の端からはみ出しておく．

2）検者の位置
立位では，検査する側に位置する．腹臥位では，検査する側の足を前にして検査台の端に立つ．中足骨頭レベルで足底に抵抗を加える手をあてる．片方の手は足関節すぐ近位で下腿の前面にあてがう．

付　録　2

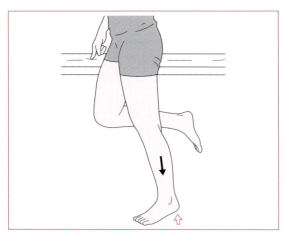

図 40 ▶ 足関節底屈筋力段階 5（立位）

3）検　査

被検者はできる限りの底屈を行い踵を床から持ち上げる．

4）評価基準

段階5：2秒間に1回のペースで完全な踵持ち上げ，つま先立ち動作を連続して25回以上できる（図40）．

段階4：完全な踵持ち上げ，つま先立ち動作を連続して2回から24回の間の回数ならできる．

段階3：完全な踵持ち上げ，つま先立ち動作を1回ならできる．

段階2：立位で最終肢位であるつま先立ちはできないが，腹臥位では完全な足底屈運動ができて，抵抗を加えても完全底屈位を保てる．

段階2⁻：2と同様の方法で可動域の一部分だけ足関節底屈を行える．

段階1：運動は起こらないが，活動に参加する筋のいずれかの収縮を触知できる．

段階0：筋収縮が認められない．

5）主動筋と補助筋

主動筋：腓腹筋，ヒラメ筋

補助筋：後脛骨筋，足底筋，長腓骨筋，短腓骨筋，長趾屈筋，長母趾屈筋

文　献

1) Hislop HJ ほか著，津山直一ほか訳：新・徒手筋力検査法．原著第9版，協同医書出版社，東京，2014
2) 財団法人日本体育協会編：徒手筋力検査法．アスレティックトレーナーテキスト（1），財団法人日本体育協会，東京，193-204，2002

各疾患に対する理学療法

III 各疾患に対する理学療法［体幹・股関節］

① バーナー症候群

鳥居 俊

1 疾患の解説

バーナー症候群は主にアメリカンフットボールの現場で使用される疾患名であり，頸部が後側屈（伸展，側屈）されて肩から手指にかけて焼けるような痛み（burning pain）が生じるものである[1]．後側屈された側に症状が出る屈曲型と，対側に症状が出る伸展型に分類される[2]（図1）．病態は神経根の椎間孔出口付近での衝突と考えられているが，伸展型の場合は腕神経叢損傷との鑑別がむずかしい場合もある．

ラグビーやアメリカンフットボールのようなコリジョンスポーツでは，衝突時に頭部が相手の身体に接触し，頸部の後側屈が強制されて本損傷が生じる．

症状は主に知覚障害であり，受傷時に損傷神経根支配領域に痛みやしびれが放散し，数分間持続することもある．これに伴って損傷神経根支配領域の筋力低下を呈することもある．また，後側屈に伴う頸椎椎間関節損傷や頸部周囲筋損傷による症状（いわゆる頸椎捻挫症状）も合併する．このような筋力低下を含む神経症状が翌日以降も持続する場合は神経根損傷あるいは腕神経叢損傷[3]とするのが適切で，一過性に症状の発生がみられ短時間で回復するものをバーナー症候群とするのがよいと筆者は考えている．なお，下肢にも一過性に疼痛やしびれ，脱力がみられた場合は脊髄由来の損傷（一過性四肢麻痺）と考える必要がある．

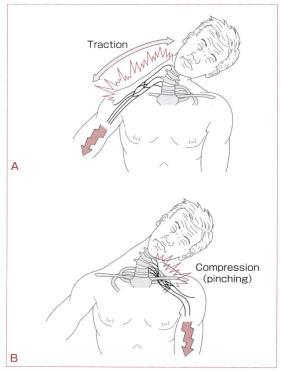

図1 ▶ 伸展型（A）・屈曲型（B）バーナー症候群

2 治療の進め方

1. 現場での評価

受傷機転，症状のチェックにより本損傷であることを確認する．具体的には症状発生の再現（頸部位置；spurling test）（図2），頸部可動域や上肢から肩甲帯の知覚・筋力評価を行う．

2. 応急処置
頚部や肩甲帯の安静，冷却を実施する．

3. 当日以降の治療（表1）
① 椎間関節痛や筋痛が強く，頭部の支持が苦痛の場合は頚椎カラーを用いて支持する．神経症状，頚椎捻挫症状とも強い場合は消炎鎮痛薬の服用もすすめる．
② 頚部の運動による疼痛が軽減すれば，可動域訓練や頚部筋のストレッチング，アイソメトリックトレーニングを開始する．これらは頚部痛や放散痛が発生しない頚部位置で行う．
③ 正常な頚部可動域が達成され，その範囲で疼痛や放散痛が発生しない状態になれば，頚部筋への抵抗訓練や固定物への衝突練習を許可する．

以上の段階で症状の再発がなければ，対人練習への参加を許可する．

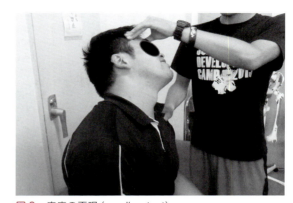

図2▶ 疼痛の再現（spurling test）
どの方向への動きで放散痛が出現するか，どこに放散するかを確認する．

3 理学療法の実際

1. 第1段階
頚部の安静や頚部につながる筋の多い肩甲帯の安静も指示する．必要に応じて頚椎固定用のカラーも使用させる．

2. 第2段階
伸展方向は疼痛発生のリスクがあるため，屈曲を中心に可動域訓練を実施する．後頭部から肩甲骨付近までを温熱により温めた後，頚部と肩甲帯の力を抜かせて，頭部の重さで自然に頚部の後方にある筋群や靱帯，関節周囲組織が徐々に伸長されるようにゆっくりと行う（図3）．同様に，斜め前方に頭部を下げることで，左右各々の筋群を伸長させる．等尺性筋力訓練（図4）は，頚部を中間位かやや屈曲位にして屈曲，伸展，左右の側屈の4方向で行う（疼痛が発生する場合は中止）．選手自身，あるいは治療者の手で徒手抵抗を加える．患部外の運動としては座位や臥位での下肢筋力強化，バイク漕ぎ，ゆっくりした速度でのジョギングなどを行うことができる．

3. 第3段階
伸展方向の可動域も回復しているので，すべての方向への可動域訓練，ストレッチングを行うとともに，筋力訓練は等尺性だけでなく短縮性，伸長性の訓練も開始する．ジョギングからランニングも可能になる．

4. 第4段階
運動方向の変わる方向転換動作やストップ動作など，頚部への振動や慣性力が加わる動作が疼痛なく安全に行えることを確認する．その後，タッ

表1 ▶ 症状と治療内容

段階	疼痛	可動域	上肢筋力	上肢知覚	治療・理学療法内容
1	安静時	低下	低下	過敏/鈍麻	安静（冷却，固定），消炎鎮痛薬の内服
2	運動時	低下	回復	回復	疼痛ない範囲で可動域訓練，等尺性運動
3	運動時	回復	回復	回復	ストレッチング，等尺性運動，伸長性運動，ジョギング
4	消失	回復	回復	回復	固定物への衝突から対人練習へ

III 各疾患に対する理学療法［体幹・股関節］

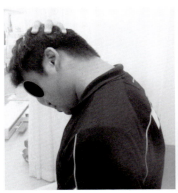
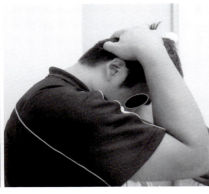

図3 ▶ 頚部筋群のストレッチング
主に後方の筋群（僧帽筋，脊柱起立筋）をストレッチする．

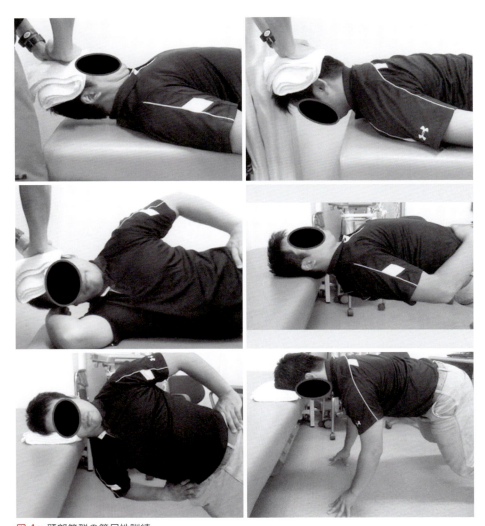

図4 ▶ 頚部筋群の等尺性訓練
頚部屈曲・伸展・側屈の各方向に，徒手的に，あるいはブリッジのような姿勢で筋力を発揮させる．

クルマシーンや動かない対象への衝突の練習（図5）を行う．これらが問題なく行えれば対人練習への参加を許可する．

4 競技への復帰

　神経症状がすべて消失し，頚部可動域や頚部筋力も回復しており，固定物（ダミー）への衝突でも異常がみられなければ，対人プレーへ復帰し，競技復帰も許可する．

　バーナー症候群は反復して受傷する選手が多く，発生時の治療だけでなく，タックルやブロックなどコリジョンスポーツにおける基本動作の確実な習得が重視される．さらに，反復例では頚椎の構造的な問題（脊柱管の狭窄，椎間孔の狭小化，椎間板ヘルニア）の検索もしておく必要がある[4]．

文　献

1) Rockett FX：Observations on the burner：traumatic cervical radiculopathy. Clin Orthop 164：18-19, 1996

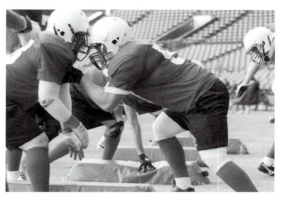

図5▶ コンタクトの確認
正しいフォームでコンタクト動作ができているかどうかを確認する．

2) Magee DJ：Orthopedic Physical Assessment, 4th ed, Saunders, Philadelphia, 127, 2002
3) Speer KP, et al：The prolonged burner syndrome. Am J Sports Med 18：591-594, 1990
4) Kelly JD, et al：Association of burnaers with cervical canal and foraminal stenosis. Am J Sports Med 28：214-217, 2000

Ⅲ 各疾患に対する理学療法［体幹・股関節］

② 頚椎椎間板ヘルニア

坂根 正孝・岸本 圭司・須藤 隆之

1 疾患の解説

1. 解剖学的特徴

　頚椎は7つあり，その形態的特徴より環椎（C1）と軸椎（C2）は上位頚椎として，第3頚椎（C3）から第七頚椎（C7）は中・下位頚椎として分けられる．環軸椎関節は強靱な靱帯で支持されており，回旋運動の2/3をつかさどるとされる．各椎体間に存在する椎間板の基本的構造は頚椎も腰椎も変化ないが，C3〜C7は主に屈曲，伸展，側屈に関与しており，その可動域の大きさをカバーするため，胸椎や腰椎とは違い，鉤状（Luschka）関節が存在する（図1）．屈曲・伸展可動域はC5/6間で最も大きく，初期変形性変化も同部で生じやすい．

　椎間板は，ゲル状の髄核が内側にあり，それを囲む線維軟骨で構成される．この線維軟骨は，層状に重なる構造を持ち，環状の線維が均等に圧力を分散する．

2. 頚椎椎間板ヘルニアの特徴

　頚椎椎間板ヘルニアは，椎間板の一部（多くは髄核）が線維輪の亀裂から椎間板外側に突出した状態である．頚部痛や肩甲骨内側痛，上肢（腕）痛や筋力低下で発症することが多い．また，頚部痛と可動域制限が先行し，その後神経症状が出現することもある．症状は，ヘルニアの場所と大きさにより，片側神経根症状，頚髄症の合併がみられる．脊柱管外側に突出したC5/6ヘルニアの場合はC6神経根症状が出現する．傍正中，正中に突出した場合はC7，C8の前角症状や体幹・

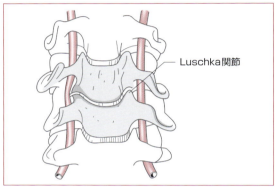

図1 ▶ 鉤状（Luschka）関節
頚椎を前方からみたところ．椎体外側に上下で形成されるのが鉤状（Luschka）関節である．

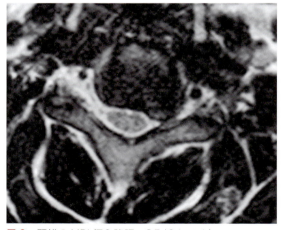

図2 ▶ 頚椎のMRI（T2強調，C5/6レベル）
左側にヘルニア塊の突出があり，椎間孔内で神経根を圧迫している．脊髄の圧迫はみられていない．

表1 ▶ 保存療法のリハビリテーション

重症度	Phase-1	Phase-2	Phase-3
	運動後に疼痛，可動域制限が出現するレベル	運動中にも疼痛，可動域制限が認められるレベル	筋力低下，脊髄症状がある
スポーツ活動	継続	一定の運動量制限	運動制限
上肢のストレッチ	○	○	○
下肢のストレッチ	○	○	○
可動域制限	×	△	○
アイシングなどの物理療法	○	○	○
筋力トレーニング	高負荷	中負荷	低負荷
手術	×	×	△

○：適応　×：適応外

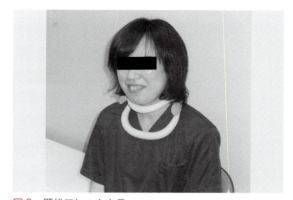

図3 ▶ 頚椎フレームカラー
左右非対称のときでも調節可能であり，最も楽な姿勢で安静位を保つ．

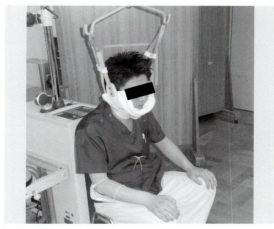

図4 ▶ 自動間欠牽引機器

下肢症状を伴うこともある．

　単純X線でアライメント，脊柱管狭窄，不安定性をチェックする．また必要に応じてMRIを撮像する（図2）．椎間板ヘルニアと診断を受けている場合でも神経根症状が遷延化する場合，CTで椎間孔狭窄や骨棘の有無を確認することも重要である．

2　治療の進め方

1．保存療法（表1）

　急性期にはNSAIDs（非ステロイド抗消炎薬）やステロイド，時に神経ブロックなどの処置が必要となる．頚椎カラーなどで疼痛を惹起させない姿勢で頚椎の安静を保つことも効果的である（図3）．しかし，頚椎カラーは固定姿勢によってはかえって症状が悪化することがあり，注意が必要である．また，長期に及ぶカラー固定は頚部筋萎縮の原因となる．牽引療法は，入院のうえ行うGlisson牽引や外来で行う自動間欠牽引があり（図4），疼痛緩和，筋緊張の低下を目的とする．

筋力低下に対しては，自動運動，電気刺激などもあるが，急性期には疼痛が強く行われないことが多い．亜急性の頚部痛に対してマッサージや鍼治療が奏功することもあるが，カイロプラクティックや接骨院での施術はすすめられない．

　運動時にのみに頚部痛がある場合や，また運動中に症状があったとしても，神経根症単独であれば，前記の保存療法に2〜3週で反応することが多い．頚部痛がなく，頚部，上肢の筋力が正常範囲まで回復し，可動域が正常となれば，カラー装着時間を減少させながらADLに復帰する．しびれなどの感覚異常が残存している場合はコンタク

Ⅲ　各疾患に対する理学療法［体幹・股関節］

表2▶前方法の術後のリハビリテーション

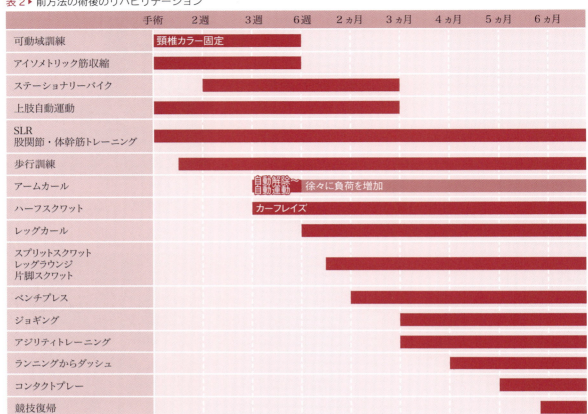

トスポーツには復帰不可である．
　両側上肢や四肢の神経症状，膀胱・直腸障害などを呈する場合は，脊髄症状の合併として対処する．脊髄症がある場合や神経根症が遷延化しスポーツ復帰が3ヵ月以上できないときは手術適応を考える．わが国においては，神経根症状単独では保存療法が選択されていることが多いが，特にコンタクトスポーツ選手の頚椎椎間板ヘルニアでは，80％以上の術後競技復帰率[1]で，手術療法のほうが保存療法より競技復帰率は高かった[2]とする海外での報告もあり，疼痛や筋力低下によるパフォーマンス低下に対する手術療法の適応症例は少なくないと思われる．

2．手術療法

1）前方法（腸骨骨移植）（表2）
　仰臥位で頚椎を軽度伸展位として，胸鎖乳突筋

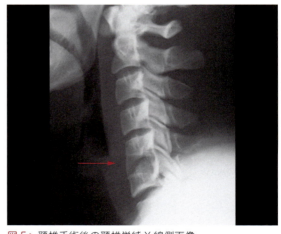

図5▶頚椎手術後の頚椎単純X線側面像
C5/6に自家腸骨が移植されている．

表3 ▶ 後方法の術後のリハビリテーション

	手術	2週	3週	6週	2ヵ月	3ヵ月	4ヵ月	5ヵ月	6ヵ月
可動域制限	ソフトカラー		自動運動可						
ステーショナリーバイク									
頚部筋抵抗運動									
ベンチプレス									
ランニングからダッシュ									
コンタクト許可									
競技復帰									

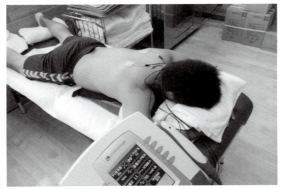

図6 ▶ 低周波治療
頚基部，肩甲骨周囲などの筋緊張を軽減する．

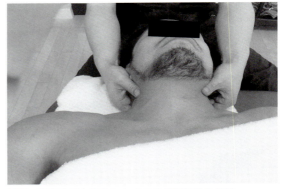

図7 ▶ 頚椎位置を保持したままの抵抗運動の開始

の前方から気管・食道の後方にアプローチして椎体前面に達する．当該椎間板を切除し，ヘルニアを摘出する．頭尾側の骨性終板も掘削して10mm高のtricortical bone（3辺が皮質骨面となるように）を腸骨から採取して移植する（図5）．1椎間の場合は通常プレートやスクリューは必要ないとされているが，術後外固定期間短縮のため，昨今ではケージ，プレートを使用することも増加している．洗浄後ドレーンを留置して閉創する．

2）後方法（表3）

椎間孔拡大術とヘルニア摘出術を行う．適応は神経根症で，ヘルニアが症状側の神経孔内に限局するものである．メイフィールドを装着して腹臥位で手術を行う．椎間孔狭窄が軽度で前方に骨棘の合併がなく，上下椎体後面へmigrateしていないものはendoscopicに，それ以外の神経症は顕微鏡視下に手術を行っている[3]．顕微鏡視下手術では約4～6cmの皮膚切開と片側の傍脊柱筋剝離で，endoscopicでは皮膚切開は1cmである[4]．障害レベルはC6/7，C5/6が多く，筋力低下を伴っている症例では，椎間孔を拡大し，Barton静脈叢を凝固切離して神経根を同定した後，腋窩の部分から前方にアプローチしてヘルニア摘出，骨棘切除を行う．前方の骨棘切除は超音波メスを使用している．神経根の除圧を確認し，洗浄後ドレーンを留置して閉創する．

Ⅲ 各疾患に対する理学療法［体幹・股関節］

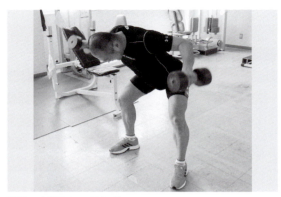

図8▶上肢トレーニング
トレーニング中も頚椎姿勢に注意を促す．

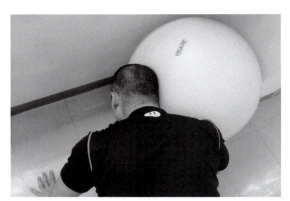

図9▶競技復帰に向けたスクラム時の頚椎運動のシミュレーション

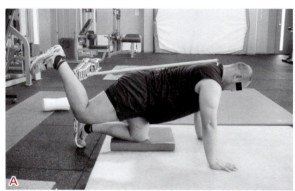

図10▶体幹トレーニング
体幹トレーニング中も背部に対して，頚椎中間位（A）から伸展（B）を意識させる．

3 理学療法の実際

1．前方法（1椎間，プレートなし）

　術後は，ドレーン抜去後に頚椎フレームカラーを装着して可及的に離床する．術直後，1週間後に単純X線を撮影し，移植骨の脱転がないことを確認する．入院期間は約2週間で，3週目からisometric neck training，低周波治療などを開始する（図6）．カラーは通常6週間装着させる．6週より積極的な自動運動と抵抗運動（図7），アスレティックリハビリテーションを開始する[5, 6]（図8, 9）．ROMがほぼ正常化したらジョギングを開始し，3ヵ月でCTをチェックし移植骨の癒合状態を，4～5ヵ月でMRI上自家骨の血流再開を確認し，コンタクトを許可する．

2．後方法（椎間孔拡大術＋ヘルニア摘出術）

　術後はフレームカラーを2週間装着させる．頚椎椎弓拡大術を併用した選手は3週間のカラー固定としている．神経症状がなくなっていれば1週間で退院可能である．ドレーン抜去，離床後，カラー装着したまま，エルゴバイクや下半身の筋力トレーニングが開始可能である．

4 競技への復帰

　前方法では，6～8ヵ月で試合に復帰している．神経根症の場合は競技復帰後のパフォーマンスは

良好であり，頸部痛，ROM制限などはみられないことが多い．術後1年までは3ヵ月ごとの外来チェック，その後は競技引退まで約6ヵ月に1回のチェックをする．隣接椎間障害としては術前に変性があった椎間板の変性進行，骨棘形成，頸椎アライメントの前弯減弱がみられる．われわれの経験では，隣接椎間板ヘルニアは7例中2例（3年後と6年後）に生じている．

後方法として，罹患レベルの筋力トレーニング（C6/7手術であれば上腕三頭筋など）は負荷を下げて3週から行わせている．頸椎カラー除去後，自動ROMを許可するが，術後の頸椎単純X線写真（立位，側面中間位）を選手とトレーナーに示して，後方法ではアライメント異常が起こりやすいことを説明して，屈曲より伸展動作を多く行わせるような意識づけが必要である（図10）．

後方法では4週から，頸椎椎弓拡大形成術併用では術後6週から頸椎抵抗運動を許可する．この際も伸展トレーニングを屈曲トレーニングの2倍の回数行うことを指導している．ヘルニア摘出単独では4ヵ月，頸椎椎弓拡大形成術併用では5～6ヵ月で競技復帰しているが，筋力の左右不均衡が解消されるのに6ヵ月以上かかることもあり，注意喚起が必要である．画像評価は3ヵ月頃にCTを，復帰前にMRIを撮像している．復帰後もバーナー様の一過性神経根症状，また頸椎捻挫による頸部痛を生じる選手がおり，注意が必要である．

文献

1) Maroon JC, et al：Outcomes after anterior cervical discectomy and fusion in professional athletes. Neurosurgery 73：103-112, 2013
2) Hsu WK：Outcomes following nonoperative and operative treatment for cervical disc herniations in National Football League athletes. Spine 36：800-805, 2011
3) 住田忠幸編：椎間孔拡大術を併用したヘルニア摘出術．顕微鏡下脊椎脊髄手術の実際，ZENN，広島，32-38，2012
4) 坂根正孝ほか：頸椎椎間板ヘルニアに対する脊椎内視鏡下後方髄核摘出術．吉田宗人編，越智光夫監，脊椎内視鏡手術，文光堂，東京，140-144, 2013
5) 坂根正孝：ラグビー選手の頸椎損傷　手術療法と競技復帰について．スポーツメディシン22：6-15, 2010
6) 須藤隆之：頸椎のケガ：トレーナー，元選手に聞く対応の実際．スポーツメディシン22：17-22, 2010

Ⅲ 各疾患に対する理学療法［体幹・股関節］

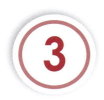

3 腰椎椎間板ヘルニア

長谷部 清貴・出沢 明・高橋 塁

1 疾患の解説

　椎間板は椎骨と椎骨の間にあってクッションの働きとしなやかな脊椎の運動を司る．椎間板ヘルニアとは椎間板の中味の髄核が線維輪から飛び出して神経を圧迫した状態である．腰痛の原因が腰椎椎間板ヘルニアと特定できれば，腰椎椎間板ヘルニア摘出術で，高位や横断面での発生部位によっては直接神経根周囲の椎間板を切除し，神経根を圧排する病態を取り除くことができる．局所麻酔あるいは全身麻酔により，手術当日か1泊2日で，24時間以内の退院が可能となる．

　スポーツ選手が求める腰痛治療のゴールは，一般の人と異なり非常に高いレベルにある．したがって，皮膚切開のみでなくアプローチ起因障害（approach related morbidity）を最小限にして，神経根に対する影響を可及的に少なくした早期の適切な理学療法が大切である．また，長期の入院はスポーツ選手にとってトレーニングを休むことになり，handicapとなる．そこで日帰り手術（day surgery：DS, outpatient surgery, same day surgery, ambulatory surgery）がスポーツ選手のみならず，海外では急速な進歩を遂げている．

2 治療の進め方

1. 麻酔法

　原則として全身的影響が少なく，安全性が高い1％リドカインによる局所浸潤麻酔で行っている．術者はモニター画面をみながら手技をリアルタイムに観察でき，その病態の説明も直接できる点で非常に有用である．また，ソセゴンやドルミカムにより疼痛のコントロールをする場合がある．しかし，患者によっては疼痛に非常に過敏に反応する人がおり，全身麻酔を余儀なくされる場合がある．この手技を始めるにあたり必ず局所麻酔を行い，どの操作で患者の神経根の刺激症状や疼痛が起こるのかを認識する必要がある．

　われわれは，局所麻酔下に可及的に椎間板ヘルニアの部位（特に椎間孔から外側ヘルニア）にピンポイントで到達して，脊椎の構築構造を破綻せずにヘルニアの摘出を行う低侵襲手技を2003年に導入した．切開創は6～8mmで，皮下縫合は1針で，所謂バンドエイドサージェリーにより日帰り手術が可能となった．

2. 椎間孔外法（extraforaminal approach）

　後側方の正中より10～11cmの部位から刺入しsafety triangle zoneに入る後側方アプローチ（後側方法：posterolateral approach）と，ほぼ体軸に対して前額面にアプローチして椎間孔に真横から到達する方法（経椎間孔法：transforaminal approach）がある．

1）後側方法（図1）

　腹臥位で，透視下に正中より10～15cmの長さで30～40°斜めに刺入して，safety triangle zoneに到達する．椎間板の後側方よりtraversing nerve root（L4-5ではL5神経根）の除圧を行う．比較的容易で安全に施行可能であるが，直接subligamentous herniationのヘルニアをつかむことはむずかしい．

　局所麻酔を行いL1-S1の椎間孔外よりのアプ

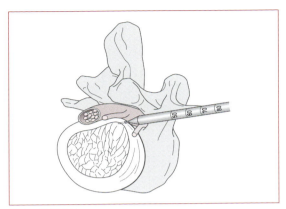

図1▶後側方法

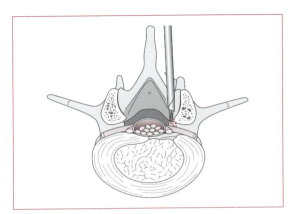

図2▶経椎弓間法

ローチが可能であるが，L5-S1に対するアプローチでは工夫が必要となる．腸骨翼がcannulaの刺入を妨げるためposterolateralから椎間孔に到達する経路は方向性が限定される．cannula先端のカットする角度が異なり，特にL5-S1のアプローチにはL5横突起の尾側の骨性処置が問題となる．硬膜外の血管の止血がポイントでもある．椎間孔外と椎間孔内までのヘルニアの摘出と突出椎間板線維輪と髄核の摘出が可能となる．

なお，刺入角がつくと頭側にcannulaが傾きexiting nerve rootの損傷の危険性が高くなる．また椎間板ヘルニアの同定がしにくくなり，適応はcontained typeの限られた症例になる．

2）経椎間孔法

椎間孔の内部まで入り黄色靱帯を切除して椎間板の線維輪後縁，後縦靱帯，硬膜管を側面より観察しながらヘルニアをつかんでくるもので，究極の最小侵襲手技による椎間板ヘルニア摘出術である．subligamentous，transligamentous herniation type sequestrationの摘出が可能である．その刺入はほぼ体幹の側面（5～10°後方）からアプローチするため，腹囲の差により刺入のポイントが若干変わる．しかし，太った人や痩せた人の差がなくアプローチが可能である．

合併症は過度に前方に針先を傾けたことによる腹腔内臓器損傷と腸管を穿刺した針先によると思われる椎間板炎が報告されている．またexiting nerve root（例えばL4-5ではL4 root）への刺激と思われる一過性の神経過敏症状（dysesthesia，numbnessなど）の出現頻度が若干高い．しかし内視鏡下椎間板摘出術（MED）の術後の血腫の心配も少なく，また侵襲もはるかにMEDより少なく，抜糸の心配やドレーンの留置などの必要はない．

ヘルニア反応膜や後縦靱帯の腹側より慎重に入り，椎間板ヘルニアの摘出を行う側面より硬膜管，traversing nerve root，後縦靱帯，反応膜，椎間板ヘルニアをみて，神経根にさわらず側面よりヘルニアを摘出する究極の手技である．

3．経椎弓間法（interlaminal approach）（図2）

黄色靱帯の切除を極めて慎重に行うことが必要である．side firing laserやcannulaの先端で展開しながら神経根の外側に入り，または神経根の腋窩部に入り椎間板に到達する経路である．神経根や硬膜管の展開ができないためヘルニアの位置によっては限界がある．したがってmigrationするヘルニア，中心性ヘルニアについては適応外である．また，狭窄症に伴うヘルニアは操作を慎重に行い，硬膜管の外側から前後像の透視を確認しながら椎間板腔に到達する．

この手技は経皮的内視鏡ヘルニア摘出術（PED）の手技に非常に習熟した人が行うべきであり，MEDとアプローチは同じであるが，技術的にははるかにむずかしいことを認識しておくべきである．

4．日帰り手術

スポーツ選手の腰痛治療は，患者の満足度において非スポーツ選手とまったく異なる．高いレベ

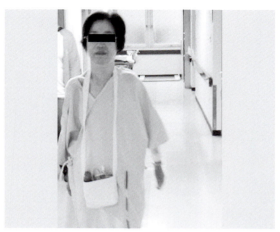

図3 ▶ ドレーンがある場合の自力歩行
術後2〜3時間で，ドレーンがある場合は首からかけて自力歩行が可能となる．

ルの回復を求めるため背筋への損傷，神経根操作の最小侵襲手術が求められる．また自然治癒力を求めた保存療法はトレーニングの障害となっているとされ，早期の現場復帰のためには確実で非侵襲的な治療を求める人が多い．

医療の質を高め医療を評価する視点からの日帰り手術の特性としては，患者の早期社会復帰に伴う総医療費の抑制があげられる．そして，手技が単純化され，包括医療支払い制度（DPC）をはじめとする医療の標準化が図られる．また効率性を追求し，手術前後の外来医療，在宅医療など医療関連機関のネットワーク体制の拡充など，21世紀の"人により優しい医療"という課題の実現で先鞭をつける可能性を秘めている．医療の効率性，標準化，技術や質の向上といった観点で，日帰り手術は啓蒙・推進するうえで有用な位置づけとなろう．特にわが国では少子高齢化社会と核家族化が進み日帰り手術の需要は高まりをみせるであろう．速やかで質が高く，合併症のない低侵襲手技により術後のケアが在宅でも可能となる．軽微な術後疼痛と高い整容性などにより患者の身体的・経済的・精神的・時間的負担を軽減して，高度なQOLの獲得につながるものと思われる．

3 理学療法の実際

1．理学療法プログラムの概要

PEDは入院期間が短いため，術前からリハビリテーションの介入を行い，術前に可能な理学療法を進めておく．

術後の理学療法は手術当日から開始し，立位，歩行の確認を行う（図3）．術前にみられた疼痛や神経学的徴候などの症状について評価を行い，今後の治療方針を立てる．

術後1日より，メディカルリハビリテーションを開始する．手術前の安静に伴う機能障害が考えられ，スポーツ現場へ復帰するためには手術後早期から積極的な理学療法の展開が望まれる．PEDは手術によって生じる侵襲が少ないので，術後早期から運動は可能だが，軟部組織が修復する術後3週までは，椎間板が圧縮されるような前屈動作や，長時間の座位姿勢の保持は避けるようにする．運動も椎間板に負荷がかからない内容から開始する．

術後2〜3週からは，アスレティックリハビリテーションを開始する．徐々に負荷を上げて術後6〜8週で競技復帰できるように理学療法を展開していく．

術後の理学療法の流れを表1に示す．

2．術前評価

術前理学療法として，疼痛，筋力，神経学的徴候，柔軟性などの身体機能評価を行う．座位・立位などの姿勢や，しゃがみ込み・起き上がり・歩行などの動作様式も評価する．術後に椎間板に負担がかからないように，腰椎の生理的前彎を保持する（腰椎を後彎させない）ことが重要になるので，姿勢や動作時に注意するように術前から指導し，自己管理できるようにする．

3．術後早期（手術当日から術後10日）

術後の理学療法は手術当日から開始し，術2時間後には必要に応じて軟性のコルセットを着用し立位，歩行の確認を行う．

術後1日にドレーンを抜去し，メディカルリハビリテーションを開始する．術前にみられた疼

表1 ▶ 術後の理学療法

	手術	1日	2日	3日	1週	10日	3週	4週	5週	6週	～	8週
			メディカルリハビリテーション						アスレティックリハビリテーション			
		術後早期				回復期			復帰期			
安静度	立位歩行											
リアライメント												
ストレッチ												
コアトレーニング モーターコントロール												
アクアエクササイズ												
体幹・下肢協調トレーニング												
エルゴメーター ジョギング マシーントレーニング												
ジャンプ SAQトレーニング ダッシュ												
競技復帰												

痛や神経学的徴候などの症状について評価を行い，今後の治療方針を立てていく．

腰椎ヘルニアの患者は，腰椎の前彎が保持できず，屈曲位（胸腰椎後彎）を呈することが多い．術前から脊椎アライメントに問題がある場合は，早期にリアライメントを行う．

近年注目されているスタビライゼーションエクササイズは，体幹の安定性を高めるために行う．スポーツ動作中，椎間板にかかるメカニカルストレスを増加させないためにも重要なエクササイズである．また椎間板障害は多裂筋椎弓線維を片側性に萎縮させ，症状が軽減した後も腰部多裂筋に対する特異的運動を施行しないと回復しないことが報告されていることからも，術後1日の早期から開始する．初めはダイナミックなものではなく，スタティックな腹横筋，多裂筋の単独収縮の再学習から始める．疼痛の状態をみながら，hand-knee，elbow-knee，elbow-toeと徐々に負荷を上げていく．

また腰部脊柱安定化システムの強化として，モーターコントロールエクササイズも同時に行う

とよい．その際にpressure biofeedback unit，水銀血圧計を用いての腰部安定性を評価するとよい．背臥位にてゆっくりと膝関節の屈伸運動を行わせ，可能な限り背中にかかる圧を一定に保たせる．動作中の腰部圧変動幅は健常者で5～10mmHg程度，腰痛症者では15～25mmHg程度である．

術後2日からは，腰部の負荷を減少させるためにストレッチを行う．特に股関節，胸椎の柔軟性を改善し，腰部にかかるメカニカルストレスを減少させる必要がある．

腰椎後彎のアライメントがみられる場合には，後方へ移動した髄核の修復，病的椎間板内における細胞外液やゲル用物質の硬膜外腔や椎間周囲への移動，椎間板内圧減少を目的に腰椎伸展保持運動を行うとよい．術後の腰椎伸展保持運動の効果は有効であるとの報告があることから，積極的に行っていくが，腰椎伸展時に腰・下肢痛や下肢しびれが増悪しないように注意しながら行う（図4）．

末梢性感覚の障害が残存している場合，神経モビライゼーションを行うことがある．また，神経

Ⅲ 各疾患に対する理学療法［体幹・股関節］

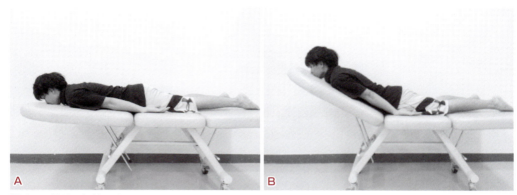

図4▶ 腰椎伸展保持運動
A：腹臥位，B：腰椎伸展位
腰椎伸展保持運動は腹臥位から開始し，疼痛がなければ徐々に角度を増大していく．最大60°として，10〜20分間安静保持させる．

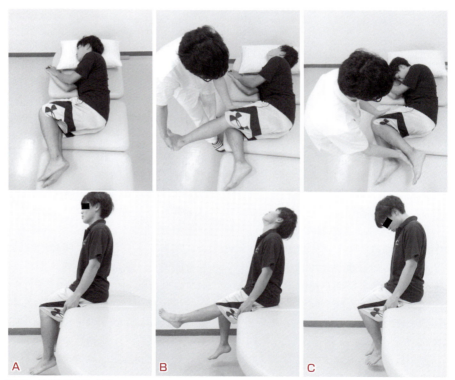

図5▶ 神経モビライゼーション
A：基本姿勢，B：頸部伸展＋膝伸展，C：頸部屈曲＋膝屈曲
上段：理学療法士がやる場合，下段：自主トレーニングの場合
基本姿勢から，B⇔Cを10回繰り返す．初めは体幹中間位で行い，状況に応じて体幹の前傾や股関節の屈曲，足関節背屈を加え負荷を加えていく．神経を滑走させるイメージで行うため，疼痛を引き起こさないようにする．

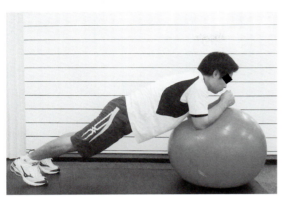
図6▶バランスボールを使用してのフロントブリッジ

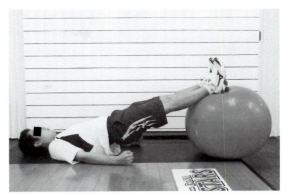
図7▶バランスボールを使用してのバックブリッジ

根の再癒着防止という意味でも効果的である．先行研究において手術後の不良例を検討した結果，要因の1つとして神経根の癒着があるとされている．癒着は神経免疫学的・神経化学的変化を生じ，再発後は脊髄の感受性と疼痛の閾値が明らかに低下し，慢性化するものと考えられている．

　神経モビライゼーションは障害されている神経根に対して行うが，多くの場合坐骨神経に症状を呈す．疼痛が出現しない程度で行い，負荷も状況に合わせながら漸増的に上げていく（図5）．

　アクアエクササイズは創部から感染する可能性があることから術後早期には行えなかったが，PEDでは創部が3～8mmであり，生理食塩水で還流するため感染の危険性が少なく，術後3日から行える．

　術後の理学療法においては，リラックスした状態で体幹運動の再学習を行うことが重要になってくる．水中では，浮力，粘性抵抗，水圧，水温を利用することで陸上では得られない効果も期待できる．特に，術後体幹を動かすことに対する不安が大きい患者には有効である．

　開始時は全身のリラクゼーション目的で行い，リラックスした状態での体幹運動の経験をさせる．次第に自動運動を行い，最終的にはダイナミックな動作で負荷のかかった運動を行わせる．

4. 回復期（術後10日～5週）

　メディカルリハビリテーション導入期後，術後2～3週で全身の柔軟性を再評価する．改善がみられれば，腹筋力，腰背筋持久力を評価する．その結果を参考にして，メディカルリハビリテーション導入期の基礎エクササイズは継続しながら，バランスボールを使用したスタビリティを中心とした体幹・下肢協調トレーニング（図6，7）を開始する．ここでは，ドローインを意識し，体幹，下肢が一直線になるように行う．安定性が獲得できているのであれば，片脚を挙上したりして，より強度なトレーニングを行う．また，エルゴメーター，ウォーキングを開始し，ジョギングへと徐々に移行する．

　スポーツ復帰を目指しているため，心肺機能の低下を防ぐことを目的とし，同時に体幹・下肢協調トレーニングと同様に，下半身への刺激，体幹部との協調性を賦活させていく．体幹・下肢協調トレーニングが安定して行え，ジョギングも問題なく開始できているようであえれば，徐々にオープンキネティックな状態からの下半身中心のウエイトトレーニングも開始する．オープンキネティックを代表するレッグエクステンション（図8），レッグカール（図9）を行う際も，下肢刺激が目的であるが，体幹部の安定性も重要であることから，初期にはフォームを安定させることが重要である．

　術前に上半身のウエイトトレーニングを行っている習慣がある人には患部の状態をみながら，これらも徐々に再開していく．回数，セット数は翌日に疲労感が残らない程度から開始し，クローズ

Ⅲ　各疾患に対する理学療法［体幹・股関節］

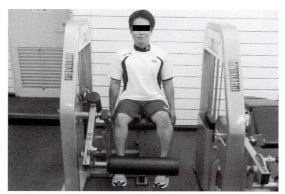

図8 ▶ レッグエクステンション

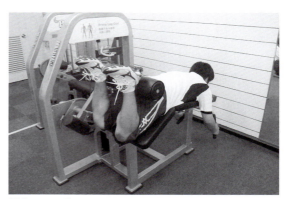

図9 ▶ レッグカール

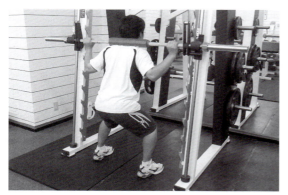

図10 ▶ スクワット（スミスマシン使用）

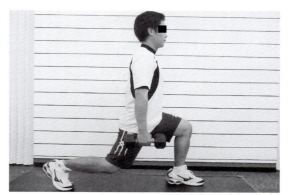

図11 ▶ ランジ

ドキネティックのトレーニングへ移行していく．図10のようなスミスマシンがあれば，患部への負担も少なくなることから，初期段階では非常に有効である．ある程度，体幹の安定性も獲得できれば，ランジ動作（図11）のように強度を上げていく．

　ここで重要なことは，ウエイトトレーニングは運動強度を日々管理しながら行い，回復期，復帰期，プレー復帰した後と，計画的，段階的に展開していく．決して術前の状態に戻そうと加速度的に進めないことである．患部疼痛が原因となり，柔軟性が十分に改善されていない場合や筋力・持久力の改善が遅い場合には，プランを遅らせて，メディカルリハビリテーション導入期に行っていた徒手療法，物理療法，コアトレーニングを優先する．疼痛がなく，柔軟性や筋力・持久力の改善

が遅れている症例は，プランどおりエクササイズ，トレーニングを進めてもよいと考える．

4　競技への復帰

　回復期のエクササイズ，トレーニングは患部の運動時痛がなければ，メディカルリハビリテーション導入期で行った姿勢，アライメントを維持しながら，復帰期（術後5〜8週）にも確認動作として，継続して行う．体幹・下肢協調トレーニングにおいて安定した状態で継続して行うことができていれば，ダイナミックなコアエクササイズへと移行していく（図12, 13）．体幹部のアウターマッスルのトレーニングではあるが，極度の脊柱の屈曲，伸展が起こらないように注意して行う．

　術後5週から，回復期に開始したジョギング

3 腰椎椎間板ヘルニア

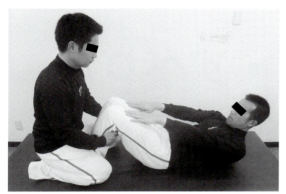

図12▶ クランチ

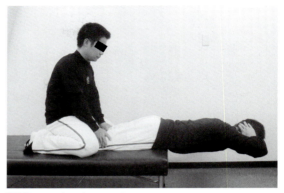

図13▶ バックエクステンション

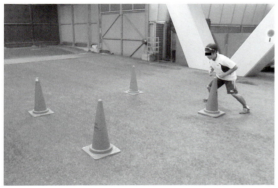

図14▶ コーンドリル

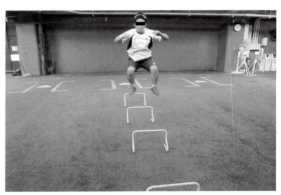

図15▶ ジャンプ

を段階的に強度，距離の向上が可能であったら，スポーツ種目の特性に合わせてランニングエクササイズに内容を変更し，強度を上げていく．例えば，ラダー，コーンを用いた speed, agility and quickness (SAQ) トレーニング（図14）やスプリント，ジャンプ（図15）などを，患部の状態に合わせて導入していく．強度の低いものから行い，患部への負担がみられなければ，段階的に強度を上げていく．この時期のウエイトトレーニングもオープンキネティックなトレーニングを中心に重量を上げていく．また，これらのメニューを運動時痛，違和感などなく，フォームも安定して継続して行えていれば，その時点から，競技の技術練習へと移行していく．

8週以内での競技復帰を目標とし，その後も，定期的に身体の状態を医療機関で確認できるようにしていくことも重要になる．

文献

1) 出沢 明ほか：脊椎内視鏡の歴史と現状と展望—内視鏡前方固定術から内視鏡椎間板ヘルニア日帰り手術まで—．脊椎脊髄ジャーナル 17：620-625，2004
2) 出沢 明ほか：スポーツの日帰り手術—経皮的内視鏡椎間板ヘルニア摘出 PELD (Percutaneous Endoscopic Lumbar Discectomy)．臨スポーツ医 23：1337-1344，2006
3) 出沢 明：日帰り手術内視鏡椎間板ヘルニア摘出．臨スポーツ医 23（臨時増刊）：276-280，2006
4) Dezawa, et al：New minimally invasive discectomy technique through the interlaminar space using a percutaneous endoscope. Asian Endosc Surg 4：94-98, 2011

III 各疾患に対する理学療法［体幹・股関節］

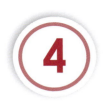

4 腰椎分離症・すべり症

東野 恒作・西良 浩一

1 疾患の解説

　腰椎分離症は，腰椎椎弓の関節突起間部が疲労骨折を起こし分離し，偽関節となった状態である．好発年齢は発育期の10〜17歳であるが，小学校低学年や成人でも発症することがある．発育期で発症した場合は早期に発見し，保存療法を開始すれば骨癒合が得られる．骨癒合が得られなかった場合は，偽関節となるが，偽関節例は必ずしも疼痛を伴わない．症状として腰痛が主であるが，疲労骨折の時期は骨折による腰痛であり，偽関節になったときの腰痛は分離部から隣接椎間関節に生じる滑膜炎による腰痛である．発育期の場合，骨年齢によりすべり症を合併するかどうかを予測できる．

　病期により，腰痛発現の病態は異なる．分離部は脊椎回転中心より後方に存在するため，後屈，つまり腰椎伸展により刺激され疼痛を生じる．一方で屈曲時痛を呈することは少ない．

　まれに下肢症状を呈することがある．発育期の疲労骨折性の場合，出血や浮腫が原因であり，周囲の背筋群まで炎症が波及する．MRIでは浮腫像を呈することがある．

　初期には腰椎椎間板ヘルニア類似の症状を認めることがあり，症状のみでは腰椎椎間板ヘルニアと診断される例が多い．分離すべりを合併した場合，下肢症状を認めることがあるが，分離すべりがなくとも下肢症状を生じる場合もあり注意深い診断が必要である．

　腰椎分離症は発症時期，画像所見によって病態が分けられ，その病態に応じた治療法を選択する必要がある．理学療法については腰痛緩和および腰部から下肢のタイトネスの治療が重要なポイントとなる．

2 治療の進め方

1. 画像診断

　単純X線により診断がつくのは終末期の偽関節の場合であり，初期，進行期の確定診断にはCTが必要である．図1が代表的病期分類である．発育期の比較的早期の疲労骨折ではCTにても診断困難なときがあり，STIR-MRIにおける隣接椎弓根の浮腫像が参考になる．

　椎体骨年齢を指標にすべり症が生じる頻度を調査したところ，骨端線が出現しない時期では，分離症になると約80％が5mm以上のすべりを呈した．一方，骨端線が生じる時期になると，すべり進展あるいは進行した症例は10％程度にとどまったが，女子により多い傾向を認めた．骨端線が閉鎖し成熟期になると，新たにすべりが発生したり，既存のすべりが悪化したりする症例はなかった．したがって，脊椎が幼若な時期かどうか，性別が後の保存療法での経過観察期間に影響する．

3 理学療法の実際

1. 保存療法

　初期に発見されればほぼ全例が3ヵ月以内に癒合する（図2）．早期発見，早期治療の重要性が強調される所以である．スポーツ中止可能な期間，

4 腰椎分離症・すべり症

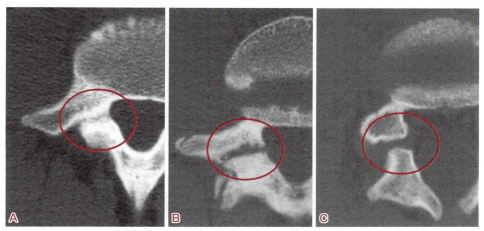

図1▶ 腰椎分離症の病期分類
A：初期，B：進行期，C：終末期

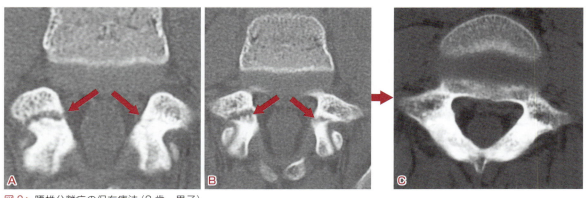

図2▶ 腰椎分離症の保存療法（8歳，男子）
A：頭側スライス，B：尾側スライス，C：硬性装具装着6ヵ月後
A，Bが進行期で，Cが初期6ヵ月の装具療法で癒合した例

癒合に要する期間を鑑みて，骨癒合を目的とする装具療法を行うか，痛くない分離症に導く治療を選択するかを，患者，家族，コーチなどと相談し決定している．骨癒合を導くための体幹装具としては，図3のような胸椎から骨盤までの硬性装具を使用している．特に殿部はしっかりと覆うようにしている．

終末期の滑膜炎による腰痛に対しては，内服と伸展防止スポーツ用ブレイスが第一選択となる．頑固な炎症がある場合，次のステップは分離部ブロックである．

腰椎分離症患者で最も重要なことは，タイトネスの改善である．最後に述べた3点は，術後からの復帰のみならず，保存法を行うすべての症例での条件である．徹底して行っていただきたい．特に，ハムストリングスが硬い症例が多い．ジャックナイフストレッチは筋固有反射であるreciprocal inhibitionを巧みに利用した理想的ストレッチである．短期間で確実にタイトハムストリングスを改善できる．

ジャックナイフストレッチの方法を示す．足首をしっかりと握り，胸と大腿部前面をぴったりと

Ⅲ 各疾患に対する理学療法［体幹・股関節］

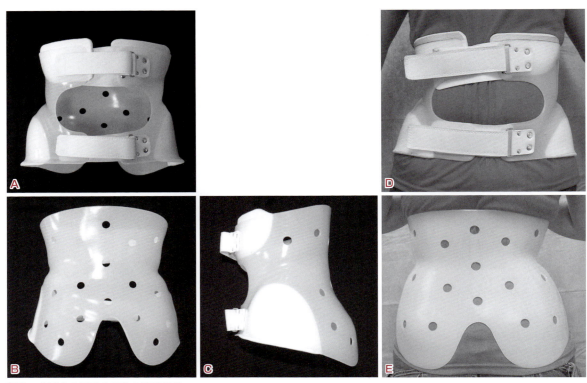

図3▶ 分離症の骨癒合目的の硬性装具
A：正面，B：後面，C：側面，D：装着後正面，E：装着後後面

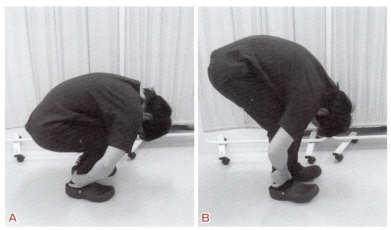

図4▶ ジャックナイフストレッチの実際
A：開始の姿位，B：最大膝伸展位

表1 ▶ 保存療法時のプログラム

CT分類	MRI輝度変化		3ヵ月		6ヵ月	
初期		硬性装具	骨癒合あり	後方サポートタイプのブレイス，スポーツ再開		
			骨癒合傾向	硬性装具継続	骨癒合あり	後方サポートタイプのブレイス，スポーツ再開
					骨癒合なし	後方サポートタイプのブレイス，スポーツ再開
進行期	あり	硬性装具	骨癒合あり	後方サポートタイプのブレイス，スポーツ再開		
			骨癒合傾向	硬性装具継続	骨癒合あり	後方サポートタイプのブレイス，スポーツ再開
					骨癒合なし	後方サポートタイプのブレイス，スポーツ再開
	なし	後方サポートタイプのブレイス，スポーツ継続				
末期	なし	後方サポートタイプのブレイス，スポーツ継続				

つけ，この状態で，膝を伸展する．胸と大腿部が離れないように注意する．股関節を完全屈曲した状態で，膝を伸展することが特徴である．このポジションで，膝をできるだけ伸展し10秒間持続する．これを1回5セット．朝と夜の2回行えば効果的である（図4）．

保存療法のプログラムを表1に示す．保存療法を施行し，スポーツ復帰前は大腿後面のハムストリングスのストレッチに加え，大腿四頭筋，アキレス腱などのストレッチも積極的に行う．ジャックナイフストレッチも続けて開始し，分離症の再発防止に努める．

2．手術療法

分離部の骨癒合が得られず，偽関節になっても大半は疼痛を有さないが，分離部由来の疼痛を認め，保存療法に抵抗性であった場合，分離部の修復術の適応となる．分離部修復術を施行した場合の術後プログラムを表2に示す．

1）術翌日

軟性体幹装具（いわゆるダーメンコルセット）で歩行開始．

表2 ▶ 手術後のプログラム

	2週	1ヵ月	2ヵ月	3ヵ月	6ヵ月
体幹筋のisometric exercise	○	○	○	○	○
臥位でのハムストリングスのストレッチ	○	○	○	○	○
下肢筋力トレーニング		○	○	○	○
ジャックナイフストレッチ			○	○	○
ジョギング				○	○
競技復帰					○

2）術後2〜4週間

体幹isometric exercise，臥位での下肢ストレッチ開始．

3）術後1〜2ヵ月

コルセット装着下，下肢の筋力トレーニング許可．創部の痛みがとれれば，ジャックナイフスト

レッチでタイトハムストリングスの改善.

4）術後6ヵ月
伸展制限スポーツ用ブレイスでスポーツ復帰.

4 競技への復帰

復帰は以下の3点のしなやかさが獲得された後に許可する.
① 踵をつけてしっかりとしゃがめる（アキレス腱）.
② 立位体前屈で掌が完全につく（ハムストリングス）.
③ 腹臥位で膝を曲げると踵が臀部にくっつく（大腿四頭筋）.

文 献

1) Sairyo K, et al：Causes of radiculopathy in young athletes with spondylolysis. Am J Sports Med 38：357-362, 2010
2) Sairyo K, et al：Conservative treatment of lumbar spondylolysis in childhood and adolescence：the radiological signs which predict healing. J Bone Joint Surg [Br] 91-B：206-209, 2009
3) Sairyo K, et al：MRI signal changes of the pedicle as an indicator for early diagnosis of spondylolysis in children and adolescents：a clinical and biomechanical study. Spine 31：206-211, 2006
4) Sairyo K, et al：Painful lumbar spondylolysis among pediatric sports players：a pilot MRI study. Arch Orthop Trauma Surg 131：1485-1489, 2011
5) Sairyo K, et al：Conservative treatment for pediatric lumbar spondylolysis to achieve bone healing using a hard brace：what type and how long? J Neurosurg Spine 16：610-614, 2012
6) Sairyo K, et al：Active-static stretching promotes flexibility of tight hamstrings after 4 weeks：a pilot study. Euro J Orthop Surg Traumatol 23：657-663, 2013

Ⅲ 各疾患に対する理学療法 [体幹・股関節]

⑤ 脊柱機能不全による腰部障害

金岡 恒治

　アスリートはその競技種目に特異的な動作を繰り返すため，体幹，腰部に相応の負荷が加わり，腰部障害が発生する．ここでは，腰椎椎間板ヘルニアや腰椎椎弓疲労骨折（分離症）のように画像検査で明らかな所見を認めない脊柱機能不全による腰痛について病態別に解説し，その理学療法を紹介する．

1 疾患の解説

1. 腰椎椎間板性腰痛

　椎間板は水分を多く含む髄核とそれを取り囲む線維輪からなり，空気の入ったタイヤのように衝撃を吸収する機能を持つ．髄核内の軟骨細胞によって合成されるプロテオグリカンによって髄核内には水分が保持されているが，遺伝的要素や物理的負荷によって軟骨細胞のプロテオグリカン合成能が低下すると，椎間板内の水分量が減少（椎間板変性）し，衝撃吸収機能が低下する．

　水分量が減少し変性した椎間板に衝撃が加わり続けると，あたかも空気の抜けたタイヤのゴムが損傷するように，線維輪に損傷が発生する．変性が起きていない，正常な椎間板内には神経・血管組織は存在せず，荷重などの物理的刺激によって疼痛を感じることはないが，いったん損傷した椎間板線維輪には，損傷部位を修復する生体反応が働き，炎症が起きた損傷部位に向かって椎間板線維輪の周囲に存在する神経・血管組織が侵入していく．

　このように変性して神経組織の侵入した椎間板線維輪に椎間板内圧の上昇するような物理的負荷

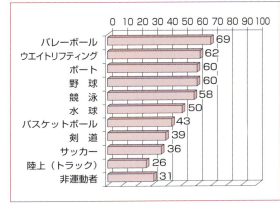

図1 ▶ 大学生運動選手を対象とした種目別の腰椎椎間板変性保有率

が加わることによって，椎間板性腰痛が発生すると考えられている．また，急激な椎間板内圧の上昇によって神経組織の入った線維輪が損傷する際には急性腰痛を生じ，いわゆる"ぎっくり腰"の原因の1つになると考えられる．

　椎間板変性は20歳代の一般人では3割程度に認められるもので，その要因の5～6割は遺伝的要因と考えられているが，後天的，環境的な要因としてスポーツ活動や重労働などの物理的要因も関与している．そのため，椎間板への物理的負荷の異なる競技種目ごとにその変性頻度は異なると推察される．

　われわれは大学生運動選手を対象にMRIによる腰椎椎間板変性頻度調査を行った（図1）．同世代の運動をしていない非運動者の椎間板変性頻度は31％であるのに対して，バレーボール選手69

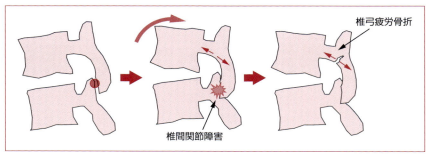
図2▶ 椎間関節障害と椎弓疲労骨折の発生機序

％，ウエイトリフティング選手62％，ボート選手60％，野球選手60％とその頻度が高かった[1,2]．一方，サッカー選手は36％，陸上トラック競技選手は26％と非運動者と同等の変性頻度であった．このように競技スポーツ種目ごとに椎間板変性頻度は異なり，その競技種目に特異的な腰椎への負荷が変性促進因子になっていることが推察される．

腰椎椎間板性腰痛の特徴として，腰椎を前屈することによって椎間板内圧が上昇し腰痛が誘発されるため，前屈制限を呈することが多い．立位よりも座位の際に椎間板内圧が高くなるため，座位での腰痛誘発を呈する際には椎間板障害を疑う．また，障害椎間板に隣接する腰椎の棘突起を圧迫することによっても疼痛が再現されるため，障害部位の診断に役に立つ．

これらの理学的所見をもとに診断し，MRI所見も補助診断に用いる．確定診断をするためには椎間板内への局所麻酔薬の注入によるブロック注射の有効性をみることが有用であるが，侵襲的な検査であるため，理学的所見で総合的に判断することが現実的である．

2. 腰椎椎間関節性腰痛

腰椎椎間関節は四肢の関節組織と同様の滑膜関節で，その関節包には侵害受容器が豊富に存在し，同関節への過剰な繰り返しの負荷による炎症や，何らかの強い負荷による関節損傷によって腰椎椎間関節性腰痛を引き起こす．その障害発生機序としては腰椎椎弓疲労骨折（分離症）と同様に腰椎への伸展・回旋挙動によると考えられる（図2）．

競技種目ごとの発生頻度は明らかではないが，腰椎の伸展・回旋動作を繰り返す野球，バレーボール，サッカー，陸上トラック競技，ハンドボールなどに多いと推察される．

腰椎椎間関節性腰痛の特徴として，腰椎の伸展動作，片側の椎間関節に荷重負荷を加えるような斜め後方への伸展動作（ケンプ手技）や回旋負荷によって腰痛が誘発されること，障害椎間関節に隣接する腰椎棘突起に圧痛があること，椎間関節付近に圧痛があることなどから判断する．障害部位を確定するため，また治療的効果を得ることを目的に椎間関節ブロックを行うことも有用である．

3. 仙腸関節性腰痛

仙腸関節は椎間関節と同様の滑膜関節であり，侵害受容器を含む関節包への刺激や炎症によって疼痛を生じる．仙腸関節性腰痛は女性に多く，サイドステップや片脚荷重を繰り返すサッカー，ソフトボールなどの種目に多い．疼痛は後上腸骨棘付近に生じ，同部に圧痛が存在すれば本障害を疑う．画像検査に特異的な所見は認めないため，各種ストレステストを行い仙腸関節に疼痛が誘発されることによって機能的に診断する．仙腸関節ブロック注射も診断的治療として有用である．

4. 筋筋膜性腰痛

脊柱起立筋への過剰な負荷によって筋性腰痛が生じる．またその腸骨付着部や大腰筋，腰方形筋，腰背筋膜の付着部である横突起にも付着部障害としての腰痛を生じる．その診断は圧痛の部位や当該筋の緊張による疼痛誘発などから判断する．

表1 ▶ 各病態ごとの治療の進め方

	腰椎椎間板性腰痛	腰椎椎間関節性腰痛	仙腸関節性腰痛	筋筋膜性腰痛
疼痛誘発姿位	前屈	伸展，回旋	－	－
アイシング	－	○	○	◎
マッサージ	－	－	－	○
ハムストリングスのストレッチ	◎	○	◎	－
大腿四頭筋のストレッチ	○	◎	◎	－
胸郭，胸椎の可動域拡大	○	◎	○	－
肩甲・胸郭関節の可動域拡大	○	◎	○	－
股関節の可動域拡大	○	◎	◎	－
体幹深部筋の機能改善	◎	◎	◎	◎
フォームの修正	－	◎	－	－
スポーツ活動復帰の基準	可動域制限なければ可	可動域制限なければ可	疼痛に応じて可	可動域制限なければ可

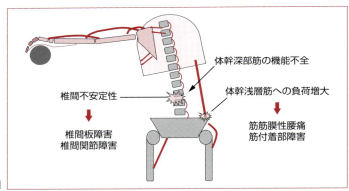

図3 ▶ 腰部障害の発生原因

2 治療の進め方

各病態に対しては対症的治療が行われるが（表1），スポーツ活動に復帰することによって再発しないように予防対策をとることが求められる．脊柱は積み木のように椎骨が積み上げられており，その安定性は体幹筋によって得られている．運動時の脊柱安定性を得るために体幹深部筋が働き，胸郭と骨盤の間の運動を行うためには体幹浅層筋の働きが重要となる．この体幹深部筋の働きが不十分になると，脊柱椎体間に不安定性が生じ，その繰り返しによって椎間板障害，椎間関節障害が発生する．また，体幹深部筋の機能を補うために体幹浅層筋が過剰に動員されると，体幹浅層筋の損傷や，疲労による疼痛，筋付着部での障害が発生することになる（図3）．

3 理学療法の実際

スポーツ活動によって腰部障害が発生したということは，脊柱に何らかの機能異常があることが疑われ，その機能異常を改善することによって症状の再発予防が図れる．またその機能異常を改善することによって競技パフォーマンスの改善にもつながることが期待できることを選手に伝え，ア

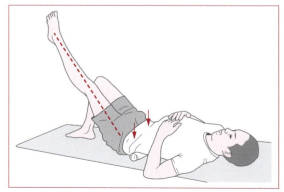

図4▶ 腹横筋のトレーニング例
下部腹横筋を引き込み，背部を床に押しつけ，骨盤帯を安定させながら，下肢を伸展挙上する．腹横筋が適切に働いていれば下肢を挙上したり，股関節を外転させる外乱を与えても骨盤は安定している．

スレティックリハビリテーションを行う動機づけとする．

1. 体幹隣接関節可動域の確保

スポーツ動作時に脊柱への負荷を減らすためには腰椎に隣接する関節（股関節，肩甲・胸郭関節，胸椎・胸郭）の可動域を高めることが求められる．

2. 体幹安定性の獲得[3]

体幹深部筋が適切に働くことによって運動時の体幹安定性が得られる．そのため体幹深部筋の筋力強化を行うとともに，そのスポーツ動作に特異的な四肢の動作を行う際に体幹深部筋が適切なタイミングで活動するように神経筋の促通を図るトレーニングを行わせる．体幹筋トレーニングを行う際には浅層筋よりも深層筋が活動することを確認しながら行うことが重要であり，選手がきつく感じるトレーニングが必ずしも適切に深部筋の活動を伴っていないことが多い．代表的な体幹深部筋である腹横筋の収縮を，腹部引き込み動作（draw in）によって確認し（図4），さまざまな体幹安定化トレーニングの際に腹横筋の収縮を伴っていることを意識しながら指導することが重要となる．

3. 適切なフォームの指導

腰椎に負荷のかからないフォームが行えるよう指導者と協力して指導する．

4 競技への復帰

器質的損傷を伴わない腰部障害であれば疼痛が軽減することによって競技復帰を許可するが，前述のような理学療法によって選手の身体機能を改善させることが望ましい．また，特に成長期の選手においては理学療法が適切に行えていても，過剰な運動負荷量によっては障害が再発するため，指導者と相談しその選手に適した運動量を設定することも必要となる．

文　献

1) Hangai M, et al：Factors associated with lumbar intervertebral disc degeneration in the elderly. Spine J 8：732-740, 2008
2) 金岡恒治：スポーツと腰椎椎間板障害―病態と保存的治療．脊椎脊髄ジャーナル 24：867-872, 2011
3) 金岡恒治ほか：体が生まれ変わる「ローカル筋」トレーニング．マキノ出版，2013

III 各疾患に対する理学療法［体幹・股関節］

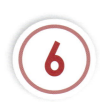

鼠径部痛症候群

仁賀 定雄

1 疾患の解説

1. 鼠径部痛症候群（groin pain syndrome）とは

鼠径周辺部の痛みは慢性化すると治りにくく，これまで多くの国でさまざまな診断・治療が試みられてきたが，今でも診断・治療法は確立していない．

過去に筆者らは潜在する鼠径ヘルニア（スポーツヘルニア）が慢性鼠径部痛の原因になりうるという考え方に基づいて，鼠径管後壁補強修復手術による治療を施行したが，アスレティックリハビリテーションによる保存療法の発達とともに手術する割合は減少し，2001年以降は手術を施行した例はなく，現在ではスポーツヘルニアが痛みの原因とは考えていない．

現在では，痛みの原因となる器質的疾患が鼠径周辺部に認められない場合，"肩甲骨から体幹，下肢の可動性，安定性，協調性に問題を生じた結果，骨盤周囲の機能不全に陥り，運動時に鼠径部周辺にさまざまな痛みを起こす症候群（鼠径部痛症候群）"であると考えて診断・治療を行っている[1〜4]．

2. キック動作の解析からみた病態

可動性，安定性，協調性が良好な状態で行われるサッカーのキック動作においては，図1に示すように肩甲帯と骨盤が連動して効果的に，互いに逆方向へ回旋する（筆者らは"cross motion"と呼んでいる）ことによって，股関節だけの動作ではなく，肩甲帯から体幹，骨盤の有効な回旋力によってキック動作が行われている．

何らかの問題で連動した有効な回旋動作が妨げられると，股関節単独の屈曲・内転動作でキックが行われるようになり，股関節周辺に過剰なストレスが発生し，股関節周囲に痛みを生じると考えている．

2 治療の進め方

1. 鑑別診断

筋損傷，剥離骨折，疲労骨折，真正鼠径ヘルニアなどの器質的疾患の精査を行う．必要に応じてX線，CT，MRIで検査する．anterior impingement signなどの臨床症状から股関節インピンジメント（股関節唇障害またはfemoroacetabular impingement）が疑われ，理学療法で改善がみられない場合は，診断・治療の一環として股関節内に造影剤と局所麻酔薬，ヒアルロン酸を注入して痛みの改善を確認する．

2011〜2013年に診察したスポーツ選手の鼠径周辺部痛症例163例のうち器質的疾患を認めた症例は86例（53％）であり，器質的疾患を認めなかった症例は77例（47％）だった．器質的疾患と診断したなかで股関節インピンジメントは18例（11％）であり，18例中5例（鼠径周辺部痛症例全体の3.1％）が股関節鏡手術を受けて復帰した．器質的疾患を認めなかった症例は機能不全の問題点を評価して，機能不全改善のリハビリテーションを行った（表1）．

2003〜2008年に機能不全改善のリハビリテーションによる保存療法を行った100例中経過観察できたのは77例であり，復帰まで24週以上

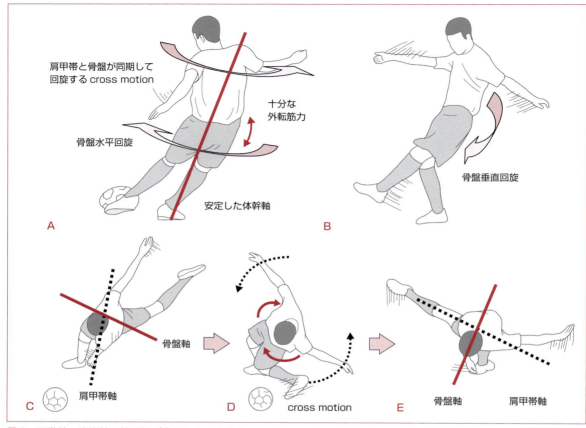

図1▶ 可動性，安定性，協調性が良好なキック動作
A：後面，B：側面，C：バックスイング（上面），D：前方スイング（上面），E：フォロースルー（上面）

かかったか復帰できなかった症例は3例だった．復帰できた症例の復帰までの期間は1～33週（平均8.5週）だった．

筆者らの考え方に基づく診断・治療が妥当であるかどうかは今後さらに検証が必要である．

2. 鼠径部痛症候群の機能不全の診断

1）問 診

機能不全が生じる誘因になった外傷・障害の有無を確認する．練習方法，リハビリテーション，チームのマネジメントのなかに機能不全を生じさせる要因があるかどうかを確認することは，選手個人の治療だけでなくチーム全体の予防のために重要である．

表1▶ 症状に応じたリハビリテーションの進め方

症状	器質的疾患あり	器質的疾患なし	
		機能不全あり	機能不全なし
器質的疾患の治療	要	不要	不要
機能不全の改善	要	要	不要
機能不全の予防	要	要	要
スポーツ活動	器質的疾患治癒後復帰	機能不全改善まで中止	継続

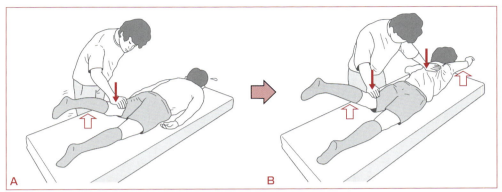

図2▶ 徒手抵抗による伸展筋力と痛みの評価および cross motion による痛みの改善
A：股関節単独動作による伸展時に鼠径部痛が生じる例がある．
B：反対側の肩甲帯と同期させて伸展する cross moton によって痛みが改善する例が多い．

2）可動性，安定性，協調性の機能不全の評価
器質的疾患が認められない場合，機能不全の問題点を評価する．

（1）可動性の評価
① 腰部：腰部の可動性が障害されると骨盤の有効な回旋が制限され，股関節の単関節運動でキック動作を行うようになるので，鼠径部痛症候群の発生要因となる．
② 股関節：慢性化した症例では股関節内旋制限（外旋拘縮）が見逃され，未治療であることが多い．早期に外旋拘縮の出現を見出して解除することは，予防上も有用である．
③ そのほかの部位：肩甲帯，胸郭，骨盤，膝・足関節など，ほかの部位の可動性が不良なために機能不全をきたすことが少なくない．

（2）安定性の評価
① 立位での Trendelenburg sign：十分な股関節外転筋力を確保することが，治療においても，予防においても必須の条件である．Trendelenburg sign の陰性化は復帰のために必須である．
② 臥位，座位の徒手抵抗テスト：上体起こしと下肢伸展挙上（SLR），股関節内転・外転・伸展時の徒手抵抗の筋力と痛みをチェックする．

（3）協調性の評価
① 腹臥位での cross motion：腹臥位で徒手抵抗下に下肢を伸展挙上する際，鼠径周辺部に痛みを生じる例がある．この動作時に同時に反対側の肩甲帯を cross して使うようにすると鼠径部に痛みなく下肢を伸展挙上できるようになることが多い（図2）．反対側の肩甲帯と同期させて下肢を動作する協調運動を "cross motion" と呼んでいる．
② 立位での cross motion：片脚立位片手支持による下肢の前後スイング時に，正しく cross motion が行えているかどうかチェックする（図3）．

3 理学療法の実際

可動性を改善させたうえで，安定性，協調性のトレーニングを行う．

1. Mobilization

1）強刺激マッサージまたは徒手的筋膜リリースによる passive mobilization
痛みが慢性化した例では，多くの場合，長・単・大内転筋の拘縮にとどまらず，股関節外旋筋群や中殿筋，大腿筋膜張筋，大腿四頭筋などの拘縮が重層的，複合的に生じているので，内転筋のマッサージだけでは拘縮は解除されない．特に内旋制限（外旋拘縮）解除の強刺激マッサージまたは徒手的筋膜リリース（以下，筋膜リリース）が重要である．

III 各疾患に対する理学療法［体幹・股関節］

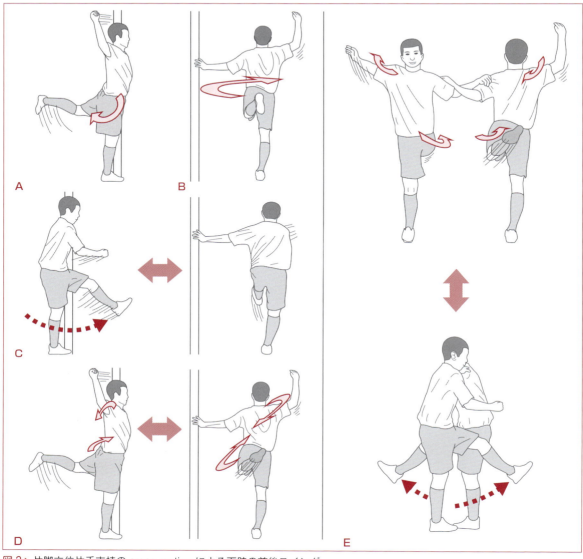

図3▶ 片脚立位片手支持のcross motionによる下肢の前後スイング
A：骨盤垂直回旋
B：骨盤水平回旋
C：回旋した骨盤の復元力による前方スイング
D：足を反対側の肩へ向けることによって効果的にcross motionが行われる後方スイング
E：練習・試合前のグランド上で選手同士が互いの肩につかまって行うことのできる下肢の前後スイング

　仰臥位および腹臥位で徒手による股関節内旋の手技を繰り返して，拘縮部位を調べながら強刺激マッサージまたは筋膜リリースを行う．1つの筋の拘縮が解除されたら次に明らかなほかの部位の拘縮に対して，さらに同様の手技を行うことを繰り返して，重層的，複合的な外旋拘縮を解除する（図4）．

　外旋拘縮は見逃されやすく，これが改善されないと安定性，協調性のトレーニングを行っても症状の改善につながらないことが多い．

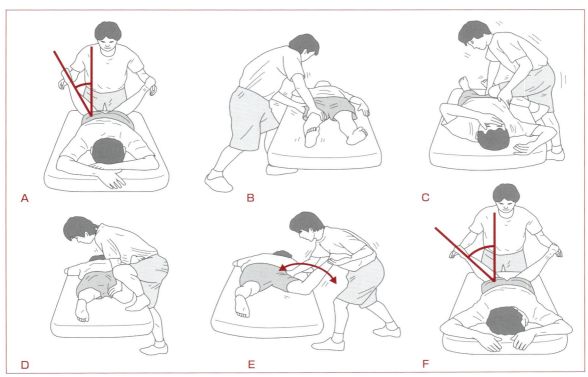

図4▶股関節内旋制限(外旋拘縮)の診察と強刺激マッサージまたは筋膜リリースによる拘縮除去
A:外旋拘縮(+), B〜E:強刺激マッサージまたは筋膜リリース, F:強刺激マッサージまたは筋膜リリース後

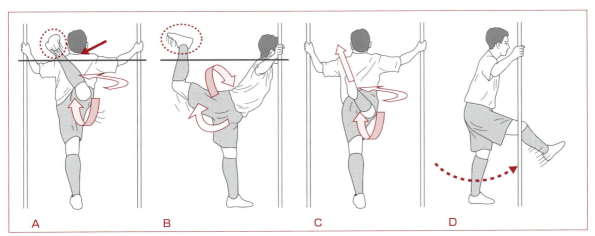

図5▶両手支持の後方から前方へのスイングによる dynamic mobilization
A〜C:骨盤垂直回旋, 骨盤水平回旋
D:回旋した骨盤の復元力による前方へのスイング(股関節単独の屈曲動作で前方スイングしない)

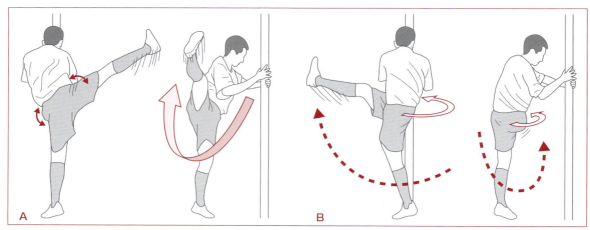

図6▶ 両手支持の外方から内方へのスイングによる dynamic mobilization
A：外転筋力をしっかり使う．
B：骨盤水平回旋によって内方スイングする．

2）下肢のスイングによる dynamic mobilization
（1）両手支持の後方から前方へのスイング（図5）
両手で支持棒を把持して体幹を安定させて，下肢を大きく後方へスイングする．スイングする足が反対側の肩を目指すことによって，骨盤が効果的に水平・垂直回旋する．前方へスイングするときは股関節単独の屈曲力は極力使わないで，骨盤の回旋復元力を使って後方から前方へスイングする．

（2）両手支持の外方から内方へのスイング（図6）
両手で支持棒を把持して体幹を安定させて，外転筋力を使い下肢を大きく外方へスイングする．内方へスイングするときは内転筋力は極力使わないで，骨盤を水平回旋する力でスイングする．支持足のつま先を内方スイングの方向へ約45°の角度にして，骨盤を回旋しやすくする．

2. Stabilization
1）腹筋訓練
痛みを伴う腹筋訓練は避けなければならない．痛みが改善してから，膝・股関節屈曲位でアイソメトリックに行うか，膝・股関節をそれぞれ90°に屈曲させた状態で，筋腱の恥骨付着部付近にストレスが集中しないように行う．

2）体幹訓練
① 後方（hip up）
② 側方（side ways bench）
③ 前方（bench）

3. Coordination
1）cross motion による下肢の前後スイング（図3）
片手支持で体幹軸を安定させた状態で行う．片脚立位での下肢の前後スイング時に，反対側の上肢と下肢を連動して動作する cross motion によって骨盤の水平・垂直回旋を生み，回旋した骨盤の復元力で下肢を前方へスイングする．

2）cross motion による下肢の内外スイング（図7）
外方から内方へのスイングの動作を片手支持で行う．反対側の肩甲帯と連動して下肢を動作する cross motion によって，内転筋に力を入れないで下肢を内方へスイングする．

4. ランニング・キック動作の再教育
室内でのアスレティックリハビリテーションによって機能不全を回復させ cross motion の動作を習得しても，実際にグランド上でランニングやキックを再開させると，特に長期間無理をしてプレーしていた選手ほど悪循環で身についた股関節の単独動作が修正できず，痛みが出現することが

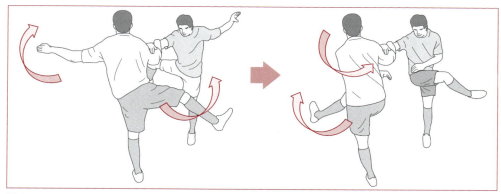

図7 ▶ 片手支持の cross motion による下肢の内外スイング

表2 ▶ プロサッカークラブにおける治療と予防の変遷

ステージ	年	治療	予防	練習離脱者（数 / 年）	練習離脱日数（平均）
1st	1994〜2001	安静または手術	なし	2.6	2〜130（39）
2nd	2002〜2005	アスレティックリハビリテーション	なし	2.5	3〜26（12）
3rd	2006〜2011	アスレティックリハビリテーション	積極的に施行	0.8	2〜7（4）

＊：ns，＊＊：$p<0.05$

少なくない．体幹軸を安定させたうえで cross motion による効果的な肩甲帯から骨盤，下肢の動きを実際のランニング，キックにおいても有効に行えるように動作の再教育を行う．

4 競技への復帰

筆者らがメディカルサポートをしているプロサッカーチームにおいて，機能不全の評価に基づく予防トレーニングを取り入れた2006〜2011年は，2005年までに比べて練習離脱期間が有意に短縮した（表2）．

メディカルスタッフは選手と協力して，可動性，安定性の問題点を早期に発見して，修正する．準備運動では，片手支持による前後スイング（図3）と片手支持による内外スイング（図7）を左右それぞれ10回ずつ行うことを推奨する（合計1分あれば可能である）．

選手，コーチングスタッフ，メディカルスタッフが協力して可動性，安定性，協調性を良好な状態に保つことが，本症だけでなくさまざまな外傷・障害の予防，復帰後のパフォーマンス発揮および再発予防に有用である．

文献

1) 仁賀定雄ほか：骨盤・股関節・大腿の障害．MB Orthopaedics 23：95-107, 2010
2) 仁賀定雄ほか：鼠径部痛症候群．コーチとプレイヤーのためのサッカー医学テキスト，金原出版，東京，166-171, 2011
3) 仁賀定雄ほか：スポーツ選手の鼠径部痛．整形外科臨床パサージュ 7，中山書店，東京，164-177, 2011
4) 仁賀定雄：鼠径部痛症候群．新版スポーツ整形外科学，南江堂，東京，237-243, 2011

III 各疾患に対する理学療法［体幹・股関節］

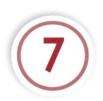

Femoroacetabular impingement (FAI)

内田 宗志・高橋 誠・迫田 真輔

1 疾患の解説

　femoroacetabular impingement（FAI）は，股関節と骨盤の解剖学的な形態異常により大腿骨近位部と骨盤（主に寛骨臼）が異常に接触することで起こる病態である．ピンサー型と呼ばれる寛骨臼縁が過被覆しているものでは，大腿骨頭・頚部移行部が寛骨臼縁に衝突を繰り返し，股関節唇損傷を引き起こす．また，キャム型という大腿骨頭・頚部移行部の骨が膨隆しているものでは，非球形の大腿骨頭が股関節屈曲時に寛骨臼縁にスムーズに入り込むことができず，臼蓋縁にずり応力が繰り返し加わることによって股関節唇や関節軟骨の損傷を生じ，変形性股関節症へと進行する[1]．

　FAIの主な症状は疼痛，可動域制限，筋力低下である．疼痛は鼠径部や大転子周囲，殿部などに多くみられ[2]，ランニング・ジャンプ・キック動作，スタート・ストップ動作などの疼痛を誘発する動作があるのが特徴である[3]．

2 治療の進め方

1. FAIに対する治療の概要

　病歴や理学所見，画像所見より総合的に診断し，まず6週間以上の理学療法（疼痛がない範囲での関節可動域訓練や股関節・体幹筋群の筋力・筋持久力強化）や内服，関節内注射などの保存的加療を行う．保存的加療に抵抗し疼痛が持続する場合に手術を検討する．

　手術は全身麻酔および硬膜外麻酔下にて行う．牽引手術台を使用し，仰臥位で関節裂隙が約15mm程度開くように術側下肢を牽引する．ポータルは内側前方ポータルと前外側ポータルの2つを使用する．関節唇や臼蓋縁の軟骨の病態を確認後，関節唇を剥離し，寛骨臼縁を露出する．

　ピンサー病変がある場合は寛骨臼縁を切除，形成し（図1-A），関節唇をスーチャーアンカーで修復する．次に牽引を緩めてキャム病変を確認後，大腿骨頚部・移行部を形成する（図1-B）．

2. 術後リハビリテーション

　FAIの術後のリハビリテーションについて述べる．

　当院では修復組織の回復段階を踏まえ，Phillipon らが作成したリハビリテーションプログラムを改変したものを用いて術後のリハビリテーションを行っている（図2）．術後のリハビリテーションの全体的な目標は，
① 受傷前の股関節機能の再獲得
② 修復組織の治癒を促すこと
③ 正常股関節機能の獲得
である[4]．その目標を考慮したリハビリテーションプログラムは第1〜4相に分かれており，術後経過期間や進行基準に従い進めていく．

3 理学療法の実際

　前述したリハビリテーションプロトコルの詳細を各相ごとに解説する．

　まず最初に術前に患者教育を行う．患者には，リハビリテーションプロトコルを理解してもらい，

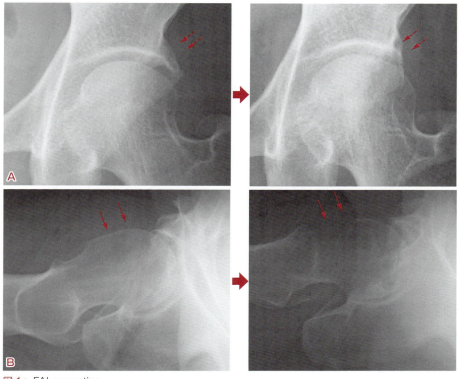

図1▶ FAI correction
A：臼蓋縁の形成，B：キャム形成術

　各プロセスにおける注意事項，目標とゴールを認識させることにより，患者自身にリハビリテーションの内容について理解してもらう．さらに，自主的に訓練を行わせ，理学療法士の行う治療に協力してもらうことが重要である．

1. 第1相：修復組織の保護と拘縮予防（術後1～4週）

　この時期は修復組織の保護，拘縮予防に努める．修復した股関節唇や関節包を保護するために，術後2～3週は屈曲90～120°，外旋0°，外転0～45°，伸展0～10°と制限する．これらの制限を守るために股関節装具を2週間装着する（図3）．

1）可動域訓練

　癒着予防のため術後翌日から軟部組織や瘢痕マッサージを愛護的に行い，continuous passive motion machine（CPM）を用いて他動可動域訓練を行う．CPMは術後より30～70°から開始し，1日1時間を2週間継続する．

　サーカムダクションという理学療法士が他動的に股関節を回しながら徐々に広げていく他動可動域訓練を[5]，術後翌日より施行する（図4）．また，屈曲拘縮予防を目的として腹臥位をとらせ，股関節屈筋群のリラクセーションを行う．

　腰椎−骨盤−股関節の動きを獲得するために四つ這い動作を行い，腰椎と骨盤の硬さと動きを改善させる．また，可動域改善のため大殿筋，梨状筋，大腿方形筋などの深層外旋六筋のダイレクトストレッチ（図5）を指導し，タイトネスの改善を図る．

2）筋力訓練

　術後2日目より開始する．第1相では腸腰筋の炎症や疼痛が起きやすいため，注意を要する．第2週までは等尺性運動（図6）や丸椅子を用いた股関節内旋運動を実施し，3～4週間で等張性

Ⅲ 各疾患に対する理学療法［体幹・股関節］

関節鏡視下股関節唇縫合術　　骨軟骨形成術　RIMi trimming　関節包縫合

Patient checklist	第1相 保護と可動	1	2	3	4	5	6	7	8	9	10	12	16	20
Weight bearing 荷重 FFWB (Flat foot weight bearing) 2週間	Ankle pump	•												
	アイソメトリック	•	•											
	軟部組織マッサージ	•	•	•	•	•	•							
	抵抗のないエアロバイク	•	•	•	•	•	•							
	瘢痕組織のモビリゼーション	•	•	•	•	•	•							
CPM 0〜2週間 4時間/日	他動可動域訓練	•	•	•	•	•	•							
	Circumduction	•	•	•	•	•	•	•	•					
	他動ストレッチ Quad HS piriform	•	•	•	•	•	•							
腹臥位でのストレッチ 2時間以上/日	Quadrup rocking		•	•										
	第2相 Stabilization 安定化	1	2	3	4	5	6	7	8	9	10	12	16	20
	セクション1 (SEC1)	1	2	3	4	5	6	7	8	9	10	12	16	20
	丸椅子股関節回旋運動		•	•										
	腹臥位回旋運動 ハムストリング		•	•										
	腹臥位大臀筋 プログレッション		•	•										
回旋止めブーツ: 術後15日まで装着	仰向け屈曲訓練		•	•										
	立位で内旋位での外転訓練				•	•	•							
	側臥位での中臀筋訓練				•	•	•	•						
	ブリッジの訓練メニュー				•	•	•	•						
	他動ストレッチング 屈曲 腸脛靭帯				•	•	•	•						
ブレッドソー装具 0〜105° 術後15日	水中訓練開始					•	•	•	•					
	プランク						•	•	•					
	他動可動域訓練						•	•	•					
	エアロバイク 抵抗						•	•	•	•				
	セクション2 (SEC2) 歩行とCKC訓練	1	2	3	4	5	6	7	8	9	10	12	16	20
関節可動域制限 屈曲: 0〜120 術後0から14〜21日 伸展: 1週 0° 14〜21日以降 0°以上 外旋: 0° 0から14〜21日 内旋: 制限なし 外旋: 0〜45° 2〜4週以降疼痛範囲で	松葉杖歩行訓練/荷重をあげる					•	•	•						
	バランストレーニング					•	•	•						
	膝 1/3 スクワット						•	•						
	レッグプレス						•	•						
	Pilates							•	•					
	Ellioptical machine							•	•					
	セクション (SEC3): 機能訓練	1	2	3	4	5	6	7	8	9	10	12	16	20
	Functional activity								•	•				
	Running progression								•	•				
	Skating progression								•	•				
	Golf progression								•	•				
	Dance progression								•	•				
Modalities: Active release Ultrasound, E-stim as needed after 3wk	**第3相 筋力強化 Strengthening**	1	2	3	4	5	6	7	8	9	10	12	16	20
	Single leg closed chain progression								•	•	•	•		
	Balance squats								•	•	•	•		
	Lateral step downs, lunge								•	•	•	•	•	
Time lines: Week 1=POD1〜7 Week 2=POD8〜14 Week 3=POD15〜21	Single 1/3 knee bends								•	•	•	•	•	
	Slide to side lateral movement								•	•	•	•	•	
	Forward box lunge								•	•	•	•	•	
	第4相 Return to sports	1	2	3	4	5	6	7	8	9	10	12	16	20
	Functional sports test											•		
	Multi-place agility plyometrics											•	•	•
	Sports specific drills											•	•	•

図2 ▶ 術後のFAIプロトコル
第1〜4相に分かれており，術後経過期間や進行基準に応じて進めていく．

7 Femoroacetabular impingement（FAI）

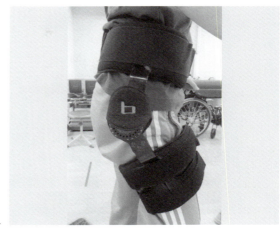

図3▶股関節装具
股関節の過伸展と外転を防ぐ機能がある．

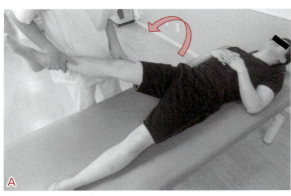

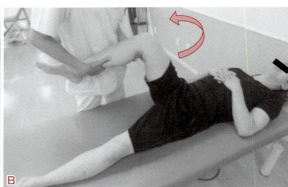

図4▶サーカムダクション
A：股関節0°にて股関節を時計回り・反時計回りに回転させる．
B：股関節60°にて股関節を時計回り・反時計回りに回転させる．

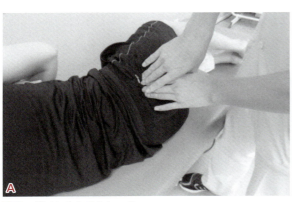

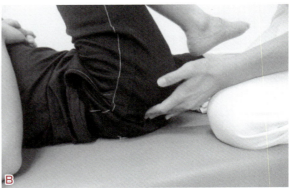

図5▶ダイレクトストレッチ
A：梨状筋を圧迫しストレッチする．
B：大殿筋を直接圧迫しストレッチする．

Ⅲ　各疾患に対する理学療法［体幹・股関節］

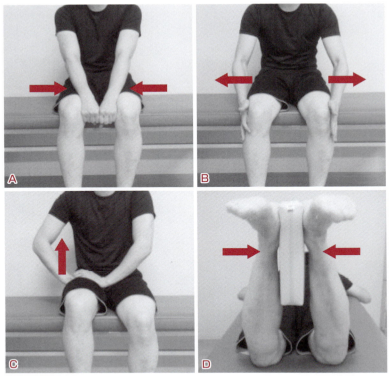

図6 ▶ 等尺性運動
A：内転筋群．座位にて両大腿に拳やボールを挟み内転する．3〜5秒保持×10回．
B：外転筋．座位にて両大腿外側に手をあて外転する．3〜5秒保持×10回．
C：屈筋群．座位にて大腿近位に手をあて抵抗をかける．3〜5秒保持×10回．
D：外旋筋群．腹臥位にて両膝を屈曲し両下腿に枕などを挟み外旋する．禁忌肢位に注意する．3〜5秒保持×10回．

訓練へと進める．体幹筋力訓練はブリッジを開始する．

　3）歩行訓練
　プールのある施設では，抜糸が終わり術創が完全に治癒した後，プール歩行を開始する．
　術側股関節への荷重は約9kgより開始する．患側下肢への荷重を開始するときは半歩前荷重位にて腹筋群や殿筋群の収縮を確認する[6]（図7）．その後徐々に片脚での立位保持訓練を行うが，殿筋群の収縮やトレンデレンブルグ現象に注意を払う．

2. 第2相：安定性の獲得（術後2〜8週）
　1）目　標
　股関節・体幹筋力の回復，制限範囲内での可動域獲得を目標とする．

　2）可動域訓練
　他動訓練から自動訓練へと進める．四つ這い動作を，祈りのポジション（図8）へと進めていき，股関節の深屈曲を骨盤と連動させて行う．
　可動域の獲得を目的として，術後3週目より腸腰筋や大腿直筋のストレッチを開始し，術後5週目からはモビライゼーションや他動関節可動域を開始する．

　3）筋力訓練
　術後3週目より側臥位での股関節外旋運動（図9-A），側臥位での股関節外転運動（図9-B），立位股関節内旋位での股関節外転運動（図9-C）による筋力強化訓練を開始する．中殿筋は歩行時

7 Femoroacetabular impingement (FAI)

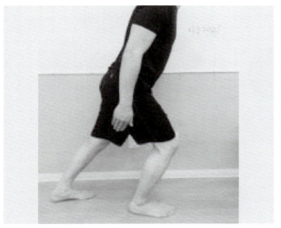

図7 ▶ 半歩前荷重位
痛みに注意し，体幹筋群，殿筋群，大腿四頭筋，ハムストリングスの収縮を確認する．

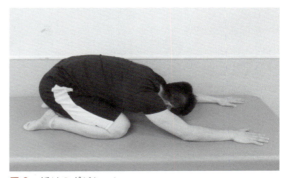

図8 ▶ 祈りのポジション
四つ這いから祈りのポジションへと進め，股関節の深屈曲を骨盤と連動させる．

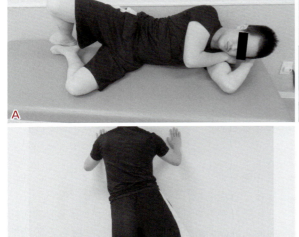

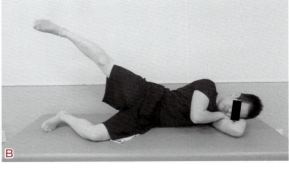

図9 ▶ 股関節殿筋の筋力訓練
A：股関節外旋運動．患側を上にして側臥位になり両踵を合わせたまま患側股関節を外旋する．20～30回×1セット．
B：股関節外転運動．患側を上にした側臥位になり患側股関節を伸展・外転する．20～30回×1セット．
C：立位股関節内旋位外転運動．立位にて健側で支持し，患側股関節を内旋したまま外転する．30回×3セット．

Ⅲ 各疾患に対する理学療法［体幹・股関節］

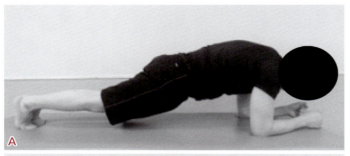
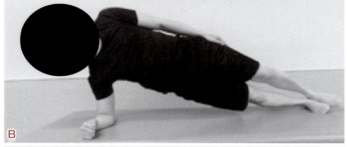
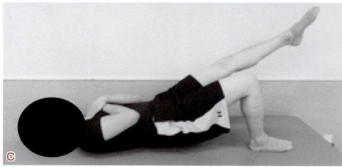

図10 ▶ 体幹筋力訓練
A：プローンプランク．うつ伏せになり両肘と足部で支持し体幹，股関節をまっすぐにして保持する．30秒保持×5～10セット．
B：サイドプランク．患側を下にした側臥位になり肘と足部で支持し体幹，骨盤をまっすぐに保持する．30秒保持×5～10セット．
C：片脚ブリッジング（膝伸展位）．背臥位になり健側股関節は膝を伸展し挙上したまま，殿部をゆっくりと挙上する．体幹をまっすぐに保持した後ゆっくりと下ろす．20～30回×1セット．

表1 ▶ ランニングプログレッション

	歩行／走行	セット数／総時間	頻度
R1	4分間／1分間	4セット 20分間	4～5回／週
R2	3分間／2分間	4セット 20分間	4～5回／週
R3	2分間／3分間	4セット 20分間	4～5回／週
R4	1分間／4分間	4セット 20分間	4～5回／週
R5	5分間	2セット 10分間	4～5回／週
10分間のジョギングから徐々に増やしていく			

に骨盤を安定させる作用があるため[7]，その強化は特に重点的に行う．

殿筋群や外旋筋群の筋力低下により，股関節屈曲時に大腿骨頭が前方偏位し[8]，修復した股関節唇に過度のストレスが加わるおそれがあるため，これらの筋力回復も十分に行う必要がある．

筋力強化訓練を行う際にはターゲットとする筋の筋力が発揮できているかに注意する．

4）体幹筋力訓練

体幹筋力は一方向で安定した床面で行う．プランク（図10-A），サイドプランク（図10-B），膝を伸展させるブリッジング（図10-C）による体幹筋群の強化を開始する．その後プロプリオセプショ

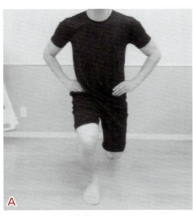 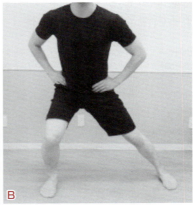

図11 ▶ ランジ動作
A：フォワードランジ．患側下肢を前方に出し，同側膝関節を曲げながら重心を下方へ落とす．股関節，膝関節がニュートラルの位置にあることを確認する．20～30回×3セット．
B：サイドランジ．患側下肢を側方へ出し，膝関節を曲げながら重心を下方へ落とす．股関節，膝関節がニュートラルの位置にあることを確認する．20～30回×3セット．

ントレーニングをバランスボールを用いて開始する．

5）歩行訓練

第2相の中期頃に，術側股関節への荷重を開始し，正常な歩行パターンを獲得することを目標とする．

6）心肺機能訓練

インパクトのない有酸素運動を開始する．エアロバイクを低負荷から開始し，6～8週でエリプティカルマシーン（クロストレーナー）をインターバルで開始する．

第2相の後期になると機能的な運動を開始する時期となる．医師の診察を得て，正常歩行，正常可動域，筋力があればランニングを開始する．ランニングなどの強度を徐々に上げていく（ランニングプログレッションプログラム）（表1）．

プログラム実施中に疼痛が出現した場合は，次のステップに進まず，1つ前のプログラムに戻り運動を行う．疼痛が出現しなければ，再び次のステップへと進めていく．トレッドミルの使用は，走る際に股関節前方への前方剪断力が加わるため禁忌とする[9]．

3. 第3相：筋力強化期（術後8～12週）

ここでは筋力や筋持久力，神経筋協調運動の強化を図る．筋力増強訓練ではCKCでの運動を取り入れ，片脚でのスクワットやランジ（前方，側方）（図11），ラテラルステップダウン，ボックスランジを開始する．スクワットやランジ動作の際は，股関節が屈曲・内旋・内転位になると修復股関節唇に過剰な負担がかかるため注意する．神経筋協調運動としてはサイドステップやカリオカなどのアジリティトレーニングを行う．

4. 第4相：スポーツ復帰期（術後12週～）

十分な筋力，可動域を獲得し，疼痛がなければスポーツ復帰の時期となる．修復された股関節唇が治癒するのに約12週必要とすることから[10]，この時期にスポーツテスト（図12）を行い，スポーツ復帰を検討する．スポーツテストの結果，20点満点中17点以上あれば復帰を許可し，アジリティトレーニングやプライオメトリクス，スポーツ特異的トレーニングを開始する．

文献

1) Ganzs R, et al：Femoroacetabular impingement：a case for osteoarthritis of hip. Clin Orthop 417：112-

Ⅲ 各疾患に対する理学療法［体幹・股関節］

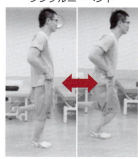
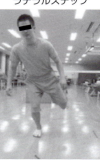
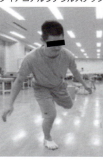
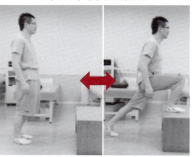

図12 ▶ スポーツテスト
シングルニーベンド，ラテラルステップ，ダイアゴナルラテラルステップ，フォワードボックスランジの4種目のテストを行い，20点満点中17点以上を合格とする．

120, 2003
2) Clohisy JC, et al：Clinical presentation of patients with symptomatic anterior hip impingement. Clin Orthop Relat Res 467：638-644, 2009
3) 内田宗志：下肢のスポーツ障害―股．日医師会誌 143：299-304, 2014
4) Wahoff M, et al：Hip arthroscopy rehabilitation：evidence-based practice. orthopaedic knowledge update：sports medicine. AAOS, 273-281, 2010
5) Willimon SC, et al：Intra-articular adhesion following hip arthroscopy：a risk factor analysis. Knee Surg Sports Traumatol Athrosc 22：822-825, 2014
6) Wahoff M, et al：Rehabilitation after hip femoroacetabular impingement arthroscopy. Clin Sports Med 30：463-482, 2011
7) Phillipon MJ, et al：Rehabilitation exersise progression for the gluteus medius muscle with consideration for iliopsoas tendinitis：an in vivo electromyography study. Am J Sports Med 39：1776-1785, 2011
8) Lewis CL, et al：Anterior hip joint force increases with hip extension, decreased gluteal force, or decreased iliopsoas force. J Biomech 40：3725-3731, 2007
9) Stalzer S, et al：Rehabilitation following hip arthroscopy. Clin Sports Med 25：337-357, 2006
10) Philippon MJ, et al：Arthroscopic repair of the acetabular labrum：a histologic assessment of healing in an ovine model arthroscopy. Arthroscopy 23：376-380, 2007

Ⅲ 各疾患に対する理学療法［肩関節］

1 肩関節脱臼―初回例

望月　智之・大路　駿介

1 疾患の解説

　肩関節脱臼の多くは，上腕骨頭が関節窩の前下方に脱臼する前方脱臼という形態を呈す．前方脱臼の多くは，肩関節を屈曲強制および水平外転強制されることにより発生する．
　若年者はスポーツによって肩関節脱臼することが多く，コンタクトスポーツではラグビーのタックル，非コンタクトスポーツでは野球におけるヘッドスライディングなどにて受傷することが多い．高齢者は転倒により肩関節に直接外力がかかり脱臼することが多い．
　自然に整復されるものを亜脱臼，自然に整復されず第三者による整復操作が必要であるものを脱臼と定義されている．

2 治療の進め方

　脱臼した状態を放置すると，二次的な腕神経損傷によって上肢機能を大きく損なう可能性があるため，可急的早期の整復が好ましい．しかしながら初回脱臼例では反復性例に比べると疼痛が強く，整復困難であることが多いため，現場においての安易な整復は試みず，医療機関にて画像診断後に整復を行うべきである．
　整復困難例に対しては全身麻酔などによる鎮静が必要となることがある．高齢者の脱臼では結節部の骨折や腱板損傷を伴うことが多いため，整復が困難となることがあるので注意を要する．
　整復にはさまざまな方法が報告されているが，

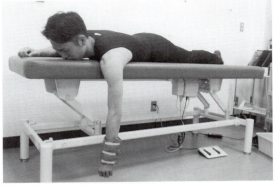

図1 ▶ Stimson法
手関節に2〜3kgの重りをつける．整復困難なときは他動的に振り子運動を行う．

筆者は愛護的な整復が望ましいという観点からStimson法をよく用いている（図1）．
　術後は2〜3週間程度の外固定が望ましい．固定肢位については外旋固定の有用性が報告されているが[1]，有効でないとの報告もあり[2]，その真偽は明らかでない．整復後は3D-CT画像によって，骨性バンカート病変の有無やヒルサックス病変の大きさなどを評価することにより，再脱臼のリスクを推測することが可能となる．
　骨性バンカート病変があり，骨片が関節面より大きく転位しているような症例では（図2），保存療法では不安定性の残存が必発であるので，初回脱臼であっても手術療法を検討すべきである．また比較的関節窩の骨形態が保たれていても，関節唇および下関節上腕靱帯の損傷は必須であるため，保存療法では不安定性が残存する可能性が高い（図3）．

Ⅲ　各疾患に対する理学療法［肩関節］

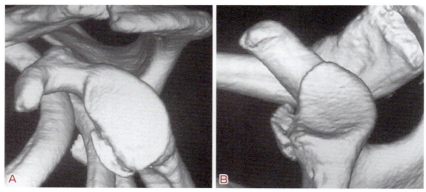

図2▶骨性バンカート病変を伴う初回脱臼（左肩）の3D-CT所見
A：関節窩前縁に骨性バンカート病変を認める．
B：骨性バンカート病変は関節窩よりも内側に変位している．

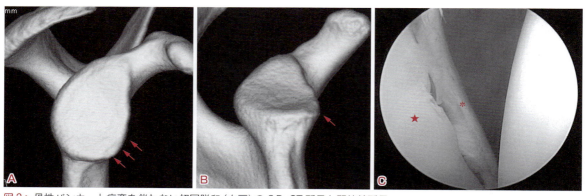

図3▶骨性バンカート病変を伴わない初回脱臼（右肩）の3D-CT所見と関節鏡所見
A，B：関節窩の前下縁に関節面の磨耗を認める（矢印）．
C：同症例の関節鏡所見（後方鏡視）．関節窩（★）と関節唇（＊）は剝離しており，バンカート病変を認める．

　このような情報を患者に伝え，保存療法を行うか，手術療法を選択するかの決定を行う．再脱臼リスクの高いコンタクトスポーツを除き，初回脱臼では保存療法を行うのが現状では一般的といえる．

　保存療法では受傷機転，受傷時期（シーズン），レベル，ポジション，年齢，再脱臼のリスク（画像所見），患者のニーズなどを考慮する必要がある．理学療法におけるポイントは，

① 姿勢・アライメントの教育
② 関節可動域 (ROM)
③ 筋力 (dynamic stability)
④ 神経筋コントロール
⑤ 運動連鎖

となる．

3　理学療法の実際

1. 姿勢・アライメントの教育

　肩甲骨に付着する筋は多いため，肩甲骨のアライメント不良は筋の長さ－張力のバランスを崩しやすい．特に，肩甲骨の外転・前方回旋位のアライメント不良は肩甲骨後面筋群のタイトネス，前面筋群の短縮を助長し，肩関節の異常運動を起こ

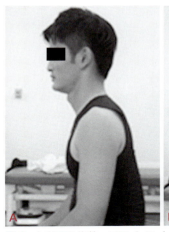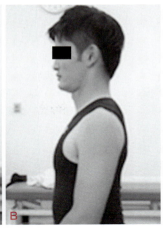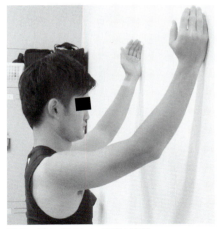

図4 ▶ 矢状面の姿勢・アライメント
A：不良姿勢例．頭部が前方変位し，肩甲骨の前方回旋，外転がみられる．骨盤帯の後傾もみられる．
B：良好姿勢例．肩甲帯だけでなく，頭頸部，骨盤帯も含めて修正する．

図5 ▶ 壁を利用したROM練習
肩甲骨の上方回旋に必要な前鋸筋の活動を高めることができる．

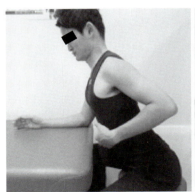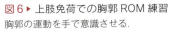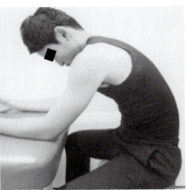

図6 ▶ 上肢免荷での胸郭ROM練習
胸郭の運動を手で意識させる．

図7 ▶ 肩甲骨のROM練習

す．肩甲骨のアライメント不良は脊柱や頭頸部，骨盤帯の姿勢・アライメント不良の代償運動として生じやすい．よって，日常生活から全身を含めた姿勢・アライメントの教育を行う必要がある（図4）．

2. 関節可動域（ROM）

保存療法が選択された場合，まず装具による固定を行う．固定期間中のリハビリテーションにおける一定の見解はないが，冷却による炎症の鎮静化を図りながら早期から愛護的ROM練習を行い，段階的に完全可動域を獲得することが推奨されている[3]（図5）．また，肩甲上腕関節だけでなく，肩甲胸郭関節に可動域制限を含めた機能低下を生じる者が多く，併せて可動域の獲得が必要である[4]（図6，7）．

3. 筋力（dynamic stability）

姿勢・アライメントの修正，ROMの獲得に伴い，筋力増強練習を開始する．筋力増強練習はセラピスト，または患者自身の反対側の徒手による等尺性収縮から開始する．段階的にチューブによる回

Ⅲ 各疾患に対する理学療法［肩関節］

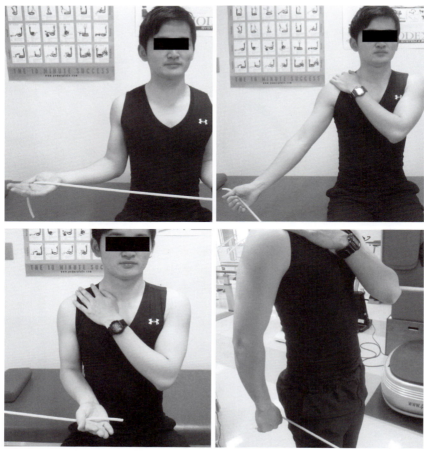

図8▶チューブによる回旋筋腱板トレーニングの一例

旋筋腱板トレーニング，ダンベルによるレジスタンストレーニングへと移行する（図8）．反対側と同等の筋力を発揮できることが望ましい[3]．

外傷性肩関節脱臼のほとんどは前方脱臼による前方支持組織，静的安定性（static stability）の破綻をきたす．そのため，筋による安定性，動的安定性（dynamic stability）の機能向上が必要となる．肩甲上腕関節の動的安定性は回旋筋腱板，上腕二頭筋，烏口腕筋，広背筋などにより得られるため，これらのトレーニングは必須となる．しかし，大胸筋は上腕骨頭が関節窩に対して前下方に脱臼する剪断力を発生させる[5]ことから，大胸筋のみの過剰収縮は避ける．

4. 神経筋コントロール

脱臼後は，関節包，筋，腱の急激な伸張による関節固有感覚の低下が生じ，神経筋のコントロール不良による不安定性（機能的不安定性）を呈する．リズミックスタビライゼーションなどの固有感覚のトレーニングを行い，機能的安定化を図る（図9）．

5. 運動連鎖

肩甲上腕関節，肩甲胸郭関節だけではなく，足部からの運動連鎖を考慮する必要がある．自重によるランジや片脚スクワット動作で，下肢−骨盤帯のアライメントを修正する．

4 競技への復帰

前述のコンセプトの改善が認められれば，トレーニングの原理・原則に基づき徐々に競技特異的なトレーニングへ移行する．特にコンタクトスポーツにおいてはスキルの問題があり[6]，機能的な問題以外の改善が必要である．

文献

1) Itoi E, et al：Immobilization in external rotation after shoulder dislocation reduces the risk of recurrence：a randomized controlled trial. J Bone Joint Surg Am 89：2124-2131, 2007
2) Liavaag S, et al：Immobilization in external rotation after primary shoulder dislocation did not reduce the risk of recurrence：a randomized controlled trial. J Bone Joint Surg Am 93：897-904, 2011
3) Owens BD, et al：Management of mid-season traumatic anterior shoulder instability in athletes. J Am Acad Orthop Surg 20：518-526, 2012
4) 筒井廣明：外傷性肩関節脱臼症例にみられた機能的問題点の検討．臨床整形外科 43：1093-1097, 2008

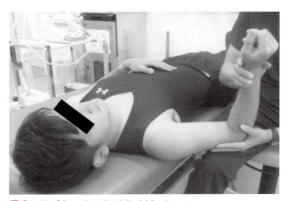

図9▶リズミックスタビライゼーション
肩甲上腕関節の内外旋方向に関節運動を起こさない等尺性収縮を交互に加える．

5) Labriola JE1, et al：Stability and instability of the glenohumeral joint：the role of shoulder muscles. J Shoulder Elbow Surg 2：32S-38S, 2005
6) 望月智之：コンタクトアスリートにおける外傷性肩関節前方不安定症　ラグビーフットボールにおける肩関節脱臼の頻度調査：高校生選手とトップリーグ選手との比較．臨スポーツ医 25：701-707, 2008

III 各疾患に対する理学療法［肩関節］

② 反復性肩関節脱臼—術後例

高橋 憲正・澤野 靖之・菅谷 啓之

1 疾患の解説

　肩関節は軟部組織に支えられていることで柔軟な動きを得る一方，関節の不安定性を生じやすく，人体の関節のなかで最も脱臼の多い関節である．肩甲骨が体幹に対し約30°前傾しているため，肩関節の関節窩は軽度前開きになっている．したがって肩関節脱臼の97～98％は前方に生じ，前方脱臼によりバンカート病変とヒルサックス病変が生じる（図1）．
　初回脱臼後にバンカート病変が治癒せず，靱帯の機能不全が残存すると反復性肩関節脱臼へと移行する[1]（図2）．反復性肩関節脱臼へと移行した症例に対する根治療法は，手術が必須で，剝離した下関節上腕靱帯–関節唇複合体，つまりバンカート病変を修復することが根本的な治療となる．

2 治療の進め方

　本疾患の根治治療は手術療法である．手術の目的は肩関節の安定化であり，外傷によって損傷した部位の修復が主体となる．関節窩から剝離した下関節上腕靱帯の修復術はバンカート法と呼ばれ，関節鏡視下に行う手技が一般化している．特にオーバーヘッド側の利き手においては，解剖学的な修復と低侵襲であることが必須となるため，鏡視下手術が極めて有用である．
　加えてわれわれは，再脱臼リスクの高いスポーツ競技者に対してはremplissageという手技を追加している[2]．鏡視下に棘下筋と小円筋の腱成分をヒルサックス病変に縫着する手技で，コリジョン・コンタクト競技者の再脱臼予防に有用である．そのほか，コリジョン・コンタクトスポーツ競技者に対してはLatarjet法やBristow法といった烏

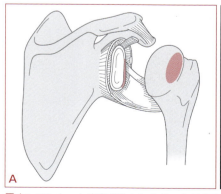
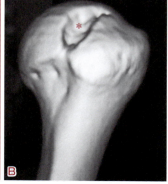

図1 ▶ バンカート病変（A）とヒルサックス病変（*）の3DCT（B）

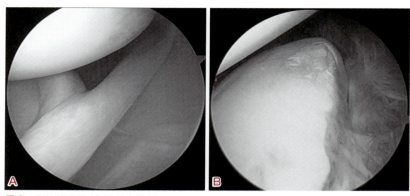

図2 ▶ 関節鏡所見（左肩前方鏡視）
A：正常の下関節上腕靱帯，B：バンカート病変

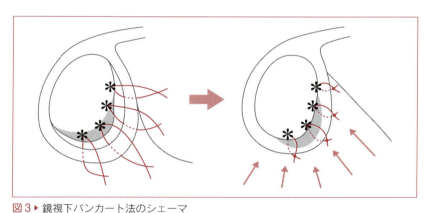

図3 ▶ 鏡視下バンカート法のシェーマ
関節窩縁の軟骨を除去し，右肩では6時から2時までに均等にアンカーを挿入する．下関節上腕靱帯の至適な緊張が得られるよう縫合する（矢印）．

口突起の移行術を選択する報告も多い[3]．

1. 鏡視下バンカート法[4]

弛緩した靱帯に至適な緊張を得るために，下関節上腕靱帯－関節唇複合体を可及的に剥離する．また，縫合した関節唇の治癒能力を高めるために右肩の3時から7時半の位置に相当する関節軟骨を3～5mm幅で切除する．高強度糸を装着したアンカーを原則4個用いている．右肩では6時から2時にかけて均一な間隔となるように，6時，4時40分，3時20分，2時を目安に挿入する（図3）．縫合がすべて終了した後，後方鏡視および前方鏡視で修復状態を確認する（図4）．

修復が終了した後，後方から鏡視しながら外旋

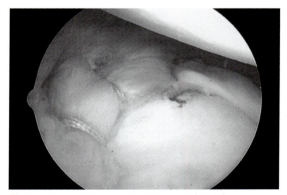

図4 ▶ バンカート病変の修復後（右肩前方鏡視）

（文献1）より引用）

Ⅲ 各疾患に対する理学療法［肩関節］

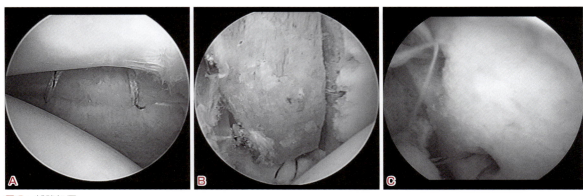

図5 ▶ 補強処置
A：腱板疎部縫合，B：鏡視下腸骨移植，C：鏡視下 remplissage

表1 ▶ 反復性肩関節脱臼術後のプロトコル

手術	術後1日	3週	3ヵ月	5ヵ月
	メディカルリハビリテーション期			アスレティックリハビリテーション期
	＜早 期＞	＜中 期＞	＜後 期＞	
	疼痛コントロール ・装具装着 ・良肢位指導 ・スパズム除去 joint play 確保 手指から肘関節の自動・他動運動 頚部・肩甲胸郭運動 （内外旋等尺性運動）	3週目安に装具除去 等尺性運動など ↓ 等張性運動 協調性訓練 CKC 訓練 リーチング	腱板：抵抗運動 協調運動 肩複合体機能の改善	積極的抵抗運動 ・インナー ・アウター 運動連鎖 各運動に応じた動作の獲得
	退院：術後翌日			

（文献1）より引用）

可動域を確認する．術中に確認した外旋可動域と術前の患側，健側の外旋可動域を比較し過度な制限がないことを確認する．得られた可動域は手術所見に記載し，術後の理学療法の指標とする．

2. 補強処置

症例の年齢，スポーツ種目と活動性，関節弛緩性，関節窩および上腕骨頭の骨形態を考慮し，腱板疎部縫合を追加している[5]（図5-A）．また，著明な関節窩骨欠損を認める症例では，われわれは鏡視下腸骨移植術を行っている[6]（図5-B）．上腕骨頭側の骨欠損が有意な症例や若年のコリジョン・コンタクトスポーツ競技者には，ヒルサックス病変へ棘下筋と小円筋の腱成分を縫着する鏡視下 remplissage を行っている（図5-C）．

3 理学療法の実際

術式にかかわらず，外固定は3週間としている．術後早期から競技復帰前（5ヵ月）までのメディカルリハビリテーション期，競技復帰前（5ヵ月）から復帰以降のアスレティックリハビリテーション期と2期に分けて行っている（表1）．

1. メディカルリハビリテーション

1）早 期

術後翌日より理学療法を開始する．3週間の装具装着時期をメディカルリハビリテーション早期

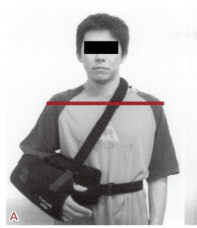 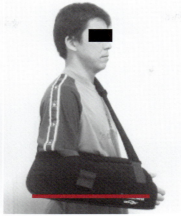 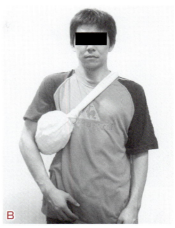

図6▶術後外転装具
A：装具装着の良肢位．両肩の高さが均等，肘から前腕で上肢支持．
B：手製装具．ストッキネットにタオルなど入れて徐々に内転を改善していく．

（文献1）より引用）

とする．この時期に最も大切なことは疼痛コントロールで，そのためには装具装着時のアライメントが重要である．良肢位を得るための注意点は，左右の肩の高さが均等であり，前腕で装具をしっかり受けているかを確認する（図6-A）．特に臥位での不良姿勢は過剰な筋緊張を生じ，夜間痛につながるため十分な指導が必要である．

早期においても，肩甲帯の可動性を出す目的で装具下にシュラッグ運動や頚部筋のストレッチを行う．肩甲上腕関節のROM訓練は他動運動が中心となる．セラピストは肩甲上腕関節のアライメントを意識して愛護的に行い，装具除去時期までに肩甲上腕関節の内転制限が残存しないように留意する．内転制限が残存している症例では，無理に装具除去を行うと防御性収縮や過剰収縮により疼痛が増悪するため，手製装具などで徐々に内転0°の肢位がとれるようにしていく（図6-B）．装具装着によって手指の浮腫や上腕二頭筋，前腕筋群のstiffnessが生ずることが多く，肘関節，手関節，手指の自動運動を促す．腱板機能訓練は等尺性の運動が中心となり，疼痛のない範囲で行っていく．

2）中　期

装具除去から術後3ヵ月までをメディカルリハビリテーション中期としている．この時期は組織

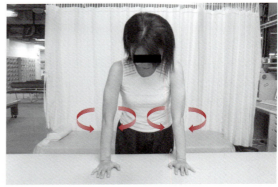

図7▶CKCでの腱板機能訓練（前腕の回内外から肩の内外旋）
（文献1）より引用）

の治癒に重要な期間と考えられているため，患部に過剰なストレスがかかる動作は禁止している（3ヵ月ルール）．この時期の理学療法の目的は，不良姿勢や過剰な筋緊張による疼痛を改善し，ROM，筋機能を高めつつ日常生活動作を獲得することである．

装具除去後には，筋の柔軟性と機能の低下があり，他動ROMと自動ROMに差が生じている．ROMの改善，筋機能の改善に伴い机上での無負荷内外旋運動，外転運動からチューブを利用した腱板訓練やempty-can positionでの訓練へ移行

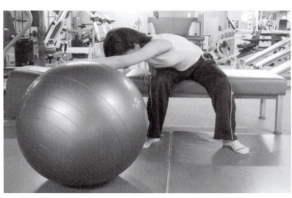 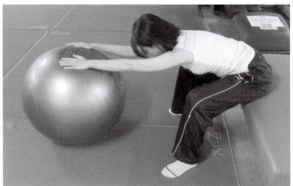

図8 ▶ バルーンストレッチ
上肢をバルーンにのせてリラクゼーションした状態でのストレッチ.

（文献1）より引用）

していく．そのほかに机上に手をつき肘関節伸展位にて前腕の回内・外運動を行わせることにより，CKCでの腱板機能訓練も行っている（図7）．

腱板機能訓練もさまざまなものを取り入れているが，原則として各症例に対し反応が良いものを用いている．この時期には，肩関節複合体の機能改善を目的とした訓練も行っていく．具体的にはストレッチポールを使用し，肩甲骨内外転運動や肩外転運動などを行い，肩甲胸郭関節と肩甲上腕関節の運動を引き出していく．座位でバルーンを用い前方・斜前方・側方へリーチングを行う（図8）．

さらに，CKCでの負荷量を3ヵ月目に向け徐々に増し，関節内のメカノレセプターからのフィードバック機構を促し，骨頭の求心位保持や肩甲上腕関節の滑り-転がりを向上させる．

早期から中期において医師の重要な役割は，円滑な理学療法の確認と疼痛コントロールである．疼痛は理学療法の妨げになり，恒久的な可動域制限へとつながることがあるため，リハビリテーションでの患肢の肢位の矯正や筋スパズムの除去に加えて，投薬，注射などできうる手段はすべて用いる．

3）後　期

術後3〜5ヵ月はメディカルリハビリテーション後期としている．この時期は，日常生活上の動作はほぼ問題なくなり，各競技のパフォーマンスを考慮しアスレティックリハビリテーションへ移行する準備期間である．この時期には肩甲上腕関節の正確な可動域を確認する必要がある．術後6ヵ月で健側と同程度の可動域を得るために，筋の柔軟性を向上させる．

当院の症例では，術後6ヵ月時の等尺性収縮の筋力が，下垂位の内外旋および90°外転位の内外旋で健側の90％以上と良好な成績を得ている[7]．これらは関節複合体として発揮されたものであり，特に内外旋筋力は肩甲胸郭関節で補っていることが多い．したがって，代償を取り除いたうえでの筋収縮を評価し，それが低下している症例では腱板筋力の機能改善に重点を置く．

競技復帰に向けては，さまざまな機能の獲得が必要となる．肩甲上腕関節単独の運動ではなく，肩関節複合体-体幹-下肢の運動連鎖により，ハイレベルなパフォーマンスがなされ，手術部位へのストレスの軽減につながる．したがってこの時期の訓練は，バランスボールなどを使用したCKCバランス訓練や体幹機能を重視したリーチングを行っていく．

2. アスレティックリハビリテーション

当院では5ヵ月以降をアスレティックリハビリテーションの時期とし，競技特性を考慮したうえでより高度なパフォーマンスを得るための柔軟性，筋力，持久力，瞬発力を獲得させ，実際の動作を段階的に行っている．

表2 ▶ 野球選手の術後のプロトコル

	期間	エクササイズ	練習・その他	
メディカルリハビリテーション	初期 装具固定期 (0～2週)	筋スパズムの軽減 電気療法，患部のクーリング 肘のROM，grip訓練	炎症コントロール	
	装具除去期 (2～3週)	肩甲帯訓練，ROM訓練 有酸素運動 腱板トレーニング	患部外トレーニング (Core stability exercise)	
	中期 機能訓練期 (3週～3ヵ月)	ROM訓練，筋促通訓練，筋力トレーニング バイオフィードバックトレーニング 肩甲胸郭関節トレーニング	患部外トレーニング (Core stability exercise)	
	後期 3ヵ月～ 4ヵ月～	肩関節協調性トレーニング CKC訓練	シャドーピッチング　　トスバッティング ネット投げ　　　　　　ティーバッティング	
アスレティックリハビリテーション	5ヵ月～ アスリハ期	*トレーニング強度を徐々にあげる 肩甲胸郭関節と体幹との協調性を高める	キャッチボール　50％　　フリーバッティング キャッチボール　70％	
	6ヵ月～	(特に僧帽筋中部・下部，広背筋強化)	キャッチボール塁間　全力 1塁から3塁間　70％	
	7ヵ月～	徐々に野球練習を多くする	1塁から3塁間　全力 遠投　70％	
	8ヵ月～	野手/投手に分けて練習開始	遠投　全力 練習すべて参加	投手はブルペンで立ち投げ キャッチャーを座らせて70％
	9ヵ月	完全復帰へ不足している機能に対して	試合参加	全力投球
	10ヵ月			試合参加
	12ヵ月			完全復帰

(文献1)より引用)

オーバーヘッド競技の代表種目である野球におけるアスレティックリハビリテーションと野球復帰へのスケジュールを表2に示す．

投球時に肩関節は，late cockingからacceleration phaseで外転位での最大外旋位となり，脱臼誘発肢位に近くなる．したがって競技復帰に際し，十分な柔軟性および安定性を獲得することに加え，再脱臼の恐怖心を克服する必要がある．

具体的なトレーニング内容については本書「Ⅳ 競技復帰直前のトレーニング」で紹介する．

4 競技への復帰

当院での競技別の症例数は，野球が最も多く，次いでラグビー，スノーボード，サッカーの順であった．スポーツの種目とレベル（競技レベルかもしくはレクリエーション目的か）などを詳細に聴取し，スポーツ種目によってはそのポジションも考慮する．オーバーヘッド競技の利き手側を除き，術後6ヵ月を競技レベルでの復帰基準としている．

オーバーヘッド競技の利き手側，特に野球選手の投球側では，極力術後の可動域制限を残さないような配慮が必要となる．投球動作が脱臼肢位に類似しているため，6ヵ月では十分なパフォーマンスが発揮できないことも多い．

当院の野球選手の復帰状況は，投球側では平均9.6ヵ月で，完全復帰率は74％，非投球側では平均6.2ヵ月で，86％の復帰率であった[8]．野球選手の脱臼の受傷機転は約80％がヘッドスライ

ディングとダイビングキャッチであり，術後の再発の予防としても，投球側でのヘッドスライディングを避けるよう指導している．

文献

1) 高橋憲正ほか：反復性肩関節脱臼―鏡視下法―．臨スポーツ医 29：431-445, 2012
2) Purchase RJ, et al：Hill-sachs "remplissage"：an arthroscopic solution for the engaging hill-sachs lesion. Arthroscopy 24：723-726, 2008
3) Neyton L, et al：Surgical treatment of anterior instability in rugby union players：clinical and radiographic results of the Latarjet-Patte procedure with minimum 5-year follow-up. J Shoulder Elbow Surg 21：1721-1727, 2012
4) 高橋憲正ほか：肩関節の鏡視下手術．外傷性肩関節前方不安定症．OS NOW Instruction 19, 金谷文則編, メジカルビュー社, 東京, 59-71, 2010
5) 高橋憲正ほか：反復性肩関節前方不安定症に対する鏡視下手術―補強手術としての鏡視下腱板疎部縫合術の有用性―．関節鏡 30：57-60, 2005
6) Sugaya H：Instability with bone loss. AANA Advanced Arthroscopy The Shoulder, Saunders Elsevier, Philadelphia, 136-146, 2010
7) 高村 隆ほか：実践すぐに役立つアスレティックリハビリテーションマニュアル．肩関節不安定症におけるアスレティックリハビリテーションの実際, 全日本病院出版会, 東京, 31-39, 2006
8) 高橋憲正ほか：競技レベルの野球選手に対する反復性肩関節脱臼の治療成績．肩関節 36：367-371, 2012

III 各疾患に対する理学療法［肩関節］

3 肩鎖関節脱臼

橋口 宏

1 疾患の解説

　肩鎖関節損傷は，関節構成体である肩鎖靱帯，関節包および関節安定性に寄与する円錐靱帯と菱形靱帯からなる烏口鎖骨靱帯の損傷により関節不安定性を惹起する外傷であり，鎖骨と肩峰の関節適合性が破綻した状態が肩鎖関節脱臼である．肩鎖関節脱臼はスポーツ現場において比較的よく遭遇する外傷であり，特にコンタクトスポーツやコリジョンスポーツにおける肩周辺外傷の約半数は肩鎖関節損傷であるとの報告も認められる[1]．

　受傷機転は転倒や転落，他選手との接触プレーなど肩関節への直達外力によって生じ，特に肩関節内転位で肩峰を地面に強打する受傷機転が多いとされる．

　典型的な症状としては完全脱臼・亜脱臼では鎖骨遠位部の突出変形を認め，圧痛を肩鎖関節および烏口鎖骨靱帯周囲に認める．肩関節可動域は疼痛のため制限されることが多い．

　不安定性をみる徒手検査としては鎖骨遠位部を押し込むと跳動が認められるピアノキーサインがあり，肩鎖関節徒手整復の可否も評価できる．

　画像診断には，肩鎖関節正面像，軸写像および斜位像の3方向単純X線撮影を行う．撮影は三角巾や装具で患肢を支持せず立位・下垂位にて行う．また，脱臼の程度や烏口鎖骨間距離，鎖骨後方転位を比較するため，健側に対しても3方向撮影を行う．

2 治療の進め方

　肩鎖関節脱臼に対する治療法は損傷程度に加えて，年齢やスポーツ活動の種目，レベル，シーズンなどを考慮したうえで決定する必要がある．肩鎖関節損傷には靱帯損傷と鎖骨転位方向・程度により評価するRockwood分類が汎用される[2]．Rockwood分類は，

　Ⅰ型：捻挫
　Ⅱ型：亜脱臼
　Ⅲ型：完全脱臼
　Ⅳ型：後上方脱臼
　Ⅴ型：高度脱臼
　Ⅵ型：烏口突起下脱臼

に区分される．Ⅰ型およびⅡ型に対しては保存的治療，Ⅳ～Ⅵ型に対しては手術的治療が選択されるが，Ⅲ型に対しては保存的か手術的か議論の分かれところである．

　一般的にスポーツ選手の場合，オーバーヘッド競技では肩甲上腕リズムや筋力バランス，パフォーマンス維持のため手術的治療を選択し，手術的治療としては低侵襲手術である鏡視下手術が推奨される[3]．一方，そのほかのスポーツ，特にコンタクト・コリジョンスポーツでは早期復帰のためにリハビリテーションを中心とした適切かつ積極的な保存的治療を行うことが重要とされる[4]．

　保存的治療を行う際にはまず外固定を行う．外固定には三角巾や体幹バンド，包帯固定，肩鎖関節固定用装具（警察病院式，Kenny-Howard型）

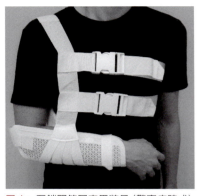

図1 ▶ 肩鎖関節固定用装具（警察病院式）
スリングとバンドにより肩鎖関節の整復・保持を行う装具である．

表1 ▶ 治療の進め方

Rockwood分類	受傷	1週	2週	3週	4週
Ⅰ・Ⅱ型	外固定				
		可動域訓練（他動→自動介助→自動）			
		筋力訓練（ラバーバンド，ウォールプッシュなど）			
				練習開始→競技復帰	
Ⅲ型	外固定				
		可動域訓練（他動→自動介助→自動）			
		筋力訓練（ラバーバンド，ウォールプッシュなど）			
				練習開始→競技復帰	
Ⅳ・Ⅴ・Ⅵ型	外固定				

などがある（図1）．外固定自体の脱臼整復効果はあまり期待できないが，局所安静や保持を目的として疼痛の状態に応じて適宜装着することは有用である．外固定期間は疼痛の改善時期によるが1～3週間程度を目安とする．外固定に加えてアイシングや消炎鎮痛薬を併用しながら，疼痛自制範囲内であれば外固定期間中でも肩関節可動域訓練，筋力訓練を中心としたリハビリテーションを積極的かつ早期に開始していく[5]（表1）．

3 理学療法の実際

肩鎖関節脱臼に対する理学療法では外固定期間や肩鎖関節に負荷のかからない可動範囲に応じたプログラムを作成する．リハビリテーション導入前に他動的肩関節可動域や柔軟性，筋萎縮・筋緊張を評価し，重点的に行う必要性のある項目をチェックしておく．また，肩関節可動域や筋力改善度，スポーツ復帰時期などのリハビリテーションにおける到達目標をある程度設定することは選手のモチベーションを向上させるためにも重要である．

1. 外固定期間

外固定期間中は筋緊張の改善を目的にリラクセーションを中心に受傷直後から開始する．外固定として三角巾，体幹固定または装具固定を行っている場合には，僧帽筋のストレッチやマッサージから行っていく．さらに胸張りや肩すぼめ，肩すくめなどの胸郭上での肩甲骨運動も行い筋緊張の緩和に努める（図2）．外固定として三角巾固定のみの場合や体幹固定除去後からは前記リラクセーションに加えて，おじぎ運動を行う．運動の際には肩鎖関節に負荷が加わらないように肩甲骨を保持して行う（図3）．

2. 肩関節可動域訓練

外固定除去後はリラクセーション，おじぎ運動に加えて，振り子運動を行っていく．振り子運動もおじぎ運動と同様に肩鎖関節へ負荷が加わらないよう肩甲骨と鎖骨をしっかりと保持して行わせることが重要である．

次いで肩関節の他動および自動介助可動域訓練を行う．訓練の際には必ず仰臥位で肩甲骨を床面に固定し，さらに肩鎖関節を保持した状態で肩甲上腕関節の他動可動域訓練から開始する（図4）．野球などのオーバーヘッドスポーツ種目では外転・外旋の複合動作が重要であるため，この可動域訓練も積極的に行っていく．肩甲上腕関節の他動可動域が外転・挙上で90°近くまで得られれば，滑車訓練などの自主訓練や自動可動域訓練，ストレッチを追加し，さらに筋力訓練も開始する．

3. 筋力訓練

肩関節可動域や疼痛の状態に応じて筋力訓練を

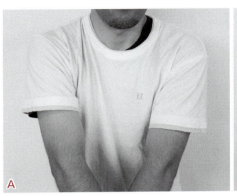 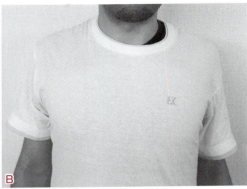

図2▶ リラクセーション
筋緊張緩和を目的として肩すぼめ運動（A），胸はり運動（B）を行う．

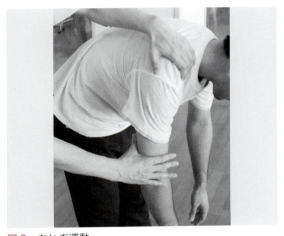 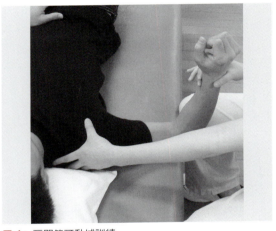

図3▶ おじぎ運動
振り子運動も同様に肩鎖関節を把持し肩甲上腕関節の可動訓練を行う．

図4▶ 肩関節可動域訓練
仰臥位で肩鎖関節を把持・固定し肩甲上腕関節の他動可動域訓練を行う．

開始するが，スポーツ活動への早期復帰のため外固定除去後直ちに訓練を開始すべきである．訓練する筋群としては，いわゆる肩関節のインナー・アウターマッスルに加えて，肩甲骨・体幹に付着する肩甲骨周囲筋群に対しても十分に行う．ただし，肩鎖関節脱臼を増悪させる上肢下垂位での筋力訓練は禁忌であり，肩鎖関節が保持される肢位での訓練を工夫して行っていくことが重要である．

第一段階としては，ラバーバンドを用いた腱板筋の機能訓練および僧帽筋，三角筋の筋力訓練から開始する（図5）．術後早期では肩鎖関節に過度の負荷が加わらないよう十分な指導・監視下に行う必要がある．

第二段階としては，前鋸筋や大・小菱形筋などの肩甲骨周囲筋群に対する筋力訓練を開始する．ウォールプッシュは疼痛の状態に応じて負荷・抵抗を自己調節できる有用な方法である（図6）．ただし，肩関節水平内転位や90°外転・伸展位では肩鎖関節に負荷が加わるため，両手は肩幅以上に広げ，肩関節伸展位とならないよう肘関節屈曲角度を調整し，疼痛が誘発されない肢位で訓練を行わせる．

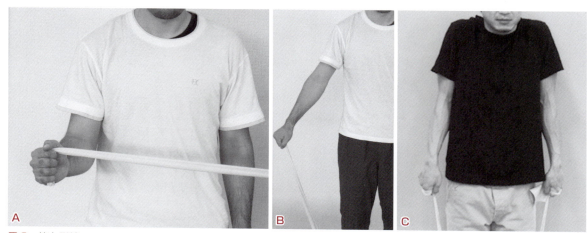

図5▶ 筋力訓練
ラバーバンドを用いた腱板筋群（A），三角筋（B），僧帽筋（C）などの肩甲帯周囲筋群の訓練を行う．

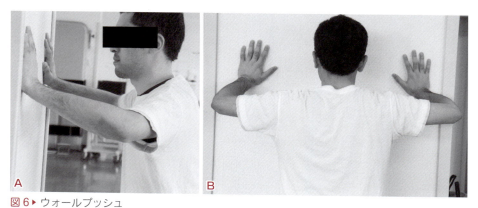

図6▶ ウォールプッシュ
前鋸筋など肩甲骨周囲筋群の訓練として行う．体の傾斜で負荷を調節し（A），肩関節が水平内転や伸展位とならないように注意する（B）．

腱板筋群や肩甲骨周囲筋群の良好な回復が得られた時点で最終段階としてバランスボールを用いた訓練を開始する（図7,8）．通常のプッシュアップ訓練ではボールの位置を腹部から膝部まで変えることにより負荷を調節できる．また，両手に2個のミニボールを用いて行うプッシュアップ訓練では不安定な状態で静止位を保つことにより，肩甲帯周囲筋群の筋力強化のみならず瞬発力や持久力の向上にも効果的である．プッシュアップ訓練は肩鎖関節が安定・保持される負荷の加わらない有用な方法である．

4 競技への復帰

スポーツへの復帰に関しては，疼痛や可動域制限がある程度なくなり，適度な筋力が獲得・維持されていれば練習を開始する．適切かつ早期に保存的治療を行えば，試合復帰は受傷後2～3週でも可能である．コンタクトスポーツへの復帰初期は肩鎖関節部にゲルパッドなどの緩衝材をあて局所保護し，テーピング固定を行う（図9）．緩衝材とテーピングはスポーツ動作の妨げにならず，選

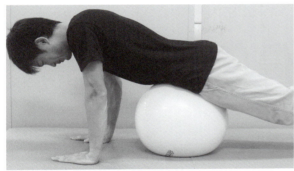 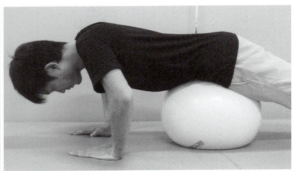

図7▶ プッシュアップ訓練　1
バランスボールの位置で負荷を調整する．

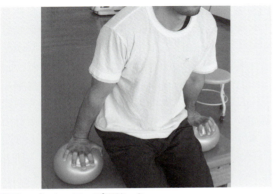

図8▶ プッシュアップ訓練　2
ミニボールを用いたプッシュアップは持久力向上にも効果的である．

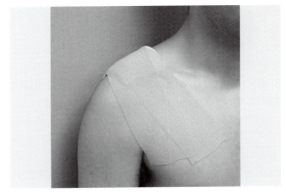

図9▶ テーピング固定
肩鎖関節部に緩衝材をあててテーピングする．

手の不安感も和らげる効果があり，さらに再受傷による肩鎖関節損傷の増悪を予防する一助ともなる．

文献

1) Kaplan LD, et al：Prevalence and variance of shoulder injuries in elite collegiate football players. Am J Sports Med 33：1142-1146, 2005
2) Rockwood CA：Disorders of the acromioclavicular joint. The Shoulder, WB Saunders, 413-476, 1990.
3) 橋口　宏ほか：肩鎖関節脱臼に対する人工靱帯を用いた鏡視下烏口鎖骨靱帯再建術．関節鏡 33：17-22, 2008
4) Glick JM, et al：Dislocated acromioclavicular joint：follow-up study of 35 unreduced acromioclavicular dislocations. Am J Sports Med 5：264-270, 1977
5) 橋口　宏ほか：肩鎖関節脱臼に対する積極的保存療法による早期スポーツ復帰．東日本整災会誌 23：277-280, 2011

III 各疾患に対する理学療法 [肩関節]

④ 肩関節唇損傷（SLAP損傷）

岩堀 裕介

1 疾患の解説

1. 病態

上方関節唇損傷は，Andrewsら[1]が投球競技者の関節鏡所見として初めて報告したが，後にSnyderら[2]が外傷による上方関節唇損傷をSLAP損傷 (superior labrum anterior superior lesion) と命名して以来，その名称としてSLAP損傷を使用するのが一般的になっている．関節唇のみの障害というよりも，上腕二頭筋長頭腱（LHB）との複合体（BLC）の障害，さらには前上方部関節唇に付着する上関節上腕靱帯（SGHL）や中関節上腕靱帯（MGHL）の機能障害としてとらえるほうが妥当と思われる[3]．

2. 発生機序

発生機序としては，外傷性とオーバーユースにより生じるものに大別される．外傷性としては肩関節外転位で転倒して手を着く際の突き上げ，重量物の挙上，急激または不意な牽引，肩関節（亜）脱臼などにより生じる．オーバーユースによるものは投球障害に代表され，上肢をオーバーヘッドで繰り返し使用することにより生じる．

Andrewsら[1]は，投球の減速期における上腕二頭筋の牽引により生じると報告した．Walchら[4]やJobeら[5]は，コッキング後期の外転外旋時に腱板関節面と上方関節唇が骨頭と関節窩の間に挟まれるpostero-superior impingementまたはinternal impingementをその要因として報告した．潜在的前方不安定症が関与するという報告は多く，下関節上腕靱帯（IGHL）機能不全を主体とするというJobeら[5]やAndrewsら[6]，SGHL・MGHL機能不全を主体とするという中川ら[7]の報告などがある．Burkhartら[8]は，投球による後方タイトネスによりコッキング後期の外転外旋時に骨頭が後上方へシフトしIGHLのpseudo-laxityが生じ，そのためにLHBが捻れ上方関節唇のpeel back phenomenonが生じるという理論を提唱した．三幡ら[9]は，投球の繰り返しにより前方関節包がゆるみ過外旋を生じる結果，LHBの牽引力がなくてもSGHL・MGHLの捻れにより上方関節唇が引っ張られて生じる可能性を屍体肩の研究で示した．

そのほか屍体肩の研究において，Kuhnら[10]はコッキング後期の外転外旋時にBLC損傷が生じやすいことを示し，Pradhanら[11]は同じくコッキング後期の外転外旋時に上方関節唇の歪みが最も大きくなることを報告している．またHabermeyerら[12]は，テニスや投球のフォロースルー期に水平内転・内旋する際，antero-superior internal impingementを生じ前上方関節唇損傷とLHBの亜脱臼を生じるという説を提唱している．

以上のように投球によるSLAP損傷の発生機序に関しては多数の報告があり，いまだ統一見解は得られていない（表1）．症例によって異なる要因が単独または複合してSLAP損傷を生じていると思われる．

3. 損傷形態の分類

Snyderらの分類が代表的で，遊離縁が摩損したタイプⅠ，BLC付着部の深層まで剥離浮上したタイプⅡ，上方関節唇の遊離縁のバケツ柄断裂を生じたタイプⅢ，LHB実質部損傷を合併した

表1 ▶ 投球障害における SLAP 損傷の発症機序

投球相	発症機序	報告者
コッキング後期（外転外旋）	internal impingement	Walch ら, Jobe ら
	潜在的前方不安定症 IGHL 弛緩 SGHL・MGHL 弛緩	Jobe ら, Andrews ら, 中川ら
	後方タイトネス→偽性前方関節包弛緩→過外旋→LHB の捩れ→peel back phenomenon	Burkhurt ら
	上方関節唇の歪み	Pradhan ら
	過外旋（前方関節包弛緩）→SGHL・MGHL の捩れ	三幡ら
減速期	LHB の牽引力	Andrews ら
フォロースルー期（内転内旋）	antero-superior impingement → pulley lesion	Habermeyer ら

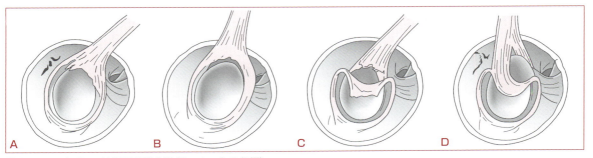

図1 ▶ SLAP 損傷 の鏡視下形態分類（Snyder らの分類）
A：タイプⅠ（遊離縁が摩損したもの），B：タイプⅡ（BLC 付着部の深層まで剥離浮上したもの），
C：タイプⅢ（上方関節唇の遊離縁のバケツ柄断裂したもの），D：タイプⅣ（LHB の実質部損傷を合併したもの）

タイプⅣの4型に分類した（図1）[2]．また Morgan ら[13]は，タイプⅡを前方型，後方型，混合型の3つのサブタイプに分類し，投球障害では後方型が多いと報告した．

4. 症　状

肩関節挙上時，外転外旋時，重量物挙上時，投球のコッキング後期やボールリリース時に肩上方や深部の疼痛や引っかかり感，詰まるような感じを訴える．

5. SLAP 損傷の診断

特異性の高い単一の診断法はなく，以下に示す徒手疼痛誘発テスト，画像所見，関節内ブロックによる疼痛の消失にて症候性であるか総合的に判断し，最終的には鏡視所見で診断する[3]（図1）．

1）徒手疼痛誘発テスト

徒手疼痛誘発テストとしては compression rotation test[2]（図2），active compression test（O'Brien test）[14]（図3），crank test[15]，pain provocation test（三森テスト）[16]，anterior slide test（Kibler test）[17]，relocation test[5] など多数報告されているが，筆者は前2者を愛用している．上方関節唇を鋏み込んだり，引き剥がすストレスを加えたり，LHB による牽引負荷を加えるテストである．しかし，投球障害肩では腱板損傷などほかの病変を合併することが多く，これらのテストはそうした合併病変でもしばしば陽性（偽陽性）になるため，徒手テストのみで SLAP 損傷を診断するのは困難といえる．

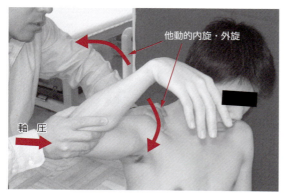

図2 ▶ Compression rotation test (Snyder test)
90°外転位で検者が上腕骨軸に軸圧を加えつつ，他動的に内旋・外旋させたときに，肩上方部の疼痛が誘発された場合に陽性とする．

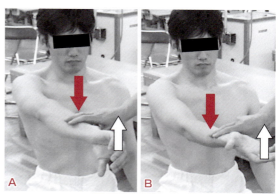

図3 ▶ Active compression test (O'Brien test)
➡：検者が加える力の方向，⇨：被検者が抵抗する力の方向
A：90°屈曲軽度内転位で母指を下方に向けた肩内旋位にて，検者が下方に負荷を加え，その肢位を保持させたときに肩痛が誘発される．
B：手掌を上方に向けた肩外旋位で，検者が同様に下方の負荷を加え，その肢位を保持させた場合に肩痛が消失する．
AとBの両方を認めた場合のみ陽性とする．

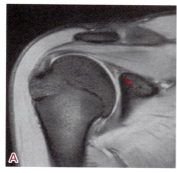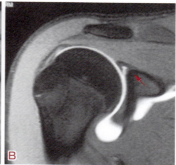

図4 ▶ タイプⅡSLAP損傷のMRIおよびMRI arthrography (MRA)
A：MRI T2＊強調像
B：MRA（T1強調脂肪抑制像）
MRAではより上方関節唇の剥離（←）が明瞭化する．

2）画像所見

　MRIまたはMRI arthrography (MRA) が上方関節唇損傷部の描出に有用である（図4）．外転外旋位（ABER位）の横断像ではinternal impingementやpeel back phenomenonの所見が確認できる．ただし，MRIやMRA上SLAP損傷の所見を認めても無症候であったり，保存療法により無症候性に移行することがあることに留意する必要がある[3]．

2 治療の進め方

1．治療方針

　病態によって治療の目的・方針が異なる．外傷性前方不安定症に伴うSLAP損傷の場合は，深く広いタイプⅡの頻度が高く，LHB基部の不安定性が肩関節前方安定性に関与しているため，主病変である前方不安定症の損傷部位の修復とともに手術適応（主に修復術）となることが多い[3]．投球障害肩におけるSLAP損傷の場合は，安静，薬物療法，注射療法，理学療法といった保存療法により無症候性になることが多いため，まず保存療法

表2 ▶ 保存療法

リハビリメニュー / コンディション	運動痛あり 疼痛誘発テスト陽性 コンディショニング不良 (肩後方タイトネスを含む)	運動痛の消失 疼痛誘発テスト陰性 コンディショニング改善 Shadow pitching 習得
下肢ストレッチング	○	○
胸椎・胸郭ストレッチング	○	○
コア訓練	○	○
肩甲胸郭関節機能訓練	○	○
肩後方ストレッチング	○	○
腱板筋訓練	○	○
超音波治療	○	○
Shadow pitching	△(腕振りなし)	○(腕振りあり)
投球	×	△(5m50%から開始,5m/週ずつ増加)
競技復帰	×	△(疼痛,パフォーマンスに応じて)

○:適応,×:適応外,△:漸次適応

を徹底して行う[3,18,19].

しかし,解剖学的破綻が強い,剥離範囲が深くて広いタイプⅡやタイプⅢ・Ⅳの場合には肩甲上腕関節へ損傷関節唇が介在し保存療法は無効のため,当初から手術適応となる.投球障害肩では術前に必ず投球テストを行い,肩甲上腕関節内ブロックで疼痛が消失することを確認しておく[3,18,19].

2. 保存療法

SLAP損傷に基づく肩甲上腕関節内の炎症を鎮静化するため,投球を休止して非ステロイド抗炎症薬を投与する.速効性を求める場合には関節内へのステロイドの注射を併用し,その後ヒアルロン酸製剤の注射に移行する[3].こうした局所に対する治療と並行して,「理学療法の実際」の項で述べる理学療法を徹底して行う.それは,投球障害におけるSLAP損傷は,肩甲上腕関節に過度な力学的負荷を加えるほかの要因により結果的に生じた損傷であり,その要因を除去すれば無症候になりうるし,しなければ局所に対する治療効果は一時的なものにすぎないからである[3,18,19](表2).

3. 手術療法

1) 適 応

外傷性前方不安定症に伴うSLAP損傷と3ヵ月以上の保存療法に抵抗する投球障害肩でのSLAP損傷が適応となる[3,18,19].

2) 麻酔下関節不安定性・拘縮評価

全身麻酔下に両側の肩関節可動域や不安定性を評価し,後方タイトネスや不安定性の方向や程度を把握した後に鏡視所見と照合する.仰臥位で肩甲骨徒手固定下に両側の肩関節可動域を計測し,利き手側の90°外転内旋,90°屈曲内旋,水平屈曲,肩甲上腕関節外転のいずれかが20°以上減少している場合に後方タイトネスありと判断する[20].

3) 鏡視下観察・手技

主に前方,後方,前上方の3ポータルを用いる[3,18,19].鏡視下に,まずドライ環境で関節唇が関節窩上へのりあげているかをチェックする.その後に灌流液を注入した鏡視下観察を行い,SLAP損傷のタイプ[2]を確定する(図1).さらに遊離縁の大きさ・損傷の程度,剥離の範囲・深さ,

Ⅲ　各疾患に対する理学療法［肩関節］

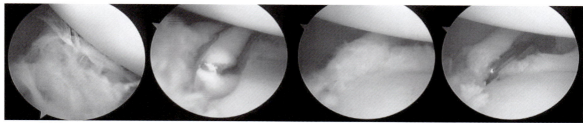

　　遊離縁の fraying　　　　　　　　前方ポータルから shaving　　　　　プロービングでの浮上は軽度

図5▶タイプⅠ SLAP 損傷 に対する鏡視下デブリドマン
右肩のタイプⅠ SLAP 損傷に対して，後方鏡視で shaver を用いてデブリドマンを行っている．

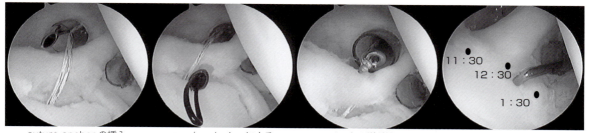

　suture anchor の挿入　　　passing device による　　　　ノットの送り込み　　　　SLAP 修復後
　　　　　　　　　　　　　mattress stitch での糸の導入

図6▶タイプⅡ SLAP 損傷 に対する鏡視下関節唇修復術
右肩のタイプⅡ SLAP 損傷に対して，suture anchor を 11：30，12：30，1：30 の3箇所に挿入して上方関節唇を縫着している．

肩甲上腕関節への介在の程度，MGHL・SGHL 起始部の損傷，LHB 基部のプロービングによる不安定性をチェックする．静的な評価やプロービングの後，外転さらに外転位外旋して上方関節唇の peel back phenomenon や internal impingement の所見をチェックする．

Burkhart ら[8]が唱えた peel back phenomenon については，筆者らは鏡視所見の研究結果から SLAP 損傷，後方タイトネス，前方不安定症との因果関係は確認できず，上方関節唇の動的バリアントと考えて，その有無により術式の選択はしていない[21]．むしろ peel back phenomenon が明らかな場合には，元々上方関節唇の動きが大きい例であるため，縫着範囲を極力12時から前方に限定すべきと考えている．上方関節唇は肩甲上結節部を基点としてダイナミックに動くため[10, 11, 22]，投球障害肩での SLAP 損傷では上方関節唇のこのダイナミックな動きを温存することに配慮する必要がある．

基本的にはタイプⅠではデブリドマン（図5），タイプⅡでは suture anchor を用いた関節唇修復術（図6），タイプⅢではバケツ柄部の切除，タイプⅣでは腱と関節唇の修復術を適応する．タイプⅣで LHB の修復が不能な場合には LHB 固定を行う．上方（12時付近）の深い剥離損傷は LHB の安定性にかかわり，前上方（右肩で1〜2時付近）の剥離損傷は SGHL と MGHL の起始部であり，潜在的前方不安定症の原因となるため[23, 24]，修復すべきと考えている．一方，後上方関節唇に関しては元々関節唇のボリューム自体が小さい一方で動きは大きな部位であるため，デブリドマンに留めることが多い．

投球障害肩では外転外旋位において同部が impingement しなくなるまで十分にデブリドマンする．同部を修復する場合は外傷性前方不安定症例に合併する後方にも深く広い範囲の剥離を生じ

4 肩関節唇損傷（SLAP損傷）

表3 ▶ 上方関節唇デブリドマン後のリハビリテーションの流れ

	手術	1週	2週	4週	2ヵ月	3ヵ月	4ヵ月	6ヵ月
スリング固定	■							
肩関節可動域訓練		下垂位外旋(0°まで)	屈曲	下垂位外旋(0°以上)外転		外転位内外旋		
肩後方ストレッチング				CKC		OKC & sleeper		
下肢ストレッチング	■■■■■■■■■■■■■■■							
胸椎・胸郭ストレッチング	■■■■■■■■■■					ストレッチポール上		
コア訓練	■■■■■■■■■■■■■■■							
肩甲胸郭関節機能訓練	■■■■■■■■■■■■■■■							
腱板筋		等尺性		セラピーボール&セラバンド		セラバンド&ダンベル		
Shadow pitching				腕振りなし		腕振りあり		
投球						5m50%から開始 5m/週増加	40m以上	
ブルペン投球							■■■	
競技復帰							野手	投手

表4 ▶ 上方関節唇修復術後のリハビリテーションの流れ

	手術	2週	4週	2ヵ月	3ヵ月	4ヵ月	6ヵ月	8ヵ月
スリング固定	■■■■■							
肩関節可動域訓練		下垂位外旋(0°まで)	自助屈曲 / 自助屈曲 / 下垂位外旋(0°以上)外転			外転位内外旋		
肩後方ストレッチング				CKC		OKC & sleeper		
下肢ストレッチング	■■■■■■■■■■■■■■■							
胸椎・胸郭ストレッチング	■■■■■■■■■■					ストレッチポール上		
コア訓練	■■■■■■■■■■■■■■■							
肩甲胸郭関節機能訓練	■■■■■■■■■■■■■■■							
腱板筋			等尺性	セラピーボール&セラバンド		セラバンド&ダンベル		
Shadow pitching				腕振りなし		腕振りあり		
投球						5m50%から開始 5m/週増加	40m以上	
ブルペン投球							■■■	
競技復帰							野手	投手

ている場合に限定される[3]．前述の麻酔下評価で後方タイトネスがありと判定され，かつ鏡視下に後下方関節包のプロービング上関節包の硬さを確認した場合には，後方関節包解離を実施する[20]．

4）後療法

デブリドマンの場合には，外固定として小枕つ

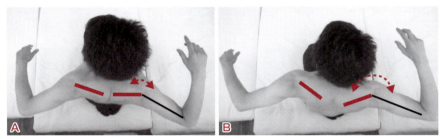

図7▶ 肩甲骨の内転と肩甲上腕関節の水平伸展との関係
A：肩甲骨の内転が十分できると肩甲上腕関節の水平伸展角は小さい．
B：肩甲骨の内転が不十分だと肩甲上腕関節の水平伸展角は大きくなり，internal impingement の危険性が増す．
A，B の見かけ上の右肘の引き込んだ位置は同じであるが，肩甲上腕関節の水平伸展角には違いがある．

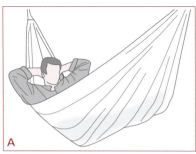 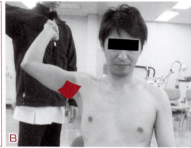 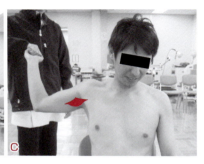

図8▶ 肩甲骨の上方回旋と肩甲上腕関節との関係
A：IGHL のハンモック
B：肩関節の外転が良好の場合，IGHL のハンモックによる骨頭の前方支持が得られる．
C：肩関節の外転が不十分な場合，IGHL による骨頭の前方支持が不良となり，骨頭の前方偏位を生じて intrenal impingement の危険性が高まる．

きアームスリングを1週間装着し，手術翌日から自助屈曲・自動下垂位内外旋・等尺性筋力訓練，術後1週から自動屈曲，術後2週から自動外転，セラピーボールやセラバンドによる腱板筋訓練，術後4週から90°外転位外旋を開始し，術後2〜3ヵ月からオーバーヘッドの運動を許可する（表3）．

修復術の場合には，外固定として小枕つきアームスリングを4週間装着し，手術翌日から等尺性筋力訓練，術後2週から自助屈曲・下垂位内外旋，術後3週から自動屈曲，術後4週から自動外転，セラピーボールやセラバンドによる腱板筋訓練，術後8週から90°外転位外旋を開始し，術後3〜4ヵ月からオーバーヘッドの運動を許可する．修復術実施例では LHB 基部に過度な牽引力が加わる抵抗下の肘屈曲訓練は術後3ヵ月頃まで控える（表4）．

投球障害肩では，後方タイトネスの除去・肩甲胸郭関節の可動性と安定性・股関節を含む下肢の柔軟性・コア機能の獲得といったコンディショニング，肩への過剰なメカニカルストレスを回避する投球フォーム指導も十分に実施しておく．

3 理学療法の実際

1．リコンディショニング

SLAP 損傷に関連するコンディショニング上の問題点について考えてみる[3, 25, 26]．

腱板筋の機能は骨頭の求心性を高めて円滑な肩甲上腕関節の運動を獲得するために不可欠であり，

4 肩関節唇損傷(SLAP損傷)

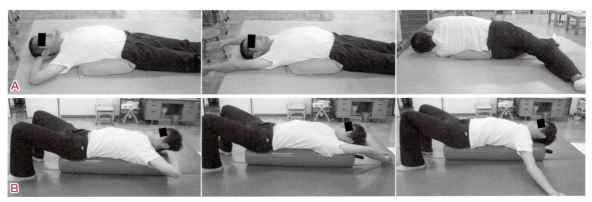

図9▶ 胸椎・胸郭ストレッチング
A:クッションの利用，B:ストレッチポールの利用

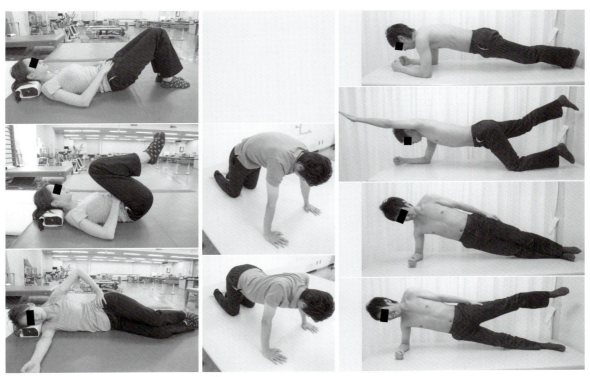

図10▶ コア機能訓練と肩甲胸郭関節機能訓練

腱板筋の機能回復のためボールやセラバンドを使用した腱板筋訓練を行う.

コッキング期において肩甲骨の内転が不十分であると,肩甲上腕関節の水平過伸展で代償する必要がある[25](図7).また,肩関節の外転が不十分(所謂肘下がり)な場合,IGHLのハンモックで骨頭を支えることができず0ポジションでの固定性が甘くなり,肩甲上腕関節の水平過伸展や骨頭の前方偏位の危険が高まる[25,26](図8).

よって,肩甲骨の上方回旋不良につながるコア

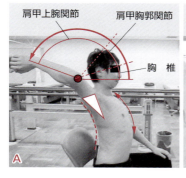
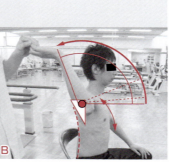

図11 ▶ 胸椎, 胸郭, 肩甲骨の可動性の違い
A：良好な胸椎の伸展, 前方胸郭の拡張により肩甲骨の上方回旋角が増大する. その結果, 肩関節全体の外旋角は増大し（大きくしなり）, 肘の高さも適度になり, IGHLが骨頭の前方に位置して支持性が良くなる.
B：胸椎伸展, 胸郭拡張が不良になると, 肩甲骨の上方回旋と肩関節全体の外旋角が減少し, 肘下がりを招き, IGHLによる骨頭の支持が不良となる.

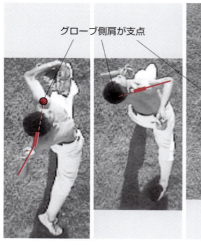
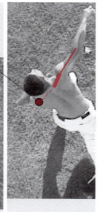

図12 ▶ 肩甲骨と上腕骨が一体となった投球動作
頭側からみた良好な投球動作. 肩甲骨と上腕骨はほぼ一体となり, 体幹の前方回旋によりグローブ側肩を支点としてスイングが行われる.

機能の低下，脊柱伸展不良，胸郭拡張不良，肘下がりにつながる後下方タイトネスの除去がリコンディショニングとして重要になる．

胸椎・胸郭ストレッチング（図9），コア機能訓練と肩甲胸郭関節機能訓練（図10）を実施することにより，コア機能を効かせ，骨盤を適度に前傾させ脊柱を伸展し，横隔膜を浮上させて胸郭前方を拡張できるようになる．拡張した胸郭上を肩甲骨がダイナミックに動いて，グローブ側肩を支点とし肩甲骨と上腕骨が一体となった投球動作が可能となる．それにより，大きなしなりを獲得しつつ，肩甲上腕関節への負荷を軽減してinternal impingementの危険性を低下させることができる[25〜27]（図11, 12）．

後方タイトネスに対するストレッチングに関しては，後方筋群の筋過緊張が存在したまま一般的なsleeperストレッチングや外転・水平内転・屈曲内旋のopen kinetic chainストレッチング（図13）を行うと伸張痛やインピンジメントによる疼痛を誘発してしまう．

初期には，内外旋筋の反復収縮（図14-A），軽度の等尺性収縮運動，Ia・Ib抑制刺激などにより筋緊張を低下させ，骨頭の偏位を防止し求心位を保ったままの関節モビライゼーション（図14-B）を行う．自分で行うストレッチングとしては，体幹の側屈や回旋運動（図15），患肢の手を机上・壁面に置いて軽度に押しながら体幹を動かすclosed kinetic chainストレッチング（図16）を行う[25, 26]．ステップ脚の股関節外旋筋や軸脚のハムストリングスのタイトネスがあると，

4 肩関節唇損傷（SLAP損傷）

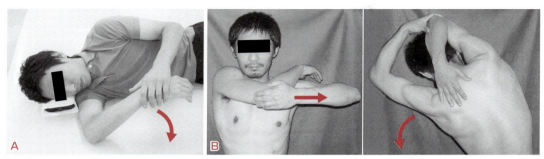

図13▶ sleeperストレッチングとopen kinetic chainストレッチング
A：sleeperストレッチング，B：open kinetic chainストレッチング
初期には伸張痛やインピンジメントによる疼痛を誘発してしまう．

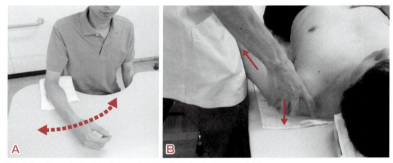

図14▶ 後下方タイトネスに対する初期に行う理学療法
A：机上に接地しての内外旋筋の反復運動．
B：関節のモビライゼーション．骨頭の前方偏位を防止しつつ，牽引・水平内転・内旋操作を行う．

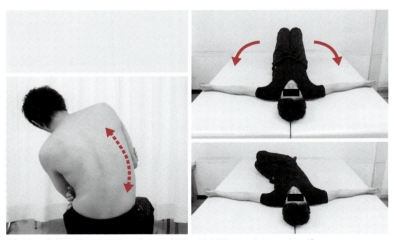

図15▶ 体幹の側屈や回旋による広背筋・腹斜筋のストレッチング

Ⅲ 各疾患に対する理学療法［肩関節］

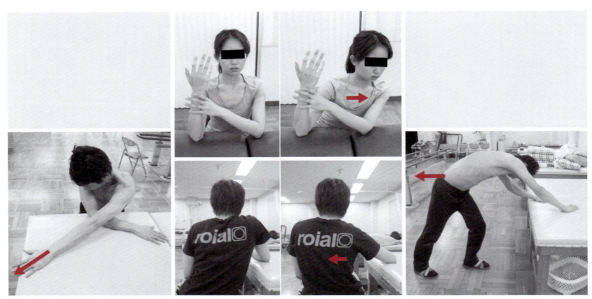

図16▶患側上肢を接地して行う closed kinetic chain ストレッチング
患肢は机上や壁面に固定した状態で体幹を動かす．

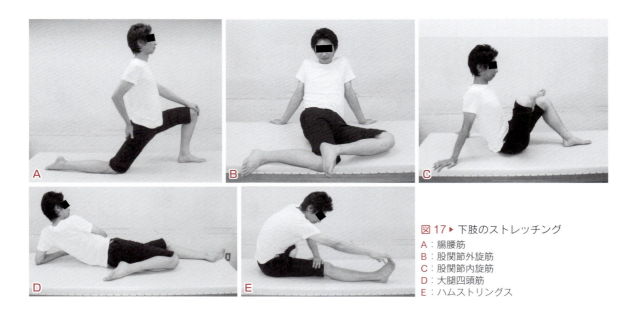

図17▶下肢のストレッチング
A：腸腰筋
B：股関節外旋筋
C：股関節内旋筋
D：大腿四頭筋
E：ハムストリングス

ボールリリース時に骨盤・体幹前方回旋が不足して，投球側の肩を支点とした腕の振り出しを要求される．そのため股関節外旋筋やハムストリングスなどの下肢のストレッチングも重要である（図17）．

2．投球フォーム指導

野球選手の投球フォームに関して，SLAP損傷を誘発する internal impingement の危険性を高めるのはフットプラント時の投球側肩の水平過伸展[28]（図18）や throwing plane[28]から逸脱した

4 肩関節唇損傷（SLAP損傷）

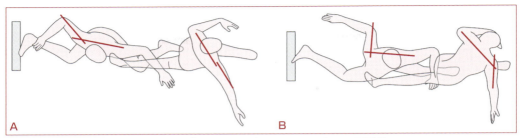

図18▶ 投球側肩の水平伸展角（フットプラント時とボールリリース時の因果関係）
A：フットプラントで投球側肩の水平過伸展がないとボールリリースでも水平過伸展を回避できる．
B：フットプラントにおける投球側肩の水平過伸展はボールリリースでの過伸展位も誘発する．

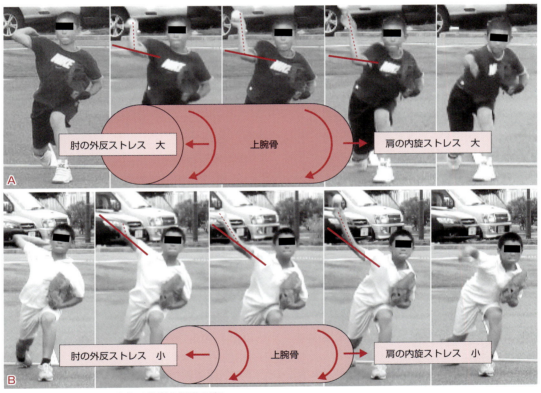

図19▶ throwing plane からの逸脱の程度の違い
A：上腕の軌道と前腕の軌道が大きくずれ throwing plane から逸脱した double plane 投球．
B：上腕の軌道と前腕の軌道のずれが少ない throwing plane に沿った single plane 投球．
A は B に比べて肩の内旋ストレス，肘の外反ストレスが増大する．

double plane 投法[29]（図19）であり，そうした投球フォームから脱却する必要がある．フットプラントにおける投球側肩の水平過伸展はボールリリースでの過伸展位も誘発するとの報告[28]があり（図18），フットプラントにおけるフォームの良し悪しがキーポイントといわれている．

このフットプラント時の水平過伸展は，単に肘の引き込みが強いというよりも，骨盤・体幹の後

231

Ⅲ 各疾患に対する理学療法［肩関節］

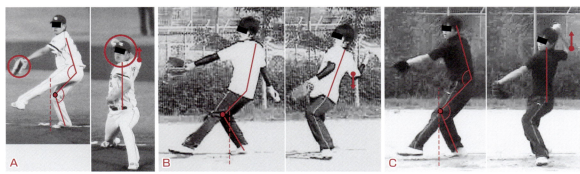

図20▶ コッキング初期の軸脚股関節の屈曲角とフットプラントの姿勢の因果関係
A：プロ野球選手．コッキング初期の軸脚股関節の屈曲が膝関節屈曲と同程度で，膝がつま先より出ない．フットプラントでは体幹が直立し肘の高さも適度となる．
B：アマチュア選手（指導前）．コッキング初期の軸脚股関節の屈曲が浅く膝関節が深く，つま先よりも膝が前方に出る（膝カックン）．フットプラントでは体幹が後傾して肘下がりを生じる．
C：アマチュア選手（指導後）．コッキング初期に軸脚股関節を膝関節と同程度に屈曲し（膝をつま先より前方に出さない），フットプラント時にグローブ側の肩甲骨の前傾（肩甲骨で顎を隠す）を意識させると，体幹の後傾，肘下がり，早い開きが改善する．

傾，早い骨盤・体幹の開き，肘下がりなどの結果として生じていることが多い[25～27]．水平過伸展を防止するために，"肘を引きすぎないように""体を後傾しないように""体を開かないように""肘をあげるように"などと意識させても実践は困難である．フットプラントより1つ前の投球相であるコッキング初期の軸脚股関節の使い方に1つの解決策がある[25～27]（図20）．コッキング初期の軸脚股関節を適度に屈曲することにより骨盤・体幹の適度な後方回旋，骨盤前傾と腹圧の維持，横隔膜の浮上による胸郭の拡張，肩甲骨の上方回旋，肩-肩-肘ライン上への投球側上肢の挙上が連鎖的に得られるようになる[25～27,30,31]．

また，もう1つ，投球フォームに関する重要なコンセプトとして throwing plane がある．信原[28]が提唱した投球時の投球側上肢の軌道に関する理論で，瀬戸口ら[29]はそれを発展させ throwing plane 上での single plane での腕振りは安全だが，throwing plane から逸脱した double plane の腕振り（所謂内旋投げ）は肩関節に過剰な内外旋トルクを増大するだけでなく，肘関節の外反ストレスも増大し，肩・肘関節障害を高めると報告した．腕を振るのではなく，体幹の並進・前方回旋運動により投球側が自然に振り出されるようにすることにより single plane 上での腕振り

が獲得できる[25～27,30,31]（図19）．

4 競技への復帰

1．保存療法例（投球障害例）

投球再開の基準，時期としては，肩関節局所に関しては運動痛が消失し後方タイトネスが除去されて疼痛誘発テストが陰性化し，機能的には下肢・体幹を含めたコンディショニングが整い，shadow pitching で適切な投球動作が実践できることを投球再開の条件として，5m，50％パフォーマンス程度の投球から開始する．その後，投球距離を週に5m程度増やしていき，野手の場合は40m（塁間の1.5倍）程度の全力投球が可能になった時点で，投手の場合はブルペン投球が本人や指導者の満足のいくレベルに復した時点で，試合復帰を検討する（表2）．

2．手術療法例（外傷例，投球障害例）

ノンコンタクトスポーツでは術後4～5ヵ月，コンタクトスポーツでは術後6～8ヵ月が競技復帰の目途となる．投球障害例はノンコンタクトスポーツに準じて，術後4～5ヵ月から投球を再開するが，それまでに「理学療法の実際」に記載した全身のリコンディショニングを実施し，肩関節可動域の回復を待って術後3～4ヵ月から shadow pitching を開始する．投球再開後のメニューは保存療法例に準じる（表3, 4）．

3. 再受傷の予防

保存療法，手術療法によりいったん症状が消退しても，上方関節唇への負荷が増大する環境にさらされれば容易に症状は再発するため，コンディショニングや投球フォームに対するアプローチを継続的に実施する必要がある．

文献

1) Andrews JR, et al：Glenoid labrum tears related the long head of the biceps. Am J Sports Med 13：337-341, 1985
2) Snyder SJ, et al：SLAP lesion of the shoulder. Arthroscopy 6：274-279, 1990
3) 岩堀裕介：上方関節唇損傷の診断と治療．Monthly Book Orthopaedics 25：73-86, 2012
4) Walch G, et al：Impingement of the deep surface of the supraspinatus tendon on the posterosuperior glenoid rim：an arthroscopic study. J Shoulder Elbow Surg 1：238-245, 1992
5) Jobe FW, et al：Shoulder pain in the overhand or throwing athlete：the relationship of anterior instability and rotator cuff impingement. Orthop Rev 18：963-975, 1989
6) Andrews JR, et al：Diagnosis and treatment of shoulder injuries in the throwing athlete：the role of thermal-assisted capsular shrinkage. Instr Course Lect 50：17-21, 2001
7) 中川滋人ほか：投球障害肩にみられる腱板疎部およびその周辺構成体の損傷：関節のかたさとゆるみによる相違．関節鏡 34：120-123, 2009
8) Burkhart SS, et al：The disabled throwing shoulder：spectrum of pathology part I：pathoanatomy and biomechanics. Arthroscopy 19：404-420, 2003
9) 三幡輝久ほか：上腕骨過外旋による上方関節唇剝離と前方関節包弛緩が肩甲上腕関節動揺性と回旋可動域におよぼす影響—屍体肩を用いた研究—．肩関節 29：671-676, 2005
10) Kuhn JE, et al：Failure of the biceps superior labral complex：a cadaveric biomechanical investigation comparing the late cocking and early deceleration positions of throwing. Arthroscopy 19：373-379, 2003
11) Pradhan RL, et al：Superior labral strain dring the throwing motion：a cadaveric study. Am J Sports Med 29：488-492, 2001
12) Habermeyer P, et al：Anterosuperior impingement of the shoulder as a result of pulley lesions：a prospective arthroscopic study. J Shoulder Elbow Surg 13：5-12, 2004
13) Morgan CD, et al：Type II SLAP lesions：three subtypes and their relationship to superior instability and rotator cuff tears. Arthroscopy 14：553-565, 1998
14) O'Brien SJ, et al：The active compression test：a new and effective test for diagnosing labral tears and acromioclavicular joint abnormality. Am J Sports Med 26：610-613, 1988
15) Liu SF, et al：A prospective evaluation of a new physical examination in predicting glenoid labral tears. Am J Sports Med 24：721-725, 1996
16) Mimori L, et al：A new pain provocation test for superior labral tears of the shoulder. Am J Sports Med 27：137-142, 1999
17) Kibler WB, et al：Specificity and sensitivity of the anterior slide test in throwing athletes with superior glenoid labral tears. Arthroscopy 11：296-300, 1995
18) 岩堀裕介：投球障害の手術：鏡視下SLAP修復術．整形外科イラストレイテッド 肩関節の手術，井樋栄二編，中山書店，東京，217-226, 2011
19) 岩堀裕介：投球障害肩に対する手術療法．OS NOW Instruction 19：26-58, 2011
20) 岩堀裕介ほか：肩関節後方拘縮を有する投球肩障害症例に対する鏡視下後方関節包解離術の小経験．肩関節 29, 435-439, 2005
21) 岩堀裕介ほか：上方関節唇 Peel back phenomenon は動的 variant の可能性がある．肩関節 34：637-640 2010
22) 杉本勝正：上方関節唇の超音波下動態検査．肩関節 27：391-394, 2003
23) Savoie FH, et al：Straight anterior instability：lesions od the middle glenohumeral ligament. Arthroscopy 17：229-235, 2001
24) Castagna A, et al：Minor shoulder instability. Arthroscopy 25：211-215, 2007
25) 岩堀裕介：成長期における上肢スポーツ障害の特徴と治療．Skill-Up リハビリテーション&リコンディショニング，投球障害のリハビリテーションとリコンディショニング，山口光圀編，文光堂，東京，91-117, 2010
26) 岩堀裕介ほか：投球障害肩の診断と治療戦略．日整外スポーツ医会誌 33：223-232, 2013
27) 岩堀裕介：投球障害に対する投球フォームへの介入．肩と肘のスポーツ障害：診断と治療のテクニック，菅谷啓之編，中外医学社，東京，120-143, 2012
28) 信原克哉：第9章 肩とスポーツ．肩—その機能と臨床—，第4版，信原克哉編，医学書院，東京，349-415, 2012
29) 瀬戸口芳正ほか：アスリートの反復性肩関節脱臼に対する後療法と再発予防 1 スローイングアスリートの運動連鎖と前方不安定症．臨スポーツ医 27：1359-1368, 2010
30) 手塚一志：上達道場—ピッチングの巻—．ベースボールマガジン社，東京，2005
31) 前田 健：ピッチングメカニズム．ベースボールマガジン社，東京，2010

III 各疾患に対する理学療法［肩関節］

5 野球肩 ―インピンジメント症候群

西中 直也・田村 将希

1 疾患の解説

投球障害におけるインピンジメントは主に3つに分類される．
① 肩峰下インピンジメント
② posterosuperior impingement (PSI)
③ anterosuperior impingement (ASI)
である．①が第二肩関節である肩峰下でのインピンジメントであるのに対して，②③は肩甲上腕関節内で生じるインピンジメントである．

いずれのインピンジメントでも病態発生のメカニズムは上腕骨頭が投球動作において求心性を得られずに，非生理的で過度の刺激が組織に生じるためと考えられている．そのため腱板・関節唇損傷をはじめいくつかの組織損傷が同時に存在している．

以前は肩峰下インピンジメントが投球障害の主な原因とされていた[1]．しかし近年においては関節内インピンジメント，特に late cocking phase に上腕骨頭と関節窩後上方部の間に腱板が挟み込まれる PSI の報告が多い[2,3]（図1）．棘上筋の関節包側不全断裂と関節唇損傷が認められる．要因として前方不安定症により cocking phase に上腕骨頭が前方にシフトすることで生じるとするものや，後方関節包の拘縮によって上腕骨頭のコンタクトポイントが関節窩中央から後上方にシフトすることによるものなどがあげられている[4〜7]．

臨床テストでわれわれは外転外旋位で上腕骨頭を関節窩に押しつけ，さらに前後へシフト，回旋を加えて疼痛や軋音を誘発する modified Crank

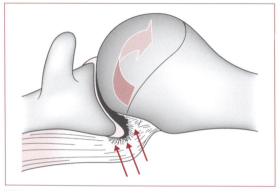

図1 ▶ posterosuperior impingement (PSI) のシェーマ
外転外旋位，つまり投球での late cocking phase において腱板が上腕骨頭と後上方の関節窩に挟み込まれて損傷を生じる．

test を行っている[8]．

これに対して関節窩前上方部で腱板（肩甲下筋腱，棘上筋腱），上腕二頭筋長頭腱が上腕骨頭と関節窩縁に挟まれ腱板関節包側不全断裂を生じるのが ASI である[9,10]（図2）．投球動作では early cocking phase での水平外転，内旋時と follow through での前方挙上（水平内転），内旋位で認められる．上関節上腕靱帯 (SGHL) と烏口上腕靱帯 (CHL) から構成される pulley の損傷との関連性がいわれている．

臨床テストでわれわれは本来，肩峰下インピンジメントで用いる Hawkins test を行っている．前方に激しい痛みを訴えると ASI を疑う．いずれも受傷機転は繰り返しの投球動作によるものであるが，近年 ASI に対して当院で手術を行った5例中，PSI 合併例が4例であった．上腕骨頭の関節窩への求心性の破綻が複合損傷を引き起こすと

5 野球肩―インピンジメント症候群

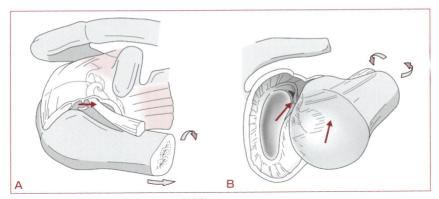

図2 ▶ anterosuperior impingement (ASI) のシェーマ
屈曲内旋位，つまり投球でのfollow throughにおいて腱板が前方関節唇と上腕二頭筋長頭腱に挟み込まれると損傷を生じる．

表1 ▶ 保存療法における投球障害肩の競技復帰までのフローチャート

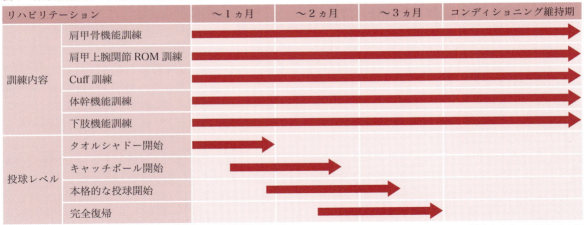

1ヵ月以内にノースローの状態を終了し，徐々にキャッチボールを開始させることを目標としている．また，遅くとも3ヵ月以内での復帰を目指す．訓練内容は，肩甲骨機能と肩甲上腕関節機能の改善を主な目標とする．肩甲骨機能改善のため，下肢・体幹機能訓練も並列で行っていく．

思われる．

2 治療の進め方

　投球障害肩ではインピンジメント症候群も含めて多くは保存療法を選択する．ポイント，キーワードは上腕骨頭の関節窩への求心性の保持である．投球障害肩では肩の過外旋・過水平外転位からの内旋・水平内転運動により上腕骨頭が関節窩に対して求心性を保てずメカニカルストレスが増している．これら症例では下肢，体幹の機能不全や肩甲骨の機能不全，または肘関節や前腕の機能低下など，患部である肩甲上腕関節以外にも機能低下が影響していることが多い．このような全身の機能不全の結果，肩甲上腕関節に疼痛をきたし，症状として表れている．

　このため，当院では肩甲骨機能を中心とした全身の機能評価と機能訓練を行っている．以下に，大まかな治療の流れを示す（表1）．

①肩甲骨と肩甲上腕関節の機能評価を行い，

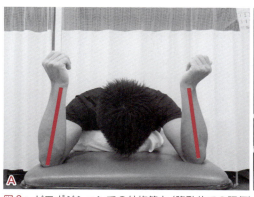 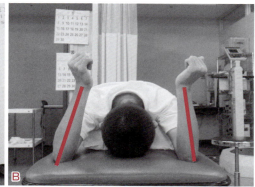

図3 ▶ ゼロポジションでの外旋筋力（腹臥位での評価）
A：外旋位保持良好例，B：外旋位保持不良例
不良例は，非投球側に対し投球側の外旋位保持ができていない．

関節内のメカニカルストレスを推察する．
② さらに全身の機能評価から，肩甲上腕関節の負担を増加させている要因を推察する．
③ 投球フォームの観察を行い，上記①，②の機能的な問題点と投球フォームの問題点との関連性を考察する．

保存療法に抵抗する場合は手術適応である．解剖学的損傷のためにインピンジメント刺激症状がとれず，機能的な向上が得られない場合か，機能訓練により機能向上が得られたにもかかわらず解剖学的損傷が症状を出している場合である．当院における過去3年の投球障害肩手術症例12例中，11例が関節内インピンジメントであった．

3 理学療法の実際

投球動作中に肩関節に加わるストレスが増大する相は，late cockingからaccelerationへ移行する瞬間と，ボールリリースの瞬間の2つとされている．それぞれの相で，上腕骨頭が関節窩に求心位を保持することができるような身体機能が必要となる．

当院では，この2つの相を想定した肢位での筋力評価を行い，肩甲上腕関節の安定性の評価と治療を行っている．2つの具体的な評価方法とアプローチを以下に示す．

1．ゼロポジションでの外旋筋力（ゼロポジションでの外旋位保持能力）

ゼロポジション近似肢位での外旋位は，late cockingからaccelerationへ移行する際の肘伸展のための準備肢位であると報告されている[11]．当院で野球選手に対し調査を行ったところ，野球選手では非投球側に対し投球側ではゼロポジションでの外旋筋力は有意に低下するという結果であった[12]．

この肢位で外旋筋力が低下すると，肘関節の運動軸を投球方向に向けることができない．その結果，肘関節を伸展できず，肩関節内旋を多用した投球フォームとなってしまう．つまり，肘関節を伸展する面（elbow plane）とスローイングプレーンが一致しない．この相で肩甲上腕関節が求心位をとれないと，腱板が骨頭と関節窩との間に挟み込まれインターナルインピンジメントが発生すると考えられる．

評価は，腹臥位および立位で行う．

腹臥位で行う場合は，腹臥位肘立て位（puppy position）で内旋方向の抵抗に対し外旋位保持が可能かどうかを評価する．このとき，運動の支点となっている肘関節の位置がずれたり，肩甲骨の過度な代償が生じたりした場合は，ゼロポジションでの外旋位保持不良と判断する（図3）．

立位で行う場合は，まず肩関節を他動的にゼロポジションでの外旋位をとらせる．さらに，内旋

5 野球肩―インピンジメント症候群

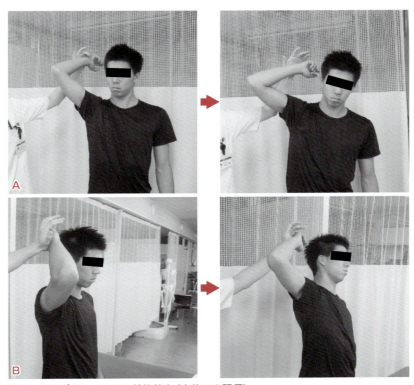

図4 ▶ ゼロポジションでの外旋筋力（立位での評価）
A：水平外転による代償例．抵抗に対して外旋位を保持できず，水平外転を使って代償してくる．
B：体幹後傾による代償例．抵抗に対して外旋位を保持できず，体幹を後傾させて代償してくる．

方向への抵抗をかけて代償動作を起こさずに保持可能か確認する．立位で評価を行う場合は，全身に代償動作が生じやすい．ゼロポジションでの外旋筋力が低下している場合の代表的な代償例として，肩水平外転による代償や体幹後傾による代償などがあげられる（図4）．

2. ゼロポジションでの肘伸展筋力（ゼロポジションでの肘伸展位保持能力）

acceleration phaseでは肘関節は伸展方向に運動していく．このとき，上腕三頭筋の筋活動は生じるものの，能動的に肘関節は伸展しているのではなく，下肢，体幹が回旋することによって生じる遠心力によって，受動的に肘関節は伸展させられている．よって，上腕三頭筋の筋活動は肘関節の伸展運動に作用しているのではなく，ボールリリースで肘関節を伸展位に保持するために活動し

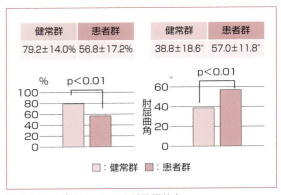

図5 ▶ ゼロポジションでの肘伸展筋力
A：最大筋力に対する最終伸展域での肘伸展筋力．健常群で約80％，患者群で約60％であった．
B：最大筋力が出現する肘屈曲角．健常群で約40°，患者群で約60°であった．健常群のほうが，肘伸展位に近い状態で最大筋力が出現し，かつ最終伸展域まで伸展筋力の維持が可能である．

Ⅲ 各疾患に対する理学療法［肩関節］

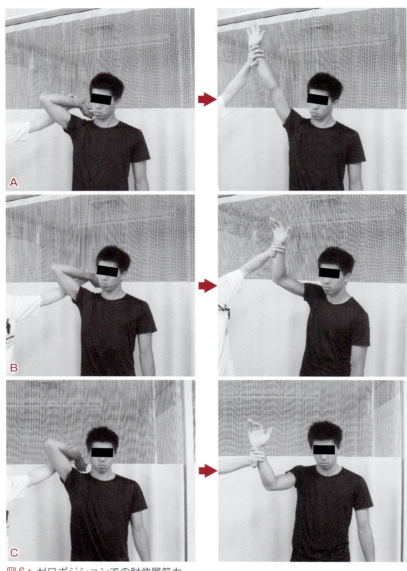

図6 ▶ ゼロポジションでの肘伸展筋力
A：良好例
B：抵抗に対して肘を伸展できず，肩内旋で代償する例
C：抵抗に対して肘を伸展できず，肘の位置を下げて代償する例

ていると考えられる[13]．

しかし，投球障害患者ではゼロポジションでの肘伸展筋力を発揮できない症例が多く，肘伸展位で上腕三頭筋の筋活動を発揮できていない．われわれが行った調査では，野球肘患者の肩関節挙上位での肘伸展筋力は健常者と比べ有意な差を認め

る結果となった（図5）．つまり，投球障害患者は肘屈曲位では伸展筋力を発揮できるが，肘伸展位では伸展筋力を発揮できないような身体状況となっている[14]．

ゼロポジションでの肘伸展筋力を発揮できない状態となると，ボールリリースで肘伸展位を保持

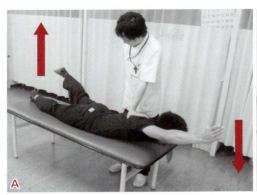
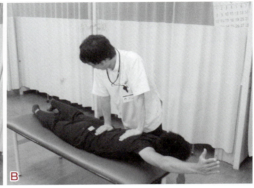

図7 ▶ 肩甲骨の筋力評価
A：体幹の固定を行わず僧帽筋の筋力評価を行うと，下肢を挙上させて代償してくる場合が多い．
B：体幹を固定した状態で僧帽筋の筋力評価を行うと，筋出力の向上を認める場合が多い．この場合，体幹の機能低下のため肩甲骨で発揮できる筋力が低下していると推察できる．

できず，肘屈曲位となりやすい．
　ゼロポジションでの肘伸展筋力が低下している場合の典型的な代償例として，肘関節は伸展できずに肘関節の運動軸は外側を向き，肩内旋の運動を行うパターンや，肘関節は伸展できるが，肘の位置を保つことができず，肘を下げながらの肘伸展となるパターンがある（図6）．

　ゼロポジションでの外旋筋力とゼロポジションでの肘伸展筋力のどちらにも共通している点として，肩甲骨の影響を強く受けるという点である．肩甲骨の上方回旋や後傾の可動性が不足すると，ゼロポジションをとることがむずかしい．また，肩甲骨の可動性が十分にある場合でも，肩甲骨の固定性が不十分であると，徒手抵抗に対し上方回旋位を保持することができない．肩甲骨が不安定な状態では上肢の土台として機能しないため，遠位関節で筋力を十分に発揮できない状態となる（図7）．つまり，下肢，体幹で生み出されたエネルギーを効率的に指先へ伝達できないことになる[15]．
　以上から，インターナルインピンジメント症例では，肩甲骨の可動性と固定性をチェックし，徒手的な肩甲骨の誘導や固定の有無で筋出力の変化や疼痛の増減を評価することが重要である．徒手的に肩甲骨を介助することで，筋出力の向上や疼

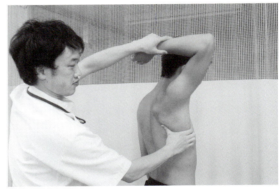

図8 ▶ 肩甲骨固定性の評価
ゼロポジションでの外旋や肘伸展の抵抗テストを行う場合に，徒手的な肩甲骨の固定の有無で筋出力の向上や，疼痛の軽減が生じるかを評価する．肩甲骨を固定したほうが筋出力の向上を認める場合は，肩甲骨の機能障害が疑われる．

痛の軽減などがみられる場合は，肩甲骨の機能低下が疑われる．肩甲骨を介助しても，筋出力の向上を認めない場合には，腱板や上腕三頭筋など肩甲骨以外の機能低下が疑われる（図8）．
　図9に，インターナルインピンジメント患者の投球フォームを示す．この症例はゼロポジションでの外旋筋力に低下がみられ，ゼロポジションでの外旋位保持は不良である．このため，late cockingで肩関節複合体として外旋方向への運動が不足しており，肘関節を投球方向へ向けられて

Ⅲ　各疾患に対する理学療法［肩関節］

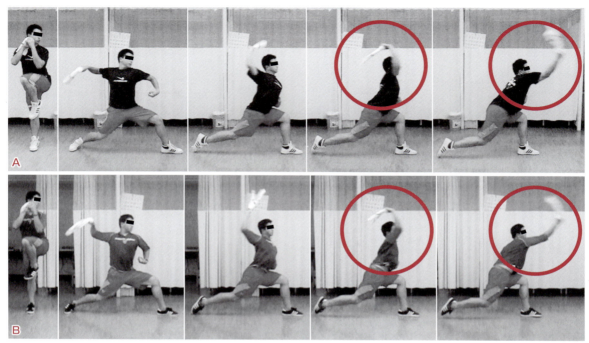

図9▶投球フォーム
A：訓練前の投球フォーム．ゼロポジションでの外旋筋力が不十分で，late cocking で十分に外旋位をとれていない．ボールリリースでも肘屈曲位となっている．
B：理学療法施行後（約1週間後）の投球フォーム．late cocking での外旋が大きくなってきている．その結果，ボールリリースで肘伸展位となってきている．

いない．late cocking で肩甲骨後傾を伴った外旋を行えるようになってくると，肘関節を投球方向に向けることが可能となってくる．

4 競技への復帰

1. 投球フォームのチェックと投球強度のチェック

シャドーピッチングで，疼痛なく全力に近い状態でタオルを振ることが可能となったら，徐々にキャッチボールを開始していく．このときに目安としている指標は，球数よりも疼痛が出現する投球強度と距離である．約80％の強度で投球可能となるまでは，距離は塁間までにとどめている．塁間を80％の強度で投球可能となってきたら，塁間以上の距離を許可し，遠投へと段階的に進めていく．さらに，ピッチャーの場合は，この段階でピッチング開始のタイミングとしている．

2. コンディショニングの維持

投球を開始していくと，投球数の増加とともに広背筋や肩甲上腕関節後方の硬さなどが増大していきやすい．本人に意識されないまま投球を続けていくと，再び肩甲帯や腱板の機能不全をきたし，症状が再発してしまう．再発防止やコンディショニングの維持のために，肩甲上腕関節だけではなく，下肢，体幹を含めた全身のストレッチを指導する．

文献

1) Neer CS Ⅱ：Anterior acromioplasty for the chronic impingement syndrome in the shoulder. J Bone Joint Surg Am 54：41-50, 1972
2) Walch G, et al：Impingement of the deep surface of supraspinatus tendon on the posterosuperor glenoid rim：an arthroscopic study. J Shoulder Elbow Surg 1：

238-245, 1992
3) Jobe FW, et al：Shoulder pain in the overhand or throwing athlete：the relationship of anterior instability and rotator cuff impingement. Orthop Rev 18：963-975, 1989
4) Jobe CM, et al：Anterior shoulder instability, impingement, and rotator cuff tear：theories and concepts. Operative Techniques in Upper Extremity Sports Injuries, Jobe FW ed, Mosby, St Louis, 164-176, 1996
5) Burkhart SS：Internal impingement of the shoulder. Instr Course Lect 55：29-34, 2006
6) Mihata T, et al：Excessive humeral external rotation results in increased shoulder laxity. Am J Sports Med 32：1278-1285, 2004
7) Paley KJ, et al：Arthroscopic findings in the overhand throwing athlete：evidence for posterior internal impingement of the rotator cuff. Arthroscopy 16：35-40, 2000
8) Liu SH, et al：A prospective evaluation of a new physical examination in predicting glenoid labral tears. Am J Sports Med 24：721-725, 1996
9) Habermeyer P, et al：Anterosuperior impingement of the shoulder as a result of pulley lesions：a prospective arthroscopic study. J Shoulder Elbow Surg 13：5-12, 2004
10) Gerber C, et al：Impingement of the deep surface of the subscapularis tendon and the reflection pulley on the anterosuperior glenoid rim：a preliminary report. J Shoulder Elbow Surg 9：483-490, 2000
11) 山口光國ほか：投球傷害肩におけるゼロポジション外旋筋力評価の意義　ボール投げ上げ動作に見られる特徴との関連．肩関節 28：611-614, 2004
12) 千葉慎一ほか：小・中学生の野球肘患者におけるゼロポジション外旋筋力評価の意義．日肘会誌 12：73-74, 2005
13) Fleisig GS, et al：Biomechanics of the elbow in the throwing athlete. Operative Techniques in Sports Medicine 4：62-68, 1996
14) 田村将希ほか：肩関節挙上位での肘伸展筋力の検討～投球フォームとの関連～．日肘会誌 15：S31, 2014
15) Kibler WB：The role of the scapula in athletic shoulder function. Am J Sports Med 26：325-337, 1998

III 各疾患に対する理学療法 [肩関節]

6 鎖骨骨折

内山 善康・繁田 明義・新福 栄治

1 疾患の解説

鎖骨骨折はスポーツに伴う転倒や交通外傷でよくみられる骨折であり，皮下直下にあるため視診や触診で診断は容易である．一般的に転移のない単独骨折は保存療法で治療されることが多い．しかし，floating shoulder のような肩不安定型骨折では転位がなくとも観血的固定手術が行われる[1]．転移のある例では偽関節例が比較的多いことと，長期の安静期間による日常生活動作の制限から保存療法より観血的固定手術が推奨されている[2]．

1. 鎖骨骨折の機能と解剖

鎖骨は肩甲骨から上肢全体を体幹に連続する唯一の硬性組織であり，この機能損失は肩関節機能に大きく影響する．鎖骨近位は胸鎖関節，遠位は肩鎖関節を形成し，遠位上方には僧帽筋，下方には三角筋が付着することで筋ユニットを形成し，鎖骨遠位部の上方化を防いでいる[3]．また，鎖骨遠位部（鎖骨遠位から2〜3 cm）下面には烏口鎖骨靱帯（菱形靱帯，円錐靱帯）が付着し，鎖骨の上下・回旋・軸運動を制御している．

したがって鎖骨骨折による損傷は骨損傷と軟部組織（筋靱帯）損傷の両方を評価しなければならない（図1）．

2. 鎖骨骨折の分類

鎖骨骨折は，①遠位端，②骨幹部，③近位端に分類され，鎖骨骨幹部骨折は転位度と粉砕度を考慮した Robinson 分類（図1-A）が多く利用される．また，遠位端は骨折系や烏口鎖骨靱帯損傷の有無により Rockwood 分類や Craig 分類（図1-B）が使用される．type ⅡA は骨折に随伴し，烏口鎖骨靱帯の菱形・円錐靱帯がともに残存しているもの，type ⅡB は円錐靱帯が断裂したものである．また近位端骨折は大きな転位を起こすことは少ない．

2 治療の進め方

1. 鎖骨骨折の評価と治療

一般的には単純X線のみで診断されるが，下方ストレス撮影により，骨折部の安定性と靱帯断裂などの軟部組織損傷の評価ができるため重要である[4]．さらに，骨折部位の詳細な情報を得るためには3D-CTも有用である．

鎖骨骨折にはさまざまなインプラントが使用されている．したがって，どのような手術法でどのインプラントを使用したかを知ることが重要である．肩鎖関節運動を制限するインプラント使用時には挙上・外転90°で制限され，骨癒合が完成し，抜釘まで制限は続く．

2. 鎖骨骨折の骨接合術と軟部組織損傷修復

鎖骨は周囲に軟部組織が少なく，発生学的に膜性骨化のみで骨再生をつかさどるため，骨癒合に不利な環境である．したがって最低限の医原性損傷で手術を行うことで，骨癒合を阻害してはならない．

骨幹部骨折ではプレート固定（ロッキングプレートまたは非ロッキングプレート）[5]または Kirschner 鋼線髄内固定などが行われている．いずれの手術法も直視下で行われているが，最近では小皮切に

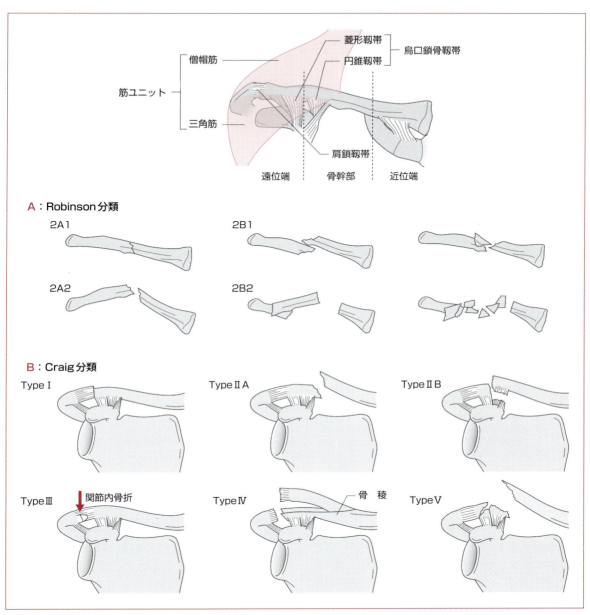

図1 ▶ 鎖骨周囲の解剖と骨折分類
鎖骨遠位端には肩鎖靱帯，烏口鎖骨（菱形，円錐）靱帯，僧帽筋-三角筋ユニットが付着し，運動を制御している．
A：Robinson 分類（鎖骨骨折）
　2A：転位が少ない（A1：単純，A2：角状変形）
　2B：転位が大きい（B1：単純または小骨片，B2：大骨片または粉砕）
B：Craig 分類（鎖骨遠位端骨折）
　Type Ⅰ：肩鎖関節靱帯と烏口鎖骨靱帯の間での骨折
　Type ⅡA：烏口鎖骨靱帯より中枢側での骨折
　Type ⅡB：円錐靱帯のみが断裂し骨折したもの
　Type Ⅲ：肩鎖関節内での骨折
　Type Ⅳ：骨膜を残し肩鎖関節で脱臼（ほとんどが若年者例）
　Type Ⅴ：関節外骨折で烏口鎖骨靱帯に骨片が付着し骨折しているもの

Ⅲ　各疾患に対する理学療法［肩関節］

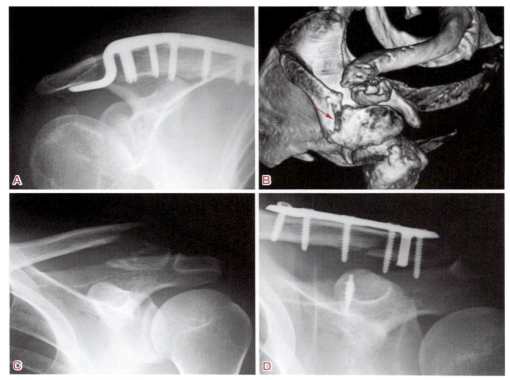

図2▶鎖骨遠位端骨折の治療
A：肩鎖関節の運動制限が必要なLCP clavicle hook plate（Synthes, West Chester, PA, USA）による固定．
B：hook部での肩峰骨折（矢印）．
C：Craig分類typeⅡBの円錐靱帯の断裂と僧帽筋－三角筋ユニットの損傷．
D：肩鎖関節の運動制限が必要のないScorpion plate（Imedic, Japan）による骨折部の固定と鎖骨遠位再上方化の予防に烏口突起よりアンカーを挿入しプレート上で縫合したところ．

よる低侵襲手術も可能である．

また，遠位端骨折を固定するインプラントは大きく分類すると，①肩鎖関節の動きを制限するインプラント（フックプレート各種）（図2-A）と②制限しないインプラント（tension band wiring法，鎖骨遠位骨片固定式プレート，各種ロッキングプレートなど）（図2-D）がある．

肩鎖関節非制限インプラントを使用の場合，烏口鎖骨靱帯断裂や筋ユニット損傷がみられれば（図2-C），烏口突起基部にアンカーを挿入し鎖骨上で縫合することで，術後鎖骨遠位再上方化を予防することができる（図2-D）．

鎖骨形状は個人差があり，患者にフィットするインプラントは存在しない．したがって，挿入したスクリュウがすべて骨中央部に入っているとは限らず，固定性に不安が残るケースがあるので，術後理学療法には注意が必要である．

3. 鎖骨理学療法のための基礎知識

肩関節挙上運動において，正常動作では60°までは上腕関節が動き，60°を超えると肩甲骨運動が始まり，鎖骨遠位への上方負荷が始まる．90°を超えると鎖骨に回旋運動がかかることで肩鎖靱帯や烏口鎖骨靱帯の緊張が高くなる．また内旋運動の結帯動作は肩甲骨の下方回旋と前方傾斜，肩甲上腕関節の内転が肩鎖靱帯や烏口鎖骨靱帯の緊張を高くし，筋ユニットに緊張をかける[6]．

4. 理学療法プログラムの概説

保存療法，手術療法ともに初期には鎖骨への上

表1 ▶ 鎖骨・鎖骨遠位端骨折の術後リハビリテーションの流れ

	術後1日〜4週	術後5週〜	術後7週〜	術後9週〜	術後3ヵ月〜	術後4〜6ヵ月
制限	・肩関節挙上・外転：〜60°制限 ・回旋制限なし ・結帯動作禁	→	・肩関節挙上・外転：〜90°制限 ・回旋制限なし ・結帯動作禁	・肩関節可動域制限なし ・結帯動作可		
固定	アームスリング	アームスリング除去				
可動域訓練	・肩関節上記制限下で振り子運動から他動・自動運動 ・手指・手・肘関節他動・自動運動	→	→	・肩関節自動・他動運動 ・手指・手・肘関節他動・自動運動		
筋力強化	・肩自動・自動介助運動 ・肘以下の抵抗運動 ・肩甲帯筋群の等尺性運動	→	・肩関節抵抗運動 ・肩甲帯周囲の筋抵抗運動			
その他	・頚部/肩甲帯スパズム除去 ・良肢位指導 ・生活動作指導	→	・軽作業，デスクワーク可 ・自重以外の負荷可		・ランニング，運転，軽度肉体労働許可	・競技復帰 ・重労働可

下・左右・軸方向への負荷をかけないようにしなければならない．したがって術後6週間（組織が安定するまでの期間）は肩関節挙上・外転は60°まで（肩甲骨動作）に制限し，制限内での他動・自動運動を許可している．またアームスリング（肩内旋固定装具）の使用は手肘の拘縮を予防するため，術後4週までとしている．

術後7週からは挙上・外転90°まで許可し，徐々に鎖骨の回旋運動を許可する．鎖骨遠位端骨折の際に生じる烏口鎖骨靱帯損傷症例は，疼痛の範囲内で注意深く行わなければならない．肩鎖関節可動域制限が必要なインプラント使用例（鎖骨遠位端骨折用プレート）は，挙上・外転90°以上の可動域は禁忌となり，インプラント抜去まで制限が必要である．無理な可動域訓練は骨浸食・潰瘍やインプラントフック部でのカットアウト（肩峰骨折）の原因となる[7]（図2-B）．

術後3ヵ月からは基本的に制限なく徐々に可動域を上げていき，筋力訓練も行う．骨癒合がみられる術後4ヵ月からは軽作業やランニングを許可し，競技種類によって術後5〜7ヵ月から復帰させる．基本的には鎖骨骨折の場合，十分な固定力が得られるように固定するが，骨折系によっては十分な固定になっていない場合もあり，運動制限に関しては主治医とよく相談すべきである．

われわれの行っている術後の理学療法の流れを表1に示す．

3 理学療法の実際

今回は肩鎖関節可動域の制限をしないインプラント使用時の理学療法について解説する．制限が必要なインプラント使用時は術後9週以前の挙上・外転90°制限，結帯動作禁止が必要となる．

1. 術後早期（術直後から術後4週）の理学療法

肩甲上腕関節の運動は拘縮予防の観点から早期に行う．肩関節挙上・外転ともに60°までとし，臥位で肩甲骨を固定して行う挙上（図3-A）・外

Ⅲ 各疾患に対する理学療法［肩関節］

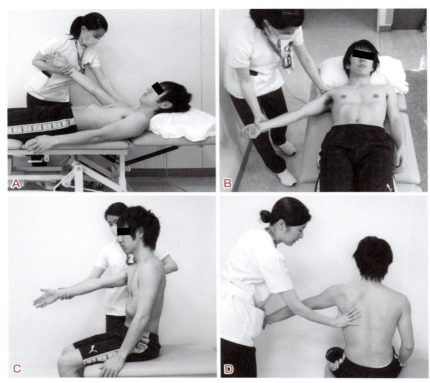

図3 ▶ 臥位,座位での肩関節60°外転・挙上運動（自動・他動運動）
A：臥位肩関節60°挙上位．肩甲骨を固定して肩甲上腕関節の他動運動を行う．肩甲骨の下に薄い枕を置くと棘鎖角を保つことができる．
B：臥位肩関節60°外転位．肩甲骨を固定して肩甲上腕関節の外転運動を行う．
C：座位肩関節60°挙上位．肩甲骨が動かないよう，肩甲骨下極を固定して挙上運動を行わせる．慣れてくれば自動運動も行う．
D：座位肩関節60°外転位．肩甲骨が動かないよう，肩甲骨下極を固定して外転運動を行わせる．

転運動（図3-B）と座位で肩甲骨を固定して行う挙上（図3-C）・外転運動（図3-D）がある．重要なのは肩甲骨を固定して，肩鎖関節や鎖骨の動きを出さないようにすることである．また，内旋・外旋運動も基本的に疼痛内で制限はないが，結帯動作（過度な内旋運動）は肩甲骨の動きが生じることから禁止している．

肩甲骨を固定した肩関節挙上・外転60°制限内での振り子運動（図4）も術後の筋緊張を緩和するために重要である．さらに，手指・手・肘関節は術後上肢の浮腫や拘縮を予防するうえで，速やかに自動可動域訓練や筋力訓練を開始する．肩甲骨周囲筋は等尺性収縮による運動を行い，頚部・肩甲帯スパズムの改善を行う．

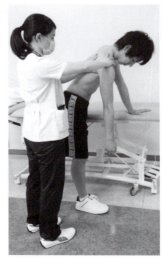

図4 ▶ 肩関節挙上・外転60°制限内での振り子運動
肩甲骨の固定は示指と環指で鎖骨をはさみ，母指は肩甲棘の下にあて，手掌で肩峰を抑える．また反対側の母指で肩甲骨下角を抑えて，肩甲骨の上方回旋を抑制する．固定した肩甲骨ごと上肢を下垂させ，体幹を前屈させる．前屈しすぎると挙上・外転60°を超えてしまうので注意が必要である．

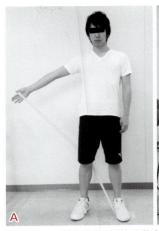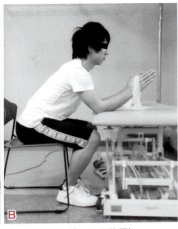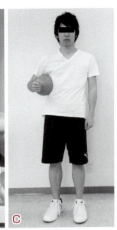

図5▶肩甲帯周囲筋の抵抗運動（ゴムバンド，ボールを使用）
A：外転運動．外転90°制限下で行わせる．
B：外旋運動．座位で肘を机につくことで挙上・外転筋力を使用することなく外旋筋力訓練ができる．
C：内転運動．腋下部にボールをはさみ，内転運動をさせる．

術後疼痛による姿勢不良がみられることがあり，鏡をみながら左右対称な良肢位を保つように指導する．

2．術後中期（術後5～9週）の理学療法

術後5週でアームスリングを除去する．挙上・外転60°までであれば手肘を使用した日常生活動作は制限しない．術後7週からは挙上・外転90°まで許可する．この時期であれば多少の骨折部軸方向負荷が骨癒合を促進してくれる可能性もあり，疼痛範囲内で臥位と座位での自動・他動運動と振り子運動を行っていく．

また，筋力低下を予防するためゴムバンド（セラバンド，D＆M）やボール（エクササイズボールプロシリーズ，D＆M）を利用した肩甲帯周囲筋の外転（図5-A）・外旋（図5-B）・内転（図5-C）の抵抗運動を行う．この場合も肩甲骨の動きには注意し，鎖骨に大きな負荷がかからないように注意する．

日常生活においては肩関節制限内での軽作業やデスクワークは許可するが，約20kg程度までの負荷しか許可しない．

3．術後後期（術後10週から術後6ヵ月）の理学療法

すべての可動域制限を解除し，疼痛範囲内で徐々に可動域を上げていく．鎖骨や鎖骨遠位端骨折では骨癒合が遷延する症例がみられるため，この時期には理学療法の進め方を主治医とよく相談すべきである．

術後3ヵ月を超えて骨癒合が良好であれば，肩関節内感覚機能と筋機能の改善を目指して上肢のバランストレーニング（図6-A）を開始する．初めは壁などを利用して，上肢筋力があまりかからない状態で行い，経過が良ければ徐々に上肢体重をかけて座位で行っていく（図6-B）．

また上肢，体幹，下肢の連動運動もこの頃から開始し，患者の目的に合った運動を指導していく．

4 競技への復帰

競技種目によって上肢の使い方はまちまちである．したがって，術後9週（3ヵ月）から患側だけでなく健側も競技に直結したアスレティックリハビリテーションを含めた指導が必要になる．

また，術後13週（4ヵ月）にはランニングや上肢を使用した軽度の運動も許可するため，体幹筋力訓練や上肢下肢の連動運動，関節深部感覚訓練などを積極的に行わせる．

鎖骨骨折後の機能改善で重要なのは上肢可動域

Ⅲ　各疾患に対する理学療法［肩関節］

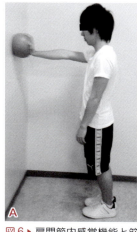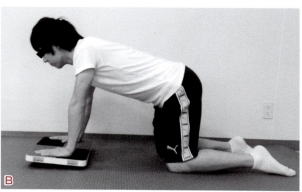

図6▶肩関節内感覚機能と筋機能の改善を目指したバランストレーニング
A：関節荷重（筋負荷）の少ない訓練．患肢で壁にボールを押しつけ，バランスをとりながら安定させることで手・肘・肩・肩甲体幹関節の周囲筋力訓練ができる．
B：関節荷重（筋負荷）の大きい訓練．バランスボードを両手で押さえつけ，バランスをとりながら安定させる．慣れてくれば座位から膝を伸ばして，さらに負荷をかけていく．

の改善だけではなく，身体全体のバランスであり，下肢の運動をうまく上肢に伝えられるようにすることが重要である．したがって，競技復帰のためには競技に合った運動連鎖の獲得を目指すべきである．

文　献

1) 仲川喜之：肩周囲骨折　肩甲骨骨折①— floating shoulder の病態と治療戦略—．関節外科 32：84-92, 2013
2) van der Meijden OA, et al：Treatment of clavicle fractures：current concepts review. J Shoulder Elbow Surg 21：423-429, 2012
3) Rockwood CA Jr, et al：Disorders of the acromioclavicular joint. The Shoulder, Vol 1, 3rd ed, Rockwood CA JR, et al eds, WB Saunders, Philadelphia, 521-595, 2004
4) Sluming VA：A comparison of the methods of distraction for stress examination of the acromioclavicular joint. Br J Radiol 68：1181-1184, 1995
5) 繁田明義ほか：鎖骨骨幹部骨折に対するロッキングと非ロッキングプレートの術後成績の比較．肩関節 34：383-386, 2010
6) 林　典雄：肩甲胸郭関節に関わる筋　僧帽筋．運動療法のための機能解剖学的触診技術　上肢，改訂第2版，青木隆明監，メジカルビュー，東京，202-207, 2011
7) 新福栄治ほか：外傷治療トレーニング　鎖骨遠位端骨折．整形外科 Surgical Technique 1：204-209, 2011

III 各疾患に対する理学療法 ［肘関節］

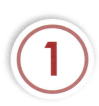
尺骨神経障害

車谷 洋・砂川 融

1 疾患の解説

肘部での尺骨神経障害は、上腕三頭筋内側頭の肥大、尺骨鉤状突起結節部の骨性肥大、滑車上肘筋の形成などによる圧迫や、投球動作における肘屈曲時の尺骨神経の伸張[1]と繰り返される外反ストレスが組み合わさることも原因となる。

絞扼性障害としては、Osborne band や Struthers' arcade があり、上記要因と合併することがほとんどである。また、スポーツ選手では、肘関節を屈曲した際に尺骨神経が前方へ脱臼・亜脱臼し、尺側手根屈筋2頭間の腱弓部である Osborne band で尺骨神経が絞扼されることが多い。

症状としては、前腕から手尺側へのしびれや放散痛があり、投球動作ではレイトコッキング期から加速期にかけての肘関節内側部痛および手尺側部への放散痛の訴えが多い。また、握力低下や第一背側骨間筋の萎縮、尺骨神経支配領域の感覚障害などがみられる場合もある[2]。

理学所見としては、多くの症例で肘部管でのチネル徴候および肘屈曲テストが陽性となる。進行すると環指・小指の内転障害（finger escape sign）が特徴的である。上腕三頭筋内側頭が肥大している症例では、尺骨神経の尺骨神経溝からの亜脱臼が確認されることがある。

2 治療の進め方

治療では、まず保存的治療として競技を休息し、消炎薬やビタミン B_{12} の投与を行う。競技の休息により症状は軽快するが、競技再開後、症状が再発する場合には、観血的治療が適用となる。観血的治療として、尺骨神経剥離術、皮下前方移所術などが行われる。

手術法は Osborne band の切離と肘部管での神経剥離を行い、尺骨神経の緊張が高いものには皮下前方移所術を行う。

術後リハビリテーションの進め方を表1に示す。

1. 第1期
外固定を除去するまでの期間である。術直後であるため、患肢の浮腫の防止、および廃用性筋萎縮を最小限にするよう努める。また、固定部以外のトレーニングは積極的に行う。

2. 第2期
関節可動域を術前レベルまで回復させる期間である。肘関節および前腕の関節可動域を術前レベルまで回復させるため、自動関節可動域運動を主体として、肘関節および前腕の関節可動域の回復を図る。また、抜糸後には渦流浴などの温熱療法を追加する。

この時期は肘関節に痛みを訴えることがあるため、強い痛みのない範囲で運動を行う。

3. 第3期
肘関節および前腕の関節可動域の獲得後に開始し、抵抗運動を行い肘関節周囲筋の筋力強化を図っていく。チューブや重錘などを利用して、まず低重量高回数のトレーニングを行い、徐々に高重量低回数のトレーニングに移行する。

また、この時期から競技復帰に向けたトレーニングも患部への負担が少ないものから徐々に開始する。

表1 ▶ 尺骨神経障害のリハビリテーションの流れ

		手術	第1期 (外固定)	第2期 (関節可動域の回復)	第3期 (筋力強化)	第4期 (協調性・競技復帰 トレーニング)
痛みのマネジメント				痛みが出ない範囲で実施 →		
自動関節 可動域運動		手指	→			
		手関節		→		
		前腕・肘関節		→		
		肩関節	→			
筋力 強化	手指	等尺性	→			
		等張性		ハンドグリップ, パテなど →		
	手関節	等尺性		→		
		等張性		→		→
	前腕・肘関節	等尺性		→		
		等張性			ダンベル, チューブなど →	
	肩関節	等尺性	上腕に抵抗			
		等張性		上腕に抵抗 → 遠位(手)に抵抗 →		
協調性トレーニング						→
競技復帰トレーニング					患部に負担小 →	
患部外トレーニング				自転車エルゴメーター, ランニングなど →		

4. 第4期

　上肢協調性トレーニング, 競技復帰に向けたトレーニングやプログラムを開始する時期である. 第3期で行っていたトレーニングを継続しながら, 上肢協調性トレーニングを追加し, 競技復帰に向けたプログラムを段階的に行っていく.

3 理学療法の実際

1. 第1期

　術後の浮腫を軽減させるため, 手指の屈曲・伸展自動運動, 患肢の高挙保持を行う. 安静時には, 心臓よりも患肢を高い位置に挙上し, 就寝時には, 枕などを用いて患肢を挙上位に保持する.
　また, 廃用性筋萎縮を最小限に止めるために, 手指の等尺性収縮訓練(手指の最大伸展位, 最大屈曲位での保持)を痛みが生じない範囲で行う.

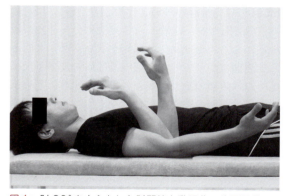

図1 ▶ 肘90°を中心とした肘関節自動屈曲・伸展運動

2. 第2期

　術前の肘関節可動域を獲得するまでの期間である. 抜糸前は肘関節の自動関節可動域運動を中心に行う. 肘関節自動屈曲・伸展運動では, 仰臥位で前腕90°回外位, 肘90°屈曲位を中心として,

1 尺骨神経障害

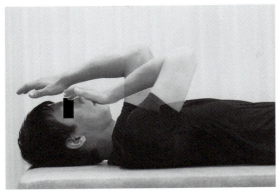

図2▶ 自重を利用した肘関節屈曲運動
患側手掌面を額→鼻→口の順に移動する．

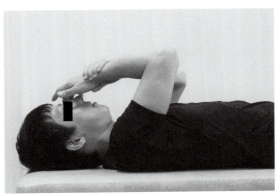

図3▶ 健側で他動的負荷を加えた肘関節可動域運動

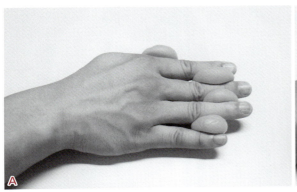
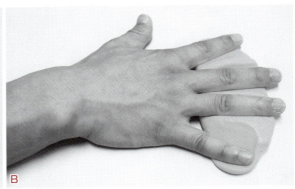

図4▶ パテを使って行う手内筋（骨間筋）の強化
A：パテを使った手指内転．B：パテを使った手指外転

屈曲方向または伸展方向の最終可動域まで自動運動行い，最終可動域に達したら数秒保持する．
　この肘90°屈曲位を中心とした最大屈曲と最大伸展の1往復を1セットとして，15〜20セット行わせる（図1）．また，仰臥位で患側の手掌部を額，鼻，口，そして健側の肩と順次到達させる練習を繰り返し行わせる（図2）．これは患肢の自重を利用した肘屈曲運動である．
　いずれの自動運動も可動域が十分でなければ健側の手で患側の手関節部を保持させ，他動的負荷を加える（図3）．
　痛みが強く肘関節屈筋および伸筋の同時収縮が生じる場合は，他動的に肘関節可動域運動を行った後に自動運動を行うとよい．

　抜糸後は肘関節可動域運動に温熱療法を併用する．外来ならばリハビリテーション室での渦流浴を行い，自宅であれば入浴を利用して温熱療法を行わせる．術後，創周囲の知覚が鈍麻することがあり，熱傷の危険性がある場合は渦流浴が望ましい．温熱療法の併用により，肘関節可動域のより早期の獲得が期待できる．
　また，肘関節可動域運動に並行して筋力強化を行う．手指の筋力強化は等尺性収縮を終了し，テニスボール，ハンドグリップやパテなどを利用した等張性収縮とし，早期の握力回復を図る（図4）．
　肘関節周囲筋の筋力強化は等尺性収縮を中心に行っていく．肘関節屈曲の場合は健側で患側の手関節部を上方から把持し，肘関節伸展の場合は手

Ⅲ　各疾患に対する理学療法[肘関節]

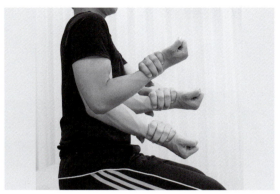

図5▶等尺性の肘関節屈曲筋力強化

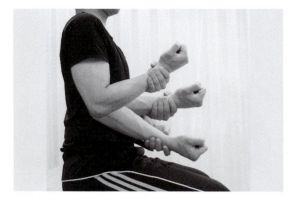

図6▶等尺性の肘関節伸展筋力強化

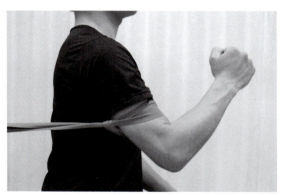

図7▶上腕部へ抵抗をかけた肩関節運動

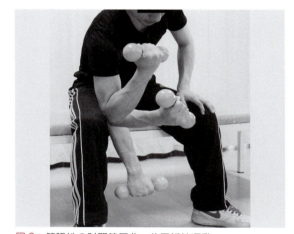

図8▶等張性の肘関節屈曲・伸展抵抗運動
肘関節伸展時には前腕回内位，肘関節屈曲時には回外位となるよう行う．

関節部を下方から把持し，運動と抗する抵抗を加える．その際，肘関節角度は40°，80°，110°など複数の屈曲角度で等尺性収縮を行うとよい．（図5，6）．

この時期には患部外のトレーニングを行っていく．患側肩関節では，等張性収縮を行っていく．等張性収縮はチューブなどを手に持って行うよりも，上腕に抵抗をかける方法で行うと患部への負担が軽減できる（図7）．

また，自転車エルゴメーターなど患部に負担のかからない器具の利用，患部の回復に応じてランニングを許可するなどし，全身運動を行う．

3. 第3期

患側上肢筋の筋力強化が主目的となる．肘関節周囲筋では等張性運動を行う．肘関節屈曲には前腕回外を組み合わせ，肘関節伸展には前腕回内を組み合わせて，筋力強化を行う（図8）．また，プーリーを利用することで，肘関節周囲筋だけでなく握力や肩関節周囲筋の筋力強化にもつながる（図9）．

筋力強化は低い負荷で回数を多くする方法から，高い負荷で回数を少なくする方法へと徐々に変更する．こうすることで，筋持久力，最大筋力の回復を促すことができる．

尺骨神経障害のある野球選手では，肘関節伸展筋力が肘関節屈曲筋力に比して相対的に高くなる

1 尺骨神経障害

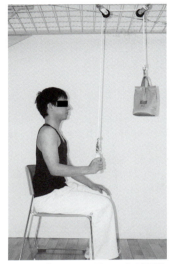

図9▶ プーリーを利用した肘関節伸展抵抗運動

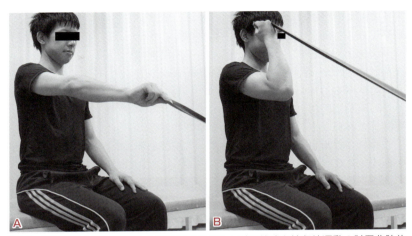

図10▶ 肘関節遠心性収縮運動の肘伸展肢位（A）と肘関節遠心性収縮運動の肘屈曲肢位（B）
肘屈曲時には前腕を回外し，肘伸展時には前腕を回内する．運動速度が肘屈曲：肘伸展＝1：5程度になるよう行う．

傾向がある[3]．投球動作の減速期にかけて肘関節屈筋群は遠心性収縮で肘伸展運動を減速すると考えられている．よって，肘関節屈筋群では遠心性収縮でのトレーニングが望ましいと考えられ，肘関節屈曲筋力強化は遠心性収縮を意識したものへと変更していく（図10）．

この時期の患側肩関節トレーニングでは，重錘やチューブなどの負荷は手に持って行う．尺骨神経障害など投球時に肘関節内側部痛を伴う選手では，肩関節外旋筋力が痛みのない選手に比べ低下しており[4]，競技復帰後の二次障害を予防するためにも肩関節外旋筋力の強化は必須である．

この時期には筋力強化だけでなく，競技特性に合わせた筋収縮様式などを意識した筋力トレーニングを行い，筋力のコンディショニングを行うことが望ましい．また，肘関節投球障害は肘関節自体だけでなく隣接関節や下肢の機能低下により，結果的に肘関節に生じると考えられる[5]ため，肘関節以外の関節機能の向上も必要である．

競技復帰に向けたトレーニングも開始する．野球選手では，投球時の軸足での片脚立位バランスのトレーニングや膝立ち位でのシャドウピッチン

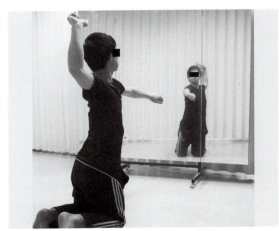

図11▶ 膝立ち位でのシャドウピッチング
体幹の回旋，肘の高さなどをチェックしながら行う．

グを開始する．投球障害のある選手では，片脚立位バランスが不安定なことがある．このような場合には，足趾把握トレーニングや不安定板上での片脚立位への介入を行う．膝立ち位でのシャドウピッチングでは，鏡をみながら体幹の回旋，肘の高さ，肩甲骨の動きを確認しながら行う（図11）．

4. 第4期

　上肢の協調性トレーニングを行いながら徐々に競技復帰に向けたプログラムへ移行する．メディシンボールを両上肢で扱うトレーニングなどを行う．メディカルチェックにて，機能回復，尺骨神経症状の消失を確認の後，競技復帰のためのトレーニングを追加していく．

　この時期に急にトレーニングレベルを上げると肘関節に疼痛が出現することもあるので，疼痛が生じないことを目安にトレーニングレベルを上げていくようにするとよい．

4　競技への復帰

　握力を含め肘関節周囲筋および肩関節周囲筋の筋力が十分に獲得され，フィールドでの練習も肘関節周囲に痛みを伴うことなく順調に行えれば，元の競技復帰を図る．復帰後も定期的にメディカルチェックを行い，尺骨神経症状，肘関節周囲の疼痛の有無などをチェックする．

文　献

1) Aoki M, et al : Strain on the ulnar nerve at the elbow and wrist during throwing motion. J Bone Joint Surg 87-A : 2508-2514, 2005
2) 村上恒二：野球肘の診断．実践すぐに役立つアスレティックリハビリテーションマニュアル，福林　徹編，全日本病院出版会，東京，40-44, 2006
3) 車谷　洋ほか：尺骨神経障害における筋力特性．広島スポーツ医学研究会誌1：25-28, 2000
4) 車谷　洋ほか：肘関節障害を有する野球選手の肩関節周囲筋筋力．日臨スポーツ医会誌11：500-504, 2003
5) 宮下浩二：肘関節のスポーツ外傷・障害再発予防への理学療法の取り組み．理学療法26：409-416, 2009

III 各疾患に対する理学療法［肘関節］

② 野球肘

丸山 真博・高原 政利・原田 幹生・高木 理彰

1 疾患の解説

野球肘を引き起こす主たる成因として，投球動作に伴う肘関節への外反力および伸展力がある．肘関節内側には牽引力が加わり，上腕骨内側上顆裂離，内側側副靱帯損傷，尺骨神経障害などが発症する．外側には圧迫力および剪断力が加わり，上腕骨小頭離断性骨軟骨炎，滑膜ヒダ障害などが，そして後方には外反力および伸展力が加わり，肘頭骨端線閉鎖不全や疲労骨折など肘頭障害が発症する．さらに，これらの傷害が複数併存するものや，終末としての変形性肘関節症がある．

本稿ではこのうち頻度が高い上腕骨内側上顆裂離について述べる．

上腕骨内側上顆裂離は，成長期の野球選手に多く，少年野球選手の約20％にみられる．繰り返しの投球動作で発症することが多いが，一球の投球や荷重ストレスによって急激に発症することもある．

症状として，投球時の肘関節内側痛であり，遠投時に痛みを強く訴えることが多い．内側上顆下縁に圧痛があり，moving valgus stress testにより肘関節内側痛が誘発される．単純X線撮影において，正面像では裂離骨片を見逃す可能性があるため，肘関節45°屈曲位単純X線正面像が必須である（図1）．

上腕骨内側上顆裂離は，保存治療が有効である．
① 内側上顆骨端線の閉鎖前では裂離骨片の癒合が期待でき，保存療法により4〜5ヵ月で癒合が得られる[1]．
② 裂離骨片の骨癒合例は未癒合例と比較し，肘痛が少ない[1]．
③ 肘内側側副靱帯再建術の頻度が低い[2]．
④ パフォーマンスが高い[3]．
と報告されている．

骨癒合に関する不良因子として，
① 骨片の転位距離が大きい[1]．
② 骨片の形状が円形[4]．
③ 投球禁止を遵守しない[1]．
と報告されている．

また，再発の因子として，
① 肩甲上腕関節など全身の柔軟性の低下[5,6]．
② 未熟な投球動作[6]．
③ 骨片の転位距離が1mm以上[7]．
④ 外側上顆骨端核の出現前[7]．
と報告されている．

骨端線閉鎖後にみられる上腕骨内側上顆裂離は陳旧例が多く，陳旧例では骨癒合が困難である．約1ヵ月間の保存療法を行い，徐々に投球を再開する．疼痛が遷延し野球復帰が困難な場合は，内側側副靱帯損傷の難治例と同様に手術療法をすすめる．

2 治療の進め方

単純X線にて裂離骨片の転位距離や形状，内側上顆の骨端線閉鎖の有無，外側上顆の骨端核出現の有無を確認し，尺骨神経障害や肘頭障害など，そのほかの肘障害の合併の有無を確認する．また，combined abduction test（CAT）やhori-

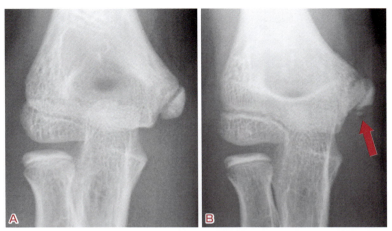

図1▶肘関節単純X線正面像(A)と肘関節45°屈曲位単純X線正面像(B)(10歳,男児)
Aでは内側上顆の裂離骨片は確認できないが,Bでは裂離骨片が確認できる(矢印).

zontal flexion test (HFT) で肩甲上腕関節の柔軟性の評価を行い,股関節内旋可動域や体幹など全身の柔軟性を確認する.

筆者らは骨癒合を目指すと同時に,肩関節や体幹,股関節など全身の柔軟性の改善や投球動作の指導を行い,再発の予防に努めることを基本としている.しかしながら,年齢,ポジション,障害内容や重症度,試合日程,目標や将来の夢などによって,まったく異なる治療が選択される.

このため,まず患者の置かれている状況を十分に把握し,選手が希望する復帰時期を確認する.その後,前述の基本方針や骨癒合に関する因子を説明し,身体所見や単純X線所見を考慮しながら十分話し合い,患者とともに方針を決定する.

リハビリテーションプログラムを表1に示す.Stage 1からStage 3の3つに分けて進める.

3 理学療法の実際

1. Stage 1（投球禁止・制限）

投球禁止とする.同時にドッチボールや跳び箱,逆立ち,および腕相撲など肘関節に圧迫や剪断力がかかることを禁止する.守備練習では補球まで許可し,非罹患側での投球を励行する.打撃練習は疼痛がある場合は禁止とし,大振りには注意するよう説明する.痛みを感じる場合は中止とする.試合も,罹患側で投球をしなければ出場可能である.

肘関節へのアプローチでは,局所安静とし,罹患側で荷物を担いで持たないなど,肘関節に外反ストレスが加わらないよう指導する.肘関節周囲の筋緊張の軽減を図る(図2).

前腕屈筋・回内筋群に対し open kinetic chain (OKC) でのストレッチを行う.さらに肩関節へのアプローチとして,肩甲上腕関節の柔軟性の改善を図る.sleeperストレッチは選手自身で行えるため,有用である.パートナーストレッチは2人で行うストレッチであり,練習時に行うよう指導している.

また,僧帽筋中下部や菱形筋の柔軟性の改善として,肩回し体操,ウィンギング,cat & dog エクササイズを行う.さらに体幹や下肢のストレッチ,トレーニングを行う.

リハビリテーションは週1〜2回行い,指導内容は選手自身でも自宅などで行えるよう,これらの内容をパンフレットにしてわたしている.

2. Stage 2（投球開始準備）

疼痛が消失し,局所の圧痛や肩甲上腕関節など

表1 ▶ 上腕骨内側上顆裂離の保存療法のリハビリテーションプログラム

	Stage 1 (投球禁止・制限)	Stage 2 (投球開始準備)	Stage 3 (投球開始)
条件	—	疼痛消失，圧痛軽減 柔軟性改善傾向	疼痛・圧痛消失 柔軟性改善 裂離骨片が骨癒合傾向
投球	投球禁止(補球までの守備練習は許可) バッティングは疼痛のある場合は禁止，大振り注意 ドッジボール，跳び箱，逆立ち，腕相撲など禁止	シャドーピッチング，真下投げ 投球フォーム指導 バッティング制限なし	投球許可(全力投球の50%) 遠投禁止，塁間まで 段階的に距離および投球の強さを延長
肘	局所安静，ADL指導 肘関節周囲の筋緊張の改善 他動的ROM開始	肘屈伸抵抗運動開始	→
手 手指 前腕	OKCストレッチ 手関節屈筋群，回内筋群の他動的ストレッチ	肘伸展位でのCKCストレッチ 手内筋，回内外筋，尺側手根屈筋，浅指屈筋のトレーニング	→
肩	肩複合外転，肩水平屈曲(外反ストレスに注意) 肩甲骨トレーニング(無負荷，肘関節負荷に注意) 僧帽筋中下部，菱形筋，肩回し体操 ウィンギング，cat & dog	3rd肢位での肩内外旋開始 0.5〜1kgフロントレイズ・サイドレイズ	→
体幹 下肢 その他	下肢・体幹・胸郭ストレッチ・トレーニング 下半身動作指導(スクワットなど) ランニングなど制限なし 毎回，疼痛・圧痛の有無，柔軟性(CAT，HFT，肩・股関節内旋可動域)について評価		

の柔軟性の改善傾向がみられた場合に投球開始準備へ移行する．シャドーピッチングや真下投げを行い，投球フォームを指導する．投球フォームでは，肘下がりにならないことや，骨盤の回転，並進運動，軸足の蹴りなど下半身のトレーニングも行う．

打撃練習は制限なく許可する．手関節屈筋群，前腕回内筋群のclosed kinetic chain (CKC)でのストレッチや尺側手根屈筋，浅指屈筋の筋力トレーニングを行う．肩関節や体幹，下肢へのアプローチは継続する．

3. Stage 3 (投球開始)

疼痛や局所の圧痛が消失し，柔軟性が改善した場合で，さらに単純X線にて裂離骨片が骨癒合傾向にある場合を基本的には投球開始の条件としている．しかし，試合の時期など選手の希望や状況に応じて開始時期を判断している．

投球は全力投球の50%の力で，塁間の1/3の距離から開始する．その後，1〜2週ごとに疼痛や圧痛の出現や柔軟性の維持ができているかを確認しながら段階的に投球の力や距離を上げ，1〜2ヵ月程度を目安に完全復帰を目指す．

4 競技への復帰

疼痛や局所の圧痛がなく，柔軟性が維持できている場合で，さらに単純X線にて裂離骨片が骨癒合した場合を原則とし，全力投球を許可する．遠投を許可するが，外野から本塁に投げるときは中継を入れることやワンバウンドやツーバウンド

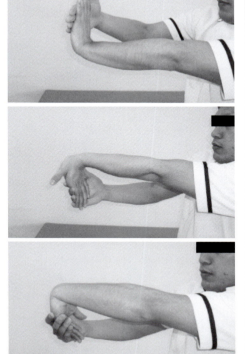

① 手のひらが前を向くようにして指先を上に向け，反対側の手で顔のほうに引っ張る．

② 手のひらが前を向くようにして指先を下に向け，反対側の手で顔のほうに引っ張る．

③ 手の甲が前を向くようにして指先を下に向け，反対側の手で手のひらが手前を向くように曲げる．

図2 ▶ 肘前腕ストレッチ（左右10秒2セット/1日1〜2回）

で返球することをすすめる．また，1〜2ヵ月後には定期的に柔軟性が維持されているかどうか確認する．なお，単純X線にて外側上顆骨端核の出現前で，裂離骨片が1mm以上転位している場合は，一度骨癒合が得られても再度転位し再発することがあるため，少なくとも外側上顆骨端核が出現するまでは再発の可能性を念頭に入れ注意深く観察する必要がある[7]．

文献

1) Harada M, et al：Outcome of nonoperative treatment for humeral medial epicondylar fragmentation before epiphyseal closure in young baseball players. Am J Sports Med 40：1583-1590, 2012
2) 古島弘三ほか：投球障害における裂離骨片を伴った肘内側側副靱帯損傷─保存例と手術例の比較─．日肘会誌 19：102-105, 2012
3) 小松 智ほか：野球競技者における成長期野球肘内側上顆下端障害の追跡調査．臨スポ会誌 21：57-61, 2013
4) 秀島 聖尚ほか：若年野球競技者における肘内側上顆下端障害のタイプ分類の検討．日臨スポーツ医会誌 19：528-533, 2011
5) 戸野塚久紘ほか：少年期野球肘内側傷害に対する保存療法における理学療法の重要性．整スポ会誌 31：171-175, 2011
6) 永井 英ほか：少年野球選手における肘内側障害の治療成績．日肘会誌 18：36-39, 2011
7) 丸山真博ほか：上腕骨内側上顆裂離に対する保存治療成績─再発に関する因子の検討─．日肘会誌 21：69-73, 2014

III 各疾患に対する理学療法 [肘関節]

③ テニス肘

新井 猛

1 疾患の解説

　テニス肘は，退行性変化を基盤に上腕骨外側上顆での短橈側手根伸筋（ECRB）を中心とした伸筋群起始部での慢性的ストレスと，炎症性変化が主体をなす病態であると古くから報告されている．したがって発症年齢は若年層のテニスプレーヤーでの発症は少なく，中年期に発症する頻度が高い．

　Nirschlらは，ECRB起始部での変化は病理組織学的な急性変化が主体をなすものではなく，血管線維性の慢性腱症として定義づけている．現在，テニス肘はECRB起始部での付着部症（enthesopathy）と定義されている．

　テニスプレイ時の症状は，バックハンドストロークでボールのインパクトの瞬間に肘外側部に疼痛を生じる．診断は，手関節背屈時に抵抗を加えると肘外側部に疼痛を誘発するThomsenテストと，中指伸展時に抵抗を加えて肘外側部に疼痛を誘発する中指伸展テストで診断する．

2 治療の進め方

　テニス肘は保存療法が奏功する疾患である．適切な保存療法を施行することにより症例の90％は治癒に至る（表1）．

　急性炎症期には炎症により疼痛も高度であるため，テニスプレイを中止させて安静を図る．また，手関節の運動にて疼痛が誘発されるため，手関節を固定するようなスプリント装用を行う（図1）．長期にわたる安静や固定では関節拘縮や筋力低下

表1 ▶ 治療の進め方（臨床症状の分類をもとに治療計画を立てる）

重症度	急性炎症期	亜急性期	慢性期
スポーツ活動	継続	運動制限	運動制限
フォームの修正	○	○	○
前腕伸筋群のストレッチ	○	○	○
前腕屈筋群のストレッチ	○	○	○
アイシングなどの物理療法	○		
筋力トレーニング	高負荷	低負荷	×
テニスエルボーバンド	○	○	○
手術	×	×	×

をきたすこととなる．

　また，テニスエルボーバンドなどを用いることもある（図2）．さらに，非ステロイド性の消炎鎮痛薬の投与や外用薬を用いる．これらの効果が不十分であればステロイドと局所麻酔薬の混合液の局所注射を行う．漫然と投与すると腱組織の脆弱性をきたすことがあるため，4～5回程度にとどめておく．

　続いて急性炎症期を過ぎた亜急性期においては上肢全体の柔軟性をチェックして，ストレッチを中心としたプログラムが重要となってくる．ストレッチにて十分に柔軟性が得られたら，筋力強化を主体とした理学療法プログラムを組み，再発の防止にも努めなければならない．

III 各疾患に対する理学療法［肘関節］

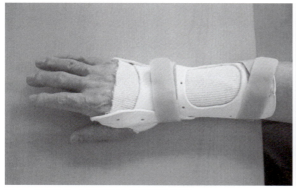

図1▶ スプリント装用による安静位保持

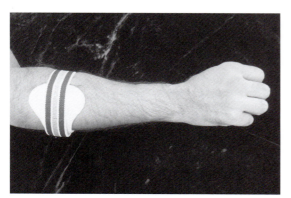

図2▶ テニスエルボーバンドの装用

3 理学療法の実際

1. 急性炎症期

前述した急性期保存療法では，氷を使用してのアイシングを行う．冷却用材や保冷剤は0℃以下になることがあり，凍傷になるおそれもあるので，直接皮膚にあてないように注意して行う（図3）．また，アイシング用の器具でアイスマッサージもよい（図4）．

アイシングの効果は急性炎症による熱感や腫脹の改善である．長時間連続して行うと凍傷を生じるので注意が必要である．冷却時間としては20～30分程度が適当である．患部の感覚がなくなってきたら中止する．間欠的に数度繰り返して

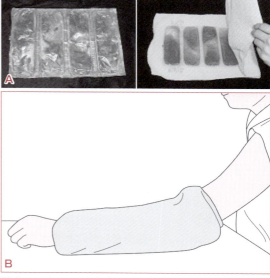

図3▶ アイスパック（A）によるアイシング（B）

行うと効果的である．

2. 亜急性期

急性期の次の段階は亜急性期であるが，急性期に必要とされた安静による関節拘縮を予防しなければならない時期である．急性期ではアイシングを行うが，亜急性期ではむしろ温熱療法を施行し，拘縮の予防や柔軟性を図ることが必要である．具体的な物理療法としてはホットパック，渦流浴，超音波療法などを行う．

この時期においては前腕筋群の柔軟性の改善と

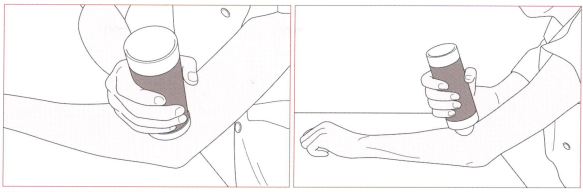
図4▶アイスマッサージ

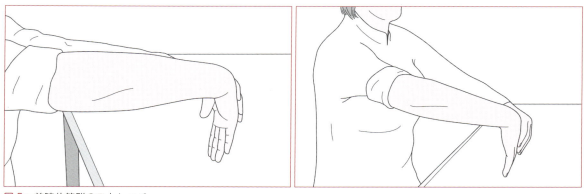
図5▶前腕伸筋群のストレッチ

獲得に努めることが重要となってくる．テニス肘は若年者での罹患率は低く，中高年に発症しやすい．これは筋そのものの退行性変化により急激な運動負荷に追従が困難となってくることに由来する．そのためストレッチがこの時期では重要である．

ストレッチ法としては健側上肢や床，壁などを利用して行う．前腕伸筋群，前腕屈筋群とも行うが，特に伸筋群のストレッチを重点に行う．健側上肢を利用して行う場合，健側の手で患側の手部を保持し手関節をゆっくりと掌屈させながら上肢全体を前方挙上させると前腕伸筋群が引き延ばされる感触が得られる．この状態を数秒間保持してからリラックスをさせ，再度ゆっくりとストレッチを加えていく．この一連の動作を繰り返し行う

（図5）．さらにこの動作に加え患側の中指を健側の母指と示指で保持し，掌側へゆっくりと牽引を加えると，ECRB が選択的にストレッチされる．

3．慢性期

ストレッチ効果が十分に得られた筋では，次の段階として筋力強化を行う．筋力強化は症状の再燃の予防にもつながる効果がある．前腕の伸筋群，屈筋群双方の筋力強化はダンベルを用いて行う（図6）．ダンベルのかわりに弾性バンドを用いて行ってもよい（図7）．

さらに，握力の強化も行う（図8）．また，長期罹患例で疼痛が長期にわたり，肘関節拘縮や患側上肢の筋力低下例では肘屈曲のストレッチ（図9）を行い拘縮の改善に努める一方，上腕二頭筋や上腕三頭筋の筋力強化も追加して行うとよい（図10）．

Ⅲ 各疾患に対する理学療法［肘関節］

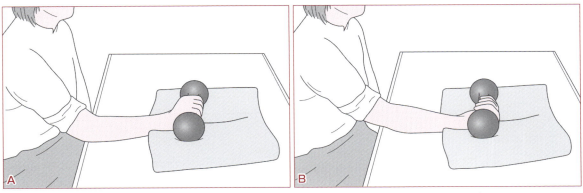

図6▶前腕筋群の筋力強化
A：伸筋群の筋力トレーニング，B：屈筋群の筋力トレーニング

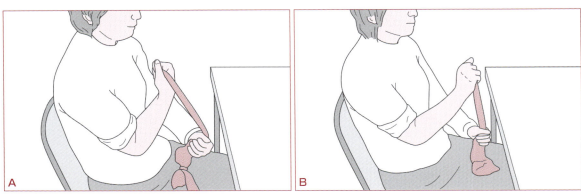

図7▶手関節筋群の筋力強化
A：手関節屈筋群の筋力トレーニング，B：手関節伸筋群の筋力トレーニング

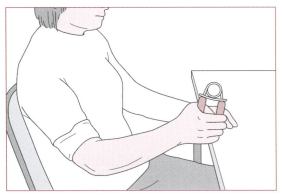

図8▶握力訓練

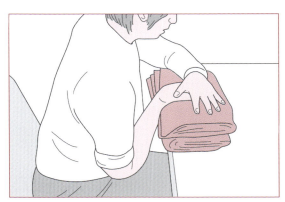

図9▶肘屈曲ストレッチ

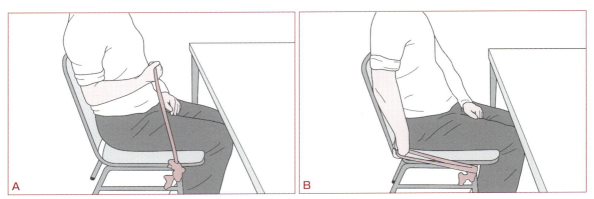

図10▶上腕の筋力強化
A：上腕二頭筋の筋力トレーニング，B：上腕三頭筋の筋力トレーニング

4 競技への復帰

　症状が消失し筋力も十分に回復されたと判断されれば競技へ復帰する．

　テニスエルボーバンドを装用し，ラケットを用いた素振りによるウォーミングアップからスポンジボールを用いたフォアハンドストロークより開始し，バックハンドストローク，サーブ，スマッシュへと進めていく．その後実際のボールを用いたストロークへと段階的にアップしていく．

　プレイの前後には十分なストレッチを行い，症状の再燃の予防に努める．

文　献

1) Nirschl RP, et al：Tennis elbow：the surgical treatment of lateral epicondylitis. J Bone Joint Surg 61-A：832-839, 1979
2) 新井　猛ほか：上腕骨外側上顆炎の鏡視下手術のための解剖学的検討．日肘関節会誌 13：81-82, 2006
3) 堀居　昭：テニス肘における筋力強化による予防について．Sportsmedicine 24：37-41, 2005
4) 二見敏郎ほか：上腕骨外側上顆炎の病態．関節外科 25：55-64, 2006
5) 渡辺幹彦ほか：テニス肘の治療．整災外 40：643-649, 1997
6) 川島敏生ほか：テニス肘．理学療法 23：288-292, 2006
7) 薄井正道：スポーツによる上腕骨外上顆炎．臨整外 35：1235-1241, 2000

Ⅲ 各疾患に対する理学療法［肘関節］

④ 肘関節脱臼

宮崎 誠司

1 疾患の解説

肘関節脱臼は狭義の脱臼としては肩関節についで頻度が高く，転倒時に手をついたときの受傷が多い．小児では肩関節よりもむしろ多いといわれている．好発するスポーツは柔道，レスリング，ラグビー，アメリカンフットボールなどのコンタクトスポーツや器械体操などに多い[1]．10～20歳代に好発（ピークは13～14歳）する．

肘関節自体の骨性構造は安定しているにもかかわらず脱臼は多い．しかし，再脱臼は少ない．骨折を含まない単純脱臼は，①後方，②側方，③前方，④分散に分類されるが，90％以上が後方脱臼である．高エネルギー外傷の場合，損傷の程度も高度になる．

後方脱臼は手をついた際に起こることが多い．肘関節は軸圧で過伸展し，肘関節の生理的外反により，内側にストレスが加わる．その後の動きについては，最初に内側側副靱帯複合体と前方関節包が断裂し，上腕2頭筋を支点として前腕に回旋・外反モーメントが加わり，橈尺骨は上腕骨に対して後方へ脱臼する[2,3]という説や，外側側副靱帯損傷から前方の関節包損傷についで内側側副靱帯後方線維・前方線維という順に損傷するという説[4]があるが，解明されているわけではない．

受傷時には，肘関節の疼痛と肘頭の後方突出の変形（軽度屈曲位）を示す（図1）．運動制限は著明で，自動運動は不可能なことが多い．他動時には著しい疼痛とばね様固定を示す．受傷後および整復後も徐々に腫脹し，内出血も多い．内側外側

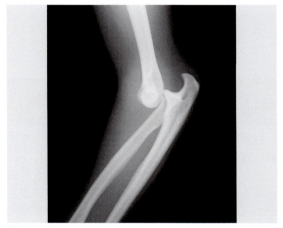

図1▶受傷時のX線像
伸展強制で受傷した．肘頭の後方突出の変形をきたす．

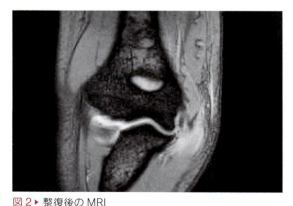

図2▶整復後のMRI
内側の軟部組織の腫脹と内側側副靱帯に尺側の損傷がみられる．不安定性はなく保存的治療で復帰した．

表1 ▶ リハビリテーションプログラム

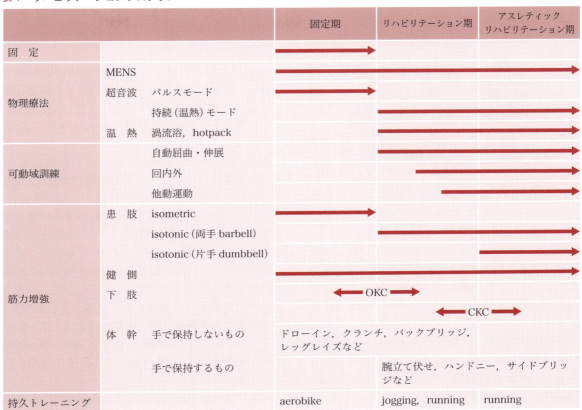

上顆の裂離骨折，尺骨鉤状突起骨折，橈骨頭骨折または頸部骨折，上腕動脈の断裂，正中・尺骨神経麻痺を合併することもある[5]．

単純X線検査は不可欠で，整復後も確認をする必要がある．脱臼の確認と脱臼に合併した骨折およびその転位を確認する（図1）．靱帯損傷の程度をみるため，関節造影やストレス撮影によるgrade分類による治療が望ましいとされる．剝離骨片や鉤状突起骨折などがあればCTを用いて評価する．MRIは軟部組織損傷の有無には有用であるが，急性期には血腫，浮腫が大きく靱帯損傷そのものをみるには疑問視されている（図2）．

2 治療の進め方

脱臼時には可及的早期の整復を要する．整復は長軸方向への牽引で可能なことが多いが，牽引をしながら肘頭を前方へ押し込む方法をとる．受傷直後は整復しやすいが，整復の容易さや二次損傷の予防，整復後の不安定性の評価のため，腕神経叢ブロック下で整復することが多い．

基本的には保存療法が行われるが，受傷時の整復後の不安定性の程度で靱帯の修復を行うことも多い．骨片や軟部組織，神経の嵌入による整復困難時には観血的整復術の適応になる．

後方脱臼に対する保存療法では，肘関節90°屈曲位，前腕の回内外中間位での固定には通常3週間を要するといわれている．しかし，3週間以上の固定でも伸展制限が残存する例も多く，1〜2週間の固定による安静期間（固定期）の後，自動運動から可動域訓練を行い（リハビリテーション期），4〜6週間ほどで，可動域が回復し負荷を

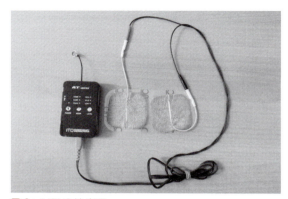

図3▶ MENS治療器
軽量で日常生活でも治療が可能である.

かけられるアスレティックリハビリテーション期に移行する.復帰の時期は12週以降で可能となることが多い.物理療法は早期から開始できるが,ギプス包帯による固定では固定期間が終わるリハビリテーション期から行う.

整復後の伸展位で不安定性があり,固定期間や可動域の改善に時間がかかるようであれば,リハビリテーション期が長くかかり,復帰時期は16週以降になることが多い.

表1にリハビリテーションプログラムを示す.

手術療法が必要な場合は,整復時,整復後急性期・慢性期である.整復後30～45°の伸展制限をするような不安定性があるものは手術療法が考慮されるべきで[6],靱帯の不安定性が関節造影やストレス撮影で10°以上の場合は手術を検討する[7].投球動作を要するスポーツ選手では,靱帯機能不全での外反不安定性の残存が問題となる場合に適応とされるが,一定の見解を得ているものではない[8].

靱帯修復後は1～2週間固定後,肘関節の自動屈曲運動から始め,6～8週間装具による内外反制動下での自動運動を行う.この際不必要な長期の固定期間を設けることは避けるべきである.その後の他動運動や患側の筋力増強などは保存療法に準ずる.

3 理学療法の実際

1. 固定期での理学療法

固定期間に関しては,長期の固定期間に伸展不良例を認めることが多く,2週間以上の固定は避けるべきとの報告がある[9].

物理療法は治癒促進目的の microcurrent electorical neuromuscular stimulation（MENS；周波数0.3Hz,パルス幅250msec,刺激強度30μA）（図3）,パルスモードでの超音波療法（発振周波数1.0MHz,照射時間率10％,強度1.0W/cm^2,照射時間5分）,除痛目的の経皮的電気刺激（TENSまたは干渉波）を行う.物理療法は固定方法により電極の貼付やプローブの接面などで可否が左右される.電気刺激は筋収縮を伴う疼痛に注意する.

手指の運動は早期より行う.損傷部位により,手関節の掌背屈や前腕の回内外運動は疼痛を訴えることも多い.可能な限り肩・肩甲帯の可動域訓練・筋力強化,前腕・上腕の等尺性筋収縮を行う.抵抗は徒手が望ましい.

全身持久的運動と健側,下肢の運動は上肢を固定してできるものを行う.下肢では open kinetic chain（OKC）で行う.closed kinetic chain（CKC）はバランスがとりにくいのでむずかしい.体幹の運動は手で保持しないものは可能である.

2. リハビリテーション期での理学療法

自動運動は筋作用で安定するため,伸展・屈曲の自動運動は早期から開始できる.回内外の運動は靱帯損傷の部位や損傷程度により考慮することが望まれる.他動運動時には内側側副靱帯機能不全では回内外に差はなく,外側側副靱帯機能不全では回内位での不安定性が高いといわれている[10,11].

伸展が不良な例はスポーツ復帰に支障をきたすことがあるので,伸展最終域での上腕三頭筋の機能低下による伸展制限を残さないように十分注意する[12].特に上腕三頭筋に対しては腹臥位での運動が良いとされる[12].しかし,可動域訓練を無理に行うと将来異所性化骨や関節遊離体を生じるの

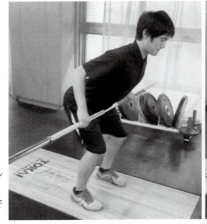
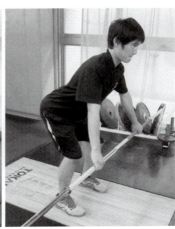

図4▶ バーベルを用いた筋力増強運動（ベントオーバーロウ）
初期には軽量の棒状のものでもよい．両側でできる種目は健側が補助の役割を果たす．

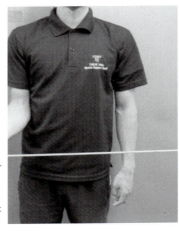
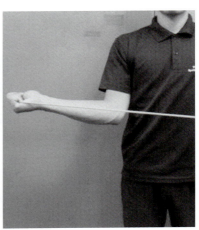

図5▶ 肩関節インナーマッスルのエクササイズ
外旋を行うと肘関節の外反強制が加わるため，内側側副靱帯損傷では中間位までの制限をしたほうがよい．

で注意する．

　運動前の温熱療法（渦流浴や持続モードでの超音波療法；発振周波数1.0MHz，照射時間率100％，強度1.0W/cm²，照射時間5分），運動後のアイシングは必ず行う．治癒促進目的のMENSや除痛目的の電気刺激療法もできるだけ行う．

　患側の筋力増強訓練として肘関節の屈曲・伸展，前腕の回内外の運動を行うが，可動域，疼痛の状態で軽い負荷（徒手，チューブ）から緩徐に始める．軽い負荷だと可動域訓練にもつながるため可動域を広げるように行う．

　患側のバランスをとる意味で，両側でできる種目は健側が補助の役割を果たすので，両手でバーベルを用いて行う（図4）．その後ダンベルに移行する．肩関節内外旋運動は，チューブなどを用いるが，外旋運動は肘関節に外反負荷がかかるので，中間位までにとどめるべきである（図5）．

　下肢の筋力増強運動はバーベルが持てるようになってから始める．ただし，スクワットは肘屈曲，前腕回内ができないとバーベルを把持できないので，肩にバーベルをのせて行うとよい（図6）．

　体幹の運動は伸展ができるようになってからが望ましい．

Ⅲ　各疾患に対する理学療法［肘関節］

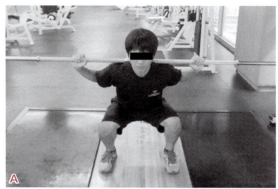

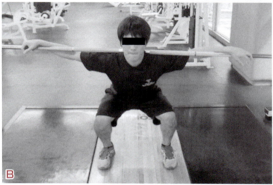

図6▶ スクワットなどでバーベルを持つ動作
バーを把持するとき（A）には肘関節屈曲，前腕回内しないとできないので，制限があるときにはBのようにバーベルに手をのせるようにすることでスクワットが可能となる．

3. アスレティックリハビリテーション期での理学療法

　競技復帰に向けての全身の筋力強化，患部の補強，再受傷の防止などを目的とする．神経筋協調機能訓練として競技に即した動作の運動を行うことが望ましい．

　筋力強化は負荷を増やすためマシンやフリーウエイトを用いるが，肘関節の可能域や疼痛などに応じて種目や重量を選択する．

　運動前の温熱療法（渦流浴や持続モードでの超音波療法；発振周波数1.0MHz，照射時間率100％，強度1.0W/cm²，照射時間5分），運動後のアイシングは必ず行う．治癒促進目的のMENSや除痛目的の電気刺激療法もできるだけ行う．

　患側の訓練として上腕三頭筋の訓練（図7，8），

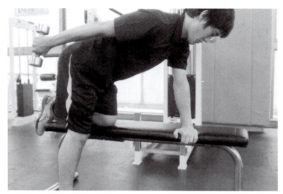

図7▶ 上腕三頭筋の訓練（キックバック）
最終可動域まで動かすようにする．

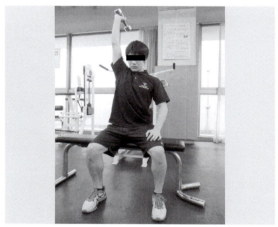

図8▶ 上腕三頭筋の訓練（フレンチプレス）

上腕二頭筋の訓練，胸部の訓練，肩甲帯の訓練，前腕の訓練を行う．できるだけ可動最終域まで力が入るように行う．

4　競技への復帰

　不安定性の残存には手術を要することもある．どの時期で行うか時期を逸しないようにしっかりしたフォローが必要である．

　復帰の条件としては，①十分な可動域の獲得，②疼痛の消失，③筋力の回復の3つである．この3つが回復し，患肢全体の神経・筋機能の回復，受傷部位以外の筋力や持久力の回復が得られ

れば復帰が可能となる．

文 献

1) 屋宜 公ほか：肘関節脱臼の小経験．災害医学 21：739-744, 1978
2) Johnsson O：Capsular and ligament injuries of the elbow joint：a clinical and arthrographic study. Acta Chir Scand 287：50-65, 1962
3) Schwab GH, et al：A biomechanics of elbow instability：the role of the medial collateral ligament. Clin Orthop 146：42-52, 1980
4) O'Driscoll SW, et al：Elbow subluxation and dislocation：a spectrum of instability. Clin Orthop Relat Res 280：186-197, 1992
5) Linscheid RL, et al：Elbow dislocations. JAMA 194：1171-1176, 1965
6) O'Driscoll SW, et al：The unstable elbow. Instr Course Lect 50：89-102, 2001
7) 今谷潤也：上皮スポーツ損傷の診断と治療 新鮮外傷性肘関節靱帯損傷の診断と治療．臨スポーツ医 26：523-532, 2009
8) Burra G, et al：Acute shoulder and elbow dislocations in the athlete. Orthop Clin North Am 33：479-495, 2002
9) Mehlhoff TL, et al：Simple dislocation of the elbow in the adult：results after closed treatment. J Bone Joint Surg Am 70：244-249, 1988
10) Armstrong AD, et al：Rehabilitation of the medial collateral ligament-deficient elbow：an in vitro biomechanical study. J Hand Surg Am 25：1051-1057, 2000
11) Dunning CE, et al：Muscle forces and pronation stabilize the lateral ligament deficient elbow. Clin Orthop Relat Res 388：118-124, 2001
12) 岡田 亨：体操競技における肘関節損傷のリハビリテーション．スポーツにおける肘関節疾患のメカニズムとリハビリテーション，142-150, 2011

III 各疾患に対する理学療法［手関節・手指部］

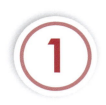

橈骨遠位端骨折

斉藤 忍

1 疾患の解説

橈骨遠位端骨折は上肢の骨折のなかで最も発生頻度の高い骨折である．受傷原因としては転倒して手を突くことによって引き起こされることが圧倒的に多く，スポーツ競技中に発症することも少なくない．

診断は受傷機転，局所の腫脹，変形，疼痛部位などの臨床所見によってある程度評価することは可能だが，その後の治療にかかわる骨折型を正確にとらえる意味でも，少なくとも単純X線，可能であればCT撮影を追加して確定診断を行う．また，神経障害（多いのは正中神経障害），腱損傷（新鮮損傷はまれだが，受傷後しばらくして長母指伸筋腱断裂を起こすことがある）などの合併症の有無も見逃してはならない．

骨折型の分類にはさまざまなものが用いられているが，古くは頻度的に高い背屈変形を呈するコーレス骨折（図1），掌屈変形を呈するスミス骨折（図2）などという分類があり，いまでも簡易的に用いられることがある．しかし，骨折型はその後の治療方針をたてるうえで重要な情報を与えてくれるものであるため，少なくとも関節内骨折の有無，粉砕骨折の程度が評価されることが望ましく，最近ではAO分類（図3）が用いられることが多い．

2 治療の進め方

治療法にはギプスなど外固定による保存療法と

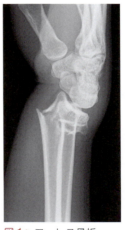

図1▶コーレス骨折

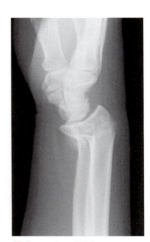

図2▶スミス骨折

手術療法がある．その適応を明確に二分することは困難であるが，年齢的には骨端線がまだ残存している若年者においては，初期の変形がある程度残存してもremodelingが十分期待できるので保存療法が選択されるケースが多い[1]．また，骨折型をもとに考えると，整復位保持が比較的容易な症例は保存療法を，骨折部の整復位保持が困難な不安定型の骨折や関節面の不整を徒手的に改善できないものに対しては，原則として手術療法の適応となる．ただしスポーツ選手の場合，早期競技復帰が求められることが多いので，安定型の骨折でも手術を選択することが少なくない．

本書の対象がスポーツ外傷・障害であることを考慮し，この稿では手術療法を中心とした治療の進め方について述べていく．

橈骨遠位端骨折に対する手術法としては，①

1 橈骨遠位端骨折

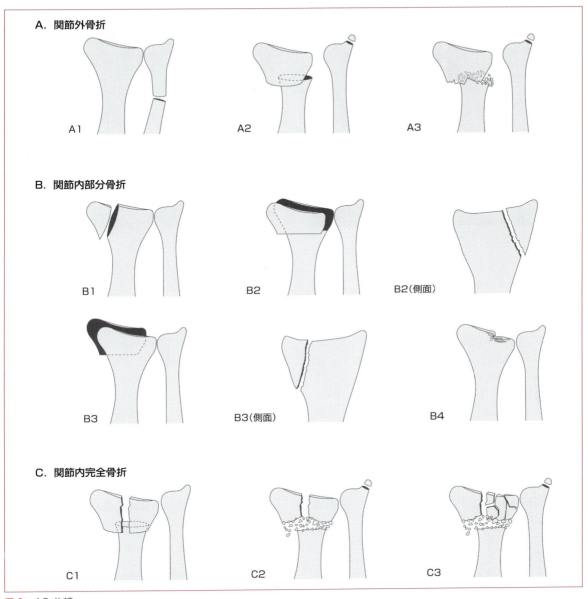

図3 ▶ AO分類
A1：尺骨単独骨折，A2：橈骨関節外単純骨折，A3：橈骨関節外粉砕骨折
B1：矢状面骨折，B2：背側縁骨折，B3：掌側縁骨折，B4：陥没骨折
C1：関節内単純骨折＋骨幹端単純骨折，C2：関節内単純骨折＋骨幹端粉砕骨折，C3：関節内粉砕骨折＋骨幹端粉砕骨折

鋼線固定，②創外固定，③プレート固定などが一般的であるが，初期固定に優れている掌側ロッキングプレート固定法（図4）が報告[2〜5]されて以降，橈骨遠位端骨折に対する手術法の主流となっている．

掌側ロッキングプレートが優れている点は，プレートとスクリューが固定されることにより，遠位のスクリューが橈骨関節面下の軟骨下骨を支持

Ⅲ　各疾患に対する理学療法［手関節・手指部］

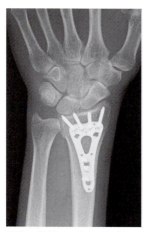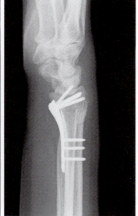

図4▶ 掌側ロッキングプレート固定法

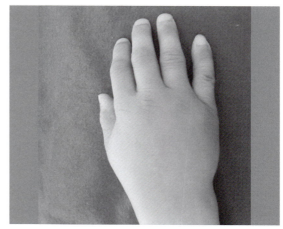

図5▶ 手・手指の腫脹

すると同時に，解剖学的整復位をプレートの彎曲で再現することができることであり，関節面の維持および整復位の保持がより強固に行えるようになった．これにより術後早期から手関節可動域訓練を含めたリハビリテーションが可能になり，その重要性も増してきている．

橈骨遠位端骨折患者に対しリハビリテーションが介入する時期は手術前に遡る．骨折はどの部位に起きても周囲の腫脹を少なからず伴う．本骨折の場合，手関節周囲の腫脹のほかに手部から手指の腫脹を強く認めることがある（図5）．これを放置すると，手指の拘縮を引き起こし，術後のリハビリテーションにも多大な影響を及ぼす．それゆえ，手術待機期間に行うリハビリテーションとして手指の運動療法とその指導が重要となる．

次に手術後早期に行うリハビリテーションでは，引き続き手指の運動に加え手関節可動域訓練が開始される．これは，原則として自・他動運動ともに行われる．当然術直後の手関節可動域訓練は過度に行えば痛みを伴うものになるので，この時期のリハビリテーションは関節および腱周囲の癒着防止を優先し，痛みの評価をしつつ可動域を徐々にあげていく．スポーツ選手の場合，患肢を使用するトレーニングは避けるべきであるが，体幹，下肢，健側上肢の筋力トレーニングやランニングなどは許可し，基礎体力の低下を避けるようにする．

術後中期になると骨癒合も進行し，ある程度の負荷に耐えられるようになってくるので，この時期に行われるリハビリテーションは他動運動を積極的に行い，可動域制限を改善していく．また患肢の筋力トレーニングも積極的に取り入れていく．スポーツ選手の場合は，その競技に要求される患肢を用いた基本的な動作の獲得を目指していく．

術後後期には骨癒合は完成しており，骨に対する負荷を制限する必要がなくなるため，残存する可動域の獲得に加え，前腕以遠の筋力トレーニングも制限なく行うことになる．スポーツ選手の場合，復帰するのに不足する機能を見極め，その障害を取り除くことに努めることになる．

具体的なリハビリテーションの内容については次の項で述べることにする．

3　理学療法の実際

1. 術前（手術待機期間）のリハビリテーション

受傷から手術までの期間は，患者の状態および治療を行う医療機関により定まったものではないが，新鮮骨折であれば数日から2週間程度というのが標準的と考えられる．この期間にリハビリテーションを行う目的は，骨折による腫脹の軽減，特に手指に及ぶ腫脹（図5）は関節の拘縮を引き起

こすことがあるため，その予防に努めることが要求される．当然この時期は骨折部である手関節の痛みがあり，手関節の自・他動運動は禁忌である．

通常骨折部はシーネなどの外固定がなされており，固定をした状態でリハビリテーションを行うことになる．手術前ということでリハビリテーションのオーダーがまだ出ていないケースも多いかと思うが，もし患者に接する機会があれば，手指の自動運動をゆっくりでもいいので屈曲・伸展がフルにできるよう指導する．特にPIP関節は屈曲拘縮に陥りやすいので，完全伸展ができない場合は他動運動も追加してPIP関節の伸展に努め，それと同時に患者自身にも同様のセルフトレーニングを指導する．その際，局所のアイシングおよび患肢挙上を加えて指示する．

2. 術後早期（術翌日から術後1ヵ月）のリハビリテーション

この時期のリハビリテーションのポイントは，手関節および周囲軟部組織，特に手指屈筋腱・伸筋腱に癒着を起こさせず，関節可動域の損失を必要最低限におさえることである．

骨折および手術に伴う出血は瘢痕組織となり癒着を引き起こし，その結果として関節の動きおよび腱の滑走を障害する．それを避けるために手関節の可動域訓練を行っていくのだが，手関節の運動には掌屈－背屈・橈屈－尺屈・回内－回外運動があり，掌屈－背屈・橈屈－尺屈運動には橈骨手根関節，手根中央関節が，回内－回外運動には遠位橈尺関節が関与しているため，可動域訓練を行う際にはこれらの関節個々に対しアプローチしていく（図6）．

当然この時期はプレートの固定力によってのみ骨折部の整復位が維持されているため，ロッキングプレートといえども過度に負荷をかければ骨折部での転位は生じうることを忘れてはならない．また，この時期はまだ骨折部周囲の痛みが強いこともあり，可能な限り痛みを伴わないリハビリテーションを行う必要がある．そのため手関節における可動域訓練は，自動運動をアシストする程度の他動訓練がメインになる．

また，手指屈筋群・伸筋群など手外筋腱の癒着が手指の運動制限を引き起こす要因となるが，それに加え骨間筋，虫様筋といった手内筋の拘縮（tightness）もこの時期に起こりやすく，これが原因で手指関節の拘縮を起こすこともあり，手外筋に加え手内筋に対するストレッチングを行うことも重要である．手外筋のストレッチングは手関節可動域訓練と，手内筋のストレッチングは手指関節（主にPIP関節）可動域訓練と組み合わせて行う．

術後の外固定はcock-up splintタイプのものを補助的に使用するケースが多い．当然リハビリテーションを行うときは外すことが可能である．われわれは熱可塑性のプラスチック素材のものを用い，患者の手関節の形状に合わせ作製し使用している（図7）．この装具の優れているところは，手関節周囲の腫脹に合わせ随時作り直すことが可能で，また術後経過とともに背屈を強め，より機能的肢位を高めていくことにも役立つ．

スポーツ選手のなかには上肢の筋力の低下がスポーツ復帰を遅らせることもあるので，患肢の筋力訓練を行う必要がある．ただし，前腕以遠の筋群に対する筋力トレーニングは，骨折部に負荷がかかるので注意を要する．原則的には等尺性訓練（図8）が中心になる．

3. 術後中期（術後1～2ヵ月）のリハビリテーション

この時期は順調に経過していると骨癒合が進行し，手関節にある程度負荷がかけられる状態になっていると考えられる．外固定は必要なくなり，手関節可動域訓練については，他動運動も積極的に行い可動域の改善に努める．

筋力トレーニングも前腕以遠の筋群に対しても，等尺性に加え等張性訓練（図9）も取り入れ行っていく．

スポーツ選手に対しては実際に行っている競技に合わせた練習行っていく．球技であれば実際に使用するボールを使い感触を取り戻させると同時に競技復帰への意欲をわかせていく．例えばバスケットボールの場合，ドリブル，バンドパス，ゴール下を中心にしたシュート練習を許可する（表1）．体操のような手関節部に加重負荷が最も

Ⅲ　各疾患に対する理学療法［手関節・手指部］

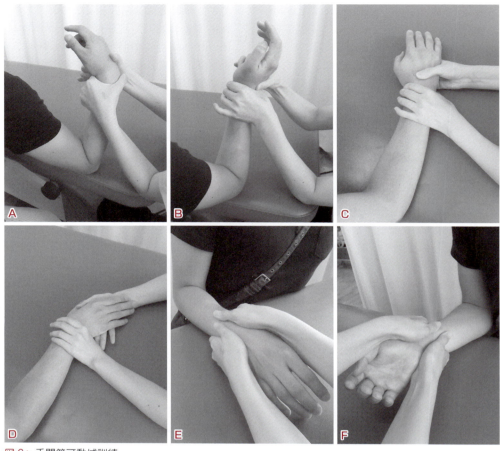

図6▶手関節可動域訓練
A：掌屈，B：背屈，C：橈屈，D：尺屈，E：回内，F：回外
A〜D：橈骨手根関節，手根中央関節それぞれの可動性を高めるために近位手根列，遠位手根列を触知しつつ行う．
E, F：遠位橈尺関節の可動性を高めるために尺骨を軸とし橈骨の回旋を行う．

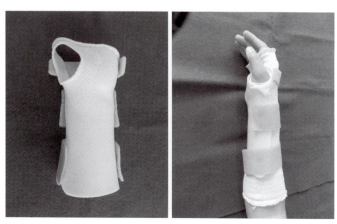

図7▶スプリント

1 橈骨遠位端骨折

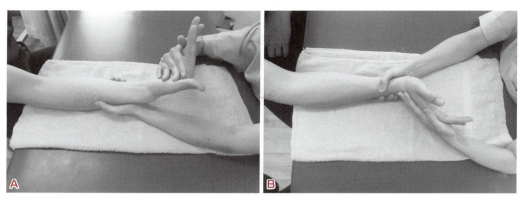

図8▶ 等尺性筋力トレーニング
A：前腕屈筋群，B：前腕伸筋群
手関節角度を一定に保持しつつ筋力トレーニングを行う．

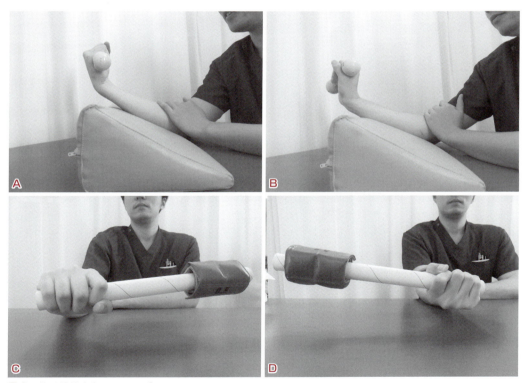

図9▶ 等張性筋力トレーニング
A：前腕屈筋群，B：前腕伸筋群，C：前腕回内筋群，D：前腕回外筋群
一定の重量の重錘を用い筋力トレーニングを行う．

表1 ▶ バスケットボール選手のリハビリテーションスケジュール

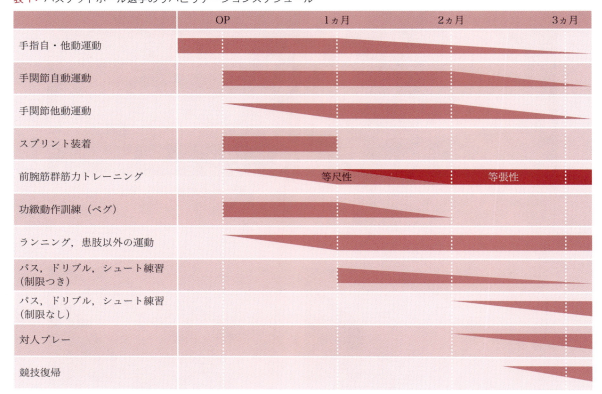

要求されるスポーツでは，術後1.5ヵ月経過すると倒立保持，鉄棒の懸垂・車輪などを行えるようになってくる．そのためそれまでに可動域，特に背屈可動域を十分に獲得することは早期競技復帰に役立つ．

4. 術後後期（術後2ヵ月以降）のリハビリテーション

この時期は骨癒合が完成しつつある時期であり，負荷をかけても骨折部での転位が生じるリスクはほとんどないと考えてリハビリテーションを進めていく．

可動域制限に起因する運動時痛はこの時期でも十分にありうる症状で，これがあるうちは完全なスポーツ復帰は無理である．ただし，この時期のリハビリテーションは闇雲に可動域訓練をするより，より実践に則したものを取り入れていくべきである．

具体的な目標が，例えば野球選手の捕球側が受傷した場合，ボールをキャッチする際グラブが素直に出るか，不十分であればどの動作を改善すればよいかという具体的な目標がみえてきて，そうなると本人のモチベーションも上がり，可動域獲得に好材料となる．このように，この時期は具体的な行動獲得を目指しリハビリテーションを進めていく．

4 競技への復帰

競技への復帰の条件として，原則として骨癒合が得られることは必須であるが，スポーツの種目によってその復帰時期も違ってくる．例えばサッカーのフィールドプレーヤーであれば，骨癒合を待たずして競技の復帰も可能であるが，通常上肢を使用するスポーツであれば，運動時痛の消失，

手関節可動域，前腕筋群における筋力の回復なども競技復帰に必要な条件となる．ただし，同一スポーツ内でもその競技内容によって復帰時期が異なる．体操競技のような場合，鉄棒，床は比較的早くから復帰可能であるが，鞍馬は演技中常に手関節部に体重負荷がかかり，かつ手部が固定された状態で前腕の回旋が要求されるため，十分な可動域，筋力が回復しないと復帰は困難である．

標準的なスポーツ復帰時期は2〜3ヵ月であるが，以上のようにスポーツ競技の特性により復帰時期は前後し，また骨折型によっても復帰時期は異なることを理解しておく必要がなる．

文 献

1) Crawford SN, et al：Closed treatment of overriding distal radial fractures without reduction in children. J Bone Joint Surg Am 94：246-252, 2012
2) Orbay JL：The treatment of unstable distal radius fractures with volar fixation. Hand Surg 5：103-112, 2000
3) Kamano M, et al：Palmar plating for dorsally displaced fractures of the distal radius. Clin Orthop Relat Res 397：403-408, 2002
4) Kiyoshige Y：Condylar stabilizing technique with AO/ASIF distal radius plate for Colles' fracture associated with osteoporosis. Tech Hand Up Extrem Surg 6：205-208, 2002
5) Constantine KJ, et al：Volar neutralization plate fixation of dorsally displaced distal radius fractures. Orthopedics 25：125-128, 2002

Ⅲ 各疾患に対する理学療法［手関節・手指部］

② 三角線維軟骨複合体（TFCC）損傷

六角 智之

1 疾患の解説

1. TFCCの解剖と機能

三角線維軟骨複合体（triangular fibro-cartilage complex：TFCC）は，橈骨，尺骨，手根骨を連結する線維軟骨，靱帯の複合体であり，尺骨頭手根骨間のクッション機能（disc proper），遠位橈尺関節の靱帯性支持機能（遠位橈尺靱帯），遠位手関節の力学的伝達機能を持つ（図1）．

2. TFCC損傷

手を強く突いたり，捻って受傷することが多い．よって，コンタクトスポーツ，ゴルフ，ラケットスポーツ，器械体操などで多くみられる．症状は尺側の手関節痛であり，尺屈時や最大回内回外時に増強する．疼痛のため握力の低下がみられることが多い．損傷部位が挟まって回旋可動域制限をきたすこともある．日常生活ではあまり障害にならず，スポーツ活動での障害が主体となる症例が多い．また，外傷歴のない加齢による変性断裂もみられる．

身体所見では，尺骨頭の不安定性をみるpiano key sign（図2），掌側の圧痛をみるfovea sign（図3），回旋時の引っかかりをみるpainful clickなどがある．画像診断ではMRIが重要である．

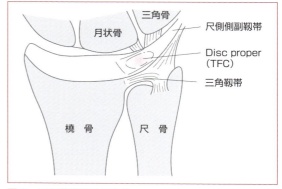

図1▶三角線維軟骨複合体
構成要素である尺側側副靱帯，disc proper，三角靱帯を示す．

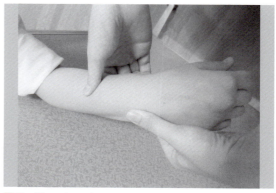

図2▶Piano key sign
尺骨頭を橈骨に対して掌側に押し，ゆるみを確認する．不安定性がある場合，ピアノの鍵盤のように動く．ただし，判断はむずかしく，健側と比較することが重要である．

2 治療の進め方

1. TFCC損傷の治療

1）保存療法

身体所見，MRIなどよりTFCC損傷と診断さ

2　三角線維軟骨複合体（TFCC）損傷

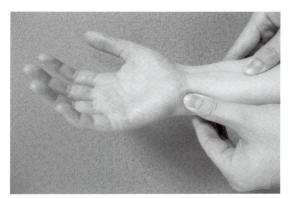

図3▶ Fovea sign
豆状骨のすぐ近位で尺側手根屈筋の尺側，尺骨頭掌側のすぐ遠位のくぼみ（fovea）を圧迫する．TFCC損傷がある場合，高率に疼痛が誘発される．

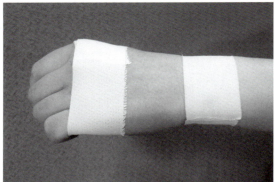

れた場合，通常3ヵ月ほどの保存療法を行う．遠位橈尺関節の不安定性がみられる損傷でも，8割近くの症例は保存療法で症状は軽快する．保存療法には，①テーピング（図4），②装具（回旋時，特に回内での尺骨頭の背側移動を抑制する）（図5），③外用薬の貼付などがある．この間，基本的に患肢は日常使用以外は安静とする．

2）手術療法

保存療法に抵抗する場合は手術適応となる．手術は大きく分けて，①部分切除術，②縫合術，③再建術，③尺骨短縮骨切り術がある．

① （鏡視下）部分切除術：損傷したdisc properが引っかかって症状をきたしている場合に行う（図6）．
② （TFCC）縫合術：直視下または鏡視下に損傷された靱帯を縫合する（図7）．
③ （TFCC）再建術：変性のため縫合することができない場合，自家腱を用いて再建する．さまざまな方法が報告されている（図8）．
④ 尺骨短縮骨切り術：橈骨に対して相対的に尺骨が長く，尺骨遠位が手根骨を突き上げる場合（尺骨突き上げ症候群），靱帯の不全損傷でゆるみがある場合に適応になる．尺骨を短縮することによりTFCCの緊張を強める作用が期待される（図9）．

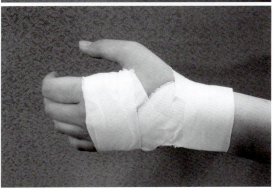

図4▶ テーピング
尺骨頭の上にやや強めにアンカーテープを，手掌にアンカーテープを巻く．手関節尺側から手掌橈側にまわしたテープと，手関節橈側から手掌尺側にまわしたテープを交差させて巻く．これにより回内で尺骨頭が押さえられると同時に，橈尺屈が制限される．

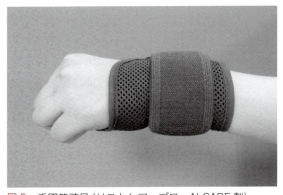

図5▶ 手関節装具（リストケア・プロ，ALCARE製）

279

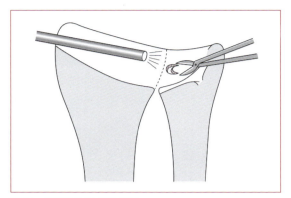

図6▶（鏡視下）部分切除術
flap 状になった disc proper を切除する．

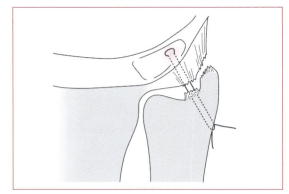

図7▶（TFCC）縫合術

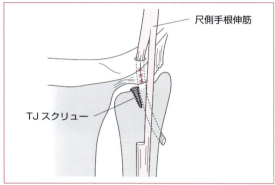

図8▶（TFCC）再建術（中村法[1]）
尺側手根伸筋腱の半分を用いて再建する．

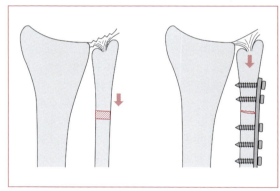

図9▶尺骨短縮骨切り術（Milch 法）
尺骨を橈骨に対して短縮させることによって，ゆるんだ TFCC が緊張する．

2. 理学療法プログラムの概要（表1）

施行された術式によって異なる．

① 部分切除術：基本的に早めの可動域トレーニングを開始する．術後早期に疼痛が軽減すれば，競技復帰も可能である．

② 縫合術・再建術：靱帯の生理的な修復が完了するまで，強いストレスはかけられない．よって通常術後4週は完全な外固定を行い，5週目より軽い自動運動を開始する．3ヵ月目で80％程度の可動域獲得を目指し，6ヵ月での競技復帰が一般的である．

③ 尺骨短縮骨切り術：尺骨骨折のプレート固定術後と同様に考える．骨切り部は強固に固定されるので，術直後より関節可動域トレーニングを開始する．骨折部にストレスのかかる，荷重運動はX線像で完全癒合が確認されるまで（約6ヵ月）は禁止とする．

いずれにしても治療は長期を必要とし，早急な競技復帰は望めないことをよく説明する必要がある．復帰を焦ると再発のリスクは高い．

3 理学療法の実際

1．術後共通の注意，ケア

1）関節拘縮の予防

TFCC は前腕回旋，手関節橈尺屈で強いストレ

表1 ▶ 各術式後の理学療法プログラム

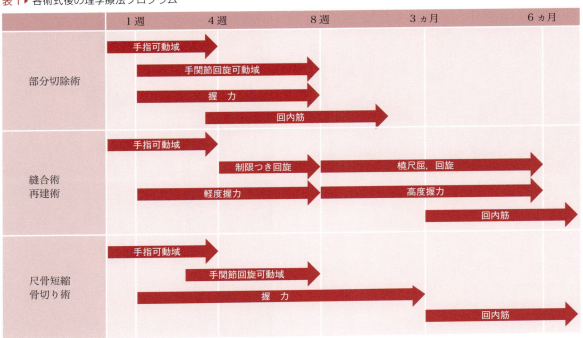

	1週	4週	8週	3ヵ月	6ヵ月
部分切除術	手指可動域 →	手関節回旋可動域 → 握力 →	回内筋 →		
縫合術 再建術	手指可動域 →		制限つき回旋 → 軽度握力 →	橈尺屈, 回旋 → 高度握力 →	回内筋 →
尺骨短縮 骨切り術	手指可動域 →	手関節回旋可動域 → 握力 →		回内筋 →	

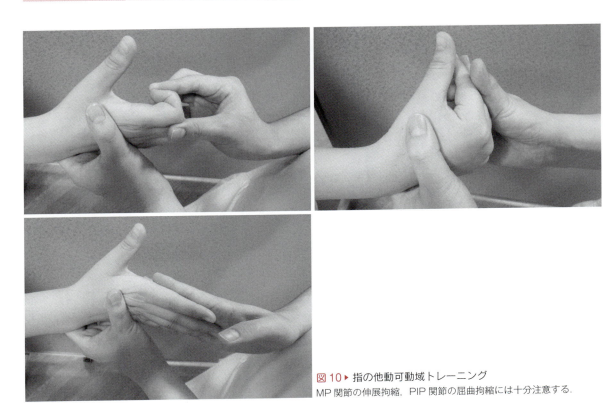

図10 ▶ 指の他動可動域トレーニング
MP関節の伸展拘縮, PIP関節の屈曲拘縮には十分注意する.

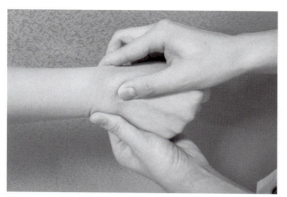

図11 ▶ 方形回内筋トレーニング
回旋中間位にて，尺骨頭の背側移動をおさえ，橈骨に回外方向の抵抗を加えつつ回内を命じる（等尺性運動）．

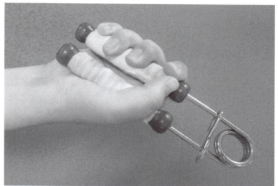

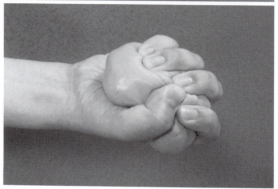

図12 ▶ 器具を用いた握力トレーニング

スがかかる．このため術後は回旋，橈尺屈を制限した可動域トレーニングを行う．

　手指の拘縮には注意を要する．MP関節の伸展拘縮，PIP関節の屈曲拘縮は特に難治性であるので，予防が大切である（図10）．

2）筋力の維持

　強いグリップで尺側部痛を生じていたため，握力が低下している．手関節屈曲伸展力，手指屈曲伸展力のトレーニングを行う．

　方形回内筋は遠位橈尺関節の安定性に寄与している．回内筋力を増強させることは，TFCCの保護に役立つ．ただし，抵抗下のトレーニングはTFCCに強いストレスがかかるため注意を要する．回旋中間位で尺骨頭を背側からおさえて保護し，回外抵抗を少し加えながらトレーニングする（図11）．

3）疼痛の管理

　強い疼痛，浮腫を認めた場合，複合性局所疼痛症候群（CRPS）の発生に注意する．早期診断と，早期の対応が重要である．

　患側手関節，前腕にストレスのかからない活動は早期に許可する．

2. 各術式後

1）部分切除術後

（1）関節可動域トレーニング

　基本的には，TFCCにある程度のストレスをかけても問題ないが，疼痛が強い場合は無理をしない．自動可動域トレーニングに軽いアシストを加える程度にする．

　術後4週での完全可動域獲得を目標とする．

（2）筋力トレーニング

　疼痛により，十分なグリップが行えていなかった場合，握力の低下がみられる．ボールエクササイズなどの握力トレーニングを行う（図12）．

　術後3ヵ月で左右握力の差をなくすことを目標とする．

　術後4週より方形回内筋トレーニングを行う（図11）．

2）縫合術後，再建術後

（1）関節可動域トレーニング

　TFCCが修復されるまで，強いストレスをかけることは禁忌となる．このため，制限をかけながら，必要な可動域を獲得，維持するというむずかしさがある．

2 三角線維軟骨複合体（TFCC）損傷

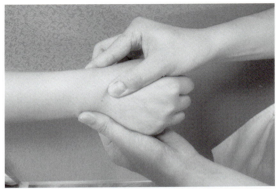

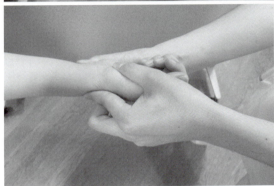

図13▶ 45°までの制限をつけた回内回外可動域トレーニング

尺骨頭を回内時は背側から，回外時は掌側からおさえて保護する．

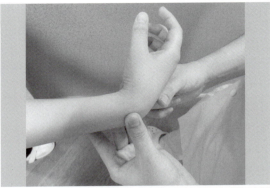

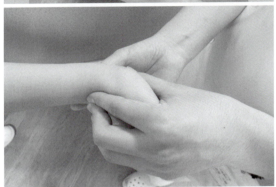

図14▶ 手関節掌屈・背屈可動域トレーニング

　術後4週までは手指の可動域トレーニングが主体となる（図10）．

　術後4週から制限つきの回内回外トレーニングを開始する．通常回内回外45°までとする．8週までは手関節は固定されている．尺骨頭を中心とした橈骨の回旋を意識し，橈骨の掌背側方向への移動を抑制しつつ行う（図13）．

　術後8週から橈尺屈，回内回外の可動域制限を解除し，手関節，前腕各方向のアシストトレーニングを行う．手関節を固定していたため，掌背屈の制限が著明にみられるが，通常固定除去後4週ほどで回復する．また，あくまでも自動可動域を重視し，最終可動域でのアシストにとどめる．12週までに健側の80％程度の可動域を目標とする（図14）．

　6ヵ月目で可動域の左右差がなくなることを目標にする．

(2) 筋力トレーニング

　握力トレーニングは術後早期に開始する．ただし，8週目まで手関節は固定されているため，強い握力は発生できない．8週以降，強い握力トレーニングを許可する（図12）．

　術後3ヵ月より保護下での方形回内筋トレーニングを行う（図11）．

　術後6ヵ月で左右握力の差をなくすことを目標とする．

3）尺骨短縮骨切り術後

(1) 関節可動域トレーニング

　通常外固定は必要ないので，術後早期から各方向の可動域トレーニングを開始する．ただし，疼痛をきたす回旋可動域トレーニングは焦らず，疼痛の軽減に応じて行う必要がある．術後4週までは自動可動域トレーニングを主体にする．

　術後8週で可動域の左右差がなくなることを

目標にする．

（2）**筋力トレーニング**

握力トレーニングは術直後から行う（図12）．

骨癒合が完全に得られたと判断された後（通常術後6ヵ月）に患肢への荷重運動も許可する．

4 競技への復帰

1. 競技への復帰基準，時期

可動域が正常になり，最大可動域で疼痛がほぼ感じられなくなれば競技復帰可能である．部分切除術の場合4週，縫合術，再建術，尺骨短縮骨切り術の場合6ヵ月程度を目標とする．いずれの術式でも，術後1年間はスポーツ活動中のテーピングまたは装具装着を指導する．

2. 再受傷の予防

手が固定された状態で体重がかかり，大きな捻転力がかかればどんなに手関節周囲筋力が強靱であっても損傷されることに疑いはない．こうした受傷状況を避けることが主体となろう．

また，ゴルフやテニスでは，スイングフォームの不良によってストレスがかかり受傷する症例もみられる．例えば，股関節や腰の柔軟性欠如によりスイング時に肩・肘・手関節に負荷がかかって受傷する（運動連鎖の不良）．よってフォームに無理がないか，チェックする必要がある．

文献

1) 中村俊康ほか：尺側手根伸筋腱半裁腱を用いた手関節三角線維軟骨複合体再建法．日手会誌 20：641-644，2003

Ⅲ 各疾患に対する理学療法［手関節・手指部］

③ 舟状骨骨折

藤岡 宏幸・田中 寿一

1 疾患の解説

　舟状骨は中央がくびれた骨で，橈骨および月状骨，有頭骨，大菱形骨などの手根骨と関節を形成しており，手関節の運動において前腕，近位および遠位の手根列の間で力学的に重要な役割を果たす骨である．舟状骨の表面は約80％が関節軟骨で覆われており，骨への血行で重要な役割を果たす骨膜や靱帯の付着する部分が少なく，栄養血管は橈骨動脈の分枝が遠位から進入するだけで血行の点で不利な要因が多く，難治性骨折の1つである（図1）．

　舟状骨骨折はサッカー，ラグビー，バレーボール，野球，柔道などのスポーツで手をついて転倒して手関節を過度に背屈（伸展）および橈屈した場合に生じることが多い．また，体操選手では跳馬や床などの演技で頻繁に強く手をつくほかに，床や鞍馬などの演技で，手関節を過度に背屈（伸展）した状態で，一側の手で全体重の荷重負荷を受ける．このため，舟状骨疲労骨折を生じることがある．

　通常の転倒によって受傷する舟状骨骨折は受傷直後の症状が激烈ではないため，スポーツ選手は捻挫として軽く扱うことがある．これに対して，スノーボードやラグビーなどでの高エネルギー外傷によって生じる舟状骨骨折は月状骨周囲脱臼と合併することもある（図2-A）．

　先述したように舟状骨骨折は難治性であることに加えて，適切な診断が行われないことも多いため，偽関節に至った状態で受診することもある．舟状骨偽関節は変形性手関節症（scapholunate

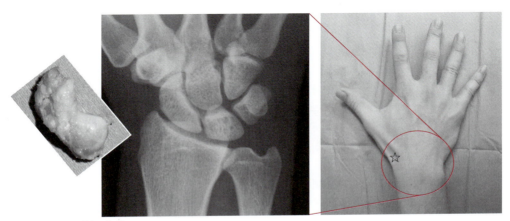

図1 ▶ 舟状骨骨折の特徴
X線手関節正面像と摘出した舟状骨の解剖標本（☆は嗅ぎタバコ窩）．

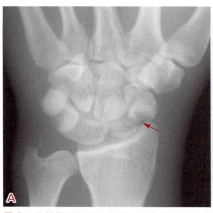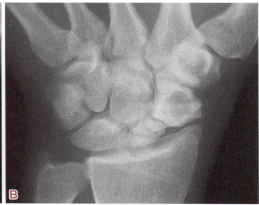

図2 ▶ 月状骨周囲脱臼を伴った舟状骨骨折（A）とSLAC wrist（B）のX線正面像
A：月状骨周囲脱臼を伴った舟状骨骨折では矢印の舟状骨骨折に加えて手根骨の関節裂隙や手根骨の輪郭が判然しない．
B：舟状骨中央部の骨折，近位骨片の壊死と萎縮，遠位骨片内の骨嚢腫，橈骨茎状突起骨折の骨棘などがみられる．

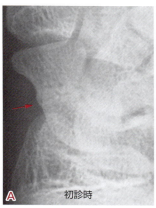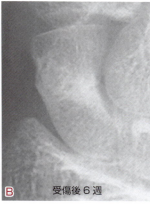

図3 ▶ 新鮮安定型骨折
A：初診時に矢印の如く骨折線がみられる．
B：約6週間のギプス固定にて骨癒合が確認された．

advanced collapse wrist：SLAC wrist）に至る[1]（図2-B）．したがって，舟状骨骨折はできるだけ急性期に適切な診断と治療を行う必要がある．

2 治療の進め方

1. 診断のポイント

病歴の聴取が重要である．手関節背橈側の嗅ぎタバコ窩の腫脹や圧痛がある場合には舟状骨骨折を疑う．手関節の運動時痛や可動域制限がみられることもある．手関節4方向と手関節正面最大尺屈位の単純X線撮影で診断を行う．

2. 新鮮安定型骨折

単純X線像において新鮮安定型骨折でほとんど転位のない場合，あるいは単純X線像では骨折が判然としないがMRIやCTなどで骨折と診断できる場合などは，前腕から手までのギプス包帯固定（short arm cast）を約4〜6週間行う保存治療が原則である（図3）．舟状骨遠位部（結節部）骨折は骨癒合が良好であるので保存治療の適応である（図4）．受傷直後に単純X線像において骨折部の離開がある症例や徐々に転位が増大する症

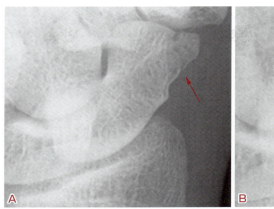
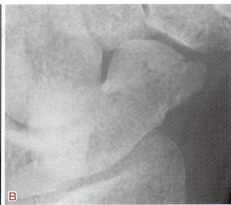

図4▶ 舟状骨結節部骨折
A：舟状骨結節部に骨折を認める．
B：約2ヵ月間のギプス固定にて骨癒合が得られた．

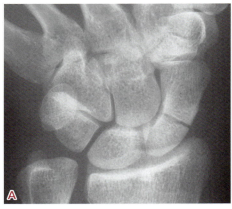
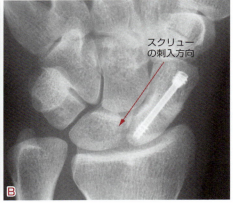

図5▶ 舟状骨中央部骨折に対する骨接合術
A：術前舟状骨中央部に骨折を認める．
B：掌側遠位より骨接合術を行い，骨癒合が得られた．

例（不安定型骨折）では骨接合術を行うべきである．また，新鮮不安定型骨折や偽関節でも骨接合術を行う[2,3]．

3．新鮮不安定型骨折

単純X線像において骨折部転位（離開）が明らかにある場合（1mm以上）には，骨接合術が推奨される．

1）掌側進入による骨接合術

骨折部が舟状骨中央1/3にある場合には，掌側進入で舟状骨遠位から近位に向けてスクリューを挿入する（図5）．

2）背側進入による骨接合術

舟状骨近位部骨折の場合には，背側から進入してスクリューを近位から遠位に向けて挿入する（図6）．

4．偽関節例に対する骨移植を併用した骨接合術

骨折部を展開し，偽関節部に介在する線維組織や硬化した骨を十分切除し，骨移植と内固定を行う（図7）．

Ⅲ 各疾患に対する理学療法［手関節・手指部］

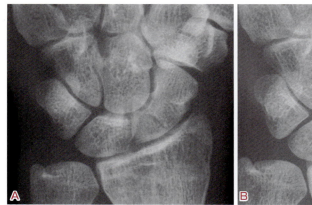
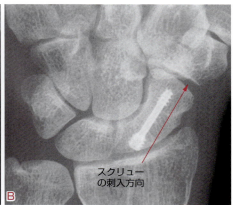

図6▶ 舟状骨近位部骨折に対する骨接合術
A：術前舟状骨近位部に骨折を認める．
B：背側近位より骨接合術を行い，骨癒合が得られた．

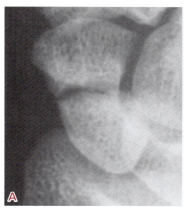
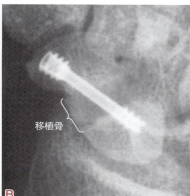
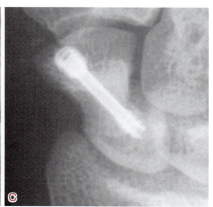

図7▶ 舟状骨偽関節に対する骨移植を併用した骨接合術
A：舟状骨中央部に骨硬化を伴った偽関節を認める．
B：骨移植を併用して骨接合術を行った．
C：術後1年で移植骨は生着し骨癒合が得られた．

5. 治療戦略

図8に示すように保存治療，手術治療を適切に行い，リハビリテーションへとつなげ，スポーツ選手の早期復帰を目指す．

3 理学療法の実際

1. リハビリテーション

舟状骨骨折のような手部における外傷によって引き起こされる障害には，疼痛，関節拘縮，筋力低下などがある．拘縮や廃用性筋力低下が起こると骨萎縮を併発し症状を悪化させる．そのため，競技復帰を目的とした適切なリハビリテーションが必要である．また，手部の外傷では，早期に患部以外の部位のトレーニングが可能となるので（図9），選手に応じてリハビリテーションプログラムを作成することも必要になる．選手のみならず，指導者にも，その目的と効果を明確に指示し指導することが大切である．

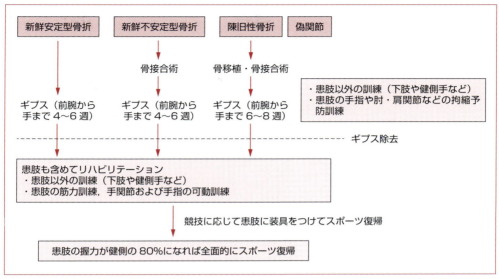

図8 ▶ 舟状骨骨折の治療方針

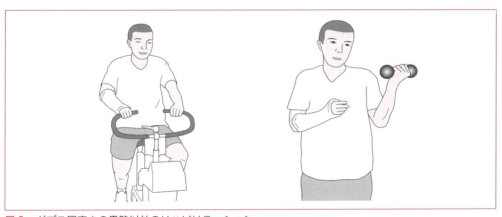

図9 ▶ ギプス固定中の患肢以外のリハビリテーション
筋力維持のため、患肢以外はできるだけ積極的に筋力訓練などを行う。

2. ギプス固定中のケア

　新鮮安定型骨折に対して保存治療を行った場合は4～6週間, 新鮮骨折に対して骨接合術を行った場合は約2～4週間, 偽関節に対して骨移植を併用して骨接合術を行った場合は約6週間のギプス固定を行う. いずれの治療においても, ギプス固定は前腕から手まで, いわゆる short arm cast を行う. 肩関節, 肘関節, 手指 MP 関節などは日常生活動作で使用させ, 歩行時にも三角巾は用いず, 肩を挙上させて患肢の浮腫の軽減を図る (図10).

　ギプス包帯固定の除去は, 圧痛の消失や X 線所見での骨癒合の確認で行う. 十分な骨癒合が得られていないうちにスポーツ復帰をさせて, 偽関節に陥ってはいけないので, 復帰までには十分注意を要する. 退院後には, 軽いジョギングなどから開始して早期の復帰に備える.

Ⅲ　各疾患に対する理学療法［手関節・手指部］

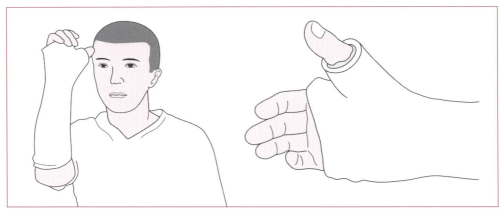

図10▶ギプス固定中のリハビリテーション
患側の上肢はできるだけ挙上し，肩関節や肘関節の拘縮予防と浮腫の軽減に努める．また，ギプスは示指から小指までのMP関節が十分に，自動的に屈曲伸展きるようにして，手指の拘縮予防を行う．

4 競技への復帰

　ギプス除去後には，温熱などの物理療法を効果的に併用しながら，手関節や手指の浮腫の軽減と可動域改善の理学療法を行う．スポーツ復帰は，握力が健側の80％程度に回復することをめやすとする．また，サッカーやラグビー，柔道などのコンタクトスポーツでは装具やテーピングなども利用して安全な復帰に努める．

文　献

1) Watson HK, et al：The SLAC wrist：scapholunate advanced collapse pattern of degenerative arthritis. J Hand Surg 9A：358-365, 1984
2) 藤岡宏幸ほか：舟状骨骨折の手術法．MB Orthop 23：143-148, 2010
3) 藤岡宏幸ほか：骨関節損傷　手根骨損傷：舟状骨，有鉤骨鉤，月状骨骨折・脱臼．OS Now Instruction No 23 手の外傷—早期機能回復をめざして—，第1版，岩本幸英ほか編，メジカルビュー社，東京，78-95, 2012

III 各疾患に対する理学療法 [手関節・手指部]

④ 槌　指

菅原　誠

1 疾患の解説

指の遠位指節間関節（DIP関節）が完全に伸展できず，屈曲位となった状態を"槌指"という．末節骨に停止する伸筋腱が断裂して起こる場合と，伸筋腱停止部の骨折を伴う場合がある．骨折を伴う場合，伸筋腱の牽引によって起こる剥離骨折型（extensor origin型）と手指長軸方向からの突き上げによる骨折型（bony origin型）とがある．小児では骨端線離開（Salter I型）となることが多い（図1）．

スポーツでは球技による受傷が多い．特に野球，ソフトボールとバスケットボールでの受傷が多い．右手に圧倒的に多く，環指，中指，小指の順に多い[1]．

受傷直後から，DIP関節が屈曲変形を呈し，背側に発赤，腫脹があり圧痛，運動時痛がある．

指の末端部のけがのため，"突き指"として軽視されがちである．変形を放置して陳旧性となると治療が非常に困難となる．初期治療が大切である．正しい診断のもとに早期に治療を開始するべきである．保存的治療か手術的治療を選択するかにより，その後の対応が若干異なる．

2 治療の進め方

1. 保存的治療

伸筋腱断裂と剥離骨片が小さいときが適応となる．

骨性槌指では，アルフェンスシーネを用いDIP

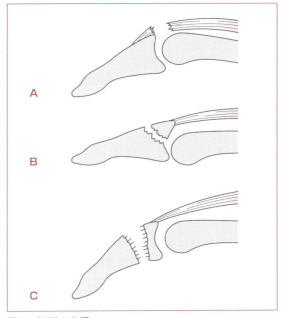

図1▶ 槌指の分類
A：腱断裂，B：関節内骨折，C：骨端線離開

関節を軽度屈曲位から伸展位で固定する（図2）．あるいはコイルスプリングの副子やプラスチックの副子（スタック副子）で固定を行う（図3）．固定期間であっても，洗面や入浴時に短時間，副子をはずしても影響はない．毎日手を洗って清潔に保つように心がける．

腱性槌指ではDIP関節をできるだけ伸展位に保つ．骨間筋，虫様筋よりの側索の緊張をとり伸筋腱断端の開大を防ぐため，近位指節間関節（PIP関節）の屈曲位での固定を推奨する意見もある[2]．

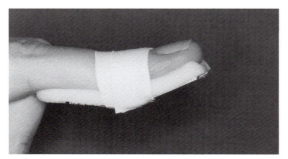

図2▶ アルフェンスシーネ固定

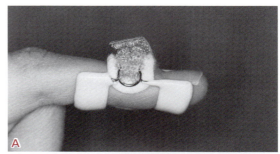

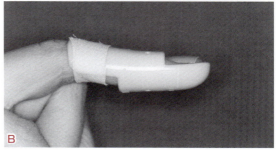

図3▶ 槌指の固定装具
A：コイルスプリングの副子．B：プラスチックの副子

固定初期はDIP関節の背側は腫れており，絆創膏による圧迫で血行障害を起こすことがあるので注意が必要である．血行の状態に応じて（指先の色が紫色になるなど）伸展位を調節する．

2．手術的治療

手術適応となるのは，
① 開放性損傷
② 骨片が大きく関節面の1/3以上を占める場合
③ DIP関節が掌側に亜脱臼しているとき
である．DIP関節伸展位のX線写真で骨片の整復位が得られない場合は，骨片の大きさにかからず手術を考慮する．腱断裂で保存的治療が選択できないとき，陳旧例にも適応がある．

石黒によるKirschner鋼線による経皮的整復固定法（石黒法）は優れた治療方法であるため，第一選択としている[3,4]．従来DIP関節過伸展位で整復しようとすると，骨片が押し出されてうまく整復されないことがあった．DIP関節を逆に屈曲させると骨片が末節骨について掌側に移動するため，骨片の背側にKirschner鋼線を背側から中節骨に刺入することにより骨片をブロックして，末節骨を背屈していったときに整復が得られる（図4）．

この手術法の長所として，
① 骨折部の完全な整復が得られる．
② 直接骨片に刺入しないため小さな骨片でも可能である．
③ 屈曲位にて固定を行うため，Kirschner鋼線抜去直後より骨折部に対して圧迫力として働く他動的な伸展運動が可能である．
④ 侵襲が少なく，傷跡が残らない．
などがある．しかし，
① 骨片が回転して関節面がなかなか合わないことがある．
② 小さな骨片ではextension blockの刺入位置が不適切（小骨片が橈側か尺側によっている場合）で骨片が十分にとまらないことがある．
などの注意点をあげられている[2]．

腱断裂に対しては，過伸展位で末節骨からKirschner鋼線を刺入し，DIP関節を固定する（図5）．

手術後はKirschner鋼線が皮膚から露出しているため，ピン刺入部からの感染に対する対策が必要である．鋼線を刺入したままの運動は可能であるが，運動後は必ずシャワー浴で汗を洗い流し，ガーゼなどで包んでおく．ピンの刺入部の状態を毎日監察し，腫れ，発赤，滲出液があるかどうかを観察する．Kirschner鋼線は4週後に抜去し，その後自動的な可動域訓練を行う．

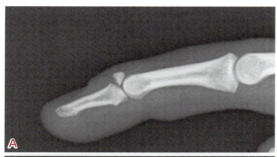
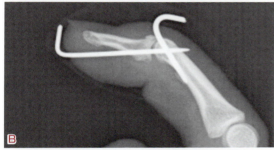
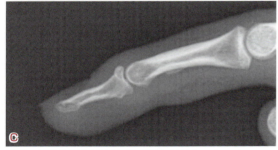

図4 ▶ 経皮的整復固定法（石黒法）（17歳，キックベースで受傷）
A：初診時，B：手術直後，C：術後7週で治癒

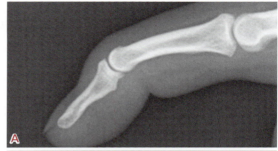
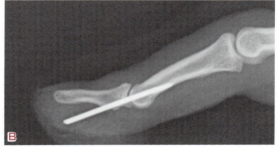

図5 ▶ 腱性槌指に対するDIP関節のKirschner鋼線固定（58歳，掃除中に受傷）

3 理学療法の実際

1. 固定期間中

　指の末梢部のけがであるため，原則として治療と併行して運動を継続させる．しかし投球側の示指，中指の受傷では投球動作が困難であり，副子を除去するまで体幹，下肢を中心とした患部外トレーニングを行うように指導する．

　選手の状況によっては固定期間を短縮して，テーピングによるDIP関節の固定でも運動は可能である．1.27cmのホワイトテープを用いDIP関節を伸展位で固定し，屈曲を制限する．運動後は副子で再度固定を継続する．腱断裂による槌指の治療は，いかに固定をきちんと行っていたかどうかによる．固定期間が長期にわたることをあらかじめ説明し，協力が得られるようにすることも大切である．

　固定期間中，DIP関節以外の関節拘縮を予防するため，自動での屈伸運動と反対指の他動での屈伸運動を行う．

2. 固定除去後の理学療法

　保存的治療では6〜8週間，手術的治療では4〜5週間の固定が必要である（表1，2）．固定を除去した後，保存的治療ではDIP関節の屈曲が，石黒法では伸展が制限されている．

　まず自動的な可動域訓練から始める．健側の母指と示指でPIP関節を固定し，自力で最大限DIP関節を屈曲，伸展させる．その後，健側の指で他動的にDIP関節を屈曲して可動範囲を獲得していく．伸展運動は健側の示指をDIP関節の背側に置き，てこの支点として母指で末節部を背側に押していく．屈曲運動は中節部を健側の示指と中

Ⅲ 各疾患に対する理学療法［手関節・手指部］

表1 ▶ 保存的治療適応時における理学療法の進め方

	1週	2週	3週	4週	5週	6週	7週	8週	9週	10週	11週	12週
DIP関節固定							夜間固定					
DIP関節可動域訓練（自動）												
DIP関節可動域訓練（他動）												
PIP・MP関節可動域訓練												
体幹・下肢訓練												
ボール操作												
競技復帰												

表2 ▶ 手術的治療適応時における理学療法の進め方

	手術1週	2週	3週	4週	5週	6週	7週	8週	9週	10週	11週	12週
DIP関節固定					夜間固定							
DIP関節可動域訓練（自動）												
DIP関節可動域訓練（他動）												
PIP・MP関節可動域訓練												
体幹・下肢訓練												
ボール操作												
競技復帰												

指ではさんで固定し，母指で末節部を掌側に押していく（図6）．

入浴時，浴槽内で行うと曲がりやすい．固定を除去した後，伸展不足が徐々に出現するときはさらに1～2週間の固定が必要なことがある．夜間のみDIP関節を副子で1ヵ月ほど伸展位でさらに固定する．

4 競技への復帰

固定除去後，DIP関節の拘縮が改善し投球動作，バットなどをしっかり握れるようになったら競技復帰が可能である．再受傷予防のためテーピングを行うのも有用である．

予防には，野球やソフトボールでは捕球の際，グローブやミットで確実に捕球するための基本動作の習得が大切である．捕球の際，グローブに添えた手を背屈することがポイントである．キャッチしたボールを素早く送球するために，グローブにそのまま手を添えがちであるが，手関節の背屈が不十分であるとボールが指先部にあたりやすい[5]（図7）．

野球以外の球技においても手関節をしっかり背屈してキャッチングすることが予防として大切であるため，運動前の手関節の背屈，ぶん回し運動を行う．

文献

1) 江川政昭：スポーツにおける「突き指」の検討．臨スポーツ医 10：121-125，1993
2) 田中寿一：槌指．臨スポーツ医 8（臨時増刊）：418-422，1991
3) 石黒 隆ほか：骨片を伴ったmallet fingerに対する

4 槌指

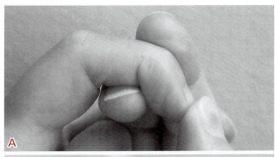

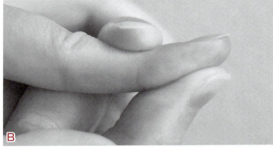

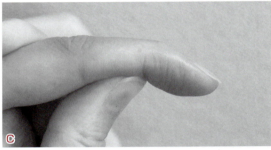

図6 ▶ DIP 関節の運動
A：自動運動，B：他動伸展運動，C：他動屈曲運動

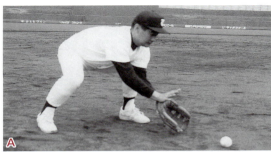

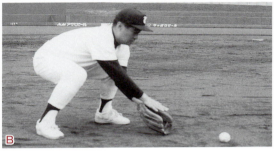

図7 ▶ 捕球動作
A：正しい捕球動作．手関節を背屈して捕球する．
B：誤った捕球動作．手関節が十分に背屈されていない．

closed reduction の新法．中整災誌 31：2049-2051，1988
4) 石黒　隆：DIP 関節内骨折に対する extension block を利用した closed reduction．整・災害外 50：519-526，2007
5) 菅原　誠：後療法，予防法．部位別スポーツ外傷・障害，上肢，南江堂，東京，211-219，1996

III 各疾患に対する理学療法［手関節・手指部］

5 母指MP関節尺側側副靱帯損傷

清水 弘之・大森 みかよ

1 疾患の解説

　母指MP関節は屈伸・内外・回旋運動を行うボール＆ソケットの顆状関節であり，安定性が要求され，可動域には個人差がある．ピンチ動作に最も重要な役割を担っている支持組織が側副靱帯である．側副靱帯は中手骨骨頭の背側側壁から起始し，その線維は2つに分かれ，1つは基節骨基部掌側側面に停止し，側副靱帯となり，ほかの1つが薄く掌側板の側面に停止する副靱帯となる．

　MP関節が50〜70°の屈曲で側副靱帯は最も緊張し，内外転が制限され，副靱帯が弛緩する．またMP関節の伸展では反対に側副靱帯が弛緩し，内外転が大きくなり，副靱帯が緊張する[1]（図1）．

　突き指といわれるなかに捻挫や骨折があり，捻挫のなかに母指MP関節側副靱帯損傷が含まれ，不安定性の有無で治療法が異なる．

　球技中の突き指などで橈屈が強制され，新鮮例ではskier's thumb，陳旧例ではgamekeeper's thumbと呼ばれ，発生頻度はスキー外傷を中心に母指尺側が橈側より3倍から10倍の割合で多く，男性の右側に多いとされている[2]．母指MP関節尺側側副靱帯の損傷は遠位の基節骨の起始部で断裂（約69〜94％）することがほとんどで，基節骨基部の小さな骨片を伴う場合もある．

　さらに，断裂した靱帯が中枢へ反転して母指内転筋腱膜の表層にのりあげ，断端の整復が障害される場合がある（図2）．Stener損傷[3]と呼ばれ，発生頻度に14〜64％と幅を認めるが，剥離骨片を有する例では約10％と少ない．この病態では断端を観血的に整復する必要があるが，術前に診断することは困難である．

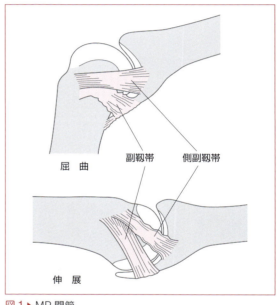

図1 ▶ MP関節
MP関節は屈曲すると側副靱帯が緊張し，副靱帯が弛緩する．伸展では側副靱帯が弛緩し，副靱帯が緊張する．

2 治療の進め方

1. 診断と治療方針（図3）[4]

　母指MP関節側副靱帯に一致した疼痛，圧痛，腫脹，皮下出血，側方動揺性を認める．完全断裂例では腫脹や皮下出血が著明で，ストレスを加えると不安感や疼痛が強く，橈側や尺側に偏位した肢位をとる場合があり，特に母指MP関節尺側で，

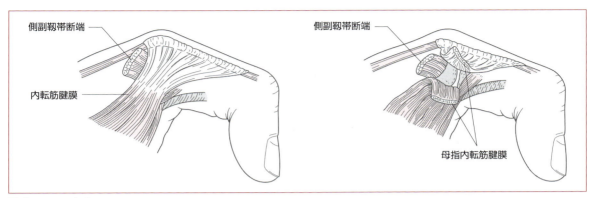

図2 ▶ Stener 損傷
断裂した尺側側副靱帯は中枢へ反転して母指内転筋腱膜の表層にのりあげ，断端の整復が障害される．

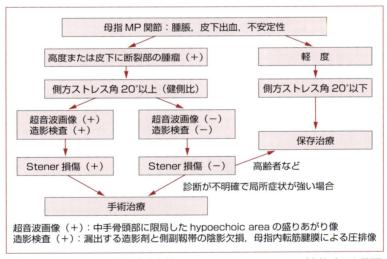

図3 ▶ Stener 損傷の診断と治療方針 　　　　　　　　　(文献4)より引用)

中枢へ反転した断裂部の腫瘤（Stener 損傷）を触れることもある（図4）．

受傷後の不安定性の強い症例に保存治療を行った場合に，関節の腫脹と疼痛，不安定感が残存し，経過とともに亜脱臼や変形性変化が出現してくることもあるので，Stener 損傷を疑った場合には手術を選択すべきである．

不全断裂例では腫脹や皮下出血は軽度で疼痛も少なく，ストレスを加えても不安感はわずかである．しかし臨床の現場では，不全断裂か完全断裂かの確証が得られないのが現実で，ストレスX線撮影や超音波検査を行うのが一般的である（図5）．

単純 X 線撮影では MP 関節中心の X 線撮影を行い，関節内骨折，脱臼，靱帯の剥離骨折，掌側板の剥離骨折の有無を確認する．

ストレスを加えて正面の撮影を行い，健側と患側の側方ストレス角を計測し両者の差が MP 関節で 30°以上あれば完全断裂と診断し，手術適応としている（図5）．超音波検査は現場でも可能な簡便で有用な方法で，エコー下でストレスを加えると断裂靱帯が確認できる（図6，7）．Stener 損傷では中手骨頭部に限局した盛りあがりを呈するの

Ⅲ 各疾患に対する理学療法［手関節・手指部］

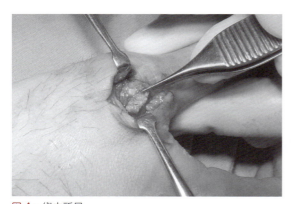

図4▶術中所見
術中，中枢へ反転して母指内転筋腱膜が表層にのりあげている．

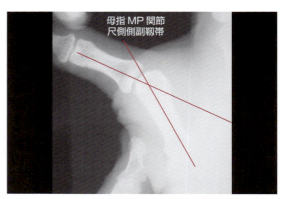

図5▶ストレスX線撮影（母指MP関節，尺側側副靱帯）
30°屈曲位でストレスをかけて，X線撮影を行う．健患差がMP関節で30°以上あれば完全断裂と診断できる．

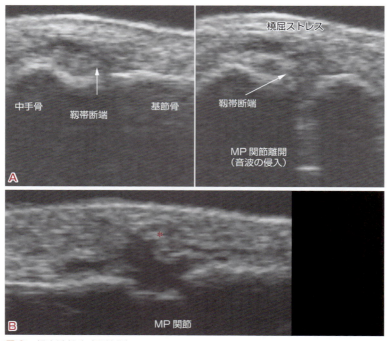

図6▶超音波検査（長軸像）
A：エコー下でストレスを加えると，関節裂隙が開大し，靱帯断端が明瞭に描出される．
B：Stener損傷では中手骨頭部に限局したhypoechoic areaの盛り上がり（＊）を呈する．

で，手術の絶対適応である．

2. 保存治療

不安定性がない不全断裂例では保存療法を行う．完全断裂例でも高齢者で，手指を使わないスポーツの症例では保存療法を選択し，患部を固定したスプリントを2〜4週間装用する．

3. 手術治療

完全断裂が確実である場合には適応であるが，

5 母指MP関節尺側側副靱帯損傷

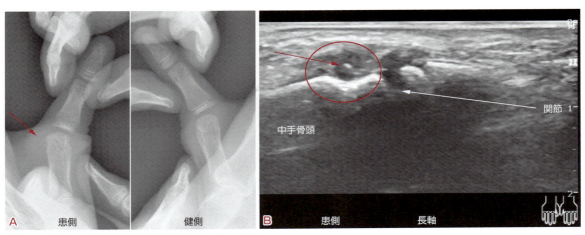

図7 ▶ 右母指MP関節尺側側副靱帯損傷（11歳，男児）
A：起始部剝離骨折のX線像
B：エコー下でストレスを加えると，関節裂隙が開大し，剝離骨片が明瞭に描出される．Stener損傷はみられない．

不全断裂か完全断裂かが不確実な場合には，スポーツ活動を行ううえで手術療法を選択したほうが好成績につながる．

受傷後3週以内の新鮮例では端々縫合または骨アンカーを用いて一次修復を行う（図8）．受傷後3週以上経過した陳旧例では断端が短縮して，縫合が困難なことが多く，靱帯再建術が適応となる．

術後の固定は，MP関節では手関節からMP関節伸展位で，IP関節を自由にしてギプスシーネ固定にて3週間固定する．以前は4週間を固定期間としていたが，アンカーを用いた一次修復後には3週間に固定期間を短縮している（図8）．

4. 作業療法プログラム

利き手や競技種目とポジション，頻度，復帰までの期間と復帰条件がプログラムの作成には必要である．

隣接指のない独立した指で，橈側方向へのストレスを受けやすいという特徴があるので，可動性と安定性を獲得することが重要である．一般的には術後3週間目にギプスやKirschner鋼線を除去後に，自動運動を中心とした可動域訓練を開始する．2週間は簡易装具で患指の保護を心がける．5週以降は日常生活での指使用を指導し，スポーツへの復帰は2ヵ月以降としている．この場合に

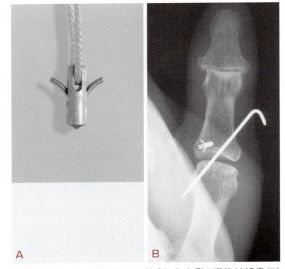

図8 ▶ 骨アンカー（A）を用いて縫合した症例の術後X線像（B）

はプレー時には簡易装具やテーピングの装用を指導する．

問題がなければ靱帯の力学的強度が増し，成熟してくる術後3ヵ月でプレー時に装具を除去する．その後，母指球の萎縮した症例ではパテを使って母指の屈曲・伸展力，ピンチ力の筋力トレーニングを行っている（図9）．

腱移植例では3ヵ月以上は装具を装着し，強い

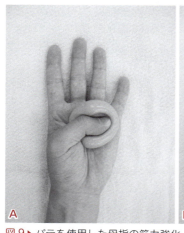 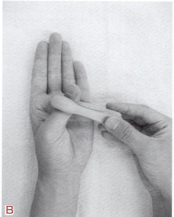 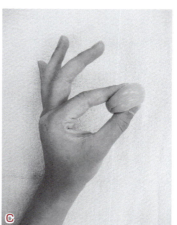

図9▶ パテを使用した母指の筋力強化
A：屈曲，B：伸展，C：ピンチ

ピンチ動作を避ける指導をする．

3 作業療法の実際[5]

1. 固定期間（～術後3週）

保存例では約3週間の spica cast 固定，手術例では3週間の Kirschner 鋼線固定を含めた spica cast 固定を行っている．浮腫のコントロールが必要であり，固定部以外の IP 関節を中心とした自動・他動関節可動域訓練を行う．

許可されるスポーツとしてはダッシュなどで，損傷腱を収縮させないなどストレスや疼痛を引き起こさないように注意が必要である．固定部以外の関節可動域訓練，下肢・近位上肢筋の筋力トレーニングやジョギングを開始する．

2. 固定除去期（術後4～6週）

保存例では約3週間の spica cast 固定後に2週間簡易装具（オルフィット®）を装用する（図10）．バイブラバスでの自動可動域運動と他動可動域訓練を開始する．

手術例では約3週間 MP 関節を仮固定後，除去して，その後には2週間硬性の簡易装具で固定する．硬性にするか軟性にするかは利き手やランニングをするかどうかで決めている．入浴は装具を外して許可する．

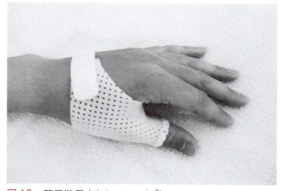

図10▶ 簡易装具（オルフィット®）

術後3～5週で深屈曲や過伸展を避けた自動・他動関節可動域訓練を行うが，訓練時以外は装具を装着している．疼痛や動揺性の有無を確認しながら，強い可動域訓練は修復靱帯にゆるみを生じることがあるので注意する．軽度のつまみ動作は許可する．握力トレーニングは示指から小指のみで行う．

許可されるスポーツとしては，硬性・軟性装具による固定部以外の関節可動域訓練，下肢・近位上肢筋の筋力トレーニング（図11），ジョギングと競技種目に合わせたシミュレーション練習が開始される．

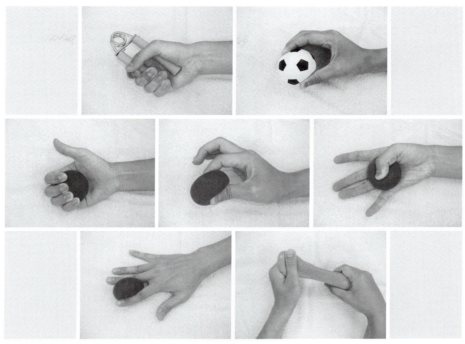

図11 ▶ 握力・ピンチ力トレーニング

3. 抵抗期（術後6〜12週）

保存例では母指球の萎縮した症例に対してはパテを使って母指の屈曲・伸展力，ピンチ力および握力の筋力トレーニングを行う（図9，11）．

術後6週から簡易装具の取り外しを繰り返して，深屈曲や過伸展を含めた可動域訓練を行い，正常の可動域の獲得を目指す．

術後2ヵ月には正常の靱帯組織に近い状態となるが，母指MP関節の保護を心がける．この時点では健側比で50％の可動域制限が残存しているが，最終的には可動域訓練で健側比90〜100％の可動域の改善を目標とすることを患者に説明する．

術後7週から装具なしで重い物を持たせる練習を開始する．

術後8週で制限なしとして，スポーツ復帰を許可する．しかし，スポーツの種類により，特に体操やバレー，バスケットなどの球技ではプレー時にMP関節の可動域制限がある場合には硬性装具を，ない場合には母指のテーピングまたは軟性装具の装用も指導している．

この関節では術後約6週で，屈曲訓練をおそれて行わないと伸展拘縮が生じやすい．

許可されるスポーツとしては，競技種目に合わせた実技トレーニングが開始される．

4. 競技復帰（術後12週〜）

「競技への復帰」の項目を参照．

4 競技への復帰

競技レベルの程度，装具やプロテクターを装着して試合参加が可能か否かも確認する必要がある．競技復帰を段階的に進めていく際に，装具やプロテクターを装着しての試合参加が許されるようなら，早期復帰が可能になる．

スポーツへの復帰への許可は可動域の改善や不安定性の程度によるが，約2〜3ヵ月としているが，プレー時に母指のテーピングまたは軟性または簡易装具の装用も指導している．

バレーボール選手で，陳旧例の母指MP関節尺

側側副靱帯損傷でMP関節の不安定性があったが，大会が近づいており，その時点での手術を考慮せず，装具装用でプレーを許可し，プレー中の痛みもなく，試合の終了後に手術を施行した症例もあった[2].

このように陳旧例ではスポーツレベルや時期など考慮して手術時期を決定し，装具やテーピングなどで一時的にプレーをさせる指導もスポーツ選手には有効な治療になると考えられる．

文献

1) 別府諸兄ほか：手指の側副靱帯損傷．最新整形外科学大系 23 スポーツ障害，越智光夫編，中山書店，東京，221-225, 2007
2) 山口哲史ほか：母指 MP 関節尺側側副靱帯損傷．新版スポーツ外傷・傷害の理学診断・理学療法ガイド，文光堂，東京，289-292, 2003
3) Stener B : Displacement of the ruptured ulnar collateral ligament of the metacarpo phalangeal joint of the thumb : a clinical and anatomical study. J Bone Joint Surg 44-B : 869-879, 1962
4) 清水弘之：母指 Stener lesion の診断と手術のコツ．手の外科の要点と盲点，金谷文則編，文光堂，東京，186-188, 2007
5) 井澤幸子ほか：手指の傷害のアスレチックリハビリテーションの実際．実践すぐに役立つアスレティックリハビリテーションマニュアル，福林 徹編，全日本病院出版会，東京，58-65, 2006

III 各疾患に対する理学療法 ［手関節・手指部］

Skier's thumb

栗山 節郎・錠内 広之・星田 隆彦

1 疾患の解説

skier's thumb はスキーで転倒したときの母指の外傷で，特に pole を握って転倒した際の "ski pole thumb injury[1]" と呼ばれる "母指 MP 関節の尺側側副靱帯損傷" が多いが，ほかに母指の捻挫，靱帯損傷や骨折などがある．スキー特有の受傷機転としては，ストック（英語では pole）の strap に手首を下から通して，strap と pole を同時に握る通常の方法では，strap がてこの支点になって母指 MP 関節の尺側側副靱帯損傷や剥離骨折になる．これは，スキーによる母指外傷の 50％になる[1〜4]．このほかに，母指の橈側外転でも生じる（サッカーのゴールキーパー母指と同じ）．

母指過伸展損傷では volar plate 損傷や背側脱臼や骨折など，pole をしっかり握って転倒すると内転損傷として第 1 中指骨骨折や Bennett 骨折（CM 関節の脱臼骨折）などになる．

2 治療の進め方

靱帯損傷では，診察で関節不安定性が強いときは手術治療になる．受傷直後は腫脹や疼痛が強いので正確な不安定性診察は困難なことが多いが，徒手不安定診察で，end-point が確認できないときは "靱帯完全損傷" と判断して，特にスポーツ選手などで "母指による強い握り動作やつまみ動作が必要な患者" では手術治療をすすめる．

end-point が確認できるときは "靱帯不全損傷" と判断して，保存的治療をすすめる．

1. 手術的治療後のリハビリテーション

一般的には新鮮例では靱帯の端々縫合が可能なので，解剖学的な位置に靱帯を整復して端々縫合してギプス固定する．このときに，切れた靱帯が腱を超えてまたいでいるときは，腱の下の正しい位置に靱帯を整復することが大切である．数週間の固定後にリハビリテーションに移る．

2. 保存的治療

初診時の靱帯の不安定性程度によるが，不安定性がほとんどない "I 度損傷" では後述のプラスチックや皮のスプリント固定をして痛くない範囲から関節可動域（ROM）訓練を行う．不安定性が軽度な "II 度損傷" や，不安定性がある "III 度損傷" でも end-point がはっきりしているときは "靱帯不全損傷" と判断して，スプリント固定を数日行った後に痛くない範囲から ROM 訓練を行う．

3 理学療法の実際

この疾患は一般的には母指 MP 関節の尺側側副靱帯損傷であり，訓練を実施するにあたっては，炎症期において母指が過度な伸展をされない肢位での安静位保持と ROM 訓練が重要なポイントになる．

1. 安静位保持

重要なポイントは機能的良肢位（図1）を確保しながら母指 MP 関節が過度に伸展されない肢位での安静位保持である．機能的良肢位とは運動効率の高い肢位のことであり，手関節，手指においては手関節軽度背屈（10〜20°）でボールを軽く握っ

Ⅲ 各疾患に対する理学療法［手関節・手指部］

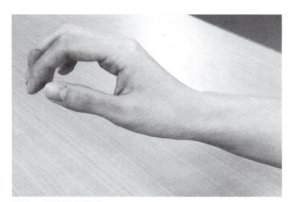

図1▶ 機能的良肢位
手関節軽度背屈で軽くボールを握ったような肢位.

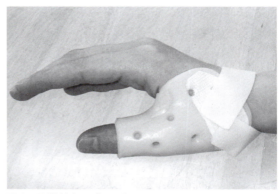

図2▶ 母指対立スプリント
通常は熱可塑性プラスチックで作製される.

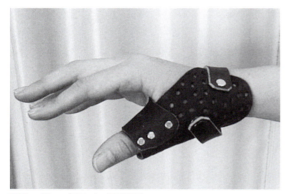

図3▶ 革スプリント（母指用）
当院では牛革で母指対立装具を製作している.

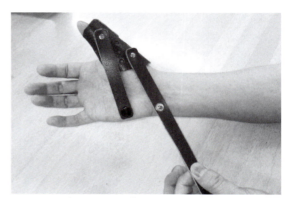

図4▶ 着脱が容易な革スプリント

たような肢位を示す.

　安静位保持は日常生活や仕事，トレーニング，そしてスポーツ実施時に炎症を重症化させないことを目的としており，一般的にはテーピングやスプリントが処方される．栗山ら[5]によると，skier's thumbの新鮮例では母指MP関節の制動により尺側側副靱帯の修復を促進し，スポーツ復帰時には再発予防目的にてテーピングが処方されるとある．

　一方，スプリントは重症例の安静位保持目的にて処方されるが，仕事や活動強度によってはその限りではない．また，スプリントは熱可塑性プラスチックでつくられるのが一般的だが（図2），当院では牛革でつくられた母指対立装具（以下，革スプリント）[6,7]を処方している（図3）．

　炎症性疾患では早期からROMを必要以上に制限しないことで拘縮のリスクを最小限にすることが可能であり，そのため熱可塑性プラスチックよりも柔らかい素材である牛革を利用して必要以上の制限をしないように工夫している．

　革スプリントは図4のように2本のバンドのみで装着するようになっており，着脱が容易である．また，母指対立の強度も革バンドの長さの設定により容易に調整可能である（図5）．これにより，手関節のROMを制限せず機能的良肢位が確保でき，新鮮例より損傷部位に負担が少ない肢位でのグリップや母指対立が可能になっている（図6）．

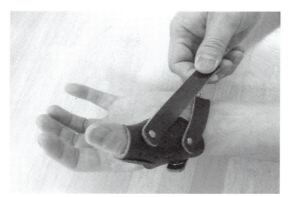

図5▶ 革スプリントの対立調整
微調整が容易にできる.

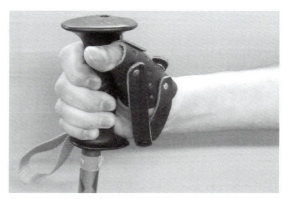

図6▶ 握り動作
革スプリントによりグリップが可能になる.

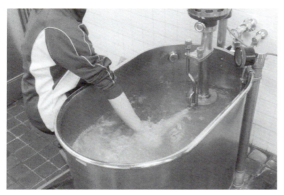

図7▶ 渦流浴
温めながら手指の屈曲・伸展を行う.

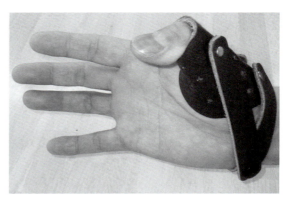

図8▶ IP関節の自動的ROM訓練

2. 訓練

　訓練は保存的治療と手術的治療で異なる. 靱帯縫合術などの術後訓練は中田ら[8]によると3期に分けられる. 術後翌日より3週までを第Ⅰ期とし, 癒着の防止を目的にIP関節の他動・自動運動を中心に行う. 術後4週より8週を第Ⅱ期とし, CM・MP関節の自動・他動運動から行い, 6週頃より軽度の抵抗で母指対立運動も行っていく. 術後8週以降を第Ⅲ期とし, 靱帯が十分に治癒したとみなし従来の手指の使用が許可されるとしている.

　ここでは術後の訓練経過ではなく, 保存的治療での訓練経過について述べる. 訓練実施手順は, 訓練中の疼痛を最小限にするように温熱療法から開始され, 自動的ROM訓練, 他動的ROM訓練, そして抵抗運動訓練へとつなげ, 最終的に手指の操作性の向上を目指すものである.

1）温熱療法

　疼痛緩和目的では温熱療法が有効である. 重症度にもよるが, 以下のROM訓練につなげる目的では渦流浴での温熱療法（図7）が効果的である. これは, 温水中で手指の運動が可能であるためであり, 特に他動的ROM訓練を実施する際の疼痛軽減が期待できる.

2）自動的ROM訓練

　母指IP関節の屈曲・伸展, 母指対立運動, 母指の橈側外転・掌側内転を自動運動で行う. 母指IP関節の屈曲や母指対立運動は新鮮例では革ス

Ⅲ　各疾患に対する理学療法［手関節・手指部］

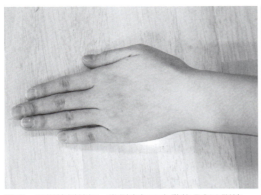 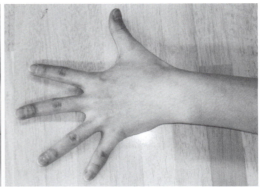

図9▶母指橈側外転・掌側内転の自動的ROM訓練
テーブル上で実施すると正確な運動になる．

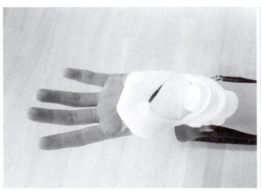 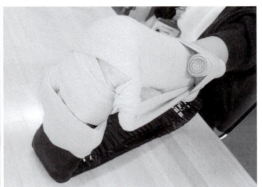

図10▶弾性包帯による他動的ROM訓練
包帯による持続的ストレッチ．

プリントを装着して実施する（図8）．

母指の橈側外転・掌側内転運動では，正確な運動を実施するために，テーブル上などに手掌をつけた状態で実施する（図9）．このとき，手指の外転・内転運動を同時に行うと実施しやすい．回数や頻度については重症度によって違うのでここでは述べない．

3）他動的ROM訓練

前述の自動的ROM訓練実施後に同じ運動を他動的に行う．筋の短縮や拘縮の改善目的にて，当院では図10のように弾性包帯を用いて行う場合もある．これは包帯の弾性を利用した持続的なストレッチ効果を期待したものであるが，ストレッチ強度の設定が困難であるため，通常は各運動を徒手的に行ったほうが疼痛を出現させるリスクが少ないであろう．

4）抵抗運動訓練

筋力強化を目的として抵抗運動を行う．運動方向はこれまでと同じである．

母指IP関節の屈曲や母指対立運動では，図11のように訓練用パテを使用する方法がある．これは母指と各指の対立でちぎったり，丸めたりする動作を通して対立を強化していく．また，図12のように洗濯バサミの開排強度を利用して対立を強化する方法もある．

手指全体の屈曲運動としては軟式テニスボールやスポンジボールを用いる方法がある（図13）．これは，手指全体で握る動作のほかに，母指のみ

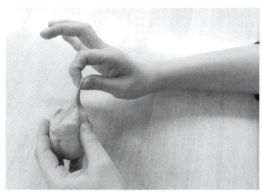 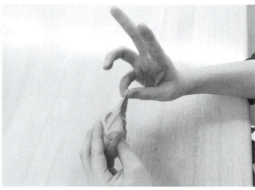

図11▶ 訓練用パテ
各指でちぎったり丸めたりする．

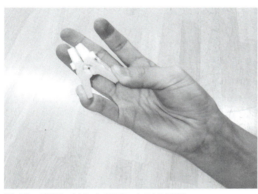 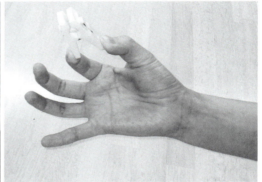

図12▶ 洗濯バサミを利用した対立運動

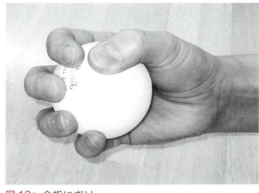 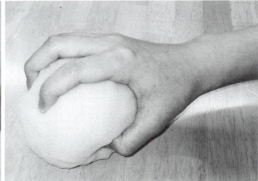

図13▶ 全指にぎり

Ⅲ　各疾患に対する理学療法［手関節・手指部］

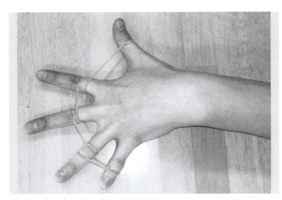

図14▶輪ゴムによる抵抗運動

の屈曲運動でIP関節の筋力強化も期待できる．
　母指の橈側外転に対する抵抗運動としては図14のように輪ゴムを各指に引っかけてテーブル上で行う方法がある．母指MP関節の伸展運動のみならず，手指の外転もバランス良く強化する必要がある．

4　競技への復帰

　Ⅰ・Ⅱ度損傷では数日間，Ⅲ度損傷でも1週間程度の期間でストックが握れるようになったら，テーピングをして競技スキーは可能と思われる．

文　献

1) Browne EZ, et al：Ski pole thumb injury. Plast Reconstr Surg 58：17-23, 1976
2) Carr D, et al：Upper extremity injuries in skiing. Am J Sports Med 9：378-383, 1981
3) 栗山節郎ほか：スキーによる手の外傷—Ski thumbを中心に—．整形外科 34：1630-1633, 1983
4) 栗山節郎：Skier's thumb．臨スポーツ医 18（臨時増刊）：236-238, 2001
5) 栗山節郎ほか：DVDでみるテーピングの実際．南江堂，東京，75-77, 2007
6) 錠内広之ほか：牛革製拇指対立装具の紹介及び処方例．作業療法 19：562-566, 2000
7) 錠内広之：末梢神経障害に対する上肢機能へのアプローチ．OTジャーナル 43：1314-1319, 2009
8) 中田眞由美ほか：作業療法士のためのハンドセラピー入門，第2版，三輪書店，東京，190, 2011

III 各疾患に対する理学療法［大腿部・膝関節］

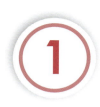

大腿部肉ばなれ

奥脇 透

1 疾患の解説

　肉ばなれは，打撲などの直達外力による筋打撲傷とは異なり，自らの筋力（拮抗筋の力）または介達外力によって，抵抗下に筋が過伸展されて発症するものである．肉ばなれは，あらゆるスポーツで起こり，受傷部位ではハムストリングスが最も多く，次いで下腿三頭筋，大腿四頭筋の順である．ハムストリングスのなかでも，大腿二頭筋長頭が最も肉ばなれの起こりやすい筋となっている．

　肉ばなれの多くは，羽状筋が，遠心性収縮により，筋腱移行部を中心に損傷する．ハムストリングスの肉ばなれが最も起きやすい場面は疾走中，特に接地前後である．また大腿直筋の肉ばなれが起こりやすいのは，股関節伸展位で膝が屈曲位を強制される肢位であり，ボールを強く蹴ろうとする際などにみられる．

　いずれにしても，肉ばなれは筋腱移行部に起こりやすい．大腿二頭筋長頭で説明すると，近位部および遠位部の筋腱移行部に好発する．大腿二頭筋長頭は，股関節に対しては伸展と外旋，膝関節に関しては屈曲と外旋という，いわゆる二関節筋の特徴を持っている．それぞれの関節の動きにより，過度の緊張が加わって（特に遠心性収縮により）肉ばなれが起こる．

　例えば疾走時のフィニッシュ動作に特徴づけられるように，接地時に膝伸展位の状態で，上体の前傾のために股関節が屈曲強制されると，近位部に強い負荷がかかる．これに股関節の回旋ストレスが加わると，ハムストリングスの内側または外側に負担が偏って損傷しやすくなると思われる（図1）．

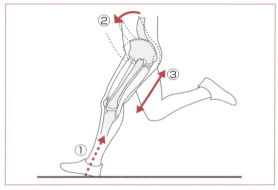

図1 ▶ 大腿二頭筋近位部肉ばなれのメカニズム
① 膝関節伸展位での接地時に強い床反力を受ける．
② その反動と上体の前傾による股関節の屈曲（＋回旋）．
③ その結果生じる大腿二頭筋（近位部）の遠心性収縮．

2 治療の進め方

　MRIにより肉ばなれには3つのタイプがあることがわかってきた[1]．Ⅰ型は出血所見のみが認められる軽症型であり，Ⅱ型（中等症型）は筋腱移行部，特に腱膜の損傷，そしてⅢ型は腱性部の断裂や筋腱付着部での引き抜き損傷といった重症型である（図2）．

　筋腱移行部損傷の程度を最も強く反映しているのがストレッチ痛であり，この有無によって軽症か否かに分けることができる．MRIは可能であれば撮像し，損傷型を判断して治療方針を決める[2]（図3）．

Ⅲ　各疾患に対する理学療法［大腿部・膝関節］

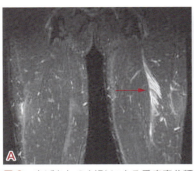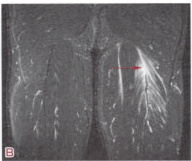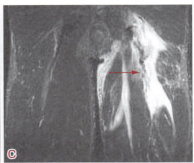

図2▶肉ばなれのMRIによる重症度分類（STIR冠状断．大腿二頭筋近位部の肉ばなれ）
A：軽症型．高信号領域（矢印：出血部）のみ．
B：中等症型．筋腱移行部損傷を伴う（矢印：腱膜の途絶）．
C：重症型．腱性部（付着部）の完全断裂（矢印：近位腱断裂）．

　まず，受傷直後のストレッチ痛を確認し，ストレッチ感覚があり，痛みもほとんど軽度であればⅠ型として応急処置を施す．そしてストレッチ痛の経過（ないこと，悪化しないこと）をみながら早期からリハビリテーションを行う．

　ストレッチ痛が明らかなものはⅡ型以上を疑い，可能であれば早急にMRIを撮像する．これにより，Ⅲ型が強く疑われた場合には手術療法の選択も検討する．Ⅱ型では，以下の応急処置を徹底し，可能であれば3週ごとに筋腱移行部の修復状況をMRIにてフォローする．

　3つのタイプの予後は，Ⅰ型が1～2週でスポーツが可能となるのに比べて，Ⅱ型では復帰に1～3ヵ月（平均6週）を要する．Ⅲ型は手術療法を検討しなければならず，復帰には数ヵ月を要する．

3　理学療法の実際

　肉ばなれのリハビリテーションは，典型的な筋膜損傷型であるⅡ型を例に，3期に分けて紹介する（表1）．

1．第1期（初期）

　第1期は急性期（受傷後の3～5日）から自発痛がなくなるまでで，日常生活動作では歩行が可能となるまでとする．応急処置は，ほかの外傷と同様だが，ハムストリングスの肉ばなれの場合には，患肢の安静挙上位には注意が必要である．

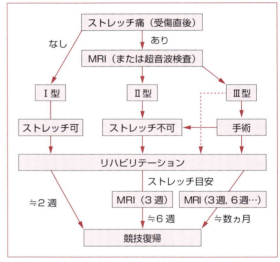

図3▶肉ばなれの治療方針

　患部の緊張をとるためには枕やクッションを用いて股関節の伸展位を保持し，膝関節を屈曲した肢位を工夫する（図4）．また，患部の安静を保つため，荷重歩行を制限し，必要に応じて（痛みの程度によって）数日間，松葉杖を使用することも考慮すべきである．

2．第2期（中期）

　歩行動作が可能となり，患側の膝の自動運動ができ，ストレッチ感覚が出現するまでの期間である．初期の等尺性収縮は患部に強い張力が加わる

表1 ▶ 肉ばなれのリハビリテーション計画（Ⅱ型）

内容 \ 経過	受傷	第1期 48時間		第2期 1週 2週		第3期 3週 4週		スポーツ復帰
物理療法		RICE	温熱療法＋アイシング 各種物理療法					
関節可動域訓練 ストレッチング			他動運動	自動運動（エルゴメーターなど） 静的ストレッチング		動的ストレッチング，クライオセラピー PNFストレッチング		
筋力トレーニング				等尺性運動	等張性 低負荷等速性	高負荷等速性 （＋遠心性収縮）		
歩行 走力トレーニング		部分荷重（免荷）	歩行		ジョギング	ランニング （アジリティトレーニング）	ダッシュ	
症状の評価				自発痛の消失	動作時痛の消失	ストレッチング痛の消失		復帰基準クリア

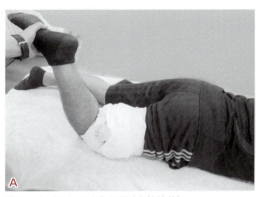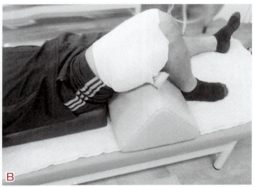

図4 ▶ 肉ばなれの応急処置（安静肢位）
腹臥位（A）あるいは仰臥位（B）にて，可及的に股関節伸展および膝屈曲位とする．

のですすめない．負荷のない自動運動からスタートし，徐々に運動範囲や抵抗量を増加していく．

ハムストリングスは二関節筋であり，一般的に股関節伸展のトレーニングは大殿筋などの補助作用があるため，膝関節屈曲位であれば比較的早期から安全に行うことができる．膝関節の屈曲角度や股関節の外転・回旋角度などのパターンを組み合わせて，股関節伸展トレーニングを進める．

また水中運動（歩行，水掻き動作など）をこの時期から取り入れるとよい．さらにハムストリングスに過剰な伸張の加わりにくい自転車エルゴメーターによる下肢の訓練も開始してよい．抵抗量，回転速度，クランク長などを患部の状態に応じて漸増していく．

図5は典型的な大腿二頭筋の近位腱膜部損傷Ⅱ型のMRI（T2＊；MEDIC）である．損傷した大腿二頭筋の近位腱膜が，3週，6週と経過するうちに連続性がみられるようになり，最終的には健側と比べ明らかに肥厚した腱膜となっている．この症例では3週後のMRIで，損傷した腱膜部の緊張が明らかとなった時点では，ストレッチ感覚も出現しており，この時期から積極的なストレッチを開始できるものと思われる．

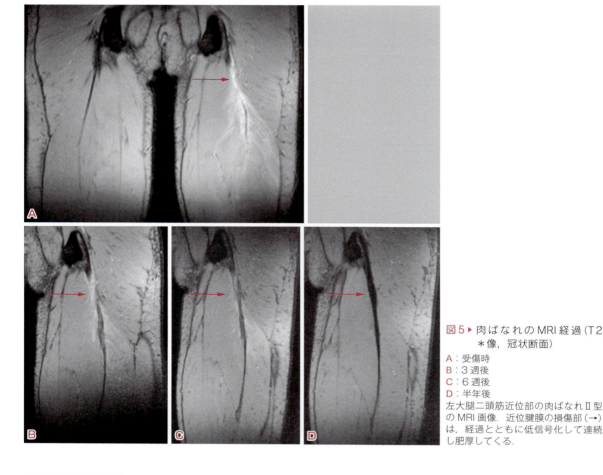

図5▶肉ばなれのMRI経過（T2＊像，冠状断面）
A：受傷時
B：3週後
C：6週後
D：半年後
左大腿二頭筋近位部の肉ばなれⅡ型のMRI画像．近位腱膜の損傷部（→）は，経過とともに低信号化して連続し肥厚してくる．

3. 第3期（後期）

ストレッチが可能となったら，徐々に患部主体のトレーニングを加えていく．筋力，持久力，協調性の回復を目標とし，負荷の増加にさまざまなトレーニング機器を利用して行う．この時期には肉ばなれの再発を極力防ぐことが大切である．患部をかばうことで生じる体幹部のバランス不良や股関節可動域の制限などを評価しながら改善していく（図6）．

股関節伸展運動としてはブリッジを利用したもの，マルチヒップマシンやチューブなどを使ったものなどを行う．膝関節屈曲運動としては腹臥位でのレッグカール，また座位でのレッグカールを徒手抵抗，チューブやマシンなどを使用して行う．

荷重系のトレーニングとしては，スクワットおよびレッグランジなどを状態に応じて開始する．また受傷しやすい筋の遠心性収縮力の向上を図ることも重要である．ハムストリングスでは，図7のように両足や片足にて近位部に遠心性収縮を行わせるトレーニングがすすめられている．ただし，早期に行うと再受傷につながる危険性があるので，不安感を参考に徐々に行わせる必要がある．

4 競技への復帰

スポーツ復帰の目安としては，各種の痛み（ストレッチ痛，圧痛，抵抗運動痛）がなくなることが必要条件である．またそれぞれのスポーツ種目に応じて，各種の能力テストによる復帰基準（例えば50ヤード走，8の字走など）を設け，敏捷

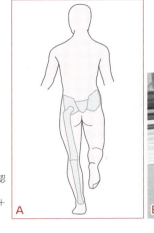
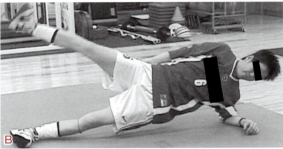

図6 ▶ 体幹部機能の評価と強化
A：片脚立位評価（基本動作の確認と改善指導）
B：体幹部安定性の強化（体幹固定＋股関節運動）

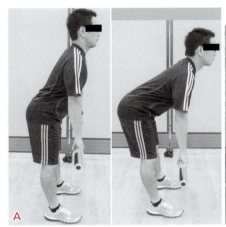
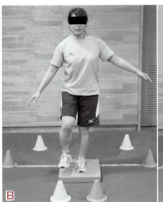
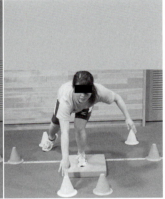

図7 ▶ 遠心性筋力の強化
A：両足で立ち，デッドリフト動作の逆で体幹を前に倒していく．
B：片足で立って，同様に体幹を前に倒していく．フットボードなどで不安定な状況をつくって行うのもよい．

性や持久力の十分な回復が得られていることを確認する．

　肉ばなれのリハビリテーション中に痛みが再発するケースでは，2つのことが考えられる．

　1つは不完全に治癒したまま，同じ部位を再受傷する場合である．典型的な肉ばなれである筋腱移行部（腱膜）損傷型では，早期に負荷をかけると再発することが考えられる．損傷時の重症度を正確に把握することが重要である．

　もう1つは，同じ部位の損傷ではなく，一度損傷した部位の近くを損傷するケースである．損傷しやすい動作の改善が図られないために，同様な負荷が加わることによって起こる．受傷機転を明らかとし，それへの対策を講じることが重要である．

文献

1) 奥脇　透：トップアスリートにおける肉離れの実態．日臨スポーツ医会誌 17：497-505, 2009
2) 奥脇　透：肉離れの治療（保存）　肉離れのすべて．MB Orthop 23：51-58, 2010

III 各疾患に対する理学療法［大腿部・膝関節］

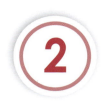 半月板損傷—縫合例

吉矢 晋一

1 疾患の解説

1. 半月板の機能と解剖

半月板は膝関節の大腿骨と脛骨間に介在する組織であり，線維軟骨からなる．その前後端は脛骨に固定され，辺縁側は関節包に付着している（図1）．関節の安定化，衝撃の吸収，関節運動の誘導，関節面の潤滑などの重要な役割を持つ．関節包側の外周縁1/3幅付近は関節包から侵入する血管によって栄養を受け[1]，それより内方の自由縁側は関節液によって栄養される．

2. 半月板損傷とは

半月板損傷は，荷重下での急激な屈曲，回旋などの複合外力で生じる．前十字靱帯（ACL）などの靱帯損傷に伴うものと，半月板単独の損傷に分けられる．

断裂が生じ，その部分が異常可動することにより大腿骨・脛骨間にかみこんだり，挟まったりした場合に，痛みや引っかかりという症状をきたす．長い縦方向の断裂例で半月板体部が関節の正中方向に移動（転位）し，元の位置に戻れない状況となった際（バケツ柄状断裂）（図2），膝関節の完全伸展が不能となるが，その状態を嵌頓（ロッキング）という．

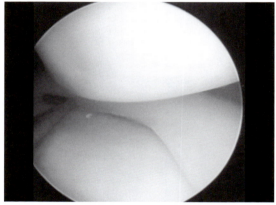

図1 ▶ 正常半月板の関節鏡視像

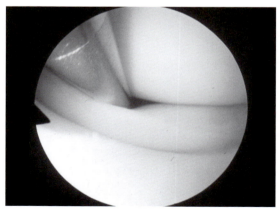

図2 ▶ 半月板損傷（バケツ柄状断裂）

2 治療の進め方

1. 半月板損傷の治療

臨床所見およびMRIなどの画像検査で，本損傷と診断された場合，通常は一定期間（2～3ヵ月）の安静や対症療法で経過をみる．急性期症状や炎症の消褪とともに，問題となるレベルの症状はなくなってくることもある．

手術術式は切除術と縫合（修復）術に大別する

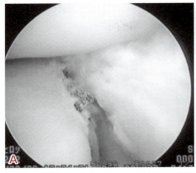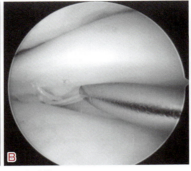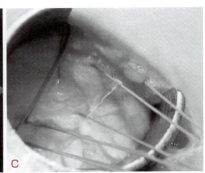

図3▶関節鏡視下 inside-out 法での半月板縫合手技
A：断裂部の新鮮化，B：器具を用いた断裂部の縫合，C：関節外での縫合糸の結紮

ことができる．半月板はその外周縁から自由縁に向かって1/3幅ずつ，血行の有無に対応するかたちで red-red，red-white，white-white（無血行野）と領域区分がなされるが，縫合術の適応は，一般には red-red または red-white の断裂で，半月板実質部の変性のないものとされてきた．

しかし，半月板は切除後の組織再生を期待しがたいとされており，部分切除といえども半月板機能の喪失は避けがたい[2]．その結果，特にスポーツ選手においては，部分切除術後の二次的軟骨損傷や変形性関節症の進行が問題となる[3]．したがって近年は，その機能を残す目的で，できる限りの適応で修復術を行い，半月板機能を温存することがすすめられている．

2. 半月板縫合術の術式

半月板縫合術の術式については，鏡視下で行われるが，

① 関節内から外に向けて縫合を行う inside-out 法[4]
② 関節外から内に刺入した針を通して縫合を行う outside-in 法
③ 固定器具を用いて関節内で縫合を行う all-inside 法

がある．術式の選択は断裂部位にもよるが，意図した位置，方向に糸をかけて正確に整復し，強固な固定を行うためには，inside-out 法で断裂部に垂直な方向での縫合（vertical suture）を行うことが最も推奨される．

鏡視下 inside-out 法の手順は，
① 関節鏡による断裂部の評価と新鮮化（図3-A）
② 縫合部における関節外の展開とレトラクターの挿入
③ 専用の手術器具を用いた関節内からの鏡視下での縫合針の刺入（図3-B）
④ 関節外での針の確保と縫合糸の結紮（図3-C）
の4段階からなる．

3. 理学療法プログラムの概説

半月板縫合術後早期は，縫合部は糸の力のみで保持されている．力学的には縫合糸を断裂部に縦にかけた場合の強度が最も高いとされているが，その引っ張り強度は100N（約10kg）以下である[5]．荷重下の膝運動により縫合部に加わる外力は，その強度を上回る可能性があるので，術後早期には過大な外力による縫合部の破断に留意する必要がある．

荷重に関しては，力学実験の結果，長軸方向の荷重のみでは縫合部に加わる張力は少ないとの報告があるが[6]，荷重下での深い屈曲，捻り動作では断裂部に大きな負荷が加わることが想定される．このような観点から術後早期には外固定・非荷重とし，術後1ヵ月を経過した時点から関節運動を伴うトレーニングを開始している．

また，術後どのくらいの期間が経過すると，運動負荷に耐えうる修復組織の強度が得られるかについては，その裏づけとなる基礎実験のデータがほとんどなく，各施設での経験に基づいてプログ

表1 ▶ 半月板縫合術後のリハビリテーションの流れ

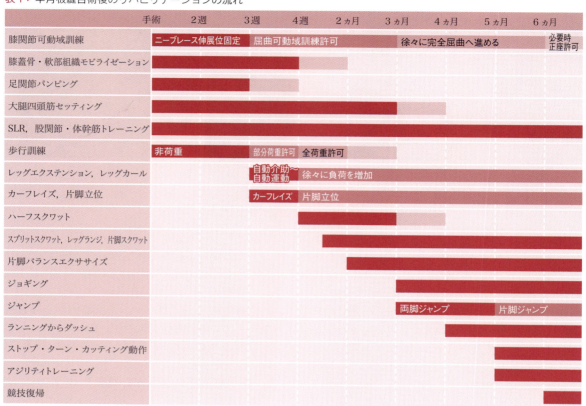

ラムが作成されている現状である．ただし，動物実験の組織学的検討では，術後6ヵ月を経過した時点でも，修復部の組織像は正常半月板組織と明らかに異なっており，縫合後の断裂部の治癒には，長期を要することが予想される．

術後中期以降のトレーニングにおいては，ランニング開始やスポーツ復帰についてはそれぞれ術後3，6ヵ月に目標設定をしている．

術後の理学療法の流れを表1に示す．

3 理学療法の実際

1. 術後早期（術直後から術後1ヵ月）の理学療法

半月板単独損傷の場合，膝伸展位でニーブレースによる外固定を3週間行っていて，その間は原則，非荷重としている．術直後より膝蓋骨や軟部組織のモビライゼーション，下肢後面筋群のストレッチを，創部へのストレスや疼痛に注意しながら開始する．3週で部分荷重を開始し，1～2週の間に片松葉杖から全荷重へと進めていく．歩行訓練は疼痛や関節水腫の増強，マルアライメントに注意しながら行う．

術後早期の受傷側下肢に対する筋力トレーニングは，大腿四頭筋セッティングや足関節パンピング，下肢伸展挙上テスト（SLR）など，非荷重位でのトレーニングとなる．体幹や対側下肢の筋力トレーニングも積極的に行うよう指導する．

術後3週以降，徐々に自動運動による膝運動を開始するが，手術侵襲は大きくないので，通常，可動域回復は順調に得られる．

膝関節屈曲60°までの関節可動域訓練は，半月

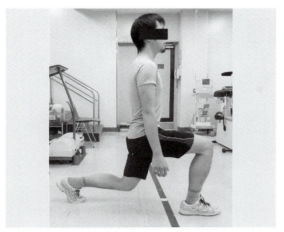

図4▶スプリットスクワット

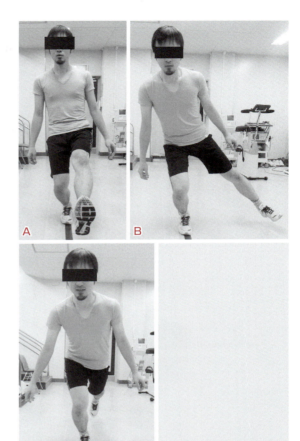

図5▶バランスリーチレッグ
前方（A），側方（B），後方（C）に向けて対側下肢をリーチし，バランスエクササイズを行っている．

板の移動にはほぼ影響ないが，それ以上の深い屈曲では半月板は後方へ移動し，半月板への力学的負荷も増加するとされている．そのため，可動域訓練は縫合部分へのストレスに注意しながら進める必要がある．特に後節部分の縫合を行った場合，深屈曲は控えるようにする．下腿の重量を利用した下垂座位での屈曲可動域訓練は，関節裂隙の離開もしやすく，縫合部分のストレスを考慮した初期の訓練として好ましい．

この時期の筋力トレーニングはレッグエクステンションやレッグカールを自動介助運動から自動運動にて実施する．荷重位でのトレーニングは，膝関節の屈伸を伴わないカーフレイズや片脚立位バランスを実施する．

なお，ACL再建術に併せて半月板縫合を行った場合は，基本的にACL再建後のプログラムに合わせたリハビリテーションプログラムとなる．したがって，膝運動の開始は術後1〜2週，手術側下肢への全荷重は3週となる．これは，前述の単独損傷例に比べやや早いが，ACL再建併用例では（関節内の組織新生という面において，骨孔からの骨髄細胞流出などの刺激も加わり）より良い関節内の治癒環境があると想定されることに基づいている．

2. 術後中期（術後1〜3ヵ月）の理学療法

術後中期の筋力トレーニングにおいては，非荷重位でのトレーニングの負荷を徐々に増加させ筋肥大を図る．ただし，レッグエクステンションの際には，最大伸展位での過大なストレスを加えないよう，留意する必要がある．これは外側半月板前節に，最大伸展から過伸展強制時に軸圧とともにscrew home運動による回旋（脛骨外旋）ストレスが加わることを懸念してのことである．

荷重位でのトレーニングはハーフスクワットなど膝関節屈曲角度の浅いプログラムから開始し，スプリットスクワット（図4），レッグランジ，片脚スクワットなど徐々に負荷を増加させる．

バランスリーチレッグ（図5）やバランスリーチ

Ⅲ　各疾患に対する理学療法［大腿部・膝関節］

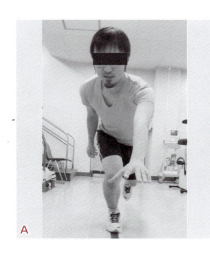
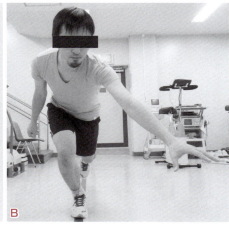

図6▶バランスリーチアーム
前方（A），側方（B）に向けて上肢をリーチし，バランスエクササイズを行っている．

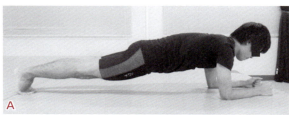
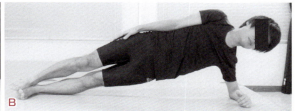
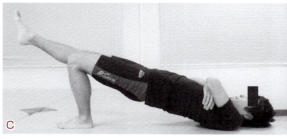

図7▶コアスタビリティトレーニング
A：ベンチ，B：サイドブリッジ，C：片脚ブリッジ

アーム（図6）など，片脚でのバランスエクササイズは術後2ヵ月から開始し，支持脚のアライメントに注意しながら実施する．

荷重位での膝関節の過度な内外反や回旋運動は再損傷のリスクとなるため，脊柱や骨盤，股関節，足関節を含めたマルアライメントはトレーニング中に修正される必要がある．マルアライメント修正や再受傷予防のために，コアスタビリティトレーニング（図7）も行う．これらを行う際，体幹や股関節周囲筋群を意識し，腹圧を高めた状態で頭頚部，体幹，下肢が一直線上に固定されるよう指導する．

3. 術後中期（3ヵ月）以降の理学療法

術後3ヵ月以降は競技復帰に向け，ジョギング，両脚ジャンプ，そして4ヵ月以降はランニングからダッシュ，5ヵ月以降はストップ・ターン・カッティング動作，片脚ジャンプ，アジリティトレーニングを実施する（図8）．

トレーニング後は，クーリングダウン，アイシングをしっかりと行うよう指導する．

この時期には膝への荷重や運動負荷レベルが上がっていく各段階（例えばジョギング開始後など）

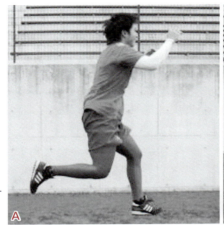 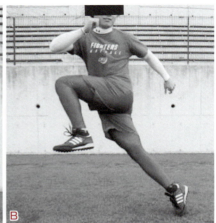

図8 ▶ 運動復帰に向けたフィールドでのトレーニング
A：ジャンプ，B：切り返し

で，膝関節の腫脹や疼痛の増強がないかどうかを確認する必要がある．運動負荷後2〜3日以上続く痛みや腫脹，経時的な症状の増強，また特に関節液貯留を伴う関節炎の出現があるときには，トレーニングレベルの軽減や一時休止も考慮すべきである．

4 競技への復帰

先の項で述べたランニングや複合動作のレベルが上がってきた後，その選手の行っていたスポーツ種目の基本動作（例えばパスやドリブルなど）の練習を再開させる．

競技復帰は筋力や関節可動域の回復，運動時痛や荷重時痛の消失，スポーツ動作時のアライメントに問題がないことを確認したうえで，術後6ヵ月以降に許可する．筋力は膝関節屈伸筋力健患差10％以内が望ましい．正座に関しては，術後6ヵ月以降に必要時のみ許可する．

文献

1) Arnoczky SP, et al：Microvasculature of the human meniscus. Am J Sports Med 10：90-95, 1982
2) Kurosawa H, et al：Load-bearing mode of the knee joint：Physical behavior of the knee joint with or without menisci. Clin Orthop Relat Res 149：283-290, 1980
3) Ishida K, et al：Rapid chondrolysis after arthroscopic partial lateral meniscectomy in athletes：A case report. Knee Surg Sports Traumatol Arthrosc 14：1266-1269, 2006
4) Scott GA, et al：Combined posterior incision and arthroscopic intra-articular repair of the meniscus. J Bone Joint Surg 68-A：847-861, 1986
5) Barber FA, et al：Biomechanical testing of suture-based meniscal repair devices containing ultrahigh-molecular-weight polyethylene suture：Update 2011. Arthroscopy 28：827-834, 2012
6) Staerke C, et al：Tensile forces on sutures in the human lateral knee meniscus. Knee Surg Sports Traumatol Arthrosc 17：1354-1359, 2009

III 各疾患に対する理学療法［大腿部・膝関節］

③ 前十字靱帯損傷

原 邦夫・吉田 昌平

1 疾患の解説

膝前十字靱帯（ACL）損傷は，スポーツ外傷のなかで手術による機能回復の必要性が高い代表的な疾患の1つである．ACLの機能は膝関節において脛骨前方安定性の確保と回旋制動が主な働きであり，ACLの機能不全が残存した状態では激しいスポーツ活動による膝関節の安定性を確保できない．ハイレベルでのスポーツ活動の継続には，ACLの機能回復によって安定した支持脚とアジリティ（敏捷性）動作に代表されるスポーツ時の細かいフットワーク動作の再獲得が不可欠になっている．

靱帯損傷の評価は，理学所見では前方安定性に対して前方引出テスト（anterior drawer test）やLachman test，前外側回旋安定性に対してN-testやscrew-home movement testなどが代表的な検出テストとして行われている．画像による補助診断はMR像により靱帯走行，太さの確認，靱帯実質の信号強度の変化などによって評価する．

2 治療の進め方

再建術式は関節鏡視下に行う自家腱移植術が広く行われている．再建材料は施設によって膝屈筋腱（半腱様筋腱：ST，薄筋腱：Gr），あるいは膝伸筋腱（骨つき膝蓋腱：BTB）が選択され用いられている．大腿骨，脛骨ともに移植のための骨孔を作製して，自家腱を骨孔内に緊張をかけて固定することで靱帯の機能回復を図っている．

われわれは活動レベルが高くない症例や一般女性の場合には再建ルートが1ルートとなる一重束再建を行い，再建材料は半腱様筋腱の多重折りを用いる．活動レベルの高い症例や体格の大きな症例では2ルートとなる二重束再建を行っている．骨孔の作製位置は解剖学的再建術と表現されているが，施設によってその位置は異なる場合がある．

われわれが行っている二重束再建の場合には，移植腱を固定する骨孔は脛骨側では1箇所に作製し，大腿骨側は2箇所に骨孔の作製を行っている．特に後外側線維束（PLB）骨孔の作製は後内側ポータル[1]を用いてresident ridgeの後方で，大腿骨外顆の関節軟骨縁に接する位置に作製している．再建材料は前内側線維束（AMB）には半腱様筋腱を用い，PLBには薄筋腱をそれぞれ多重折りとして異なるルートで移植している（図1）．

3 理学療法の実際

膝ACL再建術後に受傷前のスポーツレベルへ復帰するためには長期間を要する．リハビリテーションの進め方にも膝関節機能に加えて全身的な身体能力の回復を考慮することが必要となる．このため受傷関節への影響が少なくリハビリテーション期間にも客観的な身体能力評価が可能で，その評価によってリハビリテーションへのフィードバックを行える評価方法が考案されている．これらの評価結果をフィードバックすることにより早期からの競技復帰を目指し，再受傷の確率を少しでも低くすることを目標とする．

バランスの良い身体能力の獲得が必要とされる

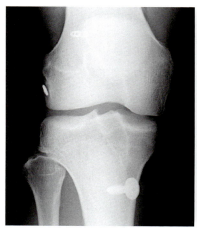
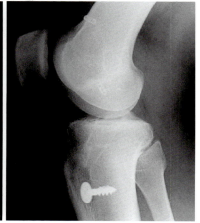

図1 ▶ ACL二重束再建術後のX線所見

ボールゲーム（男性ではサッカー，ラグビー，アメリカンフットボール，女性ではバスケットボール，サッカーなど）においては，アジリティや瞬発力に加えて全身的持久力も身体能力として要求される．無酸素運動能力（瞬発力）および有酸素運動能力（全身持久力）を運動生理学的に再現性が高く客観的に評価ができる方法を用いて，術後リハビリテーションの回復程度の評価や目標値の設定に用いてリハビリテーションスケジュールに応用する．

術後競技復帰を目指したリハビリテーションは有酸素・無酸素運動能力の向上を基盤としてスケジュールを作成しているので，以下にその骨子を示す[2,3]．

1. 術後早期から8週（表1）

術後膝関節可動域は原則として制限は行わず，可動域訓練を行う．荷重は術後1週から部分荷重を開始し，術後4週で全荷重を許可する．半月板縫合例は硬性装具により可動域制限を2週間行い，荷重は術後2週から開始している．筋力訓練は大腿四頭筋を中心に伸展筋力の回復を優先的に行い，全荷重後にはスクワットも積極的に行う．

トレーニング内容は持久的トレーニングを中心としてランニングは術後8週から許可するが，最初は直線のみに限定する．持続時間は10分を目標として，10分ごとにストレッチなどで障害がないことを確認して3セットまで行う．この時期に行う評価項目は筋力評価で，目標値は伸展筋力が1.8〜2.0Nm/kg，屈曲筋力が1.0〜1.2Nm/kgとしている．

術後8週までは，リハビリテーションの内容や部分荷重の期間にも活動レベルによるスケジュール変更は行わない．対象がプロ選手であってもママさんバレーなどのスポーツ愛好家と同一メニューとし，内容の変更時期もほぼ一定として指導している．

2. 術後8週から4ヵ月（表2）

術後8週からのランニングよって障害がなければ30分間継続してのランニングに移る．術後2ヵ月から直線のランニングは加速走を許可し直線に限定してスピードを加える．その後トレーニング内容を瞬発系動作に移行する．まず獲得動作は回旋を含まない踏み換え動作を開始するが，この場合は筋力評価で伸展筋力が2.5Nm/kgを超えることを条件としている．

このため，術後3ヵ月頃からは症例ごとの筋力評価による回復程度によってリハビリテーションにおける獲得動作の種類や開始時期が異なってくる．

3. 術後4ヵ月から6ヵ月（表3，4）

術後4ヵ月以後には高い競技レベルの復帰を望

表1 ▶ ACL再建術後のリハビリテーション（術後早期から8週）

種目＼時期	3D	1W	2W	3W	4W	8W
体重負荷		1/3	1/2	2/3	full	
ROM訓練	→→→→→→→→→→→→→→→→→→→					
■患部トレーニング						
setting	→→→→→→→→→→→→→→→→→→→					
膝伸展		→→→→→→→→→→→→→				
膝屈曲				→→→→→→→→→		
スクワット					→→→→	

【目標値】
・伸展筋力：1.8〜2.0Nm/kg
・屈曲筋力：1.0〜1.2Nm/kg
【トレーニング内容】
・持久的トレーニング
【獲得動作】
・直線的なランニング動作

表2 ▶ ACL再建術後のリハビリテーション（術後8週から4ヵ月）

種目＼時期	8W	3M
■スポーツ動作		
ジョギング	→→→	
加速走		→→→
ダッシュ		→→
ジャンプ		→→
サイドステップ		
クロスステップ		

【目標値】
・伸展筋力：2.5Nm/kg
・屈曲筋力：1.5Nm/kg
【トレーニング内容】
・瞬発的トレーニング
【獲得動作】
・回旋を含まないアジリティ動作（踏み換え動作）

表3 ▶ ACL再建術後のリハビリテーション（術後4ヵ月〜5ヵ月）

種目＼時期	4M	5M
■スポーツ動作		
ジョギング		
加速走		
ダッシュ	→→	
ジャンプ	→→	
サイドステップ		→→
クロスステップ		→→

【目標値】
・無酸素運動能力：9.5W/kg（高負荷），170rpm/秒（高回転）
・有酸素運動能力：12.6km/時
【トレーニング内容】
・対人動作を含まないスキルトレーニング
【獲得動作】
・回旋を含むアジリティ動作

表4 ▶ ACL再建術後のリハビリテーション（術後5ヵ月〜6ヵ月）

種目＼時期	5M	6M
■スポーツ動作		
ジョギング		
加速走		
ダッシュ		
ジャンプ		
サイドステップ	→→	
クロスステップ	→→	
■競技復帰		
非対人プレー	→→→→→	
対人プレー		→→
完全復帰		→→

【競技復帰条件の目標値】
・伸展筋力：2.8〜3.0Nm/kg
・屈曲筋力：1.6〜1.8Nm/kg
・無酸素運動能力：10.5W/kg（HP），180rpm/秒（HF）
・有酸素運動能力：13.8km/時

む症例に対しては前述した全身的身体能力の評価を行い，目標値の設定によりトレーニングメニューを個々の症例に示す．ただし，レクリエーションスポーツなどを望む一般スポーツレベルの症例には，全身的身体能力の評価は行っていない．
　身体能力は有酸素・無酸素運動能力を術後4ヵ月に客観評価している．この時期のリハビリテーションは筋力評価および無酸素運動能力の瞬発力評価が目標値を上回れば，股関節を含む下肢全体の回旋運動を伴った方向転換動作から各種クロスステップやカッティング動作の反復練習を行い，実際の競技に必要な動作の習得を目指す．しかし，

リハビリテーション期間における下肢荷重時の回旋動作には再建靱帯への過度の負荷も予想されるため，回旋の少ない踏み換え動作による細かいステップ動作の習得が前提条件と考えている．

有酸素運動能力についても個々の症例の評価を行い運動強度や頻度を設定しメニューを示し，競技復帰時の6ヵ月で再評価している（図2）．

リハビリテーションスケジュールでは，術後8週から始めるジョギングではまず各個人の主観的な運動強度で行ってもらう．次に術後4ヵ月の時点で呼気ガス分析により各個人の客観的評価を行い，呼吸性補償閾値（RCT）の運動強度を測定する[4]．この評価値を基準として，それ以後のトレーニング内容に対してインターバル走やペース走などの運動強度（走速度）や頻度を設定し，6ヵ月までのリハビリテーションを指導している[5]．

無酸素運動能力の評価の測定結果は図3に示すようなシートを作成して，フィードバックに活用している[6]．グラフでは横軸には高負荷パワー発揮能力（high power：HP）の測定値，縦軸には高回転発揮能力（high frequency：HF）の測定値を示し，患者の測定結果をプロットしている．このシートに術後の継時的な測定結果を示し，フィードバックすることで症例ごとに競技復帰に向けた具体的な努力目標を明確に示すことができると考えている．

フィードバックの方法として横軸のHPが低い症例に対しては主動作筋となる大腿四頭筋，大臀筋の筋力強化を行い，実際のスポーツ活動ではスタートダッシュの加速，軽い傾斜のある坂道を駆け上がる坂道ダッシュをすすめている．さらに自転車エルゴメーターの利用が可能な施設があれば，高負荷のトレーニングメニューを行ってもらう．縦軸のHFが低い症例に対しては主動作筋として特に股関節を中心として腸腰筋の強化を指導する．膝関節ではハムストリングスを中心とした膝屈曲筋の強化を指導する．自転車エルゴメーターでは低負荷の条件で回転数を可能な限り上げるトレーニングに取り組んでもらっている（図4）．

術後経過期間の具体的な数値目標は術後4ヵ月で有酸素運動能力は12.6 km/時とし，瞬発系の

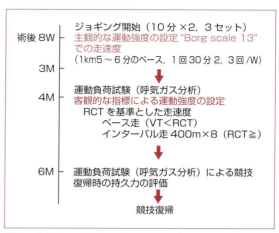

図2 ▶ 有酸素運動能力回復のためのプロトコール
VT：代謝性作業閾値
RCT：呼吸性補償閾値

無酸素運動能力はHPが9.5 W/kg，HFが170 rpm/秒としている．

4 競技への復帰

最終的に競技復帰を許可する条件（表4）は，膝関節についての機能評価に加え身体能力の客観的評価を行い，実際のスポーツ活動の達成状況を検討して判断している．

高校生レベルの一般的な目標値は膝関節筋力では伸展筋力2.8～3.0 Nm/kg，屈曲筋力1.6～1.8 Nm/kg，有酸素運動能力は13.8 km/時，無酸素運動能力はHPの評価で10.5 W/kg，HFの評価で180 rpm/秒にしている．

この目標値は，競技レベルや男性，女性の競技者によっても健常競技者のコントロール群との比較で調整している．男性のハイレベル競技者では無酸素運動能力のHPは14.5 W/kg，HFは190 rpm/秒を目標値に設定している．

このように術後6ヵ月の競技復帰時期に筋力だけではなく有酸素・無酸素運動能力についても目標値を設定することにより各時期における具体的な努力目標を客観的に示すことは，リハビリテーションを段階的に進めるうえでも，長期間のリハビリテーションにおけるモチベーションを維持す

Ⅲ　各疾患に対する理学療法［大腿部・膝関節］

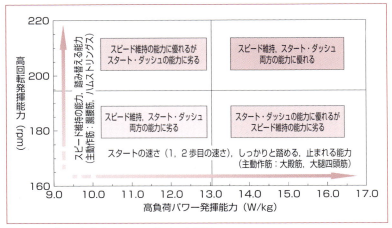

図3▶スプリント能力のフィードバック用紙

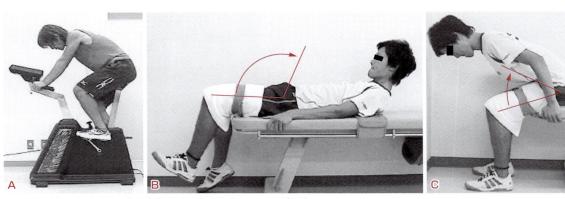

図4▶高回転発揮能力（HF）を向上させるためのトレーニング処方
A：低負荷での全力ペダリング
　　負荷：LPにおける負荷（男子5%BW，女子2.5%BW）
　　回数：10秒間，8本1セット
　　頻度：2回/W
B, C：股関節屈曲筋（腸腰筋）に対する筋力トレーニング
　B：腹筋を十分に意識し骨盤帯を固定し，できる限り全可動域で行う．
　C：股関節深屈曲域でのトレーニング．

るためにも十分な効果があると考えている．
　競技レベルのスポーツ活動への復帰には実践的な動きの反復練習は不可欠である．実践的な動きとして推奨している順序は，能動的に本人の判断で次の動作が決められる動きを十分に行い，ボールゲームではオフェンスの練習で受傷肢位の回避が可能なことを確かめる．次の段階として相手の動きに瞬間的に反応して体重移動を行い，受動的

な動きが求められるディフェンスの練習に移行し，本格的な試合形式のトレーニングへ合流してもらっている．
　再受傷が危惧される受傷肢位としては，ジャンプの着地，ストップ動作，ジャンプの踏み切り動作で，体重を支持する支持脚としての能力低下によって生じる．またターン，カッティング，各種ステップ動作での受傷は細かい踏み換え動作や体

重移動の際に生じるもので，アジリティ能力の低下によって生じると考えられる．

これらの受傷肢位を回避するためにも，リハビリテーションの段階から支持脚とアジリティ能力を負荷別の自転車エルゴメーターなどで評価し，それぞれの能力を向上させるリハビリテーションメニューを実践することは，円滑で早期の競技復帰のためだけでなく復帰後の再受傷の予防のためにも重要である．

文　献

1) Hraa K, et al：A new double-bundle anterior cruciate ligament reconstruction using the posteromedial portal technique with hamstrings. Arthroscopy 21：1274, 2005（on line）
2) 原　邦夫ほか：アスリートの前十字靭帯損傷―膝前十字靭帯再建術後の競技復帰に対する全身のリハビリテーション―．臨スポーツ医 26：761-769, 2009
3) 吉田昌平：最先端 ACL　リハの実際. Sportsmedicine 123：15-25, 2010
4) 守田武志ほか：競技者に対する呼吸性の補償閾値の測定．臨スポーツ医 14：1039-1043, 1997
5) 守田武志ほか：Anaerobic Threshold（AT），Respiratory Compensation Point（RCP）を基準にした運動強度の乳酸・換気応答と持久的トレーニングへの適用．日臨スポーツ医会誌 10：99-106, 2002
6) 原　邦夫ほか：トップアスリートに対する ACL 再建術後の身体能力評価とリハビリテーションへの応用．臨スポーツ医 31：132-139, 2014

III 各疾患に対する理学療法［大腿部・膝関節］

4 内側側副靱帯損傷

堀部 秀二・小柳 磨毅

1 疾患の解説

1. 内側側副靱帯の機能解剖（図1）

　内側側副靱帯（MCL）は，大きく3層（浅層MCL，深層関節包靱帯，後斜走靱帯）に分類される．浅層MCLは内側上顆より脛骨内側に付着し，屈伸で長さはあまり変化せず，常に緊張している．一方，後斜走靱帯は屈曲するにつれ弛緩する．浅層MCLよりも深層に深層関節包靱帯はあり，半月板と強固につながっている．MCLは，外反力に対する制動を有するとともに脛骨外旋の制御にも大きな役割を果たす．外反力や下腿外旋力が加わることにより損傷され，損傷されれば膝の外反不安定性を呈する．

2. 損傷MCLの治癒過程（図2）

　損傷された靱帯の修復過程については，年齢，損傷程度，治療法などさまざまな因子が関与しており，一概に論ずることはできないが，組織学的には，3つの期（炎症期，修復期，改変期）に分類されている[1]．

① 炎症期：靱帯損傷後2週頃までで，損傷された膠原線維は大食細胞により貪食され，周囲組織より炎症細胞と線維芽細胞が浸潤し，肉芽組織を形成する．炎症期の終わり頃には線維芽細胞が損傷部に細胞外基質を産生してくる．

② 修復期：損傷後2週から数週頃で，未熟な膠原線維が平行に配列し始めて，線維芽細胞や炎症細胞の数が減少してくる．膠原線維は強度を増して，線維束を形成し始める．

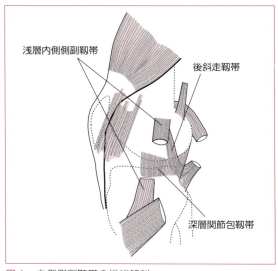

図1 ▶ 内側側副靱帯の機能解剖
内側側副靱帯は，大きく3層（浅層内側側副靱帯，深層関節包靱帯，後斜走靱帯）に分類される．

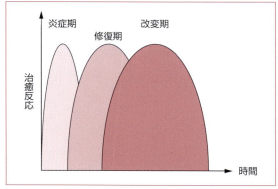

図2 ▶ 損傷内側側副靱帯の治癒過程
靱帯が完全に損傷されると，炎症期，修復期，改変期を経て靱帯は修復されていく．

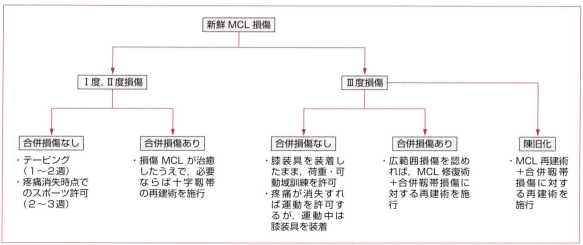

図3 ▶ 損傷内側側副靱帯に対する治療方針

③ 改変期：損傷後2～3ヵ月を経過するにつれ、線維芽細胞や膠原線維の配列が規則正しく正常様になってくる．しかしながら，1年を経過しても，組織学的にも力学的にも完全には正常靱帯とはならない．

以上の過程は，損傷部位，程度，関節の安定性などにより修飾されるが，この過程を頭に入れてリハビリテーションを施行すべきである．

2 治療の進め方

1. 損傷MCLに対する治療方針（図3）

重症度は臨床症状により3つに分類されている．
Ⅰ度：伸展，30°屈曲位での外反不安定性はないが，圧痛があるもの
Ⅱ度：伸展位では外反不安定性を認めないが，30°屈曲位であるもの
Ⅲ度：伸展位，30°屈曲位ともに外反不安定性があるもの

Ⅰ，Ⅱ度では保存治療が選択される[2,3]が，Ⅲ度においては保存治療か手術治療かは議論が分かれる[4-6]．原則的には当科では，保存治療（ただし，ギプス固定などの可動域制限は行わない）で対処する[3]．しかしながら，十字靱帯損傷合併例でMRI検査にて広範囲損傷（3層すべてが損傷されているような症例）を認めれば修復術[7]を，外反不安定性が残存した陳旧例においては再建術（前進術または再建術）を施行する．以下に簡単な治療方針を列記する．

2. Ⅰ度，Ⅱ度の単独損傷

テーピングを1～2週間行い，疼痛や圧痛が消失すればスポーツを許可する（通常2～3週）．テーピングは，膝の外反および外旋を制動するように行う．

3. Ⅲ度の単独損傷

外反ストレスが加わらないような膝装具を約1ヵ月間装着する．その間は可動域制限は与えず，歩行も許可する．受傷後1ヵ月で疼痛が消失すれば運動を許可するが，運動中は膝装具を装着（受傷後3ヵ月まで）させる．

4. 十字靱帯損傷に合併した広範囲でない損傷

外反ストレスが加わらないように膝装具を必要に応じて装着させ（Ⅲ度損傷であれば装着させるが，Ⅰ度，Ⅱ度では不要），可動域訓練を適宜取り入れる．MCLが治癒するのを待ったうえで，必要に応じて受傷後1～2ヵ月後に十字靱帯の再建術を施行する[8]．

5. 十字靱帯損傷に合併した広範囲な損傷

MRI検査で，3層すべてが損傷されているような広範囲損傷例では，3層すべての一次修復術と

表1 ▶ Ⅲ度の単独損傷例の理学療法

	受傷	2週	3週	4週	1ヵ月	2ヵ月	3ヵ月	4ヵ月
装具	装着				運動中のみ装着		テーピング	
物理療法	アイシング							
関節可動域訓練	軽度	積極的な可動域訓練						
筋力トレーニング	低負荷							
歩行訓練	全荷重許可 負荷を上げる							
股関節・体幹トレーニング								
ツイスト					歩行安定後			
ランニングからダッシュ								
ジャンプ								
アジリティトレーニング								
競技復帰								

十字靱帯損傷に対する再建術を同時に施行する.

6. 陳旧例

陳旧例では再建術を施行するが，十字靱帯損傷を合併していることが多いので，同時にそれに対する再建術も施行する[8].

3 理学療法の実際

1. Ⅰ度，Ⅱ度の単独損傷例

テーピングは，膝の外反および外旋を制動するように行い，早期から荷重を開始する．疼痛や不安定感が消失すれば，競技復帰に向けて，走動作を開始する．競技復帰へのトレーニングに際してテーピングは通常不要であるが，膝の外反および外旋を制動するテーピングを実施すると，動作時の安定感が得られやすいため，行う場合もある．

2. Ⅲ度の単独損傷例（表1）

受傷早期（2週間まで）のリハビリテーションの目的は，
① 疼痛，腫脹に対する物理療法
② 損傷された靱帯に過剰な力（外反や外旋力）が加わらないための装具療法
③ 関節可動域訓練ならびに筋力低下防止
④ ほかの部位の筋力増強訓練
である．

疼痛や腫脹を軽減するために，渦流浴や低周波治療を行う．装具は，外反動揺を抑止できるようなものとし，荷重ならびに関節可動域に関しては装具を装着して異常な外反動揺を生じないようにして許可する．この時期のギプス固定は原則行わないが，疼痛が強い場合には1週間程度とし，それ以上は絶対に行わない．安易なギプス固定は，可動域制限や筋力低下をきたし，スポーツへの復帰を遅らせることになる．この期間中，レベルの高いスポーツ選手に対しては，体幹や上肢の筋力増強訓練も同時に行っておくことも重要である．

受傷後2週以上経過すると，疼痛が徐々に緩和されてくるので，この頃より積極的な可動域訓練および歩行訓練を行う．その際には必ず装具を装着し，膝に異常な外反・外旋力が加わらないようにしておく．実際のトレーニングは，大腿四頭筋に対し等張性，等尺性，遠心性の抵抗訓練をチューブやダンベルを負荷して実施する（図4）．下肢挙上を反復すると，筋疲労により下肢が外旋し，膝関節に外反力が集中することがあるので，必ず内旋位で行わせる．ハムストリングスの筋力

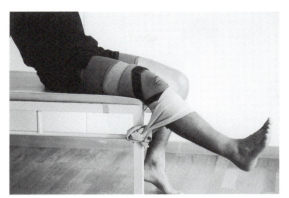

図4▶チューブによる大腿四頭筋の筋力増強訓練

強化には，チューブなどを用いた等張性の抵抗訓練を行うが，鵞足部の挫傷を合併する場合には，下腿外旋位で屈曲運動を実施することにより疼痛が減弱する．

受傷後1ヵ月以上経過すると，疼痛は軽減し，外反動揺性も改善してくる．外反動揺性が改善すれば，日常生活動作では装具をはずし，歩行を許可する．歩行が安定すれば，方向転換動作の準備としてつま先と膝関節軸が一致した回旋運動（ツイスト）を習熟させる（図5）．トレーニングは，膝装具を装着したうえ（できたら受傷後3ヵ月まで）で，大腿四頭筋の筋力増強を中心に行う．

3. 十字靱帯損傷合併手術例

MCLの損傷程度が広範囲にわたるため，一次修復術と前十字靱帯再建術を同時に施行した場合，膝を軽度屈曲位にて，2〜3週間，膝装具を装着する．装具装着下では膝伸筋のセッティングを始め，腹・背筋運動と仰臥位，側臥位，腹臥位での下肢挙上（股関節の屈曲・外転・伸展運動）を反復させるときには足関節の自動的な底背屈運動も合わせて行う．

膝装具除去後，渦流浴などの温熱療法により膝周囲のリラクセーションを図り，可及的早期に膝関節の可動域を回復させる．急性期にMCLを縫合した場合には，癒着が生じやすいので，注意を要する．術後4週までの免荷期間中からも壁面などを利用した下肢筋全体の等尺性収縮訓練を開始する（図6）．大腿四頭筋の筋力強化は，再建靱

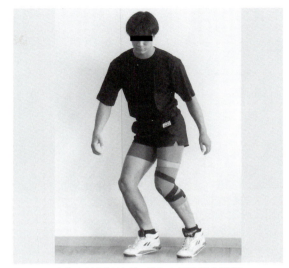

図5▶つま先と膝関節軸が一致した回旋動作訓練

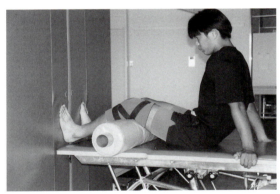

図6▶壁面などを利用した下肢筋全体の等尺性収縮訓練

帯への過度の伸張ストレスを防ぐために，膝の最終伸展範囲を回避し，下腿の近位部への抵抗にて行う（図7）．

全荷重を許可する術後5週以降は，膝関節の安定性に配慮し，徐々に抵抗運動の範囲を広げて筋力強化を図る．同時に荷重下での膝の安定性を高めるために，スクワット動作などのトレーニングを漸増的に実施する（図8）．

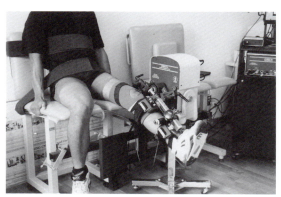

図7▶ 等速度運動機器による膝筋力強化訓練
下腿の近位部への抵抗負荷を行う.

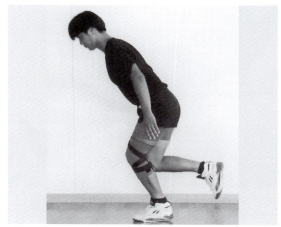

図8▶ スクワットトレーニング

4 競技への復帰

1. Ⅰ度，Ⅱ度の単独損傷例

比較的早期から競技復帰に向けた練習が開始できるので，疼痛や不安定感が消失すれば，走動作などを開始する．ただし，疼痛が2～3ヵ月程度残存する例もあり，注意を要する．

2. Ⅲ度の単独損傷例

疼痛や不安定性が消失すれば走動作を開始し，ジョギングより段階的に快調走，全力疾走へと移行する．また円周走行や8の字走も取り入れ，曲率や速度の難易度を高めていく．Ⅲ度損傷の場合，これらの動作は，受傷後3ヵ月ぐらいまで膝装具を装着したうえで行う．

MCL損傷は，コンタクトスポーツ（ラグビー，アメリカンフットボール，柔道など）に多いので，これらのスポーツでは，受傷後3ヵ月間はコンタクトをしないように指導する．3ヵ月を経過すればテーピングなどの制動は必要ないが，疼痛や不安定感が残存しているような症例では，膝装具かテーピングを行いながらスポーツを許可する．球技などへの復帰では，予測しえない動作の多いディフェンス練習への参加は，オフェンス練習の後に行う．膝関節への力学的ストレスの大きい跳躍着地やコンタクト動作では，膝関節のやや深い屈曲位をとるよう指導する.

3. 十字靱帯損傷合併手術例

競技復帰については，合併する十字靱帯の再建術後とほぼ同様である（「前十字靱帯損傷」の項を参照）．

文 献

1) Woo SL-Y, et al：The response of ligaments to injury：healing of the collateral ligaments. Knee Ligaments：Structure, Function, Injury, and Repair, 351-364, 1990
2) Derscheid GL, et al：Medial collateral ligament injuries in football：nonoperative management of grade Ⅰ and grade Ⅱ sprains. Am J Sports Med 9：365-658, 1981
3) 堀部秀二ほか：膝内側側副靱帯の修復および再建．新OSNOW 24 膝関節外科―手術手技のすべて，岩本幸英編，メジカルビュー社，東京，173-180, 2004
4) Indelicato PA：Non-operative treatment of complete tears of the medial collateral ligament of the knee. J Bone Joint Surg 65 A：323-329, 1983
5) Jones RE, et al：Nonoperative management of isolated grade Ⅲ collateral ligament injury in high school football players. Clin Orthop Relat Res 213：137-140, 1986
6) Narvani A1, et al：Injury to the proximal deep medial collateral ligament：a problematical subgroup of injuries. J Bone Joint Surg Br 92：949-953, 2010
7) 中村憲正ほか：膝前十字靱帯損傷に合併した内側側副靱帯新鮮損傷Ⅲ度損傷に対する治療方針．実践すぐに役立つ膝靱帯損傷―診断・治療マニュアル，75-81, 2005
8) 米谷泰一ほか：膝関節内側側副靱帯再建術．整形外科 Surgical Technique 2：495-505, 2012

III 各疾患に対する理学療法［大腿部・膝関節］

⑤ 後十字靱帯損傷

福井　浩之・小林　英史・鳥塚　之嘉

1 疾患の概説

　後十字靱帯（PCL）損傷は，コンタクトスポーツや交通事故の際に発生する，外来診療で比較的よくみられる外傷である．足関節を底屈した状態で下腿前面を地面に打ちつける，乗車中の事故でダッシュボードに下腿前面を打ちつけるなどが代表的な受傷機転である．

　単独損傷の場合，新鮮例では関節の腫脹を認めるが，関節内血腫は前十字靱帯損傷の場合と比べると少ない．膝関節後方の痛みを訴えることもある．膝関節を90°付近まで屈曲させると，脛骨の後方落ち込みを観察，あるいは触知できる（図1）．後方押し込みテストが陽性で，痛みを伴うこともある．単純X線のgravity sag viewでは脛骨の後方への変位が観察でき[1]（図2），MRIではPCLの信号強度の上昇が認められ，膨化像を呈する．

　一方，陳旧例では偶然発見されたり，膝の痛みを主訴に来院したりすることもあるが，身体所見としては新鮮例同様脛骨の後方落ち込みや後方押し込みテストが陽性である．

　通常，損傷PCLは瘢痕組織にて連続性を保っている症例が多く，スポーツ活動中の機能的肢位である伸展位付近では，後方安定性のsecondary restraintsとされる後外側構成体や大腿四頭筋の働きにより脛骨は整復位にあり，不安定感の訴えは少ない．また，後方動揺による関節症性変化の進行は緩徐であるとされている．このような理由で，PCL単独損傷の場合は，大腿四頭筋の筋力強化などの保存的治療を第一選択とするのが一般

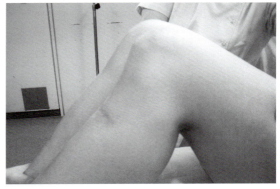

図1 ▶ Posterior sagging
左（患側）の脛骨の下方への落ち込みを認める．

的である．

　手術の適応としては，疼痛などにより保存的治療に抵抗する場合，縫合可能な半月板損傷を認める場合などがあげられる．受傷時に受けた外力が大きく，前十字靱帯，内側側副靱帯，後外側構成体のいずれかの合併損傷がある場合も手術が必要である．

2 治療の進め方

　前述の手術適応症例以外は保存的治療を選択することになる（表1）．保存的治療の目的は，損傷したPCLに過度の負荷をかけ不安定性の悪化を引き起こさせないようにしながら膝の状態を回復させることにある．前十字靱帯損傷とは異なり，PCL損傷では，受傷後数週で修復反応により後方不安定性が改善してくる場合もあるからである．

Ⅲ　各疾患に対する理学療法［大腿部・膝関節］

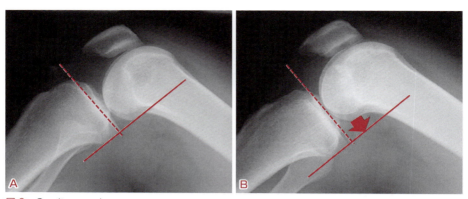

図2▶ Gravity sag view
A：健側，B：患側
実線で示す脛骨後縁は，大腿骨内外顆の後縁に対して，健側に比し患側では下方に変位している（矢印）．

表1▶ 後十字靱帯損傷に対するリハビリテーションの流れ

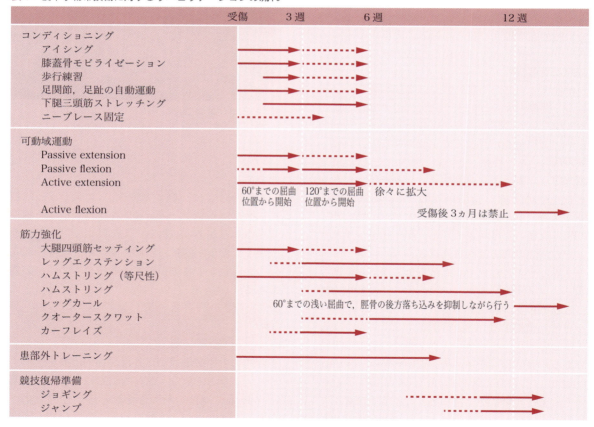

具体的には，受傷直後はまず，アイシングや抗炎症薬の処方で疼痛と腫脹を緩和し，後に続く可動域運動や筋力強化の妨げとならないようにする．可動域運動では深い屈曲位，積極的な自動屈曲はしないように指導する．このような肢位や動作ではPCLに緊張が加わるためである．筋力強化は主に大腿四頭筋の強化を行う．これは，大腿四頭筋が後方動揺に対して制動的に作用するためである．一方，ハムストリングの筋力強化は，特に屈曲位において脛骨を後方に引く力を生じてPCLに負荷をかけるため，通常の方法では3ヵ月間は行わないようにする．

膝の疼痛や腫脹がとれ日常生活動作が問題なく行えるようになれば，徐々にランニング，ジャンプ，カッティングなどの基本動作を開始する．このときにも可能な限り浅い膝屈曲で，可能なメニューから開始し，深い屈曲位や積極的な自動屈曲は3ヵ月程度見合わせるほうがよいと考えている．可動域制限を設けた硬性装具を装着させるのも1つの方法であるが，費用面や装着を継続できるか，筋力回復の妨げとならないかなどの問題がある．

トレーニングが開始される頃になると継続した受診が途絶え，厳密な指導は困難となる場合も多い．実際の診療場面では，本人やトレーナーに指導して，疼痛や腫脹のでないことを指標に徐々に復帰させていくことになる．

治療の各段階で，疼痛や腫脹のため次のステップに進めない場合は，半月板損傷や軟骨損傷が原因となっている可能性があるため，再度MRIなどで精査のうえ，手術への方針転換を考慮する．

3 理学療法の実際

1．受傷後早期（受傷後3週頃まで）

受傷直後は疼痛や腫脹を伴うことが多いため，氷嚢やアイスパックを弾性包帯などで圧迫・固定しアイシングを行う．アイシングは1回15分程度を目処にして，可能な範囲で繰り返し行うようにする．併せて下肢の挙上や足関節，足趾の自動運動なども指導し，下肢全体の静脈還流を促し腫

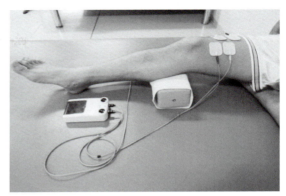

図3▶ 機能的電気刺激（FES）による大腿四頭筋の収縮練習
大腿四頭筋の機能低下の防止のために，筋収縮機能の再教育を図る．

脹の軽減に努める．免荷や外固定は疼痛の強い場合には一時的に行うこともあるが，抗炎症薬の内服などで疼痛が軽減すれば，痛まない範囲で荷重させていき，外固定も除去する．これは無用の筋力低下を引き起こさせないためである．

大腿四頭筋は後方動揺に対して制動的に作用する筋であるので，特にその機能の維持には留意する．機能低下の防止のために，早期より機能的電気刺激（FES）による筋収縮の反復練習（図3）や等尺性運動の指導（図4）を行い，筋収縮機能の再教育を図っておく．膝蓋骨の滑走は，受傷による関節内の炎症により障害されやすくなっており，以後の可動域運動に影響するため，モビライゼーション（図5）は積極的に行っておく．

可動域運動は痛みが軽減した段階で開始する（PCL保護のため2～4週の外固定を行う方法もある）．この際，損傷されたPCLに緊張がかからないよう屈曲角度の範囲，肢位，運動の種類には十分に注意する．この時期，可動域は60°程度の屈曲域の獲得を目標とするが，膝立てや積極的な自動屈曲運動は絶対に行わないようにする．脛骨の後方への落ち込みを防止するように下腿近位部を後方より支持しながら，下腿部を下垂させることにより他動的に可動域の拡大を図る（図6-A）．重力による脛骨の落ち込みも防げるので，ハムストリングの収縮に注意しながら腹臥位で行うのも一法である（図6-B）．

Ⅲ　各疾患に対する理学療法［大腿部・膝関節］

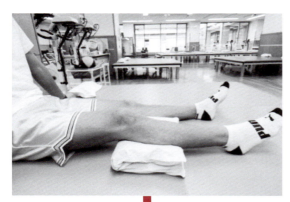

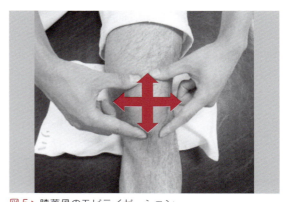

図5▶膝蓋骨のモビライゼーション
膝蓋骨周囲の軟部組織の癒着などを最小限に抑えるために，受傷後早期より頭側尾側方向や内外側方向の可動性を維持する．

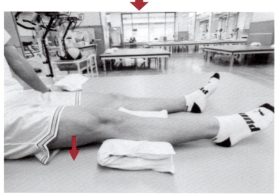

図4▶大腿四頭筋の等尺性運動　1
大腿骨の後方落ち込みを抑制するために，脛骨近位部をクッションや枕などで支持する．

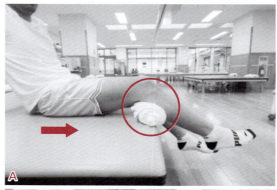

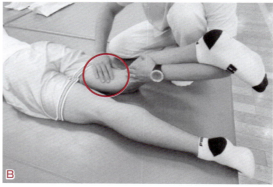

図6▶受傷後3週までの膝可動域運動
A：座位．少しずつ臀部を前方に移動し，下腿を下垂させることで膝を屈曲させる．戻る場合は上肢や反対側の下肢で介助する．屈曲角度は60°までとする
B：腹臥位．ハムストリングの収縮を入れないように注意しながら行う．屈曲角度は60°までとする．

　この時期の大腿四頭筋の筋力維持・拡大のために，closed kinetic chain exercise（CKC運動）として壁に足底を接地した状態（図7-A）や腹臥位での等尺性運動（図7-B）を実施する．膝伸展運動時に膝関節後外側に疼痛を生じる場合は，大腿二頭筋や腓腹筋外側頭のストレッチングを行う．
　患部外のトレーニングも，患部に支障のない範囲で開始する．簡易装具を装着したうえでレッグレイズ，サイドレイズ，バックレイズなどを行い，併せて足関節自動運動や体幹筋などのトレーニングも指導しておく．

2．受傷後3週以降
　炎症症状が徐々に緩和されてくれば，積極的な可動域の回復，筋力の向上を図る．運動療法後には炎症の再発を抑制するため，アイシングなどの

5 後十字靱帯損傷

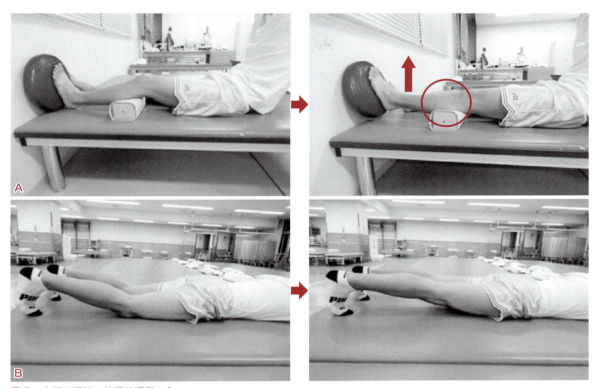

図7▶ 大腿四頭筋の等尺性運動 2
A：座位．壁に不安定板を使用し足底感覚を刺激しながら行う．脛骨の後方落ち込みに注意し，脛骨近位部に支持物を置く．
B：腹臥位．重力の影響を除くため腹臥位にすると安全に行える．

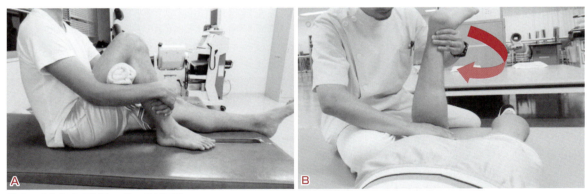

図8▶ 受傷後3週以降の膝可動域運動
A：座位．タオルを膝下部に入れておくと脛骨の後方偏位が抑えられる．
B：腹臥位．脛骨の内旋を誘導することで膝窩筋の働きを助ける．

335

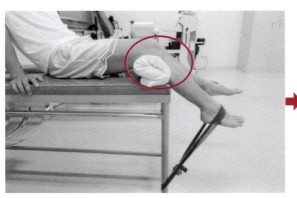 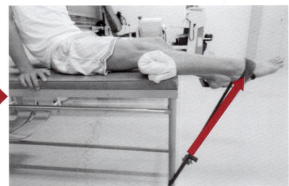

図9 ▶ 膝伸筋トレーニング
膝の屈曲角が60°以上にならないように開始肢位に注意し，チューブの強さを調整する．

クーリングダウンを徹底して行う．

　膝屈曲角度が深くなるほど脛骨の後方落ち込みが発生し，膝窩部などに疼痛が発生して可動域が制限されることがあるため，膝窩部にタオルなどを挿入し，後方落ち込みを抑制しつつ可動域を拡大する（図8-A）．屈曲時に膝窩筋の収縮力がうまく発揮されないと膝関節後外側に関節包の挟み込みが生じるとの報告[2]もあるので，痛みが出る場合は下腿の内旋を誘導しながら可動域の拡大を図る（図8-B）．この時期は，膝関節屈曲可動域は120°程度までとし，それ以上の深屈曲は避ける．長期間，膝の可動域を制限することになるので，足関節の拘縮には注意しておく．必要な場合は下腿三頭筋のストレッチングなどを行っていく．

　筋力トレーニングでは大腿四頭筋の強化を中心に行う．脛骨を整復位に保つために，下腿後面を支持した膝伸筋トレーニングを実施する[3]（図9）．ハムストリングのトレーニングでは，損傷されたPCLの治癒を妨げないように，60°以上の屈曲位での筋力強化を約3ヵ月間控える．PCLを保護しながらのハムストリングの筋力強化にはかなりの工夫が必要であるが，浅屈曲位とし下腿全体をスリングや台上に支持することにより下腿の後方落ち込みを制御しながら行えば安全性が増す[3]（図10）．スクワットにおいては，体幹の前屈によってハムストリングの収縮が増強するとされているので[4]，これによる脛骨の後方引き出しを回避するため，壁にもたれて行うようにする[3,5]（図11-A）．後方重心にすることで大腿四頭筋を効率的に作用させながら，膝屈曲45°までのクウォータースクワットにすれば効果的にトレーニングが行える[3]（図11-B）．

　受傷直後免荷が必要な場合や，疼痛により荷重制限があった場合は，下腿三頭筋の筋力低下が著明である．そのためカーフレイズも積極的に行う（図12）．日常生活が通常に行えるようになっていれば，軽いジャンプ，ジョギングも開始させる．この後は徐々に負荷をあげていくようにするが，この時期になると経過の良い患者は継続的に病院を受診することがなくなるため，指導は困難となることも多い．

4 競技への復帰

　基礎トレーニングが疼痛や関節水腫がなく行えれば，徐々に競技動作を行うようにし，問題が出なければ競技に復帰させる．具体的な復帰の時期は，靱帯損傷の程度，関節内病変や筋力の違いなどにより個人差がある．症状が軽く，後方への不安定性も小さく，本人に重症感がない場合は，数週以内に競技復帰する場合もある（病院に定期受診せずに復帰している）．

　PCL損傷後の競技復帰は多くの場合十分可能ではあるが，残存する後方動揺のために生じる，

5 後十字靱帯損傷

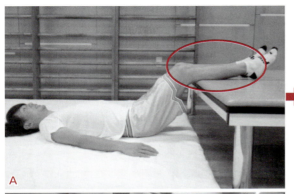
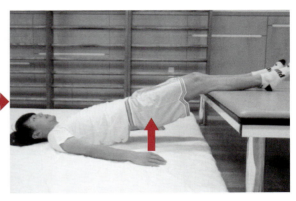
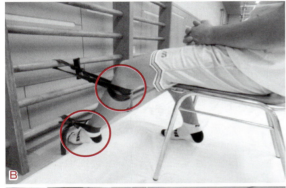
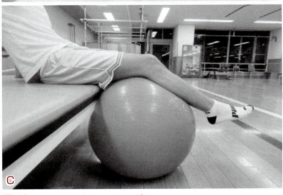
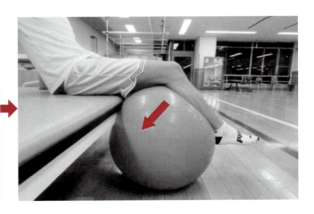

図10 ▶ 膝屈筋のトレーニング
A：家での訓練の際にベッドを利用することを想定している．下腿をのせて脛骨の後方への落ち込みを防止する．
B：下腿近位部と下腿遠位部を支柱などにチューブで固定し，ハムストリングによる脛骨の後方への引き込みを防止する．
C：バランスボールを下腿後面でボールをつぶすようにして行う．

受傷前とは"違う感じ"が存在することもある．ラグビー選手の後十字靱帯損傷からの競技復帰を追跡した研究では，全力疾走などで膝下が遅れてくるためトップスピードへの到達が遅れるとの訴えや，膝をつくことの恐怖感などが残っていることが明らかになっている[6]．このような感覚が残る可能性に関しては，復帰前に説明しておくとよい．

Ⅲ　各疾患に対する理学療法［大腿部・膝関節］

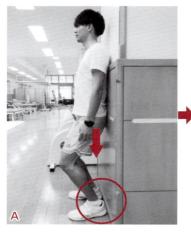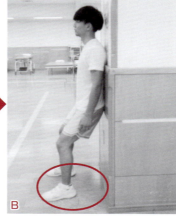

図 11 ▶ クウォータースクワット
A：骨盤の前傾をさせないようにするため、踵と体幹を壁につけ、膝屈曲 45°まででスクワットを行う．
B：骨盤の後傾を出すために少し足部を壁から離して行うと、より大腿四頭筋の収縮が得られる．

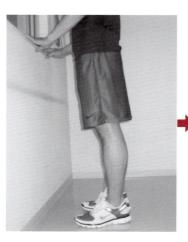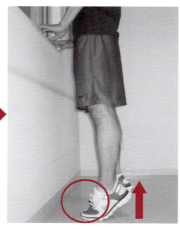

図 12 ▶ カーフレイズ
最大踵部挙上時はできるだけ第 1 趾に荷重をのせて行う．

文　献

1) Shino K, et al：The gravity sag view：a simple radiographic technique to show posterior laxity of the knee. Arthroscopy 16：670-672, 2000
2) 工藤慎太郎ほか：運動器疾患の「なぜ？」がわかる臨床解剖学．医学書院，東京，121-126, 2013
3) 小柳磨毅ほか：後十字靱帯損傷．新版スポーツ外傷・障害の理学診断・理学療法ガイド，文光堂，東京，316-323, 2003
4) Ohkoshi Y, et al：Biomechanical analysis of rehabilitation in the standing position. Am J Sports Med 19：605-611, 1991
5) 大越康充ほか：下肢のスポーツ損傷　膝 PCL 損傷．臨スポーツ医 28：899-906, 2011
6) Toritsuka Y, et al：Conservative treatment for rugby football players with an acute isolated posterior cruciate ligament injury. Knee Surg Sports Traumatol Arthrosc 12：110-114, 2004

Ⅲ 各疾患に対する理学療法［大腿部・膝関節］

⑥ Osgood-Schlatter病

平野 篤・芋生 祥之

1 疾患の解説

Osgood-Schlatter病（以下オスグッド病）はスポーツを行う成長期男子に多く，脛骨粗面の腫脹，圧痛，運動時痛を主症状とする．一般に予後良好な成長痛として軽視されがちであるが，長期間スポーツ活動を休止せざるをえない場合もある．

病態は，身長の急伸により大腿四頭筋の過緊張が生じ，脛骨粗面に膝蓋靱帯を介した牽引負荷が繰り返しかかり，同部位の炎症，部分的剥離，微小裂離骨折が生じると考えられている[1]．また同様のメカニズムにて，膝蓋靱帯炎や滑液包炎など脛骨粗面周囲の軟部組織の炎症も合併しやすい[2]．

単純X線像で脛骨粗面部の不整像，隆起，遊離骨片がみられる場合，診断は比較的容易である．しかし，発症初期はX線で脛骨粗面の変化をとらえることは困難であり，MRIや超音波検査が必要な場合がある[3]．

2 治療の進め方

オスグッド病の治療は保存療法が主体である．特に身長が増大している間は手術が選択されることはまれである．身長の伸びが終息し，残存した遊離骨片周囲の炎症や滑液包炎などで疼痛が続く場合は，遊離骨片の摘出や骨棘切除術が行われる場合がある．

本稿では保存療法において臨床症状を3段階に分類して治療計画を立案する（表1）．

表1 ▶ 治療の進め方

重症度	急性期	回復期	復帰期
安静時痛	＋	－	－
運動時痛	＋＋	＋	－
圧痛	＋＋	＋	＋

1. 急性期

安静時痛またはスポーツできない運動時痛，膝完全屈曲が不能（しゃがみ込み動作不能）な段階は，対応としてスポーツ活動を中止し，RICE処置，物理療法（目的：鎮痛，筋緊張緩和），上肢などの患部外のトレーニングを実施する．

2. 回復期

安静時痛が消失し，運動時痛が残存する段階は，対応として急性期での対応を継続しながら，さらなる患部外身体機能の改善と患側大腿四頭筋を含めた下肢の柔軟性の獲得を目指し，徐々に運動負荷を高めていく．

3. 復帰期

運動時痛が消失し，脛骨粗面の圧痛が残存する段階は，ランニング開始へ向け，良姿勢でのclosed kinetic chainを主体とした多関節下肢機能強化を励行する．また脛骨粗面圧痛の軽減を確認しながら，ランニングやアジリティなどを開始し，さらに負担の少ない練習に部分的に合流し，完全復帰を目指していく．

なお，診断時にすでにossicleを形成している場合は，保存療法で安静時痛は軽快するが，運動時痛や違和感は長期間続くことが多い．このような症例には局所のアイスマッサージ，非ステロイ

III 各疾患に対する理学療法［大腿部・膝関節］

表2 ▶ オスグッド病の理学療法の流れ

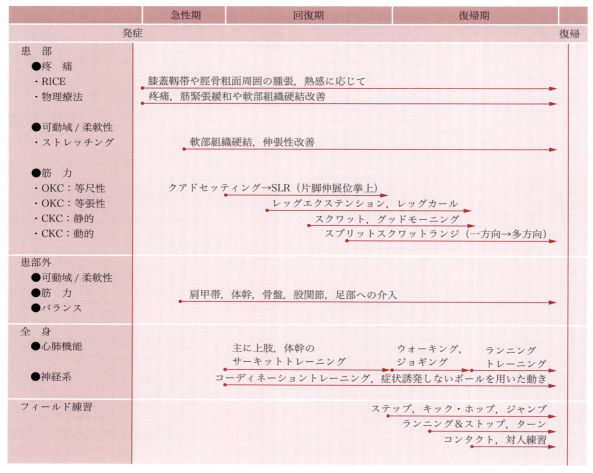

3 理学療法の実際

オスグッド病の理学療法における基本的な流れを表2に示し，以下に解説する．

1. 疼痛

急性期では急性炎症に伴う疼痛緩和が第一の目的である．RICE処置，物理療法を用いて患部の炎症緩和に努める．また急性炎症が鎮静化した以降も膝関節周囲における軟部組織の緊張・硬結が持続し，疼痛の持続・増悪に関連している場合もド抗症症薬の外用や内服，オスグッドバンドなどを補助的に使用しながらプレーを許可する．

ある．それに対し軟部組織の温熱処置後に電気刺激療法や徒手的治療（モビライゼーション，ストレッチング）にて筋緊張緩和や柔軟性を改善させる．

2. 関節可動域，柔軟性

競技復帰後の再発予防も含めて適切な関節可動域，柔軟性を獲得する必要がある[4]．特にストレッチングは選手自身が正しい姿勢で，適切な頻度と持続時間で行うように指導していく（図1）．

3. 筋力

回復期において，大腿四頭筋の収縮が疼痛なく可能な場合には等尺性筋収縮より開始し，運動時・運動後の疼痛増悪がない点を確認しながら等

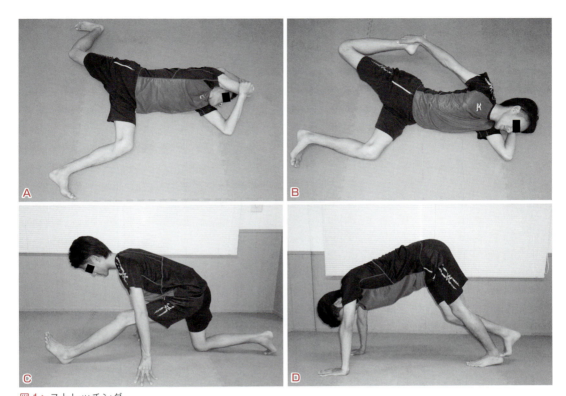

図1▶ストレッチング
A：胸部・広背筋群・腸腰筋，B：大腿四頭筋，C：ハムストリングス，D：下腿三頭筋
ストレッチングはAからDの順で，身体の中央に近い部分より開始する．特に運動開始前，運動終了後，就寝前には各部位20秒間行う．大腿四頭筋に対するストレッチングは疼痛を誘発する場合もあり，注意しながら実施していく．

張性筋収縮へ移行し，さらに遠心性筋収縮や抵抗運動，closed kinetic chain へと進める．

一般に，成長期における筋力の増大は筋肥大よりも神経系因子によるとされる[5]．負荷設定は，10回×3セット程度とし，高い負荷量よりも多様な動作を取り入れ，運動単位の増加，協調性の改善に主眼を置く．特に closed kinetic chain は正しい姿勢での実施を心がける．競技復帰前にはスポーツ動作に近いランジエクササイズも軽負荷から開始する（図2）．

4. 心肺機能

回復期および復帰期において患部以外の積極的な筋収縮を促すように，サーキットトレーニングなどにより運動負荷を与える．特に膝関節への負担を調整すべき回復期では上肢・体幹を中心としたトレーニングメニューとする．

5. 患部外身体機能

スポーツ動作時における重心後方化や動的マルアライメントは膝伸展機構へのストレスを増大させる可能性がある[6]ため，発症後早期より姿勢改善を図ることが重要である（図3）．

6. 神経系

神経系の発達が顕著な年代ではコーディネーショントレーニングやボールを用いたテクニック練習は，モチベーションの維持においても必要であるが，膝への負担が少ない姿勢で行うことが望ましい．

7. スポーツ動作

復帰期において，片脚支持機能（図4）の改善を確認した後，最初はランニング・ステップ（サイ

Ⅲ 各疾患に対する理学療法［大腿部・膝関節］

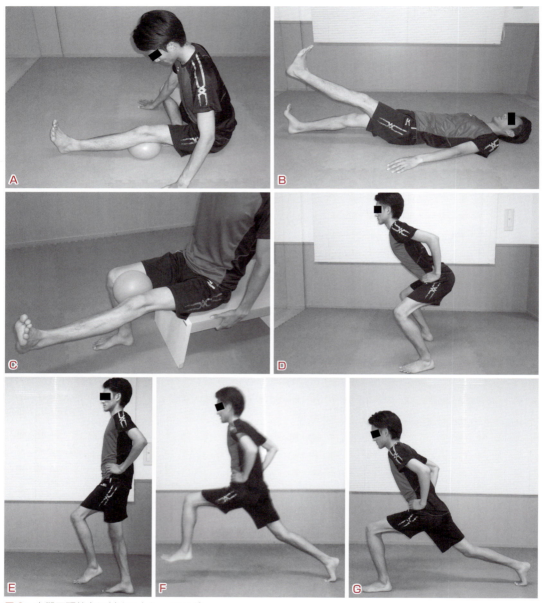

図2▶大腿四頭筋力に対するトレーニング
A：クアドセッティング，B：SLR，C：レッグエクステンション，
D：スクワット，E〜G：ランジ（E：開始姿勢，F：蹴り出し，G：踏み込み）
特にAからCにおいて内側広筋の強化を目指す．症状に応じてAからEの順で進め，スポーツ動作に近づけていく．

ド，クロス，バック，ピボット）・キック動作を短時間・低強度より開始し，徐々にホップ・ジャンプ・ストップ・ターン動作へと強度を上げ，最終的にはコンタクト動作も加えながら練習合流を目指す．

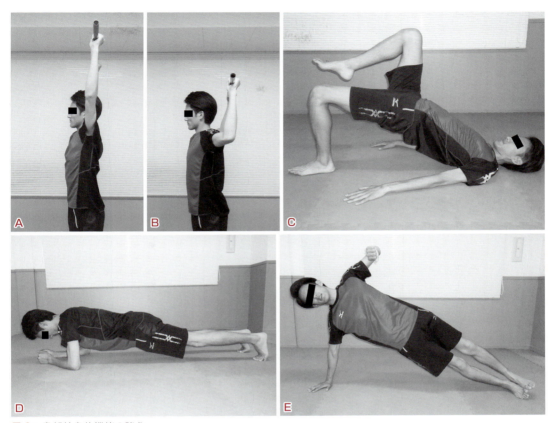

図3▶ 患部外身体機能の強化
A,B：肩甲骨周囲筋（A：挙上，B：下制），C：多裂筋・股伸展筋，D：腹横筋，E：腹斜筋・股外転筋
スポーツ動作時の良姿勢獲得を目指し，実施時は代償動作を避け，安定した姿勢がとれているか評価する．また姿勢維持が困難な場合には運動強度を下げて調節する．

4 競技への復帰

　以上のような段階的なトレーニングメニューが運動時痛の再発がなく可能であれば，仮に脛骨粗面の圧痛が残存していても競技への復帰は可能である．この場合は競技復帰後もオスグッドバンドの装着と定期的な外来通院が必要である．

文　献

1) Ogden JA, et al：Osgood-Schlatter's disease and tibial tuberosity development. Clin Orthp 116：180-189, 1976
2) Rosenberg ZS, et al：Osgood-Schlatter lesion：fracture or tendinitis? scintigraphic, CT and MR imaging features. Radiotogy 185：853-858, 1992
3) Hirano A, et al：Magnetic resonance imaging of Osgood-Schlatter disease：the course of the disease. Skeletal Radiol 31：334-342, 2002
4) 鈴木英一ほか：Osgood-Schlatter病の成因と治療・予防：身体特性と成長過程の観点から．臨スポーツ医 23：1035-1043, 2006
5) National Strength & Conditioning Association：Essentials of Strength Training & Conditioning, 2nd ed, Human Kinetics Publishers, Champaign, 2000
6) 佐保美和子ほか：成長期のダイナミックアライメントとスポーツ障害．東京保健科学会誌 1：223-225, 1999

Ⅲ 各疾患に対する理学療法［大腿部・膝関節］

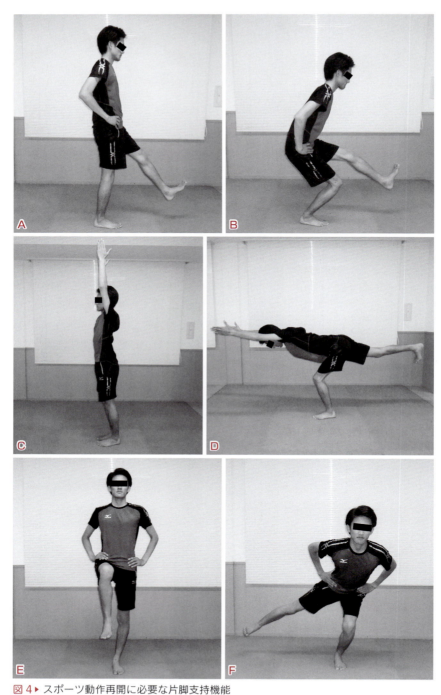

図4 ▶ スポーツ動作再開に必要な片脚支持機能
A, B：フロントリーチ（A：開始姿勢, B：終了姿勢）
C, D：T字バランス（C：開始姿勢, D：終了姿勢）
E, F：サイドリーチ（E：開始姿勢, F：終了姿勢）
スポーツ動作再開に必要な片脚支持機能を評価する．柔軟性や筋力だけでなく，筋力発揮時の症状の出現や姿勢安定性も含めて総合的に評価する．

III 各疾患に対する理学療法 ［大腿部・膝関節］

7 ジャンパー膝

松本 秀男・今井 覚志・堀澤 栞里

1 疾患の解説

　ジャンパー膝は膝蓋腱炎とも呼ばれ，ジャンプや着地，ダッシュやストップなど，スポーツ活動中に急激な動作を繰り返すことによって，膝蓋腱の実質部や膝蓋腱の膝蓋骨付着部に生じるoveruse障害の1つである．大腿四頭筋の収縮に伴い膝蓋腱に強い牽引力が繰り返し加わって生じる．ジャンプ，着地を繰り返す競技に多く，男性に多い．男性に多い理由は筋力の差，関節弛緩性の差，競技種目の差などが指摘されている[1]．同じ負荷が骨端線閉鎖前の成長期に加わり，膝蓋腱の脛骨付着部の骨端が障害されると，Osgood-Schlatter病になる[2]．

　典型的な症状はジャンプや着地動作，長時間走行した際などに生じる膝蓋腱部の疼痛である．そのため，思い切って跳べない，深屈曲ができない，全力で走れないなどのパフォーマンスの低下を訴えることが多い．臨床症状の程度によって，

　　Phase 1：運動後に疼痛が出現するレベル
　　Phase 2：運動中にも疼痛が認められるレベル
　　Phase 3：運動パフォーマンスに影響を及ぼす
　　　　　　ほどの疼痛があるレベル

の3つのレベルに分類されている[3]．

　診断は障害部位の圧痛で，最も典型的な膝蓋腱の膝蓋骨付着部に生じたものでは，膝蓋骨下極付近に圧痛を認める．通常は腫脹はあまり強くない．膝関節を屈曲させ，徒手的に抵抗を与えながら膝関節を自動伸展させると障害部位の疼痛を訴える．最大屈曲位からの伸展で疼痛が強くなることが多

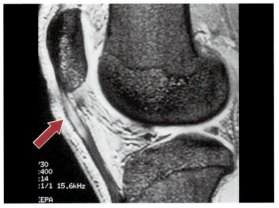

図1 ▶ ジャンパー膝のMRI所見
病巣部（膝蓋腱の膝蓋骨付着部）は高輝度を呈する．

い．重症例や長期経過例では膝関節伸展筋力が低下し，さらに肉眼的にも大腿四頭筋の筋萎縮を伴うことがある．

　単純X線では特別な異常を認めないことが多い．MRIでは膝蓋腱の病巣部（通常は膝蓋骨付着部付近）は高輝度を呈する（図1）．

2 治療の進め方

　ジャンパー膝は大腿四頭筋の繰り返す収縮によるoveruse障害であり，その収縮に伴う膝蓋腱への負荷を軽減することが治療の基本である．しかし，大腿四頭筋の収縮を必要としないスポーツ種目はほとんどなく，スポーツを休止しない限り安静を守ることはむずかしいのが問題点である．大切なことは単に"スポーツ休止"の指示をするだけでなく，練習や合宿，試合などのスケジュー

345

表1 ▶ 治療の進め方（臨床症状の分類を元に治療計画を立てる）

重症度	Phase 1 運動後に疼痛が出現するレベル	Phase 2 運動中にも疼痛が認められるレベル	Phase 3 運動パフォーマンスに影響を及ぼすほどの疼痛があるレベル
スポーツ活動	継続	一定の運動量制限	運動制限
フォームの修正	○	○	○
大腿四頭筋のストレッチ	○	○	○
下肢筋群のストレッチ	○	○	○
軟部組織のストレッチ	○	○	○
アイシングなどの物理療法	○	○	○
筋力トレーニング	高負荷	高負荷	低負荷
手術（壊死部の切除）	×	×	△（限定的）

○：適応，×：適応外

ルを把握して，どの期間に安静をとり，どのタイミングで復帰を目指すかなどの指導を行うことである．シーズンオフを利用できる場合には，これを利用した治療計画を立てる．実際の治療計画は先に述べた臨床症状の分類を元に決定する[4]（表1）．

Phase 1では，スポーツを継続しながら，フォームの修正やトレーニングを行って，膝蓋腱への負荷軽減を目指す．大腿四頭筋の収縮に伴う負荷を減らすため，活動前にあらかじめ十分なストレッチを行うことや関節の柔軟性を確保しておくことも重要である．スポーツ活動後に行うアイシングやクーリング，超音波や低反応レベルレーザーなどの物理療法も有効であるとされており，大きな合併症もないため，試みてもよい方法である．
膝蓋腱部をベルトで圧迫固定する装具なども開発されているが，個人差があり，効果を見極めながら処方する必要がある．

Phase 2では，ある程度の運動量の制限をせざるをえない．膝関節周囲の筋群や軟部組織のストレッチを十分に行いながら，スポーツを継続する．筋力トレーニングは疼痛の強い時期にはハムストリング中心のメニューに変え，また大腿四頭筋訓練は等尺性訓練に留めておく．
膝蓋腱の裏面にヒアルロン酸を注入し，良好な結果を得たとする報告もあるが，いまだ十分なエビデンスは得られていない．
競技直前などに疼痛をとる目的で，腱内や腱周囲へのステロイド剤注入が行われることがあるが，腱の著しい脆弱化をきたし，断裂に至る症例もあるので好ましくない．膝蓋腱断裂はスポーツ活動ばかりでなく，日常生活にとっても致命的な外傷である．

Phase 3では，一定期間の運動制限が必要になる．①競技レベルを落とす，②出場時間を短くする，③ポジションを変えるなどの工夫により，ジャンプや着地動作を減らし，炎症の鎮静化を待つ．不十分な安静と復帰の繰り返しは，炎症を長期化させ，競技への完全復帰を遅らせることがあり，治療初期に詳細な治療計画を立てることが重要である．
手術的治療は，ジャンパー膝を長年にわたって繰り返したことにより，膝蓋腱の一部が明らかな壊死に陥り，これを切除する必要がある場合を除いて適応とならない．

3 理学療法の実際

理学療法を実施するにあたっての重要なポイントは病巣部位（膝蓋腱）ばかりでなく，ジャンパー膝が生じる遠因となる下肢全体の筋群の緊張やほかの関節の可動性も考慮することである．

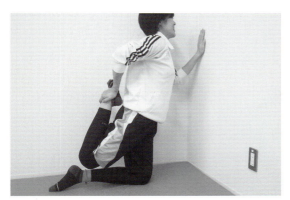

図2▶ 大腿四頭筋のストレッチ
上体が前傾しないよう留意することが重要である.

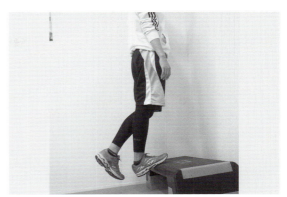

図3▶ アキレス腱のストレッチ
膝関節は伸展位で保持し,リラックスしてストレッチする.

1. Phase 1での理学療法

Phase 1では,さまざまなスポーツ動作(ドロップジャンプ,片脚ジャンプなど)を行う際のフォームを分析し,膝蓋腱に過度の負荷が加わらないようなフォームに修正し,実践するトレーニングを行う[5].膝関節の深屈曲を避けながらパフォーマンスを上げるトレーニングも有用である.持久系のスポーツ種目では,衝撃吸収の良いスポーツシューズに変更することや脚長差,アーチ高補整を行うためのインソールの工夫も大切である.

理学療法で最も重要なことは十分な大腿四頭筋のストレッチを行うことである.大腿四頭筋のうち,最も強大な筋力を発揮する大腿直筋は膝関節と股関節を越える二関節筋であるため,膝関節の屈曲と股関節の伸展を同時に行う必要がある.そのためストレッチにあたっては,上体が前傾しないよう留意することが重要である(図2).

大腿四頭筋のストレッチと同時にジャンパー膝の遠因となる下肢全体の筋群(股関節屈筋群,ハムストリング,アキレス腱など)のストレッチも行う.アキレス腱のストレッチは階段などの段差を利用し,自重を利用してストレッチする.壁や手すりにつかまり安定させ,膝関節は伸展位で保持し,完全にリラックスしてストレッチするように心がける(図3).

さらに膝関節周囲の軟部組織のモビリゼーションも重要である.膝蓋骨の可動性を促しながら,膝蓋腱,膝蓋下脂肪体やその周囲の軟部組織を十

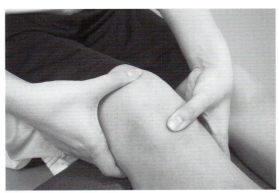

図4▶ 膝関節周囲の軟部組織のモビリゼーション
膝蓋腱,膝蓋下脂肪体やその周囲の軟部組織を十分にストレッチする.

分にストレッチする(図4).

2. Phase 2での理学療法

Phase 2では,ある程度の運動量の制限をせざるをえない.Phase 1と同様にフォームやパフォーマンスの修正,トレーニングを行いながら,実際の活動中に疼痛が出ないように動作指導を行う.大腿四頭筋を含む下肢全体のストレッチに加えて,これらの筋の緊張が強ければ,モビリゼーションや固有受容性神経筋促通法(PNF)などを加えて,緊張を解く工夫も必要である.膝関節周囲の軟部組織のモビリゼーションも重要である.

疼痛のために大腿四頭筋の萎縮が生じ,また運動制限を行った分だけ大腿四頭筋の筋力低下が生じるので,十分な大腿四頭筋の筋力強化トレーニ

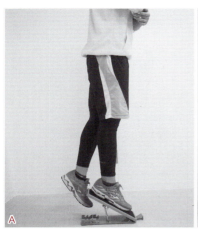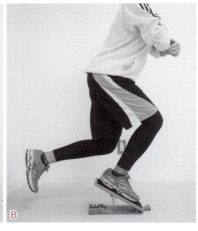

図5 ▶ 大腿四頭筋の筋力強化トレーニング (eccentric exercise)
25°程度の傾斜板の上に片脚で立ち（A），ゆっくり90°までスクワットする（B）．

ングを行う．疼痛を確認しながら，eccentric exercise を含む高負荷の大腿四頭筋トレーニングを行う[6,7]．最も簡便な eccentric exercise は25°程度の傾斜板の上に片脚で立ち，ゆっくり90°までスクワットする．一般的には，3セット×15回を1日に2回程度実施する（図5）．

3. Phase 3 での理学療法

Phase 3 では，運動制限が必要になる．Phase 1，2と同様に大腿四頭筋を含む下肢全体の筋群のストレッチ，膝関節周囲の軟部組織のモビリゼーションも十分に行う．Phase 3 では高負荷の大腿四頭筋トレーニングはかえって症状を悪化させることがあるため，レッグプレスなどを利用して低負荷のトレーニングに留める．スポーツ完全復帰に備えて膝関節以外のトレーニング（股関節，足関節や体幹のトレーニング）を十分行っておくことは，モチベーションの維持にも極めて大切である．症状を確認しながら水泳，自転車エルゴメーターなども活用する．

4 競技への復帰

Phase 1 では競技を継続しながら治療を行うが，Phase 2，3では最低でも競技レベルの制限が必要となる．その際の競技復帰は臨床症状を中心に決定する．MRI所見は臨床所見の回復にかなり遅れて改善するので，あくまでも参考に留める．

復帰までの期間は重症度，スポーツ種目によって大きく異なり，臨床症状で圧痛の消失，最大屈曲位からの自動伸展での疼痛の消失や軽減を確認したら，現場復帰を許可する．復帰後も先に行った大腿四頭筋を含む下肢の筋群，膝関節の軟部組織のストレッチを十分に行いながら，疼痛を参考にして徐々にレベルを上げる．再発例も少なくないので，十分なフォローアップが必要である．

文献

1) 松本秀男：膝関節疾患保存療法マニュアル　スポーツによるオーバーユース障害に対する保存療法．MB Orthop 20：13-19，2007
2) 松本秀男：各論　膝関節における初期診断のピットフォール．臨スポーツ医 30：45-49，2013
3) Blazina ME, et al：Jumper's knee. Orthop Clin North Am 4：665-678, 1973
4) Rutland M, et al：Evidence-supported rehabilitation of patellar tendinopathy. N Am J Sports Phys Ther 5：167-178, 2010
5) Van der Worp H, et al：Risk factors for patellar tendinopathy：A systematic review of the literature. Br J Sports Med 45：446-452, 2011
6) Visnes H, et al：The evolution of eccentric training as treatment for patellar tendinopathy (jumper's knee)：A critical review of exercise programmes. Br J Sports Med 41：217-223, 2007
7) Saithna A, et al：Eccentric exercise protocols for patella tendinopathy：Should we really be withdrawing athletes from sports?：a systematic review. Open Orthop J 6：553-557, 2012

III 各疾患に対する理学療法［大腿部・膝関節］

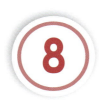

8 膝離断性骨軟骨炎

出家 正隆・平田 和彦

1 疾患の解説

1. 離断性骨軟骨炎とは

膝離断性骨軟骨炎（osteochondritis dissecans：OCD）は10歳代に多く，その発生原因には外傷，スポーツ活動による障害，血行障害，後十字靱帯の牽引や円板状半月板の関与が指摘されている．その発生部位は，大腿骨内側顆部が最も多く，外側顆部や膝蓋大腿関節面にも発生する[1]．わが国では外側円板状半月板に合併したものが多く，外側顆部にも比較的多く発生することが知られている[2]．

2. 離断性骨軟骨炎の症状

症状は，初期では非特異的な症状が多く，また患者もはっきりいわないことも多く，成長痛として看過されることも少なくないので，問診では特に患者のスポーツ歴に留意する．また，家族性での発生も報告されており，家族歴もしっかり聴取しておく．

病期が進行してくると，運動時および運動後の膝痛や腫れを認める．または，スポーツ活動時に疼痛，ひっかかり感などの症状が出現する．さらに進行してくると膝関節の嵌頓，水腫などが生じる．画像診断は，X線像，MRIを撮影することになるが，X線像で判明する場合は進行している場合が多く，初期の診断にはMRIが有効である．

2 治療の進め方

1. 診断法

病歴や問診などで本疾患が疑われた場合，臨床

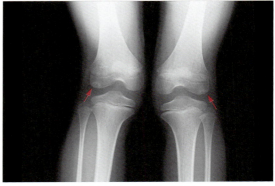

図1▶単純X線像（症例1，12歳，男性）
両側の大腿骨外側顆部の膝蓋大腿関節面に骨透亮像を認める（矢印）．X線分類のstage 2と思われる．

所見や画像検査を行う．

臨床所見では，本症に特異的なものはないが，腫脹，クリックなどに注意する．また，Wilson徴候（下腿を内旋しながら膝関節を90°屈曲位から伸展すると，疼痛が誘発される）があることがある．

1）単純X線所見

画像検査の基本であるが，通常の正面像や側面像では病変の把握が困難であることが多い．本疾患を疑う場合には，Rosenberg撮影や顆間窩撮影を行うことを推奨する．単純X線での病期分類では，stage 1～5までに分類され[3]，stage 1は，黎明期でX線像で異常がない時期，stage 2は，透亮期で病巣部の骨吸収により骨透亮像（骨が破壊され吸収された状態）を認める時期である（図1）．stage 3は，分離期で病巣部に骨硬化像

Ⅲ　各疾患に対する理学療法［大腿部・膝関節］

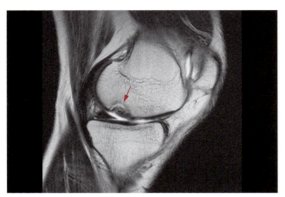

図2▶ MRI（症例2，15歳，男性）
内側顆間部病変部周囲に高信号領域を認める（矢印）．Nelson分類のgrade 3と思われる．

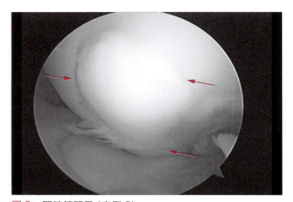

図3▶ 関節鏡所見（症例2）
病変部は遊離体とはなっていないが，不安定な状態である（矢印）．関節軟骨表面は一部線維化していた．ICRS OCD Ⅲ．

を認める時期である．stage 4 は，遊離期で病巣部が動いていると判断される時期である．stage 5 は，遊離体形成期で遊離体が関節内に認められる時期である．

病変は1つとは限らないので，内外両側や左右両側に発症する例もあり，比較のためにもX線検査は両膝を同時に撮影することをすすめる．

2）MRI所見

MRIは，軟骨や軟骨下骨の評価に有用であるため，MRIによる病期分類が治療方針の決定には有効である．その病期はNelson分類が汎用されている．病期を正常のgrade 0 から病変部が遊離体となった状態であるgrade 4 までの5段階で分類している[4]．

Grade 0：正常．
Grade 1：病変部の信号領域の変化のみで，軟骨層は正常である．
Grade 2：病変部軟骨領域の膨化を伴った高信号像がみられる．
Grade 3：骨軟骨片周囲に関節液の存在が認められる像がみられる（図2）．
Grade 4：混在または低信号を示す遊離体が関節内に存在する，または病変の中心部に混在または低信号を示す遊離体を示す像がみられる．

これらMRI所見をもとに，軟骨下骨の状態を把握し，保存療法および手術療法などの治療方法を選択する．

3）関節鏡所見

関節鏡を行うということは，手術となっているということであるが，手術方法の最終選択は，関節鏡所見による．その所見を，ICRSの分類では4段階に分け，治療方法を選択する．

ICRS OCD Ⅰ：病巣部は連続し軟化は認めるが，正常関節軟骨に被覆され安定した状態．
ICRS OCD Ⅱ：関節軟骨の一部に不連続性を認めるが，プロービングで安定した状態．
ICRS OCD Ⅲ：関節軟骨面は欠損せず存在するが，いわゆる"dead in situ"の状態（図3）．
ICRS OCD Ⅳ：骨軟骨片が転位し母床内が欠損しているか，母床内に遊離体が存在する状態．

2．治療法

1）保存療法

基本はスポーツ活動の禁止である．筋力低下をできるだけ抑えるために水中でのトレーニングや関節のストレッチを行う．

骨端線閉鎖前の若年者であれば，初期では3〜4ヵ月の免荷やスポーツ活動の禁止などを行い，画像でも経過を追う．

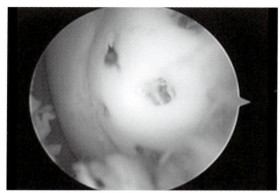

図4▶病変部固定術（症例2）
皮膚切開を延長し，病変部郭清後に PLLA ピン 5 本で固定した．

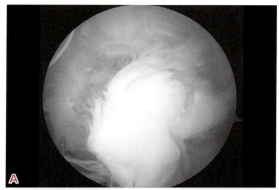

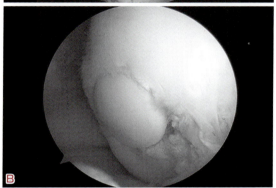

図5▶骨軟骨柱移植術
病変部を郭清し（A），骨軟骨柱を移植した（B）．

2）手術療法

病巣の剝離がない症例で軟骨面に明らかに障害のない場合は逆行性骨穿孔術，軟骨面に損傷がある場合は順行性骨穿孔術，骨軟骨片の剝離期では病巣固定を可溶性ピンや骨釘で行い，症例によっては骨軟骨柱を用いての固定も行う．遊離期であれば，可及的に遊離骨片の整復固定術を選択する．高度な変性がある場合は，骨軟骨柱移植術や培養軟骨細胞移植術などを施行する[5]．

(1) 骨穿孔術

病巣安定期の症例などで適応となる．基本は関節鏡視下に行う．関節鏡を施行し，病巣部を確認する．病変部の軟骨面より骨穿孔術を施行する．オウルや Kirschner 鋼線を用いて施行する．Kirschner 鋼線で行う場合は，直径 1.5 mm 程度で 5 mm 間隔を指標に行う．関節灌流液を排出し，骨髄からの出血を確認する．しかし，軟骨面に明らかな障害がない場合は，逆行性に Kirschner 鋼線を用いて行う[6]．

(2) 病変部固定術

関節鏡所見において，遊離体となる前で，病巣部が不安定な状態の症例や MRI で関節液の流入が病変部と母床との間に認められる症例では，病変部の固定術を行うことが多い．固定材料は，骨釘や金属スクリュー，可溶性ピンなどが用いられる．われわれは PLLA（ポリ乳酸）ピンを用いて固定している[7]．固定方法は，関節鏡視下あるいは関節切開法（図4）のいずれでも行うことがある．病変部の固定が最重要であるため，しっかり固定できる方法を選ぶ．PLLA ピンでの固定を鏡視下に行う場合，その固定方向に留意する．ポータルからピンを刺入する場合，方向が制限され，十分な固定にならないことがある．

(3) 骨軟骨柱移植術

病巣部から骨軟骨片が剝離し遊離体となった骨軟骨片が損傷部で著しく変形変性している症例や，骨軟骨片が摘出されている症例でよい適応となる．

骨軟骨柱の採取は，大腿骨顆部内・外側非荷重部より行う．このとき，関節軟骨面の傾きや曲率なども考慮し，移植部と移植周囲の軟骨面がスムーズになるように行う．欠損部が大きく，骨軟骨柱を複数個必要な場合は，骨軟骨柱移植部周囲に骨穿孔術を併用することが多い．病変部の直径が 8 mm 以下では，1 つの骨軟骨柱移植術で対応

III 各疾患に対する理学療法［大腿部・膝関節］

表1 ▶ 膝離断性骨軟骨炎の理学療法プログラム

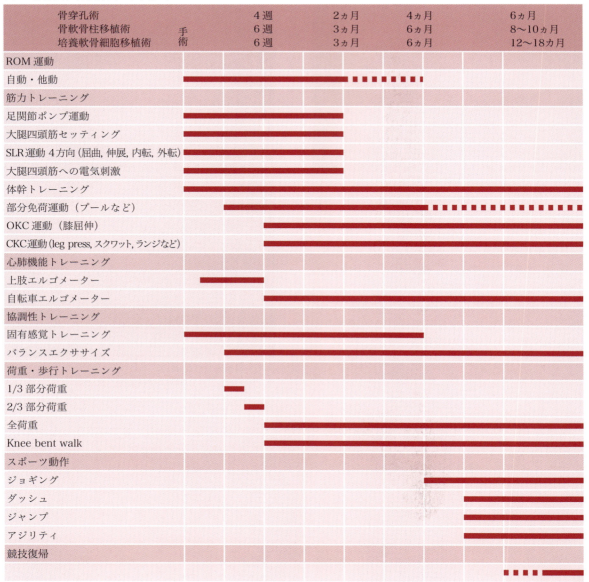

可能であり（図5），それ以上の症例では，モザイクプラスティ法に基づき，複数個の骨軟骨柱移植術を行う．複数個の骨軟骨柱を採取・移植する場合，関節面の適合性に配慮する必要がある．また周囲関節よりわずかに低い程度に移植するようにする[8]．

（4）培養軟骨細胞移植術

骨軟骨欠損部の範囲が広く，病変部が変性し，骨軟骨柱移植術では修復困難な症例，遊離骨片が小骨軟骨片になっている症例などがよい適応となる．

軟骨細胞の採取は，遊離体となった病変部や非

荷重部より行う．われわれは tissue-engineered cartilage transplantation 法によって，欠損部に移植し修復を図っている[9]．

欠損部にあまり大きな tissue-engineered cartilage を移植すると移植部が突出したり，tissue-engineered cartilage の脱落防止のために縫着する骨膜によって周囲関節面と適合性に不具合を生じることがある．

3 理学療法の実際

1. 理学療法プログラムの概説（表1）

膝関節運動は，持続的他動運動（CPM）などを用いて可及的に早期に始める．しかし，荷重やスポーツ活動は，損傷範囲や移植部の固定性などを加味し経過観察中3，6，12ヵ月でMR像を撮影し判断することが多い．

若年者を対象とすることの多い治療であるため，十分に後療法の重要性を理解せず，自己判断でクラブ活動でのスポーツなどに復帰していることがあるので注意する．

術後定期的な外来受診をすすめ，関節水腫や疼痛の再発に注意する．また，両親やスポーツ指導者にも，後療法の重要性を指導することが大切である．

2. 関節可動域（ROM）運動

他動的な ROM 運動は，術後早期より癒着と拘縮の予防や関節腫脹の軽減などの目的で行われる．手術後に CPM を1日6〜8時間行うことが多くの論文で推奨されている[3,4]．

3. 筋力トレーニング

軟骨修復術後の筋力トレーニングは，修復部位に過度の負担をかけないように筋力の回復を図る必要がある．そのため，軟骨修復部位を把握し，膝関節のバイオメカニクスに基づいたトレーニングを選択する．

下肢伸展挙上（SLR）や大腿四頭筋セッティングのような膝伸展位での運動は，関節への圧迫力が少ないため術後早期より可能である．leg press や自転車エルゴメーター（図6）は負荷量や関節角度が調整可能であり，修復部位への負荷を制御で

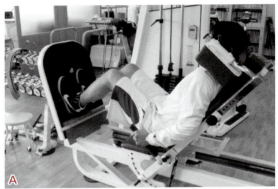
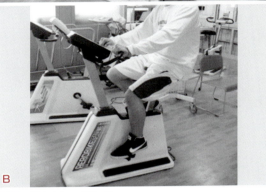

図6▶筋力トレーニング
A：leg press．B：自転車エルゴメーター

きるため有用である．さらに，術後早期より股関節，足関節，体幹のトレーニングを開始し，廃用性の筋力低下を予防する．体幹トレーニングと同時に行う（図7）．

4. 荷重練習

荷重負荷は，術後2週より部分荷重より開始していく．4〜6週で全荷重歩行が可能となるように指導していく．免荷運動は，軟骨修復後初期の段階での荷重負荷運動として有用で，一般には水中での運動が行われるが，反重力トレッドミル（図8）を使用する方法もある．

5. 固有感覚トレーニング

固有感覚は運動時の神経筋制御，姿勢制御，バランスに重要な役割を果たしている．膝関節手術後に関節固有感覚は低下するとされており，固有感覚トレーニング（図9）は関節の安定性回復に重要である．

Ⅲ 各疾患に対する理学療法［大腿部・膝関節］

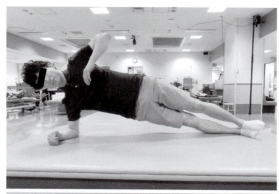

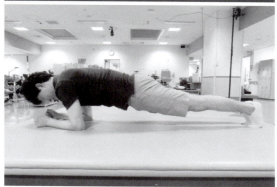

図7▶体幹トレーニング（コアスタビリティートレーニング）

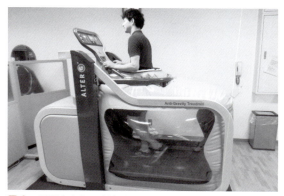

図8▶反重力トレッドミル

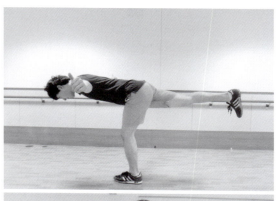

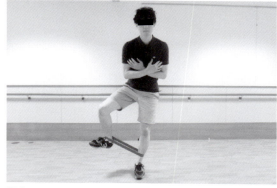

図9▶固有感覚トレーニング（バランス訓練と体幹訓練）

トレーニングは，タオルギャザーなど足趾や足関節運動から始まり，荷重負荷可能となった段階で，片脚立位（開眼，閉眼），不安定な土台上でのバランス保持などを行う．

4 競技への復帰

1. 骨穿孔術

骨穿孔術後のリハビリテーションは，損傷部の修復過程[10]に基づいて計画される．実際のリハビリテーションでは組織の強度が増す6～8週より全荷重とし，徐々に機能的トレーニングへと移行する．スポーツ復帰は，リモデリングが完全に終了する4～6ヵ月以降で可能となる．サッカーやバスケットなど衝撃の強いスポーツでは復帰までに6～8ヵ月を要す．

2. 骨軟骨柱移植術

骨軟骨柱移植術後は，4～6週で全荷重が可能となるように指導する[11]．

スポーツ復帰はスポーツ種目により復帰時期を変更する．一般に水泳やサイクリングは6～8ヵ月，ジョギングやランニングは8～10ヵ月，サッ

カーやバスケットなどは12ヵ月以降で許可される.

3. 培養軟骨細胞移植

培養軟骨細胞移植術後のリハビリテーションは移植された軟骨組織の成熟に基づいて行われる[12]．

スポーツ復帰は種目や損傷部位の大きさで復帰時期を変更する．サイクリングのような弱い衝撃のスポーツは6ヵ月，ジョギングやランニングは小さな損傷で8～9ヵ月，大きな損傷で9～12ヵ月で復帰する．テニス，バスケットボール，フットボールのような強い衝撃のスポーツは12～18ヵ月で許可される．

文　献

1) Aichroch PM：Osteochondritis dissecans of the knee：a clinical survey. J Bone Joint Surg 53B：440-447, 1971
2) Deie M, et al：Relationship between osteochondritis dissecans of the lateral femorla condyle and lateral meniscitypes. J Pediatr Orthop 26：79-82, 2006
3) Bruckl R, et al：Behandlungergebniwwe der Osteochndritis dissecans des Kniegelenkes bei Jungendlichen. Z Ortho 120：717-724, 1982
4) Nelson DW, et al：Osteochondritis dissewcans of the talus and knee：prospective comparison of MR and arthroscopic classification. J Comput Assis Tomg 14：804-808 1990
5) Kocher MS, et al：Management of osteochondritis dissecans of the knee：current concepts review. Am J Sports Med 34：1181-1191, 2006
6) Adachi N, et al：Functional and radiographic outcome of stable juvenile osteochondritis dissencans of the knee treated with retroarticular drilling without bone grafting. Arthroscopy 25：145-152, 2009
7) Adachi N, et al：Histological evaluation of internally-fixed osteochondral lesions of the knee. J Bone Joint Surg Br 91：823-829, 2009
8) Berlet GC, et al：Treatment of unstable osteochondritis dissecans lesions of the knee using autograft osteochndral grafts（mosaicplasty）. Arthroscopy 15：312-316, 1999
9) Ochi M, et al：Transplantation of cartilage-like tissue made by tissue-engneered for the treatment of cartilage defects of the knee. J Bone Joint Surg 84B：571-578, 2002
10) Gill TJ, et al：Chondral defect repair after the microfracture procedure：a nonhuman primate model. Am J Sports Med 33：680-685, 2005
11) Nam EK, et al：Biomechanical and histological evaluation of osteochondral transplantation in a rabbit model. Am J Sports Med 32：308-316, 2004
12) Riegger-Krugh CL, et al：Autologous chondrocyte implantation：current surgery and rehabilitation. Med Sci Sports Exerc 40：206-214, 2008

III 各疾患に対する理学療法［大腿部・膝関節］

9 膝蓋骨脱臼・亜脱臼

野村 栄貴

1 疾患の解説

　膝蓋骨脱臼，膝蓋骨亜脱臼は思春期から青年期の女性に多く，内側方向への脱臼・亜脱臼は極めてまれで，ほとんどが外側方向である．1回目の脱臼を初回膝蓋骨脱臼と呼び，その後反復する場合を反復性膝蓋骨脱臼と呼ぶ．膝蓋骨脱臼は膝蓋骨が膝蓋大腿関節から逸脱した状態で，正確には膝蓋骨正中稜が大腿骨顆部外側縁をのり越えた状態をいう（図1）．膝蓋骨亜脱臼は膝蓋骨正中稜が大腿骨外側顆縁を完全にのり越えるに至らず，その近辺まで異常に偏位する状態をいう．臨床的には脱臼の場合はほとんどがガクッと"膝くずれ"が起きて転倒するが，亜脱臼では転倒までに至らず"膝が抜けそう"な感じにとどまることが多い．しかしながら，実際，正確に両者を区別することは困難である[1]．

　初回膝蓋骨脱臼はスポーツ時の非接触損傷（noncontact injury）で起きることが多い．典型的な受傷機転は膝関節軽度屈曲外反位で，足が固定された状態で大腿部が内旋し，大腿四頭筋が急に収縮する場合に起こりやすい（図2）．筆者の経験では，サッカー，体操，バスケット，バレーボール，柔道，スキー，疾走中に発生する例が多かった．他方，日常生活動作で歩行中に後ろを振り返った瞬間や軽くつまずいたときに脱臼する例も多い．

　膝蓋骨脱臼の病因として外傷以外に先天的素因あるいは解剖学的素因も大きく関与する．特に反復性膝蓋骨脱臼の典型的な特徴は，全身性関節弛

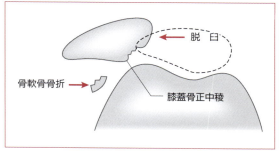

図1 ▶ 膝蓋骨脱臼の模式図
膝蓋骨脱臼は膝蓋骨正中稜が大腿骨顆部外側縁をのり越えた状態をいう．脱臼位から整復位に戻るときに膝蓋骨軟骨骨折が起こりやすい．

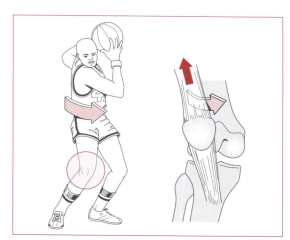

図2 ▶ 膝蓋骨脱臼の受傷機転

緩，膝蓋骨高位，大腿骨滑車形成不全，アライメント異常を持つ若い女性である[2]．元々の膝蓋骨外方異常可動性あるいは膝蓋骨内側支持機構不全

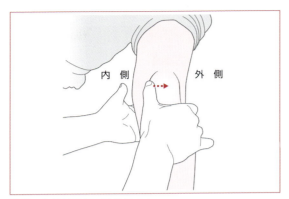

図3▶膝蓋骨異常可動性テスト
膝蓋骨内側縁を外側に押して，膝蓋骨の異常可動性をみる．膝屈曲0°と20°でみるのが一般的である．その際に"はずれる不安感"がでる場合を不安徴候陽性と判断する．

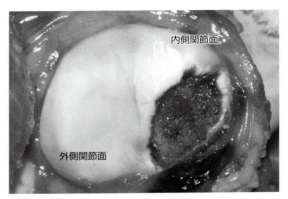

図4▶膝蓋骨骨軟骨骨折
膝蓋骨内側関節面中央から遠位にかけての大きな骨軟骨欠損がみられる．

も重要な素因であり，健側の膝蓋骨の可動性をみれば判断できる（図3）．

2 治療の進め方

まず正確な診断が重要である．治療方針として3つに分ける必要がある．

1. 初回膝蓋骨脱臼

病院来院時にすでに脱臼は整復されていることが多い．X線検査を行っても正常のことが多く，見逃しやすいので注意が必要である．脱臼位で来院した場合は局所麻酔を行い，膝蓋骨を内側に強く押せば大抵整復される．初回脱臼では高率に膝蓋骨骨軟骨骨折（図4）を合併しており，関節血腫があれば骨軟骨損傷を念頭に入れ，MRI検査へと進むことがすすめられる[3]．一般に大きな骨軟骨骨折片があるものを除いて保存的治療を行う．

初回膝蓋骨脱臼では膝伸展位でのニーブレース固定またはギプス固定を2〜3週間行う．その後関節可動域訓練，大腿四頭筋を主とする筋力訓練，膝蓋骨外方偏位防止サポーターの使用による保存的治療を3ヵ月間継続し，症状が安定すれば，筋力の回復具合をみて4ヵ月以後スポーツへの復帰を許可する．スポーツへの復帰の際には数ヵ月間は膝サポーターを装着することがすすめられる．

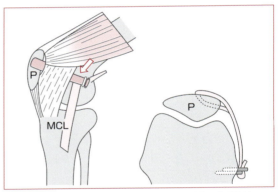

図5▶内側膝蓋大腿靱帯（MPFL）再建術（人工靱帯法）
P：膝蓋骨，MCL：内側側副靱帯

2. 反復性膝蓋骨脱臼

複数回脱臼すればするほど再脱臼時の保存的治療の効果は少なくなる．ギプスなどの固定期間は大抵なしか，固定しても1週間以内でよく，次いで大腿四頭筋を中心とした筋力訓練と膝蓋骨外方偏位防止サポーターの使用による保存的治療を行う．保存的治療による回復は極めて早い．筋力の回復と痛みの程度をみながら，良好であれば8週後からスポーツへの復帰の準備を促してよい．

しかしながら，2回目以降の脱臼では保存的治療の成功率は低くなる．保存的治療を行ってもスポーツ時の不安感の継続するもの，あるいは3

表1 ▶ 初回膝蓋骨脱臼後あるいは MPFL 再建術後の理学療法

	2-3週	4週	6週	2ヵ月	3ヵ月	4ヵ月	5ヵ月	6ヵ月
膝関節固定/装具など	ニーブレース固定 またはギプス固定	パテラ装具						
大腿四頭筋セッティング	■■■							
歩行訓練	部分荷重	全荷重許可						
膝蓋骨モビリゼーション		■						
膝関節可動域訓練		120°へ		徐々に完全屈曲へ		正座練習へ		
股関節内転運動		ボール使用						
ハーフスクワット		両足			片足			
大腿四頭筋訓練		屈曲30°		屈曲20°		屈曲0°		
バランスリーチレッグ				側方/前方				
レッグエクステンション					■■■■■■■■			
レッグプレス					■■■■■■■■			
レッグカール					■■■■■■■■			
ジャンプ/ダッシュ						■■■■■■		
カッティング動作/ターン						■■■■■■		
競技復帰								■■

回目の脱臼に至った例では手術を考慮する．反復性膝蓋骨脱臼に対する手術法は主に外側解離術，内側膝蓋支帯縫縮術，近位リアライメント手術，遠位リアライメント手術が行われていたが，近年では膝蓋骨内側の第一制御機構である内側膝蓋大腿靱帯（medial patellofemoral ligament：MPFL）の機能と重要性が判明し，MPFL 再建術（図5）が手術の第一選択となっている[4,5]．MPFL の再建には自家腱や人工靱帯が使われる．

MPFL 再建術後は2週間前後のギプス固定を行い，その後関節可動域訓練，大腿四頭筋を主とする筋力訓練，膝蓋骨外方偏位防止サポーターの使用による治療を継続し，筋力の回復具合をみて6ヵ月以後にスポーツの復帰を許可する．

3. 膝蓋骨亜脱臼

膝蓋骨亜脱臼の診断はむずかしく，膝蓋骨異常可動性テスト（図3）と不安徴候が最も重要である．確実な診断は膝関節30°屈曲位での膝蓋骨外側ストレス軸射X線撮影を行い，膝蓋骨の異常可動性を証明することである．膝蓋骨亜脱臼は反復性膝蓋骨脱臼ほどの障害がないことが多いため，手術に至る例はそれほど多くない．

反復性膝蓋骨脱臼に対する治療と同様に，大腿四頭筋を中心とした筋力訓練と膝蓋骨外方偏位防止サポーターの使用による保存的治療を2ヵ月間行う．しかし，保存的治療に反応せず，スポーツや体育で不安定感の継続するもの，日常生活動作でも不安定感の出るものは手術を考慮する．このような例では膝蓋骨軸射X線像で亜脱臼が強い例や，外側への膝蓋骨異常可動性の高度なものが多い．手術は反復性膝蓋骨脱臼に準じて MPFL 再建術が行われる．

3 理学療法の実際

1. 初回膝蓋骨脱臼後あるいは MPFL 再建術後の理学療法（表1）

初回膝蓋骨脱臼では損傷組織の修復のために，

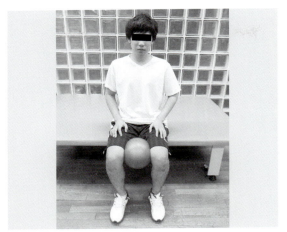

図6▶ ボールを用いた筋力トレーニング

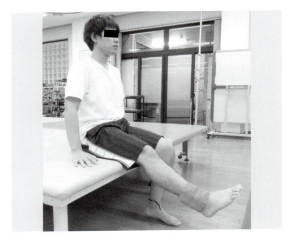

図7▶ 砂嚢を用いた大腿四頭筋訓練

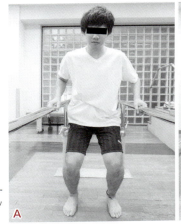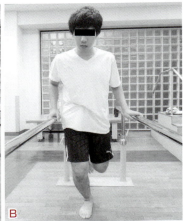

図8▶ 平行棒を用いた膝屈曲30°での両脚ハーフスクワット（A）と片脚ハーフスクワット（B）

　MPFL再建術では再建靱帯の保護のために膝伸展位でのニーブレース固定またはギプス固定を2～3週間行う．ギプス期間中は松葉杖を用いて部分荷重を許可する．固定期間中は筋力トレーニングが中心となる．大腿四頭筋セッティングを中心とした等尺性筋力トレーニングを行う．特に膝蓋骨脱臼では大腿内側広筋の筋力強化が重要である．体幹や健側下肢の筋力トレーニングも積極的に行うよう指導する．2～3週間の固定除去後はパテラ装具に変更する．関節可動域訓練を開始するが，3週間くらいかけて120°位にもっていく．あまり早いと内側の修復あるいは再建された組織に無理がかかるので注意する．膝蓋骨モビリゼーションを積極的に行うが，上下（近位遠位方向）と内側へのモビリゼーションを主に行い，外側へのモビリゼーションは行わない．

　ギプス除去後の大腿四頭筋訓練は完全伸展位近くでは行わない．初回脱臼後あるいは再建術後2ヵ月までは膝伸展は屈曲30°程度までに制限し，3ヵ月までは屈曲20°までにする．3ヵ月を過ぎて完全伸展位まで許可する．ギプス除去後1ヵ月までの筋力トレーニングはボールを用いた股関節内転運動（図6），砂嚢を用いた膝30°屈曲位での大腿四頭筋訓練（図7），平行棒を用いた膝30～40°屈曲位保持の両脚ハーフスクワットを行う（図8-A）．4週を過ぎて平行棒を用いた膝30～

Ⅲ　各疾患に対する理学療法［大腿部・膝関節］

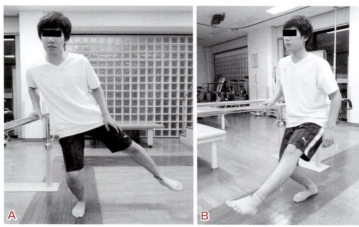

図9▶バランスリーチレッグ（A：側方，B：前方）
特に側方バランスリーチレッグを中心に行う．

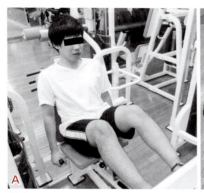
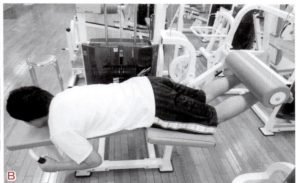

図10▶マシーンを用いたトレーニング
A：レッグプレス，B：レッグカール

40°屈曲位保持の片脚ハーフスクワット（図8-B）を開始する．6週まではハーフスクワットは中止し，立ち上がる際膝を伸展するとき膝蓋骨に無理な負荷がかからないように手すりを使って保護する必要がある．6週以後，平行棒を使わずにバランスリーチレッグ（図9）を開始する．側方バランスリーチレッグは大腿内側広筋の筋力を特につけるので中心にすえてよい．

先に述べたように3ヵ月までトレーニング中の膝屈曲角は伸展位近くは禁止であり，20°以上の屈曲位とする．3ヵ月以降は競技復帰に向け筋力トレーニングを強化する．3ヵ月以後，レッグエクステンション，レッグプレス，レッグカール（図10）などのマシーンを用いた筋力トレーニングに移る．膝伸展位近くでの筋力トレーニングも1～2ヵ月かけて徐々に許可していく．

2. 膝蓋骨亜脱臼や反復性膝蓋骨脱臼の保存的治療後

膝蓋骨亜脱臼や反復性膝蓋骨脱臼の保存的治療では確実な内側の支持機構の修復は期待できない．したがって，筋力トレーニングを中心としたトレーニングを早期から積極的に行わせ，筋力による回復を促す．膝蓋骨亜脱臼，反復性膝蓋骨脱臼ともに膝蓋骨サポーターをすぐに装着し，1週以

後に筋力トレーニングに移る．反復性膝蓋骨脱臼の再脱臼時に腫れが強い場合は1週間程度ギプス固定をして，2週頃より筋力トレーニングを積極的に開始する．3～4週間ほど，ボールを用いた筋力トレーニング，砂嚢を用いた大腿四頭筋訓練，両足または片足ハーフスクアット，バランスリーチレッグを行う．

6週までは先に述べたように膝屈曲30°以上の角度で筋力トレーニングを行い，膝伸展位近くでの筋力トレーニングは避けなければいけない．6週以後，膝伸展位での筋力トレーニングを許可し，6週以後筋力の回復が良ければ競技復帰に向け，ジョギング，両脚ジャンプ，ランニングなどを開始する．膝蓋骨装具装着は確実に継続する．

4 競技への復帰

初回脱臼後では4ヵ月以後，MPFL再建術後では6ヵ月以後，ダッシュを開始したり，複合動作のレベルを上げていく．元の競技レベルを80％程度で再開し，筋力，運動時痛，運動時不安定感がなければ，完全な競技復帰を許可する．膝蓋骨亜脱臼，反復性膝蓋骨脱臼の再脱臼時には2ヵ月以降，徐々に競技復帰を許可してもよい．

文 献

1) Aglietti P, et al：Surgery of the Knee, 3rd ed, Churchill Livingstone, New York, 913-1043, 2001
2) Fithian DC, et al：Epidemiology and natural history of acute patellar dislocation. Am J Sports Med 32：1114-1121, 2004
3) Nomura E, et al：Chondral and osteochondral injuries associated with acute patellar dislocation. Arthroscopy 19：717-721, 2003
4) Nomura E, et al：Long-term follow-up and knee osteoarthritis change of medial patellofemoral ligament reconstruction for recurrent patellar dislocation. Am J Sports Med 35：1851-1858, 2007
5) Buckens CF, et al：Reconstruction of the medial patellofemoral ligament for treatment of patellofemoral instability：a systematic review. Am J Sports Med 38：181-188, 2010

Ⅲ 各疾患に対する理学療法 ［大腿部・膝関節］

⑩ 膝前部痛

宗田 大

1 疾患の解説

膝前部痛(anterior knee pain：AKP)は，スポーツ選手に多くみられる運動時(しゃがみこみ，ジャンプ)，動作時(特に動き始め)，安静時(特に膝屈曲)に膝前部の痛みを訴える例で，膝蓋腱炎，膝蓋骨不安定症，分裂膝蓋骨など，広く認められている障害を除いた症候群である．筆者は膝蓋骨に付着する滑膜関節包や膝蓋支帯を含む線維性関節包の膝蓋骨付着部由来の疼痛と，膝蓋下脂肪体(infrapatellar fat pad：IFP)の腫脹，線維化を基盤とする"膝蓋下脂肪体症"を含んだ症候群ととらえている．

付着部障害による疼痛発生の機序は周囲の滑膜組織の反応との関係が示唆される[1]．膝蓋支帯の線維化と神経小体の変性像も報告されている[2]．一方，膝蓋骨の外側傾斜の増大などの膝蓋大腿関節の形態的異常や過度な練習などの過負荷によっても疼痛は誘発される．膝蓋骨上方の痛みは大腿四頭筋腱の膝蓋骨付着部痛ばかりでなく，大腿四頭筋それぞれの筋腹の境界部を中心に，いわゆる筋性疼痛も少なくない．

IFPは関節内からのプローブによる刺激により関節内で最も疼痛に敏感で局在が明瞭であると報告されている[3]ほか，高張性食塩水の注射で場所が移り変わる膝前部痛を引き起こす[4]．慢性膝前部痛患者ではIFPの細胞数の増加や線維化が報告されている[5]．これらIFP由来と考える痛みは安静時の鈍い疼痛を主体とする神経痛様疼痛を特徴とする[6]．また，歩行時痛を強く訴える患者のなかに脛骨近位前内側部に縦に広がる骨膜上の圧痛を認める例もある．同部は内側膝蓋支帯の脛骨付着部と考えられる．

2 治療の進め方

AKPは除外診断名である．したがって特異的な病態を逃さないように診療することが大切である．

1. 病歴聴取

整形外科的な治療の出発は正しい病歴の聴取にある．どこがどのように痛いのか，膝痛のきっかけがあるのかないのか，外傷があったか，その際に膝が腫れたか，プレーは続行できたか，現在のパフォーマンスはどうか，繰り返している膝痛の例ではいつからどのように発症したか，どのような動作で痛いのか，合併症状はあるのか，不安定感・ひっかかり・腫脹熱感など，疼痛の見極め，腫脹の有無，合併症状が大切であり，参加種目・ポジション，競技レベル，練習量も把握しておく．

2. 画像診断

1) X線画像

AKPには合併する諸問題も多い．X線画像で両膝同時に評価する．荷重位正面像と45°屈曲位像から内側，外側のコンパート別の異常所見を明らかにする．骨棘形成は，裂隙の狭小化とあわせて，軟骨磨耗と半月板の機能低下を予測させる．側面最大伸展位の左右差から微小な屈曲拘縮を確認する．膝蓋骨高位や低位も見逃してはならない．膝蓋骨軸射像では膝蓋骨の傾斜や外側偏位，膝蓋大腿関節の低形成を評価する．

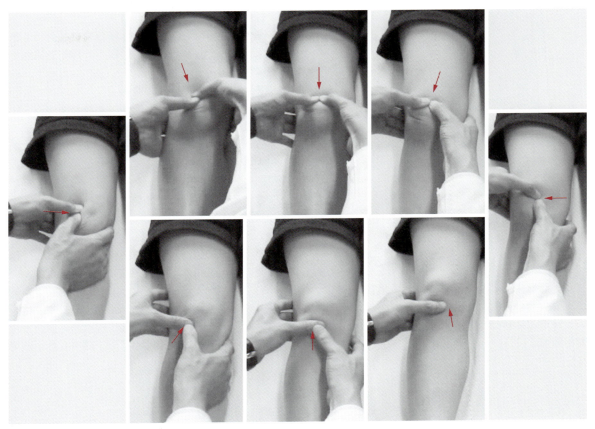

図1▶8方向の膝蓋骨モービリゼーション

2）CT画像

股関節を含むCT画像を用いて下肢アライメントの計測が可能である．大腿骨の前捻増加，大腿骨遠位の内捻増加が認められ，アライメント異常が関節組織へのストレスの増大を招く．これらの所見からある程度痛みの原因を説明できる．骨性異常（離断性骨軟骨炎，分裂膝蓋骨，骨軟骨骨折，骨軟骨遊離体）が疑われる例では3D-CTが有用である．

3）MRI

痛みの原因としての軟部組織の異常を知ることは有用である．MRIでは軽度の軟骨磨耗や半月板の変性，外側円板状半月板の存在，膝蓋骨周囲の線維性組織の異常，囊胞性病変などをとらえる．痛みとの関連は身体所見とあわせて考察する．

3. 身体所見

1）下肢アライメント

両側の踵をつけるようにして立つ．膝やつま先の方向，両膝顆部や足関節内果間の距離でアライメントを表現する．仰臥位でも評価する．

2）膝最大伸展・屈曲角度

伸展位は1°単位で，屈曲は5°単位で計測する．正座の可否を確認する．左右差がある場合には強制伸展や強制屈曲を行い，誘発痛の部位を確認する．

3）股関節の内・外旋計測

左右差や内旋制限，誘発痛の有無を確認する．

4）大腿四頭筋自動収縮の可否と左右差の確認

左右差がある場合，良好な大腿四頭筋セッティングの実施が初期治療の基本である．

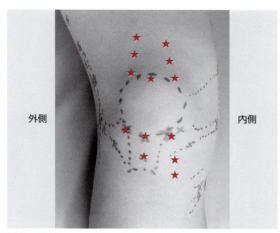

図2▶膝前面の圧痛好発部位

5）膝蓋骨モビリゼーションと誘発痛

膝蓋骨を他動的に中心に向かってゆっくり動かす．その際の誘発痛の有無と部位，疼痛程度を記録する（図1）．

6）膝蓋骨不安テスト

膝の屈曲角度を変えながら膝蓋骨を外側に他動的に移動させる．この際の脱臼不安感や誘発痛を記録する．

7）膝蓋腱上の圧痛の有無

膝伸展位で膝蓋腱上の圧痛の有無を調べる．圧痛部位が膝蓋骨付着部，中央，脛骨粗面付着部にあるかを検討する．さらにその圧痛が屈曲位で消失するか否かを確認する．屈曲位で消失しない近位部の圧痛は膝蓋腱炎を疑わせる．

8）そのほかの圧痛好発部位の検討（図2）

膝前部としては膝蓋骨・膝蓋腱周囲のほか，近位の大腿四頭筋の骨付着部や境界部の圧痛を確認する．さらに膝前内側痛の圧痛好発部位としては内側膝蓋支帯脛骨付着部が高頻度である．膝前部痛を訴える例では，膝後方の過負荷や拘縮を合併することが少なくない．内側関節裂隙やや遠位後方の半膜様筋腱の脛骨付着部，腓腹筋外側頭近位腱性部や内側頭最近位部などの圧痛の有無を確認する．

表1▶治療の進め方

重症度	Grade 1	Grade 2	Grade 3
	膝痛によって活動制限が明らかだが炎症所見，解剖学的異常なし	膝痛によって活動制限が明らかで炎症所見あり，解剖学的異常なし	膝痛によって活動制限が明らかで解剖学的異常あり，疼痛制御不能
スポーツ活動制限	疼痛コントロール内でのスポーツ活動	疼痛コントロール内でのスポーツ活動	疼痛コントロール内でのスポーツ活動
フォームの修正	○	○	○
大腿四頭筋のストレッチ	○	○	○
下腿筋群のストレッチ	○	○	○
軟部組織のストレッチ	○	○	○
アイシングなどの消炎鎮痛処置	△	○	△
消炎鎮痛薬の頓服	△	○	△
筋力トレーニング	疼痛コントロール内で負荷を調整	疼痛コントロール内で負荷を調整	疼痛コントロール内で負荷を調整
ヒアルロン酸の関節内・関節周囲への注射	△	△	△
手術（効果が期待できる）	×	×	△

○：適応，△：限定的（効果があることが必要），×：適応外

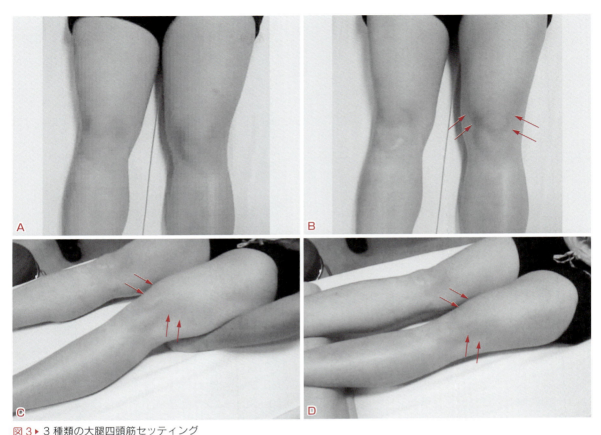

図3 ▶ 3種類の大腿四頭筋セッティング
A：安静，B：通常のセッティング，C：自分の手を使ったセッティング訓練，D：足を台にのせたセッティング

4. 治療指針（表1）

　膝前部痛の治療の目標は左右差がなく，痛みを起こさない正常可動域の回復である．このためには大腿四頭筋セッティングが十分にできなければならない（図3）．また，膝蓋骨モービリゼーションによる誘発痛をとるため，膝蓋骨のストレッチ，膝外側組織のストレッチなどを行う．

　関節炎症状を認める例では，その治療と予防は選手が試合レベルに復帰してからも重要である．軟骨磨耗や関節面への負荷が認められる例ではヒアルロン酸の関節内注射を必要に応じて繰り返すこともある．また熱感を伴う疼痛例では関節炎を予防するためにCOX-2阻害薬を処方する．内服法は活動量と症状に合わせて細かく指示する．

3 理学療法の実際

1. Step 1：正常な膝機能の回復

1）最大伸展訓練

　大腿四頭筋セッティングが十分にできること，伸展制限がないことが必要である．伸展制限の原因を明らかにするために強制伸展テストを行い，どこに痛みを感じるか調べる．前側であれば膝蓋骨，膝蓋腱の周囲を，後側であれば腓腹筋とその近位を，内側では半膜様筋腱の関節面直下付着部がよく認められる圧痛部位である．膝窩部に患者自身のこぶしを置き，それをつぶすように施行するとやりやすい．発痛部位の柔軟性の回復も大切である．セッティングがうまくできるようになっ

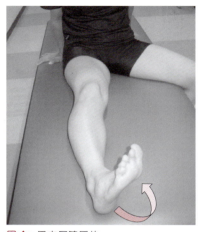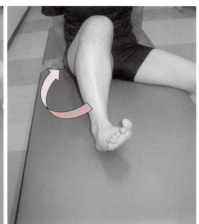

図4▶ 足内反膝屈伸

たら足を台に置き反らせるようにセッティングする（図3）．

2）最大屈曲訓練

正座が無理なくできるか．正座動作で痛い部位の柔軟性を増す．膝蓋骨周囲や腓腹筋外側頭近位部に痛みを訴えることが多い．

3）膝蓋骨モービリゼーション

AKPの病態の中心は膝伸展機構，特に膝蓋骨と膝蓋腱，IFPの柔軟性の低下である．近位，内側，外側，遠位とそれぞれ斜めの8方向から膝蓋骨を対角線方向にゆっくりと強く動かす（図1）．もし痛みがあるようであれば繰り返し動かす．一方向5秒ずつ誘発痛のある方向を中心に行う．

4）圧痛点のストレッチ

圧痛部位を，その疼痛惹起方向にゆっくりと刺激する．膝蓋腱，膝蓋骨，脛骨上で，特にこのストレッチが有用である．膝蓋腱上の圧痛はIFPが発痛部位と考える．

5）下腿内旋屈伸

膝外側の硬さがある，または前外側痛が主体の例ですすめられる．足関節を内反したまま膝を内旋しないようにゆっくりと屈伸する．この動作で膝外側組織がストレッチされる（図4）．

6）股関節ストレッチ

下肢外側近位の拘縮がある例にはすすめられる．四つん這いの姿勢で股関節の90°屈曲位を保持したまま身体を外側に倒し，股関節外側が突っ張るところで10秒保つ．股関節屈曲を強めながら繰り返し，大腿外側の硬さをほぐしていく．

7）歩　行

無理なく踵荷重からつま先で蹴りだし，痛かった下肢をかばわずリズム良く歩行可能になったら，20〜30分休まずに歩行できるように練習する．

2. Step 2：歩行からジョギング（図5）

30分の歩行が無理なく可能になる頃からスクワット系の訓練を開始する．

1）両脚スクワット

伸展機構に負担をかけない動作がAKP例には必要である．まず1/4スクワットで膝伸展筋と屈曲筋が同時に自然にできるように姿勢や動作を訓練する．可能になれば1/2，さらに深い屈曲を訓練する．筋力強化法としても基本である．痛みがない範囲で行うことも大切である．

2）片脚スクワット

両脚の1/2スクワットが痛みなく可能になれば開始する．この際も膝伸展筋と屈曲筋が同時に自然にできるよう動作訓練を行う．片脚スクワットがスムーズにできればジョギングを開始する．

3）両脚スクワットジャンプ

リズミカルに着地を軟らかく行う訓練をする．痛みが誘発されないことが大切である．軟らかい着地ができない例ではつま先立ちと足関節の可動

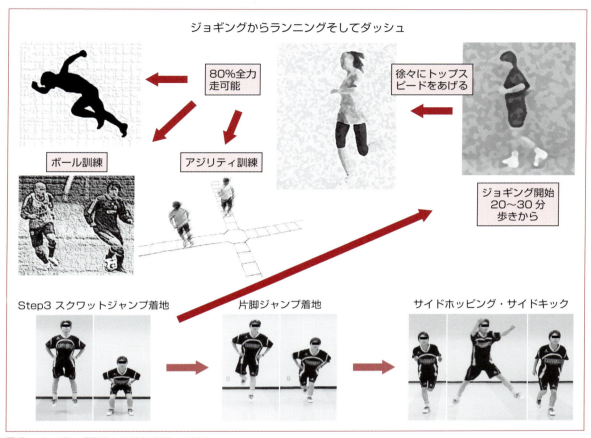

図5▶ ジョギング開始から練習復帰への流れ

域訓練も必要である．

4）片脚スクワットジャンプ

痛みなく安定して可能ならば，膝の機能は70％程度回復していると考えられる．踏み込みや着地のシミュレーションとしても大切である．この動作時の痛みは膝蓋骨膝蓋腱周囲であり，膝蓋骨骨膜，IFP付着部のストレッチは極めて大切である．時に非常に強く行う圧痛点ストレッチが有効である．

5）ジョギング

20～30分連続して，歩行から開始し，歩行速度を増して，歩くようなジョギングから徐々にスピードを上げていく．初めのうちは歩きで終わる．徐々に中間点でのスピードを上げ，またジョギングの時間を長くしていく．

3. Step 3：80％全力走行の達成と復帰への自主トレーニング

自覚的に全力の80％の走行が可能になったら，競技特異的な自主トレーニングを開始する．

1）サッカー

痛みのない範囲でアジリティ訓練とボールを扱う自主練習を進める．シュート練習は早期から実施し，強度を上げていく．1対1のパス回しなどを行い，体力の回復に努める．

2）バスケットボール

シュート，パス，ストップ・ターンの練習を自分のペースで進める．1対1のボールのやり取りを，最初は自分のペースで行う．

3）バレーボール

スパイク練習，ブロック練習，両脚着地から片脚着地へと進めていく．一般的にアンダーレシーブはスパイク，ブロックなどが十分にできるようになって試合復帰の前に行う．

4）柔道

スクワットの延長として投げ込み，さらに打ち込みを始める．復帰前に申し合わせの乱取りが十分にできることが必要で，初めは自分より軽量の相手を選んで行う．

4 競技への復帰

プレイヤーとして体力の回復が十分であること，痛みや腫れがコントロールできていること，十分にプレーできる自信を持てていることが競技復帰への必要条件である．一度生じた疼痛は再発しやすい．それまで疼痛改善のために行ってきたストレッチ，筋力強化などを自覚症状がなくても続ける必要がある．試合出場の際は必要と判断されればCOX-2阻害薬を指示どおりに内服する．発症の原因となったと考えられる動作や練習内容があれば，その内容や時間の再考が必要である．適切な時間と訓練強度を組み合わせながら，パフォーマンス強度を増すことはリハビリテーション期間中以上に大切である．試合復帰はできれば先発で参加し，時間を区切って徐々に参加時間を長くすることが望まれる．

試合復帰後の選手のパフォーマンスについて現場からのフィードバックが大切である．AKP発症前後でどのように動きが異なっているか，また自覚的に身体の扱いを変えたか．復帰した後も自覚症状の有無にかかわらず定期的な医療機関の受診がすすめられる．現場と医療機関の連携が，高いパフォーマンスの達成・維持と再発の防止に大切である．

文 献

1) Benjamina M, et al：The skeletal attachment of tendons—tendon 'entheses'_comparative biochemistry and physiology part A. A Mol Integr Physiol 133：931-945, 2002
2) Fulkerson JP, et al：Histologic evidence of retinacular nerve injury associated with patellofemoral malalignment. Clin Orthop 197：196-205, 1985
3) Scott F, et al：Conscious neurosensory mapping of the internal structures of the human knee without intraarticular anesthesia. Am J Sports Med 26：773-777, 1998
4) Bennell K, et al：The nature of anterior knee pain following injection of hypertonic saline into the infrapatellar fat pad. J Orthop Res 22：116-121, 2004
5) Lehner B, et al：Preponderance of sensory versus sympathetic nerve fibers and increased cellularity in the infrapatellar fat pad in anterior knee pain patients after primary arthroplasty. J Orthop Res 26：342-350, 2008
6) Bohnsack M, et al：Distribution of substance-P nerves inside the infrapatellar fat pad and the adjacent synovial tissue：a neurohistological approach to anterior knee pain syndrome. Arch Orthop Trauma Surg 125：592-597, 2005

Ⅲ 各疾患に対する理学療法［下腿部・足関節］

① シンスプリント

鳥居 俊

1 疾患の解説

1. 病態

シンスプリントの疾患概念についてはまだ論議があるが，本稿では脛骨遠位部内側後方部分の疼痛を主症状とし，疲労骨折のような骨損傷でないものとする[1,2]．損傷される組織は，解剖学的には脛骨の骨膜と筋膜の移行部と考える．画像診断ではMRIで脛骨の骨髄内変化がなく，脛骨周囲，特に内側後方部に高輝度域が見出される場合に典型的な変化とされるが，すべての例にみられるわけではない．一般に高校1年生や大学1年生のように新入部員やトレーニングの再開時，走り込みのような基礎トレーニングの時期に多く発生する[2]．

2. 受傷機転

主としてランニング動作での接地時に足関節屈筋群（下腿三頭筋，長母趾・長趾屈筋なども含む）の伸長性収縮が生じ，これらを被覆する筋膜が伸長され，このような動きが反復されることで疲労性損傷が生じると考えられる．特に脛骨内側部の張力が高くなる状態として，足関節外反や足部回内が関連すると考えられる（図1）．

シンスプリントの反復例が有する動作特性を検討した先行研究[3]では，ランニング動作の立脚中期に下腿・踵部角の外反が大きいことが示され，足関節の背屈の制限を足関節外反や足部回内で代償している可能性が示唆されている．

3. 症状

症状は患部の運動時痛であり，運動後には安静

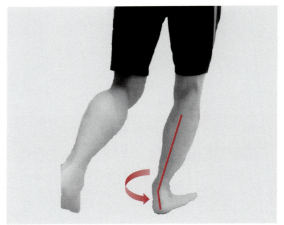

図1 ▶ 回内・外反による張力

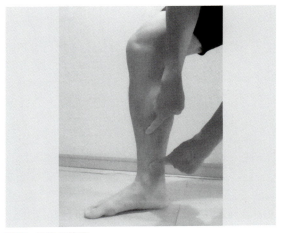

図2 ▶ 疼痛の範囲
脛骨の内側後方の中央部から遠位部まで幅広いのが典型的である．

表1 ▶ 疼痛出現状況と対応

	Phase 1	Phase 2	Phase 3	Phase 4
疼痛	運動後のみ	ウォーミングアップ前,運動後	ウォーミングアップ後も持続	運動中持続
パフォーマンス	低下なし	低下なし	わずかに低下	明らかに低下
継続	可	可/中止	中止	否
中止条件	運動後痛が強いとき	運動後半疼痛出現	フォーム変化	中止

時痛を訴えることもある．疼痛を自覚する範囲は脛骨遠位部内側後方（図2）であり，近位部に広がることはない．また，疼痛の範囲は比較的広く，疲労骨折のように疼痛部位を指し示すことはできないことが多い．足関節に近い遠位部のみの場合は後脛骨筋腱障害であることが多い．

2 治療の進め方

初回発症時，多くは強度が比較的高いトレーニング中に疼痛を自覚するが，慢性経過をたどると徐々にジョギングなど強度が低いランニング運動でも疼痛が生じるようになる．

運動の可否については，多くの慢性障害と同様に膝蓋腱障害に対するBlazinaらの分類[4]に準じて考える．表1のように，疼痛出現状況で決めるのが便利であるが，接地の仕方（フォーム）を変えて疼痛回避をしている場合はほかの障害を発症する危険もあるので，運動を中止させることが望ましい．phase 1やphase 2では，疼痛のない範囲という条件で運動は許可する．phase 3に進行するようであれば運動中止が望ましい．

運動許可の場合，運動前のウォーミングアップ時間を十分にとり，足部・足関節や下腿筋群のコンディションが整った状態で主運動を行えるようにする．運動後には患部のアイシング，下腿から足部をバンデージにより軽く圧迫し安静保持する．

下腿三頭筋のタイトネスが高く，足関節の背屈制限がみられる場合は，ストレッチングを十分に行わせ，回内による代償を減らせるようにする．

運動時の患部への負荷を軽減するために，テーピング，サポーター，足底板を使用することも検討する．これらは足部回内，足関節外反を制限したり，下腿後面の筋群による張力を軽減したりする目的で使用する．

発症に関与する動きを理解し，動的アライメントを改善させるための運動療法も進めていく．これらにはスクワットやカーフレイズ，直線走から曲線走や方向転換動作なども含まれる．

運動療法で疼痛が発生しない動作が可能になれば，復帰に向けて積極的に競技動作を反復し強度・精度を上げていくことになる．

なお，シンスプリントのリハビリテーショントレーニングの効果を評価した研究は少なく，Moenらは安静後の段階的復帰と，これらにストレッチングや筋力トレーニングを加えた群，さらに圧迫ストッキングを使用させる群を比較したが，復帰までの期間や満足度に差がなかったとしている[5]．

3 理学療法の実際

下腿三頭筋のコンディションを改善するために，温熱療法，徒手的なマッサージ，ストレッチングを行う．患部組織の修復を促すために衝撃波を用いた報告[6]もある．ストレッチングでは，腓腹筋だけでなくヒラメ筋も意識して膝の伸展位と屈曲位で行う（図3）．また，内反と外反のアンバランスをなくす目的で前脛骨筋や腓骨筋のストレッチングも行うようにする．

テーピングは足関節での外反，足部の回内を制限するように巻く（図4）が，外反扁平足の選手で

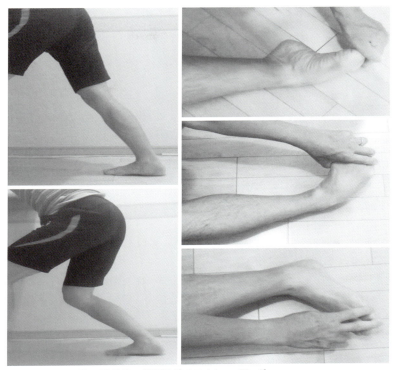

図3▶下腿三頭筋，腓骨筋，前脛骨筋のストレッチング

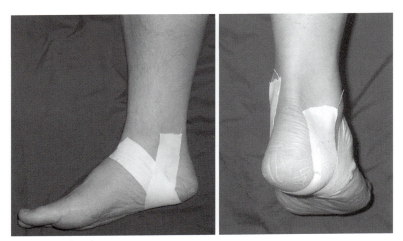

図4▶テーピング

はテーピングのみで動きを制限することはむずかしいことも多い．その場合，足底板により内側縦アーチを保持させ足部の回内を制限することになる（図5）．

一方，下腿後面の筋群の収縮による筋膜・骨膜移行部付近への張力を減らす目的でのサポーター

Ⅲ 各疾患に対する理学療法［下腿部・足関節］

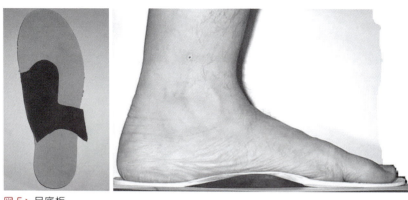

図5▶足底板

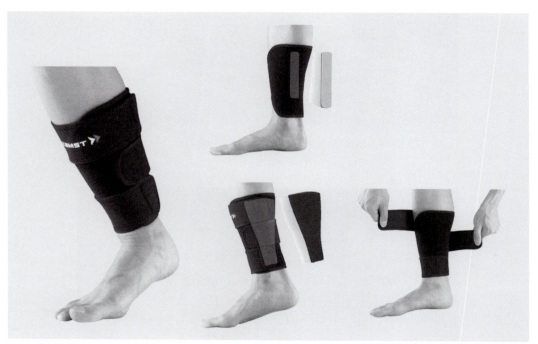

図6▶サポーター

が考案され，販売されている[7]（図6）．これらのなかには，足関節，足部の動きを制限する目的のバンドが加わったものもある．

ランニング中の動的アライメントの改善のために，toe-outのような回内・外反を誘発してしまう肢位にならないように意識してスクワットやカーフレイズを行わせる．ランニング動作での片脚接地時の動的アライメントを意識するために，片脚でのスクワットやカーフレイズも行わせ観察する（図7）．このとき，足関節部のアライメントだけでなく，膝の肢位の異常（knee-in, knee-out）や体幹のぶれが生じないようにバランスをとらせる．膝や体幹の不安定性がみられれば，股関節周囲筋や体幹の筋群の強化も必要となる．

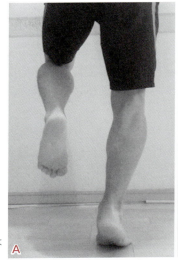
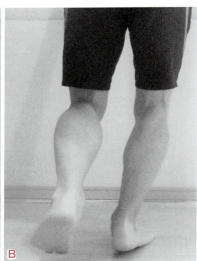

図7 ▶ 片脚カーフレイズ
A：足関節がほぼ中間位で支えられている．
B：足関節外反位で足部回内も生じている．
Bのように足関節外反や足部回内が起こらないように行わせる．

以上の理学療法により動きが理解され運動時痛が軽減していれば，平坦な直線路でのランニング（トレッドミルでもよい）を行い，再発を防止する動きができているかどうかを確認する．

4 競技への復帰

運動中止と安静により Phase 3，4 から Phase 2 に改善すれば，限定した範囲（運動中に疼痛が再発しない範囲）で運動の再開を許可する．本障害は反復例が多いことから，再発防止のための対策を十分に行って競技復帰するのがよい．

テーピングやサポーター，足底板を使用して競技復帰し，数ヵ月間再発がなければ使用を中止してみてもよいが，中止を急ぐべきではないと考えている．

文 献

1) Stickley CD, et al：Crural fascia and muscle origins related to medial tibial stress syndrome symptom location. Med Sci Sports Exerc 41：1191-1196, 2009
2) 鳥居　俊：下腿疲労骨折とシンスプリントのアスレティックリハビリテーション．整スポ会誌 24：197-202, 2004
3) 新名真弓ほか：シンスプリント（脛骨過労性骨膜炎）の発生に関与する身体要因に関する研究．臨スポーツ医 19：1355-1359, 2002
4) Blazina ME, et al：Jumper's knee. Orthop Clin North Am 4：665-678, 2007
5) Moen MH, et al：The treatment of medial tibial stress syndrome in athletes：a randomized clinical trial. Sports Med Arthrosc Rehabil Ther Technol 4：12, 2012
6) Moen MH, et al：Shockwave treatment for medial tibial stress syndrome in athletes：a prospective control study. Br J Sports Med 46：253-257, 2012
7) 日本シグマックスホームページ：http://www.zamst.jp/product/sp-1/

III 各疾患に対する理学療法 [下腿部・足関節]

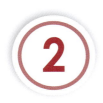

脛骨跳躍型疲労骨折

内山 英司・今屋 健・園部 俊晴

1 疾患の解説

1. 疾患について

脛骨跳躍型疲労骨折はバレーボール，クラシックバレエ，バスケットボール，陸上競技，器械体操などのジャンプによる着地動作が多い競技に多発する傾向があり，疾走型疲労骨折に比べ難治性であるため，あえて跳躍型疲労骨折として区別されている．

X線像分類（表1）[1]では骨吸収型疲労骨折の代表的疲労骨折であり，伸長ストレスにより骨吸収が生じる．反応性仮骨に乏しく，病巣周囲には血流低下を思わせる骨硬化像を認める．さらに病理学的にも治癒に対する生体反応が乏しいことが指摘されている[2,3]．そのため保存治療には抵抗性である．

一定の安静期間を置くと疼痛は消退するため運動は可能となるが，骨形成型疲労骨折と異なり6週間程度では治癒しないため，疼痛が再発する．安易に運動の再開を繰り返すと治癒することなく次第に増悪し，時に完全骨折となることがあるので注意が必要である．治癒目的とともに完全骨折予防のためにも手術治療が行われることが多い．

2. 発生頻度

1982年から2013年の間で，関東労災病院スポーツ整形外科を受診した脛骨跳躍型疲労骨折の患者は85例で，その内訳は男性50例，女35例，両側例14例である．単一部位での発症がほとんどであるが，3例に多発部位での発生を認めている．スポーツの種目はバレーボール，クラ

表1 ▶ 疲労骨折のX線像分類

型／割合	特徴・部位	有効画像
骨形成型 （82%）	・皮質骨の亀裂骨折に対する骨膜反応型 ・Acute onset ・脛骨疾走型：腓骨，中足骨，大腿骨	X線
骨吸収型 （15%）	・伸長ストレス，完全骨折，手術適応 ・Acute or chronic onset ・脛骨跳躍型，Jones 骨折：足舟状骨，足関節内果，膝蓋骨母趾基節骨，第2・4中足骨基部，踵骨前方突起部	CT
骨硬化型 （3%）	・海綿骨の治癒反応型 ・Subacute onset ・脛骨内顆，踵骨，仙骨	MRI

シックバレエ，バスケットボールが全体の50%を占めているが，そのほか体操，ハンドボール，野球，テニス，チアリーディング，バドミントン，アメリカンフットボールにみられた（図1）．発症時年齢は，男性9歳から44歳，女性12歳から28歳，平均20歳であった．受診時罹病期間は2週間から3年，平均7ヵ月であり，ほとんどの例が運動量を調整してスポーツを継続していた．

3. 病態

症状はランニング時やジャンプの着地時の痛みが主で，運動量に比例して増大する．一般的には日常生活レベルでは問題がないが，症状増悪時には階段昇降や起床時の最初の踏み出しが疼痛のため困難となる．初期は2週間程度の安静で疼痛

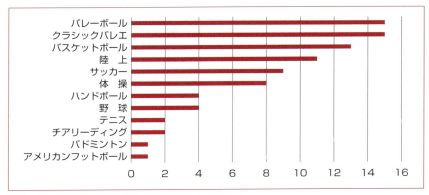

図1 ▶ 脛骨跳躍型疲労骨折の種目別発生数（85例）

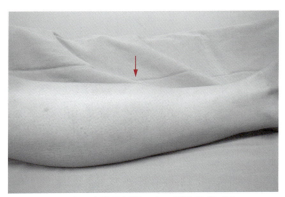

図2 ▶ 脛骨前方の疲労骨折部による骨隆起（矢印）

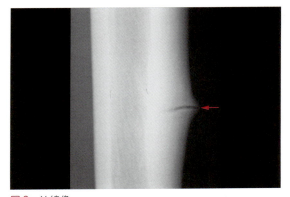

図3 ▶ X線像
black lineといわれる骨吸収像と嘴状の仮骨形成．

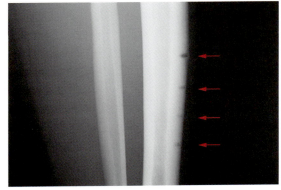

図4 ▶ 多発例

が軽減するため，運動を継続し慢性化することが多い．慢性化例に対する保存療法は抵抗性で，4ヵ月間の運動中止を行っても治癒率は50％以下である[4]．また，経過中や疲労骨折部の穿孔術後に完全骨折をきたした例もある．文献上では17例の完全骨折例や開放性骨折の報告があるが[5]，臨床現場の聞き取りではさらに多数の完全骨折の報告がある．

理学所見では下腿中央前面の腫脹と圧痛が認められる（図2）．X線像では脛骨骨幹部前方骨皮質の硬化肥大した部位に横断する線状痕がみられる（black line）（図3）．この線状痕は吸収像と思えるものから，明らかな骨折線といえるものまで見受けられ，長期慢性例では偽関節様の骨欠損陰影となることがある．通常は1箇所であるが，時には多発することもある（図4）．

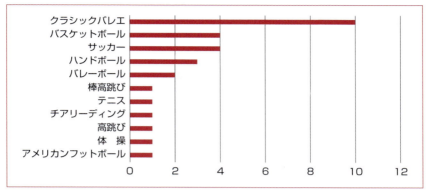

図5 ▶ 種目別手術件数（29例，31脚）

2 治療の進め方

1．保存療法

発症後1ヵ月程度の初期であれば，3ヵ月程度の運動禁止と超音波刺激装置の併用で骨癒合が見込まれる．現実的には，治癒しなくとも適度な安静期間を設けながら，競技を継続しているのが現状である．ただし，骨折線が深部に進行することには注意が必要で，定期的なX線検査が望まれる．積極的保存療法として，ハムストリングスと臀筋の強化がすすめられる．筋力強化によりジャンプ着地の衝撃が緩和され，クラシックバレエを継続しながらも疲労骨折が改善した例を経験している．

2．手術療法

1）手術適応

運動中止が困難で確実なスポーツ復帰が望まれるものや，完全骨折の危険性が高いもの，長期の罹患例などが手術適応となる．当科では29例，31脚に手術が行われた（図5）．1例は完全骨折，1例は他院での髄内釘固定後癒合不良例である．

2）手術方法

最も確実な方法は，髄内釘の挿入による固定である[5〜7]．展開は膝蓋腱の正中縦切開とする．膝蓋腱の側方よりの挿入も可能であるが，最終挿入時点では腱を痛めることが多いので，むしろ鋭利な損傷となる膝蓋腱正中切開が安全で容易である．

髄内釘挿入の手順に従い適度な抵抗感を感じながらリーミングを行う．リーミング径より0.5mm細い髄内釘を挿入し，髄腔との密着を促す（図6）．横止めスクリューは使用しない．

挿入部に血腫を残すと，疼痛が残存し，早期の膝可動域訓練の支障になる．閉創する前にターニケットを解放し止血を行い，さらにドレーンを留置することが肝要である（髄内よりの出血は100〜200mlに達することが多い）．骨折部位に対する植骨やドリリングは不要である．骨癒合が認められても，競技継続中であれば，再発の危険を考慮し髄内釘は抜去しない．

完全骨折した場合は，転位が少なくとも，ギプス固定による保存療法は適切ではなく，横止めスクリューを使用した一般的な髄内釘固定が行われる（図7）．

密着した髄内釘が挿入された場合，手術後髄内釘の先端の刺激で脛骨遠位に違和感を訴えることも多い．この症状は1週間程度で消失する．一般に骨癒合を促すとされるドリリングの単独使用は，むしろ皮質骨の骨強度を低下させ，完全骨折の危険性を増加させるので，跳躍型疲労骨折には禁忌といえる．

3）後療法

手術創部痛はあるが疲労骨折部位の疼痛はただちに消失するので，手術翌日より歩行可能である．1週間程度で松葉杖は不要となる．

3週から6週経過すれば，挿入部の刺激が緩和

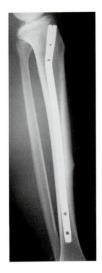

図6▶ 髄内釘X線像

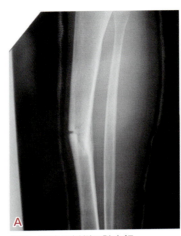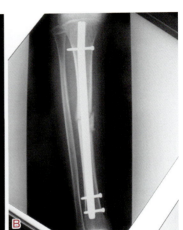

図7▶ 完全骨折例の髄内釘
A：完全骨折例．B：髄内釘固定

表2▶ 脛骨跳躍型疲労骨折に対する術後のリハビリテーションプログラム

	手術	1日	3日	1週	3週	6週	7〜8週	8〜9週	9〜10週	10〜12週	3〜4ヵ月
可及的早期の全荷重歩行											
可動域訓練											
非荷重位での下肢筋力トレーニング（膝関節伸展位）											
タオルギャザー											
クォータースクワット（膝関節45°屈曲位）											
自転車エルゴメーター											
低負荷でのレッグエクステンション											
ハーフスクワット（膝関節90°屈曲位）											
ジョギング（ダッシュの30％程度）											
ランニング（ダッシュの70〜80％程度）											
ダッシュサイド系，アジリティ系の動き											
練習部分復帰（ノンコンタクトプレーから）											
筋力測定後徐々にスポーツ復帰											
完全復帰（試合出場）											

※髄内釘刺入部の痛みが強い場合はプログラムを遅らせる．

（文献9）より引用）

するので，筋力トレーニングに入る．創痛が軽度であれば走行も許可する．リハビリテーションは疲労骨折部の治癒を確認することなく開始可能で，挿入部痛に規定されるといえる．3ヵ月より元の競技に向けて活動性が高められ，4〜6ヵ月での復帰が可能である[8]．

3 理学療法の実際[9〜11]

一般的に骨折に対する固定術を施行した場合，リハビリテーションプログラムは骨癒合を指標にして進めていく．しかし，本手術では髄内釘が挿入されることにより強固な固定性が得られるため，

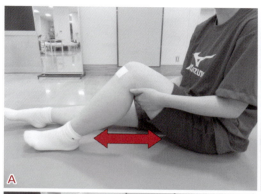
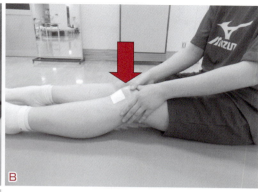
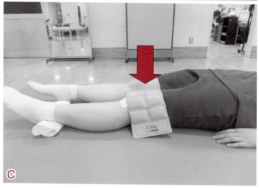

図8 ▶ 術後早期の可動域訓練
A：ヒールスライド
B：徒手による伸展可動域訓練
C：重錘バンドを利用した伸展可動域訓練

日常生活動作レベルであれば骨の強度に問題はない．このため，ジョギング開始前までの術後早期の段階では，骨癒合の状態を指標にせずプログラムを進める（表2）．

1. 術後1日以降

術後翌日からリハビリテーションを開始する．術後早期は髄内釘の刺入部位である膝関節，膝蓋腱周辺に疼痛，腫脹，熱感などの炎症症状が必発する．このため，術後早期のリハビリテーションは骨癒合の状態ではなく，膝蓋腱周囲の疼痛と炎症症状を指標にして進めていく．

術後の炎症症状による膝関節の可動域制限を防ぐために，膝関節の可動域訓練としてヒールスライド（図8-A）を行う．屈曲可動域とともに，伸展可動域も制限されることが多く，健患差5〜10°程度の制限が生じる．これは，髄内釘挿入のために膝蓋腱を正中部から切開することや膝蓋下脂肪体が炎症を起こすことが大きな要因と考えられる．最終伸展域での可動域制限は残存しやすく，大腿四頭筋，特に内側広筋の筋力低下を引き起こし，復帰時のスポーツパフォーマンスを低下させる．このため，ヒールスライドの伸展時に手で膝を上から押し，徒手的に伸展させる訓練（図8-B）や，重錘バンドを膝上に置き持続的に伸展させる訓練を行うなど，早期から伸展可動域の改善を促す（図8-C）．

筋力訓練（図9）は，術後翌日からクアドセッティングや下肢伸展挙上（SLR）などの膝関節伸展位での訓練を可及的に行う．荷重位ではクォータースクワット（膝関節45°屈曲位）を開始し，大腿四頭筋収縮の再教育とともに身体重心の正中化を図る．

歩行は荷重制限の必要はなく，疼痛のない範囲で徐々に全荷重にする．臨床的には術後2〜5日程度で全荷重歩行が可能となる．

2. 術後1週以降

術後1週から自転車エルゴメーターを開始する．この時期から最終伸展域の獲得のため，まず膝

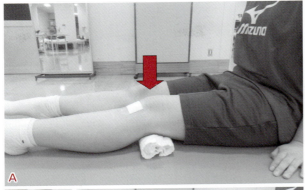
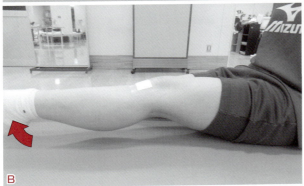
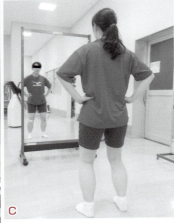

図9▶ 術後早期の筋力訓練
A：クアドセッティング（タオルなどを膝下に敷くと力が入りやすい）
B：SLR（反対側の踵を床に押しつけると力が入りやすい）
C：クォータースクワット（大腿四頭筋収縮の再教育とともに身体重心の正中化を図る）

前面のモビライゼーションを行い，皮膚と膝蓋下脂肪体部の柔軟性を獲得する（図10）．これにより膝蓋下脂肪体の硬化を防ぎ，最終伸展時でのインピンジメントを回避する．ただし，モビライゼーションに際しては，術創が開かないように十分注意しながらマイルドに行う．

3．術後3週以降

レッグエクステンション（図11-A）やハーフスクワット（膝関節90°屈曲位）（図11-B）を開始し，徐々に膝関節屈曲位での大腿四頭筋訓練を積極的に行っていく．膝関節屈曲位での大腿四頭筋訓練は膝蓋腱に大きな負荷を与えるため，疼痛が生じた場合，屈曲角度を浅くする．

4．術後6週以降

走行やジャンプ動作など衝撃を伴う動作の開始時期は，X線所見や臨床症状などによって総合的に判断する必要がある．

通常，ジョギング開始は術後6週以降を目安にしている．ジョギング（ダッシュの30％ほど

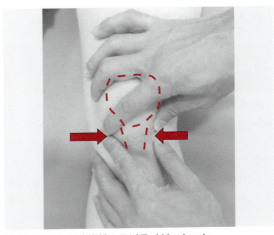

図10▶ 膝蓋下脂肪体部のモビライゼーション
膝蓋腱の深部にある膝蓋下脂肪体をほぐすように左右にモビライゼーションを行う．術創が開かないように十分注意する．

のスピード）の時間は最初は短く，疼痛がなければ徐々に増やしていく．1〜2週後に10〜15分間のジョギングが2セット程度可能になれば，

Ⅲ 各疾患に対する理学療法［下腿部・足関節］

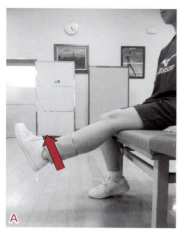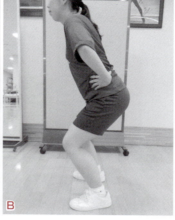

図11▶ 膝関節屈曲位での大腿四頭筋訓練
A：レッグエクステンション
B：ハーフスクワット

徐々にスピードを上げていき，ランニング（ダッシュの70〜80％ほどのスピード）やステップなどを開始する．

5. 術後10週以降

筋力測定を行い，角速度60d/秒で健患比80％以上の筋力を確認できれば徐々にスポーツ復帰していく．ただし，踏み込み動作は疼痛を増悪させることが多く，強度や回数を制限して行う．

部分合流後も疼痛などの症状をチェックしつつ，問題がなければ3〜4ヵ月で完全復帰とする．

4 競技への復帰

本疾患はクラシックバレエ，バレーボール，体操競技など跳躍を頻繁に行う競技に多くみられる．また，最も強い疼痛が出現する動作はジャンプ後の着地ではなく，ジャンプ前の踏み込みである．このため，復帰の際にはこの踏み込み動作を開始する部分復帰（10週以降）の時期に，症状が増悪することが多い．よって，踏み込み動作の頻度や強度を徐々に増やしていく配慮が必要である．また，膝伸展筋力の低下が必発するため，筋力測定を必ず行い，筋力の回復を確認してから完全復帰を許可する．

文献

1) 内山英司：成長期のスポーツ外傷・障害の特徴．日臨スポーツ医会誌 22：535-539, 2014
2) Burrows HJ：Fatigue infraction of the tibia in ballet dancers. J Bone Joint Surg 38-B：83-94, 1956
3) Friedenberg ZB：Fatigue fracture of the tibia. Clin Orthop 76：111-115, 1971
4) 内山英司：脛骨跳躍型疲労骨折．臨スポーツ医 18（臨時増刊）：291-295, 2001
5) 内山英司：脛骨跳躍型疲労骨折に対し髄内釘を用いた手術成績について．日整外スポーツ医会誌 25：45-49, 2006
6) Barrick EF, et al：Case report prophylactic intramedullary fixation of the tibia for stress fracture in a professional athlete. J Orthop Trauma 6：241-244, 1992
7) Chang PS, et al：Intramedullary nailing for chronic tibial stress fracture：a review of five cases. Am J Sports Med 24：687-692, 1996
8) 内山英司：跳躍型脛骨疲労骨折．M Orthop 25：33-38, 2012
9) 園部俊晴：脛骨跳躍型疲労骨折に対する術後のリハビリテーション．改訂版スポーツ外傷・障害に対する術後のリハビリテーション，内山英司ほか編，運動と医学の出版社，神奈川，320-341, 2013
10) 今屋 健：下腿疲労骨折のアスレティックリハビリテーションの実際．実践すぐに役立つアスレティックリハビリテーションマニュアル，全日本病院出版社，東京，150-155, 2007
11) 内山英司ほか：脛骨跳躍型疲労骨折．臨スポーツ医 27：1005-1013, 2010

III 各疾患に対する理学療法 ［下腿部・足関節］

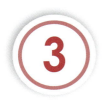

3 慢性下腿コンパートメント症候群

原田 幹生

1 疾患の解説

慢性下腿コンパートメント症候群は，スポーツ活動中に下腿痛が出現し，運動を中断すると軽快する疾患である．外傷を契機に発症する急性下腿コンパートメント症候群と違い，スポーツ活動により下腿コンパートメント内圧が上昇し，発症する．下腿の筋は，前方，外側，浅後方，および深後方の4つのコンパートメントに隔てられるが（図1），慢性下腿コンパートメント症候群の罹患部位としては前方が最も多い．

1. 症状

スポーツ活動などの運動負荷により，下腿の張りや疼痛が生じる．これらの症状は運動を開始して数分から30分で出現し，運動中断後に症状が軽快する．これは慢性下腿コンパートメント症候群において最も特徴的なことである．まれに知覚異常などの神経症状を随伴することもあるが，これも運動を中断すると消失する．運動中以外での臨床所見は乏しく，罹患コンパートメントの圧痛を認めることもあるが，それ以外異常を認めないことが多い．

2. 診断

慢性下腿コンパートメント症候群の筋内圧測定法には，needle monometer法や点滴ラインを用いる方法などがある．これらは特別な機器を使用しないのでどこの施設でも行うことができるという利点があるが，問題点として，持続的に測定できないことや測定誤差が生じやすいことがあげられる．筆者らは，動脈圧測定器を用いた方法や

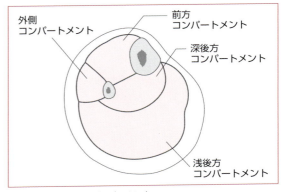

図1 ▶ 下腿のコンパートメント
前方（前脛骨筋，長母趾伸筋，長趾伸筋），外側（長・短腓骨筋），深後方（後脛骨筋，長母趾屈筋，長趾屈筋），浅後方（腓腹筋，ヒラメ筋）の4つのコンパートメントに分かれている．

Intra-compartmental Pressure Monitor System[1]（Stryker, Kalamazoo, MI）（図2）などを用いている．

同症候群の筋内圧の診断基準は，安静時15～35mmHg以上，運動後20～50mmHg以上[2,3]と報告されているが，その基準値には幅がある．さらに，筋内圧測定は，症例により許容しうる内圧上昇値が異なることから，筋内圧値の絶対値のみで診断すべきではない[4]とされている．したがって，たとえ筋内圧測定値が正常範囲内であっても，慢性下腿コンパートメント症候群の可能性は否定できない．

MRI検査は感度は高いが，特異度は低く，必ずしも診断率は高くない[2]と報告されている．一方，運動負荷後のMRIは，筋内圧上昇部がT2高信号で確認され，慢性下腿コンパートメント症

III 各疾患に対する理学療法[下腿部・足関節]

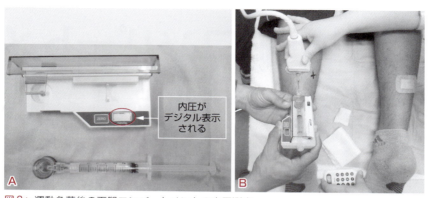

図2▶ 運動負荷後の下腿コンパートメントの内圧測定
Intra-compartmental Pressure Monitor Syste（A）を用いた超音波下の下腿コンパートメントの筋内圧測定（B）．

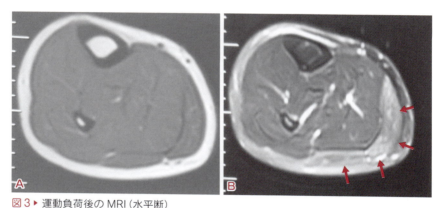

図3▶ 運動負荷後のMRI（水平断）
T1強調像では異常を認めないが（A），T2脂肪抑制像でヒラメ筋に高信号変化（矢印）を認めた（B）．

候群の診断に有用である（図3）．同所見は筋浮腫・腫脹，筋膜肥厚，脂肪浸潤などを示していると報告されている[2]．筆者らは，同症候群の診断において，運動負荷後のMRI（T2脂肪抑制像）を重要視している．

3. 鑑別診断

シンスプリント，疲労骨折，nerve entrapment syndrome，およびpopliteal artery entrapment syndromeが報告され[2]，これら疾患との鑑別が重要である．慢性下腿コンパートメント症候群の診断には，臨床症状が大切で，運動負荷時の症状の再現を重要視すべきである．

2 治療の進め方

1. 治療

同疾患に対する保存治療の有効性は低く[2]，筋膜切開が有用であるとのコンセンサスがある．保存療法としては，消炎鎮痛薬，ストレッチ，長期の安静，超音波，電気刺激，装具，およびマッサージなどがあるが，効果は一定しない．筆者らは，初診時にスポーツ活動の中断と，運動療法として下肢障害を有するスポーツ選手に対して行うような体幹や下肢（股関節，膝・足関節）の周囲筋のストレッチなどを行っているが，手術を要し

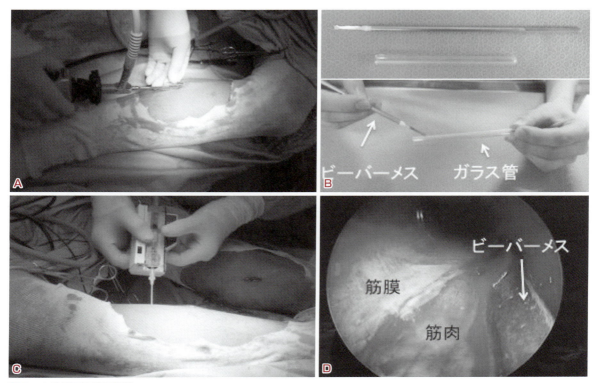

図4 ▶ 内視鏡下筋膜切開術
皮切より近位にUSE System kit（B）のガラス管を入れ，鏡視を行っている（A）．神経・血管束がないことを確認しながら，ビーバーメスを用いて筋膜切開術を行う（D）．術後にコンパートメント内圧を測定し，術前より改善していることを確認する（C）．

た症例には無効であることが多いので，効果がないと判断した際には，早期に手術治療を検討している．

手術治療として，直視下筋膜切開術または内視鏡下筋膜切開術を行うが，いずれも有効である．筆者らは，内視鏡下筋膜切開術を行っている[5]．

2. 術　式

筋膜切開は，下腿4つのコンパートメントすべての除圧が必要とする報告がある一方で，外側コンパートメントを含む場合であっても，前方コンパートメントの除圧のみでスポーツ復帰が可能であったとの報告もある．筆者らは，罹患しているコンパートメントのみ筋膜切開している．

筋膜切開は直視下または内視鏡下に行う．直視下筋膜切開術では，腓骨頭の約4cm遠位から足関節外果に向かって縦に皮切を加え，筋膜切開を行うのが一般的な方法である．しかしながら，術後に再発例が散見され，その主病因は筋膜切開部での過剰な瘢痕形成であったと報告されている[2]．再発防止には，手術時の組織損傷や切開部からの出血を最小限にする必要があり，より低侵襲な手術が求められる．

このような観点からみると，内視鏡下筋膜切開術は，直視下筋膜切開術より適している可能性がある．内視鏡下筋膜切開術の方法には，balloon dissectorやUSE System kit（Biomet, Warsaw, IN）[1]を用いた1つのポータルで行う方法，手根管症候群のECTR（Chow法 ECTRA IIシステム，Smith & Nephew）を用いた2つのポータルで行う方法，およびUSE System kitを用いた3つのポータルで行う方法が報告されている．著者らは，最も低侵襲と考えられる，1つのポータルにて，

USE System kit を使用して内視鏡下筋膜切開術を行っている．

3. 筆者らが行っている内視鏡下筋膜切開術の手術手技[5]（図4）

全身麻酔あるいは腰椎麻酔下に空気駆血帯を使用し，手術を行う．両側の場合はどちらか行った後に反対側を行う．術前に罹患コンパートメント内圧を測定する．下腿の圧痛の強い部分に約3 cm の皮切を作製する（図4-A）．鏡視下手根管開放術で用いている USE System kit（図4-B）を使用して，筋膜切開術を行う予定の全長の範囲のスペースを確保する．次に，皮切より近位に USE System kit のガラス管を入れ，鏡視を行う．神経・血管束がないことを確認しながら，ビーバーメスを用いて筋膜切開術を行う（図4-D）．皮切の遠位でも同様の方法で筋膜切開術を行う．術後にコンパートメント内圧を測定し，術前より改善していることを確認する（図4-C）．

3 理学療法の実際

後療法としては，術後翌日より膝関節や足関節を含む下肢自動運動を行い，疼痛の改善に合わせて1〜2日後に荷重歩行を許可する．局所腫脹が改善すれば階段昇降を開始し，術後2〜3週で軽いランニングを開始し，術後1ヵ月でスポーツ復帰を行う．

1. 慢性下腿コンパートメント症候群の発症予防または再発予防になりうる走り方

慢性下腿コンパートメント症候群を有する患者の87％はスポーツ選手と報告され，このうち69％はランナーである．ランナーが走るときに，後足部走法（hindfoot strike）でなく，前足部走法（forefoot strike）を用いると，同症候群が発症しにくい可能性があるので，これを紹介する[6]．

後足部走法（図5-A）では，着地時に膝関節伸展・足関節背屈し，前脛骨筋の活性が増強する．さらに，足が地面を離れるときには足関節底屈位で地面を蹴り，腓腹筋の活性も増強する．これらにより後足部走法ではコンパートメント内圧が上昇し，同症候群を発症しやすくなる．一方，前足部走法（図5-B）では，着地時に足関節がより中間位になることにより，前脛骨筋の活性は減弱する．さらに，ハムストリングスを用いて足を地面から離れるようにすることで，腓腹筋の活性も減弱させることができる．

2. 前足部走法の実際

患者に下記のことを意識させる．
① 後足部で着地をしない．
② ランニング時の歩数の割合を上げる（1秒間に3歩）．
③ 足が地面を離れるときにハムストリングスを使う．
④ 体重移動，前傾姿勢，足音，および高い hopping．

である．簡単にいうと，"静かに走る" ように指導する．1秒間に3歩のランニングを行うためにメトロノームを使用する．また，走る姿をビデオに撮影し，上記内容を指導する．このような指導を1週間に3回（45分／回）行い，計6週間行う．

ランニング訓練として，最初の3週間は0.25 km の2分間のインターバル歩行練習を計15〜20分行う．その際，静かに走るように意識させ，メトロノームやビデオを用いる．最後の3週間は走るスピードと耐久性に重点を置き，より長い距離を走るための適切なフォームを維持するように指導する．

3. 前足部走法の結果

Diebal らは，慢性下腿コンパートメント症候群を有する10例の患者に対し，6週間の前足部走法の介入を行ったところ，走行後の下腿コンパートメント内圧が減少し，さらには，同症候群に関連する痛みが著明に減少し，すべての患者が手術を回避することができたと報告している[6]．

4 競技への復帰

術後の競技復帰は，まずジョギングなどから開始し，疼痛がなければ徐々に競技を再開させる．筆者らの経験では，野球，陸上，およびサッカーなどのスポーツ選手に対し，内視鏡下筋膜切開術後を行ったが，特にスポーツ種目に関係なく，術

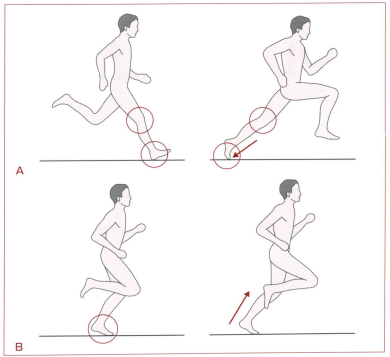

図5 ▶ 慢性下腿コンパートメント症候群の発症予防または再発予防になりうる走り方

A：後足部走法では，着地時に膝関節伸展・足関節背屈し，前脛骨筋の活性が増強する．さらに，足が地面を離れるときには足関節底屈位で地面を蹴り（矢印），腓腹筋の活性も増強する．
B：前足部走法では，着地時に足関節がより中間位になることにより，前脛骨筋の活性は減弱する．さらに，ハムストリングスを用いて足を地面から離れるようにすることで（矢印），腓腹筋の活性も減弱させることができる．

後平均5週（4〜8週）で痛みなく，スポーツ完全復帰が可能であった．さらに，その効果は，術後平均9.3ヵ月後（7〜14ヵ月）も持続していた[5]．競技復帰後も，術前と同様に，体幹や下肢（股関節，膝・足関節）の周囲筋のストレッチなどを行い，再発の予防に努める．一方，保存治療を行う際には，競技復帰後の再発例も少なくないので，十分なフォローアップが必要である．治療効果がないと判断した際には，早期に手術治療を検討する．

文献

1) Kitajima I, et al：One-portal technique of endoscopic fasciotomy：chronic compartment syndrome of the lower leg. Arthroscopy 17：1-3, 2001
2) Tucker AK：Chronic exertional compartment syndrome of the leg. Curr Rev Musculoskelet Med 2：32-37, 2010
3) Leversedge FJ, et al：Endoscopically assisted fasciotomy：description of technique and in vitro assessment of lower-leg compartment decompression. Am J Sports Med 30：272-278, 2002
4) Puranen J, et al：Intracompartmental pressure increase on exertion in patients with chronic compartment syndrome in the leg. J Bone Joint Surg Am 63：1304-1309, 1981
5) 原田幹生ほか：スポーツ選手の慢性下腿後方浅層コンパートメント症候群に対し内視鏡下筋膜切開術を行った3例．整スポ誌 34：86-90, 2014
6) Diebal AR, et al：Forefoot running improves pain and disability associated with chronic exertional compartment syndrom. Am J Sports Med 40：1060-1067, 2012

III 各疾患に対する理学療法［下腿部・足関節］

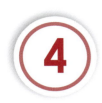 **アキレス腱断裂**

林 光俊

1 疾患の解説

1. 受傷原因
スポーツが約9割を占め，残りは60歳以上に多い転倒，転落など，不慮の事故による．スポーツ種目別では，
① テニス（主にレシーブ時）
② バドミントン（レシーブ時）
③ バレーボール（アタック動作よりレシーブ時が多い）
④ 剣道（打ち込み時，主に左側）

で全体の60％を占める．最近はフットサルによる受傷が増えてきた．瞬時のつま先移動により，アキレス腱へ過度の負荷が加わるスポーツに多い．

受傷原因となった動作は，最も注意すべき試技であり，理学療法の最終段階で行う．

2. 診断
3大徴候が特徴である．
① アキレス腱断裂部の陥凹を触知する（デレ；delle）．
② つま先立ちは不可能である（片足つま先立ちも不可能である）．
③ Thompson's squeeze test が陽性（他動的足関節の底屈が不可）．

大部分の例がバットで叩かれた，ボールがぶつかった，ブチッと音がしたなどの自覚症状を有している．

3. 注意点
① 歩行は可能な場合がある．
② 自発痛，圧痛のない場合がある．
③ 足底筋腱がアキレス腱内側に緊張して走行しているので，これを触知して部分断裂と見誤らないようにする．本症の大部分は完全断裂を呈する．
④ 健側中心の荷重ではトリックにより，一見両足つま先立ちが可能にみえる場合があるので，患側片足つま先立ちを行わせて確認する．
⑤ 診察は必ず腹臥位で行う．座位の患者正面からでは，下腿の後面全貌を把握できない．
⑥ 受傷後2週間ぐらい経過した時点での下腿浮腫は特に深部静脈血栓症を疑い，対処する．

2 治療の進め方

治療法は，手術療法[1]と保存療法[2,3]に大別される．基本的には腱の修復に要する期間に大差はなく，筆者は保存療法によるトップクラススポーツ選手の復帰例を経験している．実際の固定期間はおおむね手術療法で4～8週間（シーネおよび装具を含む），保存療法で6～10週間（シーネおよび装具を含む）を要する．

手術療法は，観血的腱縫合法と経皮的腱縫合法に分かれる．

1. 保存療法の適応
年齢，性別，スポーツレベルの高低を問わず，受傷後5日以内の新鮮アキレス腱皮下断裂は全例適応である．ただし病的断裂，陳旧例は除く．これ以上経過すると離解したままの断裂腱が周囲組織と癒着して，足関節の底屈を強制しても，腱の接近が認められなくなるからである．

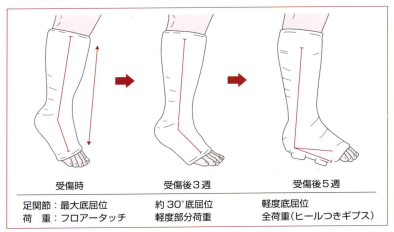

図1 ▶ 保存療法

受傷時 — 足関節：最大底屈位／荷重：フロアータッチ
受傷後3週 — 約30°底屈位／軽度部分荷重
受傷後5週 — 軽度底屈位／全荷重（ヒールつきギプス）

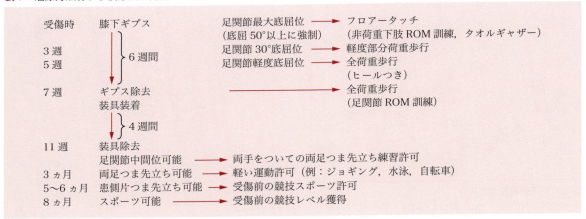

表1 ▶ 治療方法および後療法の内容

時期	処置	足関節肢位	内容
受傷時	膝下ギプス ⎫ 6週間	足関節最大底屈位（底屈50°以上に強制） →	フロアータッチ（非荷重下肢ROM訓練，タオルギャザー）
3週		足関節30°底屈位 →	軽度部分荷重歩行
5週		足関節軽度底屈位 →	全荷重歩行（ヒールつき）
7週	ギプス除去／装具装着 ⎫ 4週間	→	全荷重歩行（足関節ROM訓練）
11週	装具除去／足関節中間位可能 →		両手をついての両足つま先立ち練習許可
3ヵ月	両足つま先立ち可能 →		軽い運動許可（例：ジョギング，水泳，自転車）
5〜6ヵ月	患側片つま先立ち可能 →		受傷前の競技スポーツ許可
8ヵ月	スポーツ可能 →		受傷前の競技レベル獲得

2. 保存療法の実際[4]（図1，表1，2）

　受傷時は足関節最大底屈位（約50°以上）で膝下ギプス固定を2週間行う．荷重はフロアータッチ程度とする．受傷後3週で，足関節約30°底屈位のギプス固定に変更する．荷重は軽度の部分荷重とする．受傷後5週で，足関節軽度底屈位で，ヒールつきギプス固定とし全荷重歩行を行う．慣れれば松葉杖は使用しなくてもよい．

　固定範囲は従来報告の膝上固定の必要はなく，膝下固定で十分である．固定姿位は手術療法では足関節軽度底屈位，保存療法では最大底屈位とする．筆者らは1980年以来，全例に保存療法を行ってきた．内容は6週間のギプス固定とその後4週間の短下肢装具（図2）を使用した．

　古府ら[5]の報告によると，再断裂の発生はギプスのみの固定による保存療法と経皮的腱縫合法で若干再発率が高いのみで，装具を併用すると手術・保存療法の両者間に明らかな差を認めないと述べている．

Ⅲ 各疾患に対する理学療法［下腿部・足関節］

表2 ▶ リハビリテーションスケジュール

リハビリテーション	受傷時	7週	11週	4ヵ月	6ヵ月	8ヵ月	12ヵ月
上肢・体幹トレーニング	→						→
患側股・膝・足趾屈伸	→						→
足趾タオルギャザー	→						→
足関節 ROM 訓練，エアロバイク		→					→
両手をついての両足つま先立ち練習			→				→
プール歩行，水泳			→				→
ジョギング			→→				→
チューブ足関節抵抗運動			→→				→
バランスボード				→			→
軽いダッシュと両足踏み切りジャンプ				→			→
両手をついての片足つま先立ち練習					→		→
受傷原因のスポーツ動作					→		→

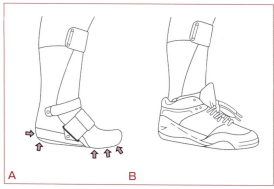

図2 ▶ 短下肢装具の工夫
A：踵部にくさび型フェルト製パッドが挿入されている．MTP関節部を解放して歩行時の toe-off を容易とした．
B：患者持参の運動靴内に装具を入れて，外出時の歩行をより活動的にした．
受傷後7週より約4週間装着して積極的に全荷重歩行を行う．

3 理学療法の実際

　アキレス腱断裂の理学療法における最大の目標は，足関節の底屈筋力の回復，動作ではつま先立ちである．
　適応は，新鮮断裂の保存療法後を中心としたプログラムであるが，手術療法や陳旧性断裂の手術後でもほぼ同様に取り扱ってよい．

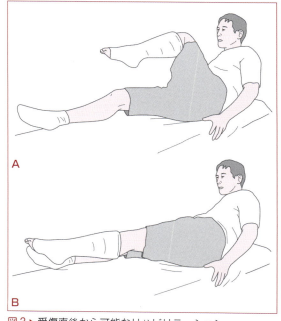

図3 ▶ 受傷直後から可能なリハビリテーション
① 股関節屈曲・内転・外旋（A）→伸展・外転・内旋（B）
② 膝関節屈曲（A）→伸展（B）
③ 足関節背屈（A）→底屈（B）
ギプス固定下では足関節の運動は行わない．

1. 理学療法のスケジュールとその内容
1）受傷後早期の理学療法（受傷直後から6週）
　ギプス固定下で行う．この時期は主に上半身，

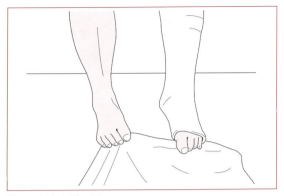

図4▶タオルギャザー
ギプス固定下でも足趾の運動は積極的に行える．下肢末梢の刺激を促す．

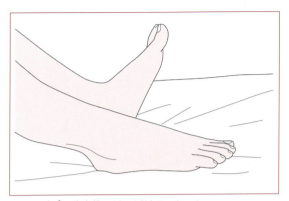

図5▶ギプス除去後のリハビリテーション
足関節の自動底背屈運動．

体幹のトレーニングを中心に行う．下肢は股関節屈曲・伸展，内転・外転，外旋・内旋，膝下ギプス固定下では膝関節の屈曲・伸展（ダッシュ時の蹴り動作）の連続操作を行う（図3）．患部は固定されているので安心である．PNFテクニックのirradiation原理を応用して，固定されている下腿の筋へ早期から刺激を与える目的である．

ギプスから出ている足趾の練習も開始する．タオルを足趾で摘んだり引っぱったりする（タオルギャザー）（図4）．足趾屈筋群は損傷を受けたアキレス腱層とは，筋膜で隔てられているのみであるから，屈筋腱の滑走運動は癒着防止に有用である．

歩行は免荷またはフロアータッチ程度とする．患足はできるだけ挙上位にして，大腿－足趾の筋運動を行い，下腿浮腫や深部静脈血栓症の予防に努める．

受傷後5週より全荷重歩行を許可する（ヒールつきギプスまたは装具固定下）．歩行に際しては股関節を軽度外旋するとつま先が引っかからず歩きやすい．慣れれば松葉杖は使用しなくてよい．

2）ギプス除去後の理学療法（受傷後7〜10週）

装具装着（図2）期間中であるが訓練時は装具を除去する．

自宅にて毎日患肢の温浴と足関節の自動運動を行う．足関節の底背屈（左右そろえる，互い違い）（図5）・内外反（図6）・回旋運動を各1セット30回で1日4〜5回行う．

特に風呂の中では正座練習を行い，他動足関節底屈練習を取り入れる．エアロバイクは装具装着下で可能である．

下肢装具装着の目的は足関節の背屈強制をヒールアップされている装具により防御し，再断裂の防止を図ることである．

ギプス固定除去後（受傷後4〜8週）の約1ヵ月間は短下肢装具の装着が望ましい．筆者らは踵部にくさび型フェルト性パッドが挿入されている短下肢装具を考案した．パッドは歩行に際して軽度の底屈位を保ちつつ，荷重によって足関節の背屈をわずかに可能としているセミダイナミックスプリントである．最近ではMTP関節部を解放してtoe-offを容易とし，患者持参の運動靴内に装具を組み入れることにより外出時の歩行をより活動的にした．

3）装具除去後の理学療法（受傷後11〜24週）

この期間の最大目標は足関節底屈筋力の回復，動作では"つま先立ち"である．足関節のROMが背屈0°（中間位）以上可能になったら，両足のつま先立ち訓練を開始する．そのためには受傷後11週より両手を机について，患肢は部分荷重で両足つま先立ち練習を行わせている（アキレス腱つま先立ちエクササイズ）（図7）．この方法は固定除去後の患足運動に際して患肢の負担も軽く，心理的安定感を与えるとともに，足関節の可動域

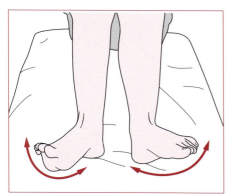
図6 ▶ 足関節の内外反運動

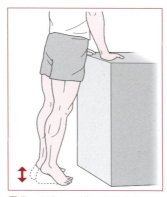
図7 ▶ アキレス腱つま先立ちエクササイズ
受傷後11週より両手を机について患足に無理のないように行う．

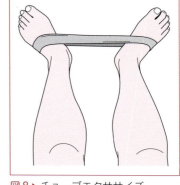
図8 ▶ チューブエクササイズ

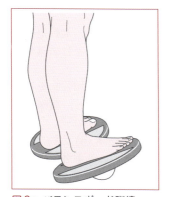
図9 ▶ バランスボード訓練
始めはつかまってもよい．

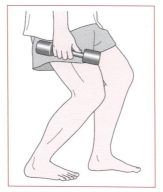
図10 ▶ 受傷後14週に行うハーフスクワット練習
始めはつかまって行い，慣れればウエイトを持って行う．

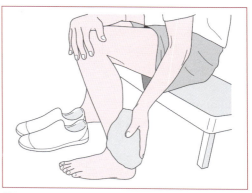
図11 ▶ アキレス腱部のアイシング
練習後は欠かさず行うようにする．

の改善と下腿の筋力回復に極めて有用である．

プールでの前進・後退・サイドステップ歩行練習も許可する．

両足つま先立ちが可能となったらジョギング（10分間約1km），自転車（10～30分，心拍数120/分を目安），水泳（クロール，平泳ぎなど）を速やかに許可する（受傷後3～4ヵ月を目安）．

日常生活では階段の上昇練習を取り入れ，積極的につま先で行うようにする（降下はまだゆっくりと）．

14週以上経過したら足関節のチューブエクササイズ（図8），バランスボード（図9），つかまってのしゃがみ込み運動やハーフスクワット（図10）を行う．これらは下腿の筋力回復に有用であるのみならず，足関節の可動域やつっぱり感の改善に有効であった．

スポーツ動作では両足踏み切りで，軽いジャンプ練習やランニング中に軽いダッシュを取り入れる．

2. 理学療法の進行の目安

① **男女差**：男性のほうが活動的であり，若干早められる．

② **年齢差**：45歳以上では，腱修復に若干の遅れがみられる．

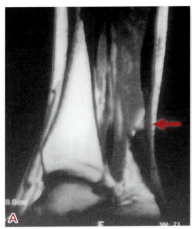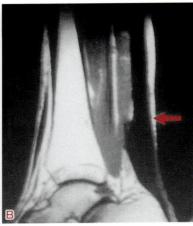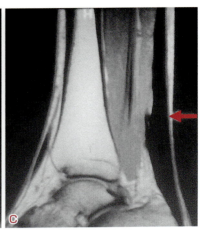

図12▶ MRI所見（オリンピック代表選手，23歳，女性）
A：受傷後2ヵ月，B：受傷後6ヵ月，C：受傷後1年
受傷後2ヵ月では断裂部が狭小の砂時計型であるが，受傷後6ヵ月経過すると断裂部が肥厚した紡錘型を呈し，受傷後1年するとスリムとなった．

③ 体重：体重の重い症例は，腱への負荷が大きいので慎重にする．
④ 復帰目標：最終目標がスポーツか日常生活かで，理学療法の増減を図る．
⑤ 断裂部位：筋腱移行部例は血行がよく，若干（約2～4週）回復が早い．逆に踵骨付着部付近の症例は腱修復が最も遅い部位である．
⑥ 腱の炎症所見：経過中に局所の熱感，圧痛などの炎症症状が出現したら遅らせる．
⑦ 腱狭窄部の存在：腱の接着部に間隙が生じている時期なので，回復するまで遅らせる．
⑧ 下腿浮腫：受傷または固定により生じた循環障害によるもので，深部静脈血栓症を疑い精査を要する．また下肢運動以外の安静時には患足挙上など末梢循環の改善に努める．
⑨ つっぱり感：階段の降下時の筋腱部の違和感，つっぱり感はADL上最後まで残る愁訴であるが，受傷後5ヵ月ぐらいで活動性が増すと自然に消失する．寒冷時の違和感，つっぱり感は受傷後1年ぐらいまで残る場合があるが，理学療法に支障はない．

3. 理学療法中の危険信号

受傷後3～4ヵ月経過するとランニングが可能になる．トップアスリートでは特にこの時期のランニングなどトレーニング量が過剰になりがちで，アキレス腱炎や部分断裂を惹起する例がある．症状は圧痛，腫脹，熱感，時に発赤を認める．この時期の下肢トレーニングは3勤1休（3日行い1日休む）の目安と，アイシング（図11）を積極的に取り入れる．ただし疼痛症状が出現したら，約2週間は下肢の荷重練習を完全に休む．

4. 再断裂について

再断裂は最も回避すべき合併症である．その発生時期はキプスまたは装具除去後1ヵ月以内（受傷後2～3ヵ月）に集中しており，特に固定除去1週間は要注意時期である．受傷原因は転倒，階段などの段差を踏み外すなど，不慮の事故が大部分であり，日常管理や危険意識によって十分回避できるものである．筆者らの再断裂は97足中4足4.1％で，受傷後4ヵ月半以上経過しての発生はない．このことより受傷後4ヵ月以上経過したら再断裂の危惧をしなくても活動性の高い理学療法，トレーニングが可能である．

注意点としては，固定除去後の1ヵ月間は，転倒に十分注意する．

III 各疾患に対する理学療法［下腿部・足関節］

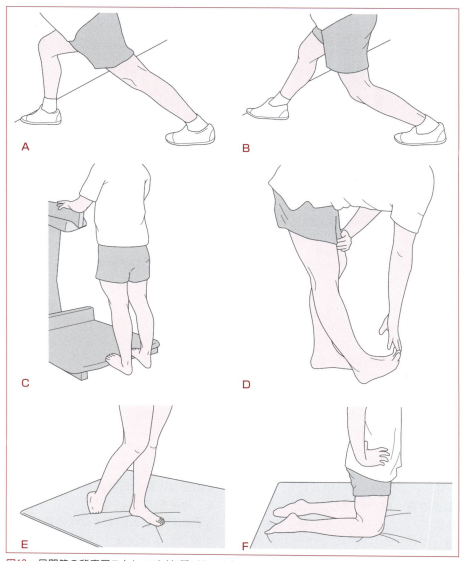

図13 ▶ 足関節の背底屈ストレッチ（各種パターン）
A：壁を押すように膝関節伸展位で行う腓腹筋ストレッチ．
B：膝関節屈曲位にするとヒラメ筋，アキレス腱を中心にしたストレッチとなる．
C：踵部を台から出すように．
D：母趾をつかむように．
E：底屈強制，立位．
F：底屈強制，膝立ち（風呂でも）．

5. 筋力測定による回復経過

下腿三頭筋の遠心性筋収縮（eccentric contraction）の健側比は，受傷3ヵ月で56.0％，4ヵ月で62.0％，6ヵ月で79.9％，1年で約93.6％と改善した．

一般的に下腿三頭筋力は健側比50％以上あればジョギングが可能となり，70％以上あれば競技スポーツが可能である．自験例より受傷後3〜

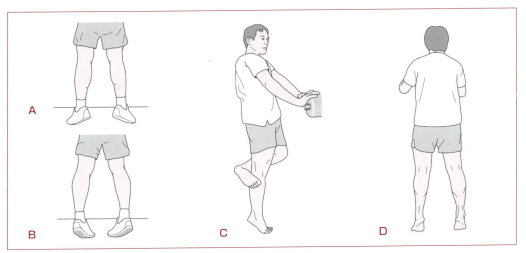

図14 ▶ つま先立ち練習（カーフレイズ）
A：下腿三頭筋外側頭，B：下腿三頭筋内側頭，C：つかまって片足つま先立ち，D：負荷をかけての両足つま先立ち．

4ヵ月でジョギングが可能となったことや，受傷後6ヵ月経過すると筋力が健側比約80％に回復していることからもスポーツ復帰が受傷後約5〜6ヵ月より可能であることを物語っている．

6. MRIによる回復経過

MRIでは，一般的に受傷後2〜4ヵ月では断裂部が狭小の砂時計型を呈する．この所見の時期は強度のリハビリテーション運動は避けるべきである．受傷後5〜6ヵ月経過すると断裂部が肥厚した紡錘型を呈してくる（図12）．強度の運動が可能になる．

4 競技への復帰

患足のみの片足つま先立ちが可能になったら（受傷後5〜6ヵ月を目安），受傷原因のスポーツを許可する．練習前に足関節背底屈のストレッチ（図13）を十分に行う．実際には相撲の押しのような低い姿勢で壁を押すと，等尺性に足関節，下腿三頭筋の背屈強制が可能となる．引き続き手をついての両足・片足つま先立ち練習（カーフレイズ）（図14）を30×3セット／日ぐらい行う．

受傷後10ヵ月ぐらいまでは筋力の回復と機敏なプレーに慣れることが先決である．受傷後1年を経過すると大部分の症例で競技能力が受傷前と同等になり，病識も消失してくる．

文献

1) 佐藤 実ほか：アキレス腱断裂に対する手術療法．整形外科 46：1110-1111, 1995
2) Lea RB：Non-surgical treatment of tendon Achilles rupture. J Bone Joint Surg Am 54：1398-1497, 1972
3) 林 光俊：アキレス腱皮下断裂の保存的療法．日整会誌 62：471-484, 1988
4) 林 光俊ほか：アキレス腱断裂の保存療法とリハビリテーション．臨スポーツ医 24：1065-1072, 2007
5) 古府照男ほか：整形外科非観血的治療法のコツ，下巻 外傷，全日本病院出版，東京，213-217, 1996

III 各疾患に対する理学療法［下腿部・足関節］

5 アキレス腱症・アキレス腱周囲炎

熊井 司・佐竹 勇人・澳 昂佑

1 疾患の解説

アキレス腱は下腿三頭筋の共同腱であり，筋収縮による牽引力が最終作用点である足部に直接伝達されることで各種の下肢運動が可能となる．アキレス腱症（腱炎）は，明らかな外傷歴は認めないものの，無意識下に起こっている微細損傷や小断裂によるアキレス腱実質内の変性と退行性変化（瘢痕化，変性肉芽組織）が主な病態である．そのため，これまで用いられていた腱炎（tendinitis）ではなく腱症（tendinosis）という名称を用いるほうが病態を正確に反映しておりわかりやすく[1]，近年ではアキレス腱症と呼ばれることが多くなってきている．

アキレス腱実質の踵骨付着部から近位2〜6cmの部位は解剖学的に血流が少ないため，損傷後の修復能力は乏しい．変性とそれに伴ったパラテノンの二次的な炎症により，症状が強くなるものと考えられている．

アキレス腱周囲炎とはアキレス腱を包んでいる腱膜の1つであるパラテノンの炎症であり，原則的には腱実質は正常とされている．炎症を繰り返すとパラテノンは肥厚し，腱と線維性癒着を起こすようになるとともに，腱の変性をもきたす．アキレス腱症とアキレス腱周囲炎は合併していることも多く[2]，ほぼ同じ病態として治療されることも少なくない．

アキレス腱症，アキレス腱周囲炎は，陸上競技，バレーボールなどのスポーツ選手に多く認められ，オーバーユース，誤ったトレーニング内容や負荷の急激な増大，不適切な靴の使用などが主な原因となる．ほかに加齢性変化，下腿三頭筋の柔軟性の低下，回内足・凹足などのアライメント異常も関係しているほか，一般的に血行障害を助長する高脂血症，糖尿病，肥満やステロイドの使用歴も発症要因に関連している[1]．夏期よりも冬期のほうがやや発生率が高いとされている．

アキレス腱症では，運動時のアキレス腱部の疼痛，腫脹が主訴であり，アキレス腱周囲炎では熱感を伴うことも多く，進行すると安静時痛が出現し，歩行困難となる．アキレス腱付着部より中枢側2〜6cmに圧痛を認めることが多く，同部位に腱のびまん性肥厚や結節を触診することもある（図1）．足関節背屈で疼痛が増強し，捻発音（crepitation）を認めることもある．アキレス腱症では足関節の底背屈により圧痛部位が移動するが，アキレス腱周囲炎では同じ部位にとどまることで鑑別できる．冬の寒い朝のトレーニング開始時痛も特徴的である．

診断に際しては，MRIでの腱の肥厚像や腱実質内または周囲の異常信号を確認することが有用とされる（図2）．単純X線でまれに腱内石灰化を認めることもある．近年では超音波検査が診断に用いられることも多く，腱やパラテノンの肥厚像，腱実質内の石灰化・骨化とともに，ドプラ法で腱周囲の新生血管を評価することも重要な情報となる（図3）．

2 治療の進め方

いずれの病態でも初期治療として保存療法が選

5 アキレス腱症・アキレス腱周囲炎

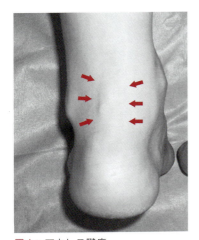

図1▶ アキレス腱症
アキレス腱付着部から約2〜6cmの部位にびまん性肥厚が認められ，結節を触知できる．

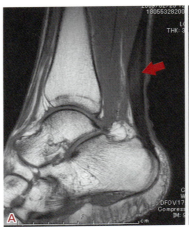
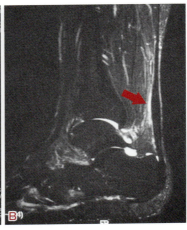

図2▶ アキレス腱症およびアキレス腱周囲炎のMRI
A：アキレス腱症（T1強調像）．アキレス腱実質の肥厚と信号異常が認められる．
B：アキレス腱症＋アキレス腱周囲炎（STIR像）．アキレス腱前方のパラテノンに沿って高信号がみられる．

択される[1]．少なくとも6ヵ月間の集中的な保存療法を行うように心がけるが，スポーツ選手の場合には，競技への復帰時期を考慮して2〜3ヵ月の保存療法で症状が軽快しない症例には手術療法を行うこともある．

前述したように，アキレス腱症，アキレス腱周囲炎は下腿三頭筋の収縮の繰り返しによるオーバーユース障害であるため，治療の基本はアキレス腱への牽引ストレスを軽減することである．しかし，下腿三頭筋の収縮による運動動作は，基本的な下肢運動であるランニング，ジャンプ，サイドステップをはじめとして，歩行，立ちしゃがみ動作，階段昇降など日常生活動作としても必要不可欠とされるため，事実上の安静を保つことは非常にむずかしい．

また，発症初期には症状はそう強くないため，選手は特に治療しないままに競技を継続してしまい，数ヵ月の経過で慢性的な病態へと移行してしまうことも多い．そのため早期に症状を把握するとともに的確な診断のもと，早期に治療を開始することが重要となる．

保存療法として表1にあるような方法が主として用いられている．

発症初期には，スポーツ活動外での局所安静を

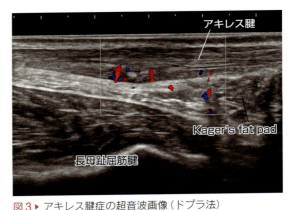

図3▶ アキレス腱症の超音波画像（ドプラ法）
超音波画像では，アキレス腱実質の肥厚とともにKager's fat padからパラテノンを通過してアキレス腱変性部に侵入する著明な異常血管が認められる．

心がけるとともに，アキレス腱への負荷を軽減する目的として踵部を1cmほど高くした足底挿板の使用，靴の調整などを行う．同時に回内足などのアライメント異常があれば初期のうちに補正しておく．運動後にはアイシングを行い，下腿三頭筋やハムストリングスのストレッチを促し，伸張性の回復と再発の予防に努める．スポーツ活動時にはテーピングを活用し，運動前のウオーミングアップと運動後のクーリングダウンは欠かさな

III 各疾患に対する理学療法 [下腿部・足関節]

表1 ▶ アキレス腱症・アキレス腱周囲炎に対する保存療法

① 安静および活動性の制限
② 低出力レーザー治療
③ 運動療法（特に遠心性運動，アライメント修正，ダイレクトストレッチなど）
④ 体外衝撃波
⑤ ニトログリセリン・パッチ
⑥ 局所注入療法：ステロイド，多血小板血漿（PRP），ヒアルロン酸
⑦ 硬化剤注入療法（prolotherapy）

いように注意する．

　症状に応じて経口および外用消炎薬の使用を併用する．早期からの腱内または腱周囲へのステロイド注入は腱の脆弱化，断裂を起こす可能性があるので，現在はあまり推奨されない．

　MRIや超音波検査により定期的に病態の評価を行うが，初期治療の遅れなどにより腱実質内にすでに変性が進行した症例に対しては，疼痛のコントロールが保存療法の主目的となる．欧米ではアキレス腱炎に対するニトログリセリン・パッチが有効であるとする報告もあるが[3]，わが国の保険診療では許可されていない．体外衝撃波による治療や多血小板血漿の注入も試みられているが，現時点では安定した成績とはいいがたい．

　われわれはアキレス腱内および周囲組織の異常な血管増生に対し，超音波ガイド下でのヒアルロン酸局所注入療法を行っており，良好な結果を得ている．超音波検査のドプラ法により増生した血管網を描出しつつ，変性したアキレス腱とKager's fat pad間にヒアルロン酸と局所麻酔薬を注入することで，疼痛のコントロールを行うことが可能である．

　長期にわたる保存療法が無効の場合，手術療法についても検討を行うが[4]，少なくとも約6ヵ月のスポーツ活動の完全な休止を要し，納得のいくパフォーマンスを得るにはさらに長期を要するため現実的ではない．

　アキレス腱周囲炎のみで腱実質に異常がない場合はパラテノンと筋腱腱膜間の癒着剝離術およびパラテノンの部分切除術などを行い，腱実質に異常を認める場合には腱を縦割し，腱内変性部の切除を行う．腱内変性部の切除範囲が50％を超える場合には自家腱（長母趾屈筋腱や短腓骨筋腱など）を用いて腱の再建および補強を追加するのが一般的である．自家腱移植術を行った場合，完全なスポーツ復帰へは約12ヵ月間の経過が必要とされている．

　いずれの方法においても，スポーツ活動の再開とともに再発の可能性が危惧されるため，術後もアキレス腱の遠心性（伸張性）ストレッチにより柔軟性の維持に留意すべきである．

3 理学療法の実際

　アキレス腱症とアキレス腱周囲炎はオーバーユース障害であるため，発症初期や炎症・疼痛が強い時期には，局所安静とアイシングを行う．この期間では，タイトネスや動作の評価を行い，ストレッチの指導やアライメントの不良に対して介入を行う．また，日常生活においては，足底挿板を使用し踵の補高を行う．競技を行う際は，従来のフォームが崩れる可能性があるため，足底挿板の使用については，十分に選手と協議して決める．炎症症状が軽減した段階でストレッチを行っていく．

　アキレス腱は踵骨隆起後面でwrap-around構造を形成し[5,6]，踵骨を介して足底腱膜に連結しheel-cordを呈している．これらの特殊な構造によって足部のアライメント変化に大きな影響を受けるため，足部の評価や機能の改善を図ることが重要となる．理学療法の進め方のめやすを表2に示す．

　以下に具体的な理学療法について述べていく．

1. アキレス腱の柔軟性の獲得

　アキレス腱症とアキレス腱周囲炎は混在していることが多いため，それぞれの病態に合わせたストレッチを行うことが重要である．

　アキレス腱症においてはアキレス腱実質の柔軟性を獲得することが重要であり，特に踵骨付着部から2～6cm近位は前述したように血流が少なく[7]，退行性変化による柔軟性の低下が著しいため，徹底したストレッチが重要となる（図4）．

表2 ▶ 理学療法の進め方

トレーニング \ 重症度	Phase 1 安静時に痛みが出現するレベル	Phase 2 軽度の運動時に痛みが出現するレベル	Phase 3 パフォーマンス時に痛みが出現するレベル
アイシング	○	○	必要に応じて
足底腱膜のストレッチ	○	○	○
ハムストリングスのストレッチ	○	○	○
足趾の筋力トレーニング	△	○	○
足関節周囲筋のトレーニング	×	○	○
下腿三頭筋のストレッチ	×	○	○
アキレス腱・腱周囲のダイレクトストレッチ	×	○	○
アキレス腱付着部周囲の滑走性の改善	△	○	○
下腿三頭筋のEE	×	○	○
動的アライメントの修正	△	○	○
テーピング	×	△	△
スポーツ活動	×	×	△

○：適応, △：痛みの変化に準じて実施, ×：適応外
※禁忌：痛みと炎症症状を悪化させるトレーニング.

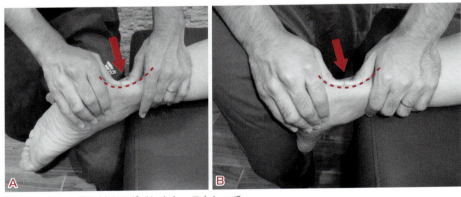

図4 ▶ アキレス腱に対するダイレクト・ストレッチ
A：底屈位, B：背屈位
アキレス腱自体に直接ストレスを加えストレッチを行う.

　アキレス腱周囲炎においては炎症後の修復過程において，滑液包や脂肪性結合組織との癒着が生じる．この癒着が阻害因子となり，伸張性が低下する．つまり，周囲との癒着に対してストレッチを行い(図5)，アキレス腱の伸張性を再獲得する必要がある．さらなる癒着がアキレス腱付着部周囲にまで及ぶ場合[8]には，アキレス腱に特徴的なwrap-aroud構造の滑走不全を引き起こすため，足関節背屈運動時にアキレス腱付着部周囲の滑走性を獲得することも重要である(図6).

Ⅲ　各疾患に対する理学療法［下腿部・足関節］

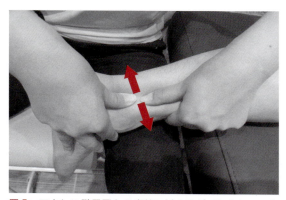

図5▶ アキレス腱周囲との癒着に対するダイレクト・ストレッチ
母指でアキレス腱と周囲との癒着を多方向へ動かし剝離を図る．

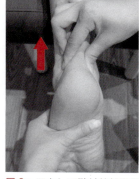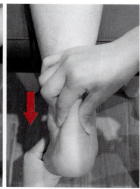

図6▶ アキレス腱付着部周囲との滑走性操作
自動介助で底背屈を繰り返し行わせ，それに随伴しアキレス腱を上下滑走誘導する．

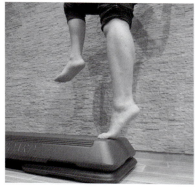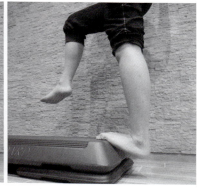

図7▶ 下腿三頭筋の伸張性運動
最大底屈位から徐々に最大背屈位まで遠心性収縮を行わせる．問題となるスポーツ動作に準じて行う．

2. アキレス腱，下腿三頭筋の伸張性運動（遠心性運動：eccentric exercise：EE）

　アキレス腱症，アキレス腱周囲炎は走行動作の蹴り出しや，着地動作に生じる足関節の底背屈による機械的ストレスが繰り返されることで発症する[8]．特に痛みやストレスが増加する時期は下腿三頭筋の強い遠心性収縮が生じる蹴り出しや着地時であることが明らかとなっている[9]．
　このことから近年，下腿三頭筋の伸張性運動（eccentric exercise：EE）が有効であることが示唆され，保存療法においては70〜90％に効果的であると報告されている[10]．さらに，腱の再構築を促進する効果や疼痛の原因である新生血管の数を減少させる効果があるといわれている[11]．実際にEEを12週継続することで，新生血管が減少し，スポーツ復帰できたという報告がなされている[12]．そのため動的アライメントの獲得のためにEEをトレーニングとして取り入れる．特にアキレス腱症，アキレス腱周囲炎はマラソンなどの長距離ランナーやジャンプ競技者に比較的多く発症するため[13,14]，ランニングやジャンプ動作の蹴り出しや着地動作の獲得を視野に入れたトレーニン

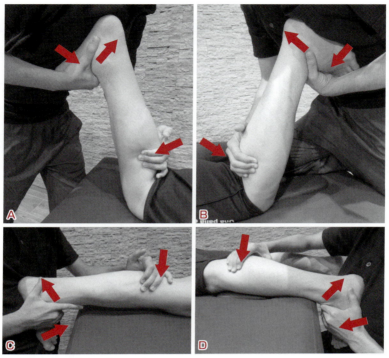

図8 ▶ 下腿三頭筋のストレッチ
A：腓腹筋内側，B：腓腹筋外側，C：ヒラメ筋内側，D：ヒラメ筋外側
脛骨に対して距骨を後方へ滑らせながら背屈運動を誘導する．内外側それぞれ硬結部位にストレッチを行う．

グを行う．われわれは最終可動域で遠心性ストレッチを併用し，スポーツ動作における柔軟性の獲得を目的としている（図7）．

この下腿三頭筋のEEでは下腿三頭筋，アキレス腱周囲へ強いストレスが加わるため，開始時の急激な筋収縮や終了時の急激な脱力などに留意し，慎重に行うことが必要である．

3. 下肢筋群の柔軟性の獲得

アキレス腱は解剖学的に足底腱膜と腓腹筋，ヒラメ筋がそれぞれ筋連結しているため[15]，これらの筋にも柔軟性の低下を引き起こすことが多い．臨床上，足底腱膜は足趾の伸展角や足関節の背屈角の違いにより，伸張ストレスがかかる部位が異なるため，伸張ストレスおよび硬結部位の詳細な評価のもと，ストレッチを行う必要がある．もちろんこれらのストレッチは伸張性が低下している

部位の評価としても有用である．腓腹筋，ヒラメ筋は後に説明するが，姿勢アライメントや，受傷起点，足部アーチの形状によって，内外側の硬さが異なるため，それぞれ内外側および腓腹筋，ヒラメ筋を分けたストレッチが重要となる（図8）．

注意点として，脛骨に対して距骨を後方へ滑らせながら背屈運動を誘導しなくてはならない．スポーツのオーバーユースによる足関節障害を持つ場合の多くは原因疾患とともに距骨下関節の可動域に問題が生じていることが多いため，距骨の関節運動を誘導することによって足関節の前方骨性インピジメントを予防できる．また症状が長期に及んでいる場合には腓腹筋と筋連結している大腿二頭筋停止部の柔軟性も低下しているため[15]，ストレッチが必要であることも多い（図9）．

Ⅲ　各疾患に対する理学療法［下腿部・足関節］

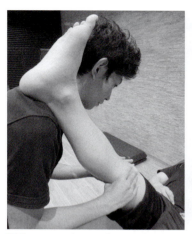

図9▶ハムストリングスのストレッチ
ハムストリングスの停止部周囲へストレッチを行う．膝関節や足関節の角度を調整しながら行う．

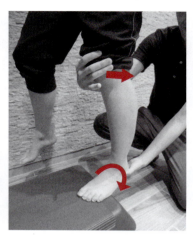

図10▶蹴り出しや着地動作の動作誘導
アーチサポートが破綻し回内足となり，膝が内側へ引き込まれている患者に対して，足部回外，膝を外側へ誘導し，正常なアライメントでの蹴り出し，着地動作を学習させる．

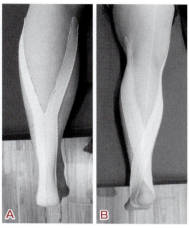

図11▶下腿三頭筋のアシストテーピング

4．動的アライメントの修正

走行動作やジャンプ動作の蹴り出し，着地動作では，不良アライメントや足底腱膜の機能不全によってアキレス腱に過度なストレスが加わることが多い．そのため，スポーツ復帰に向けて下肢のアライメント補正や足底腱膜，足部のトレーニングを行う必要がある．

足底腱膜は着地動作においてはアーチを保持し，荷重時に衝撃吸収に働く．蹴り出しにおいては足趾が伸展され，巻き上げ作用によるアーチを形成し，推進力を生み出している[16]．つまり，足底腱膜の機能不全による蹴り出しや着動作時の衝撃吸収，推進力発揮のための力学的ストレスは，下腿三頭筋やアキレス腱へ加わることを示す．

例えば，回内足の場合，下腿は内旋し，大腿は内側に引き込まれ，knee-inのようなアライメントを形成する．結果として，足底腱膜によるアーチサポートは破綻してしまう．さらにこのようなアライメントは足部に対して，下腿三頭筋の内側部へ伸張刺激が選択的に加えられる．上記とは対照的に凹足の場合，下腿は外旋し，大腿は外側へ引き込まれ，knee-outのようなアライメントを形成し，下腿三頭筋の外側部へ伸張刺激が加えられる．また，シューズのソールの減り方も特徴的であるため，評価が必要である．

これらの症例に対しては正しい動的アライメントのなかでの蹴り出しや着地動作を再学習させる必要がある（図10）．その際に下腿三頭筋のアシストテーピング（図11）や後足部の回内外誘導テーピング（図12）を併用すると有効である．またこれらは臨床上，膝周囲の関節機能にも大きく影響され，多様なパターンを形成するため，詳細な評価が必要となる．いうまでもなく，正しいアライメントの獲得のために足趾把持筋，長短腓骨筋，後脛骨筋のトレーニングや足部関節可動域の改善によるアーチサポートの修正，体幹，股関節のトレーニングによるknee-in，knee-out制動は介入初期から行うべきである．

当院では足趾のトレーニングはタオルギャザーとともに最大筋出力を向上させるようなトレーニングや荷重下のパフォーマンス中における足趾把持力のトレーニングを行い，可能な限り動作中に筋力を発揮できるように心がけている．

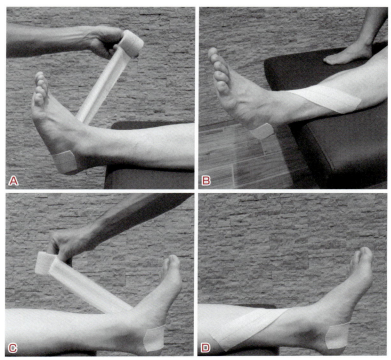

図12 ▶ 後足部の回内外誘導テーピング
A, B：回外誘導テーピング，C, D：回内誘導テーピング

4 競技への復帰

　初期には競技を継続しつつ保存療法を行うことになるが，運動後の熱感が強い状態が続く場合には数日間の休養を促し回復を待つ．保存療法，手術療法ともに完全な競技復帰までの期間は，病態の重症度や競技種目，スケジュールにより大きく異なるが，復帰の時期は圧痛や熱感の軽減といった臨床症状の評価とともに，競技種目の基本動作をチェックすることで判断する．

　競技復帰後も再発予防のためのストレッチを指導し，セルフケアの重要性を自覚させることが重要である．選手の状態についてはチームトレーナーと密に連絡をとり，回復状況を把握する．また，競技スケジュールに応じて定期的なチェックを行うことで，再発の防止を心がける．

文　献

1) Courville XF, et al：Current concept review：noninsertional Achilles tendinopathy. Foot Ankle Int 30：1132-1142, 2009
2) Clement DB, et al：Achilles tendinitis and peritendinitis：etiology and treatment. Am J Sports Med 12：179-184, 1986
3) Kane T, et al：Topical glyceryl trinitrate and noninsertional Achilles tendinopathy：a clinical and cellular investigation. Am J Sports Med 36：1160-1163, 2008
4) Maffulli N：Surgical therapy for tendinopathy. Orthopaedic Knowledge Update, Sports Medicine 4, Kibler WB, American Academy of Orthopaedic Surgeons, 329-334, 2009
5) Benjamin M, et al：The enthesis organ concept and its relevance to the spondyloarthropathies. Molecular Mechanisms of Spondyloarthropathies, Springer, New York, 57-70, 2009
6) Benjamin M, et al：The anatomical basis for disease localisation in seronegative spondyloarthropathy at entheses and related sites. J Anat 199：503-526, 2001
7) Chen TM, et al：The arterial anatomy of the Achilles tendon：anatomical study and clinical implications. Clin

Anat 22：377-385，2009
8) Van Dijk CN, et al：Terminology for Achilles tendon related disorders. Knee Surg Sports Traumatol Arthrosc 19：835-841，2011
9) Stanish WD, et al：Eccentric exercise in chronic tendinitis. Clin Orthop Relat Res 208：65-68，1986
10) Magnussen RA, et al：Nonoperative treatment of midportion Achilles tendinopathy：a systematic review. Clin J Sports Med 19：54-64，2009
11) Öhberg L, et al：Eccentric training in patients with chronic Achilles tendinosis：normalised tendon structure and decreased thickness at follow up. Br J Sports Med 38：8-11，2004
12) Silbernagel KG, et al：Continued sports activity, using a pain-monitoring model, during rehabilitation in patients with Achilles tendinopathy：a randomized controlled study. Am J Sports Med 35：897-906，2007
13) Lysholm J, et al：Injuries in runners. Am J Sports Med 15：168-171，1987
14) Alfredson H, et al：Heavy-load eccentric calf muscle training for the treatment of chronic Achilles tendinosis. Am J Sports Med 26：360-366，1998
15) 河上敬介：骨格筋の形と触察法，大峰閣，10，1998
16) Erdemir A, et al：Dynamic loading of the plantar aponeurosis in walking. J Bone Joint Surg 86：546-552，2004

III 各疾患に対する理学療法［下腿部・足関節］

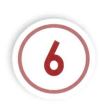

足関節脱臼骨折

原口 直樹

1 疾患の解説

スポーツ外傷や交通外傷，階段の踏み外しなどで，足関節に回旋や軸圧が加わることによって発生する．このときに骨折や靱帯断裂を起こしながら距骨が脱臼や亜脱臼して，足関節脱臼骨折を引き起こす．

以下にいくつかの骨折のパターンを示す．

1. 両果骨折
内果と外果が骨折する（図1）．
内果骨折の代わりに三角靱帯が断裂している場合もある（図2）．

2. 三果骨折
両果骨折に後果骨折（図3）が加わったもの．

3. 腓骨高位骨折
腓骨の骨折が外果ではなく，より高い位置で起こっているもの（図4）．
骨間膜まで断裂しており，脛腓靱帯結合は不安定になり開大しやすい．

2 治療の進め方

1. 足関節脱臼骨折の治療
足関節脱臼骨折は，外果単独骨折や内果単独骨折を除いて，ほとんどの場合，手術治療が必要である．通常はスクリューやプレートで固定する．断裂した靱帯を縫合する場合と縫合しない場合とでは成績に差がないため，靱帯を縫合することはあまり行われていない[1,2]．

2. 手術治療

1) 外果骨折
骨折を整復後に，プレートで骨折部を固定する（図5）．

2) 内果骨折
大きい骨片であればスクリュー2本で固定する（図6-A）．骨片が小さい場合や，高齢者で骨粗鬆症性変化の強い場合はワイヤーを使ってテンションバンド法で固定する（図6-B）．

3) 後果骨折
ほとんどの場合，内固定は行わないが，骨片が大きい場合は前方からスクリューで固定することが多い（図7）．スクリュー固定を行う目安として，X線側面画像で，骨片が関節面全体の25％以上を占める場合と考えるのが一般的である．

4) 腓骨高位骨折と脛腓靱帯結合の離開
腓骨骨折が高い位置で起こっている場合は，骨折をプレート固定しても脛腓靱帯結合は不安定で，放置すると容易に開大する．脛腓靱帯結合が開大すれば距骨が外側に変位して変形性関節症をきたす．このため腓骨骨折が高い位置で起こっている場合は，術後一定期間脛腓靱帯結合をスクリューで固定し，脛腓靱帯が正しい長さで修復することを促す．脛腓靱帯結合の直上の高さで，腓骨から脛骨に向かって固定する（図8）．

3. 術後理学療法の概説（表1）
術後のプロトコルは，行った手術や患者背景によって異なる．術後早期は局所安静のためシーネ固定を行う．通常の両果骨折で手術により十分な強度で固定できていれば，早期可動域訓練が可能である．

Ⅲ 各疾患に対する理学療法［下腿部・足関節］

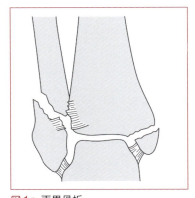

図1▶ 両果骨折
内果と外果が両方骨折する．

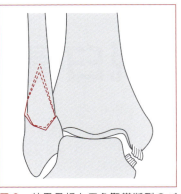

図2▶ 外果骨折と三角靱帯断裂のパターン

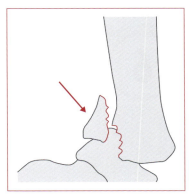

図3▶ 後果骨折の合併

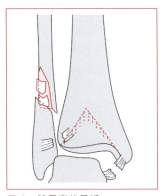

図4▶ 腓骨高位骨折

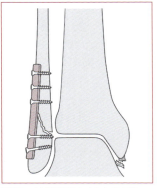

図5▶ 外果骨折に対するプレート固定

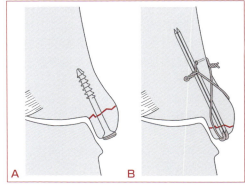

図6▶ 内果骨折に対するスクリュー固定（A）とテンションバンド法による固定（B）

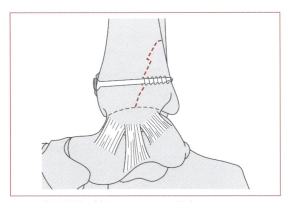

図7▶ 後果骨折に対するスクリュー固定

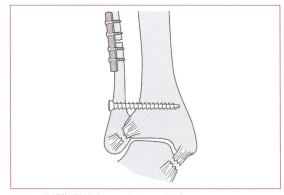

図8▶ 脛腓靱帯結合のスクリュー固定

6　足関節脱臼骨折

表1 ▶ 術後リハビリテーションの流れ

	1週	2週	3週	4週	6週	8週	12週	16週	20週～
患肢挙上，クーリング									
足趾屈伸運動									
大腿四頭筋セッティング									
下肢伸展挙上訓練									
股関節や膝関節周囲筋の筋力強化訓練									
外固定	シーネ	ヒールつきシャーレ							
外固定脛腓靱帯結合をスクリュー固定した場合	シーネ	ヒールつきシャーレ							
可動域訓練									
可動域訓練（三角靱帯断裂がある場合）									
歩行訓練			部分荷重	全荷重					
歩行訓練（大きい後果骨片がある場合）						部分荷重	全荷重		
筋力強化訓練									
バランスボード									
ジョギング									
ジョギング（三角靱帯断裂のある場合や大きい後果骨片がある場合）									
競技復帰									

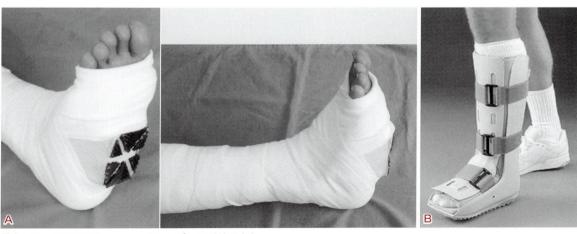

図9 ▶ ヒールをつけたシャーレ (A) とブーツ型装具 (B)
これらを装着して荷重する．理学療法のときは外して，可動域訓練を行う．

Ⅲ　各疾患に対する理学療法［下腿部・足関節］

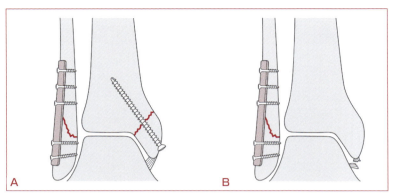

図10▶ 三角靱帯断裂の術後理学療法
A：内果骨折であれば，これをスクリューで固定すれば三角靱帯は温存されていることになる．
B：内側の損傷が三角靱帯断裂である場合，これが正しい長さで治癒するまで，外固定が必要となる．

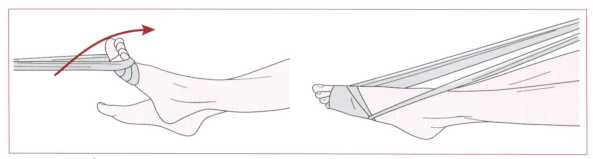

図11▶ セラバンド®を使った底背屈筋力強化訓練

　術後2～3週程度でヒールをつけたシャーレやブーツ型装具で全荷重を許可する（図9）．その後X線画像にて骨癒合が確認できれば，シャーレを除去する．
　一方，下記のような因子は術後プロトコルに影響を与える．

1）脛腓靱帯結合に対するスクリュー固定の有無

　脛腓靱帯結合をスクリュー固定した場合（図8），これを抜去するまでは歩行シャーレやブーツ型装具で中間位を維持したままでの荷重が必要である．もしこのスクリューを抜去しないままで裸足や靴で荷重すると，いずれスクリューが折損したり，スクリューのゆるみが生じる．

ヒールつきのシャーレやブーツ型装具で固定して3週で部分荷重を許可し，8週で全荷重を許可する．術後8～10週で脛腓靱帯結合スクリューを抜去するまでは，歩行シャーレ装着での荷重とする．

2）三角靱帯断裂の有無

　内側の損傷形態が内果骨折であれば，内果骨片に三角靱帯が付着しているため，これをスクリューで固定すれば三角靱帯は温存されていることになる（図10-A）．しかし，内側の損傷が骨折ではなく三角靱帯断裂である場合（図10-B），これが正しい長さで治癒するまで，外固定する必要がある．通常3週程度を目安にしており，この間は可動域訓練を行わないことが多い．

3）大きい後果骨折の有無

後果骨折は，外果骨折や内果骨折の場合と異なり，その骨片が荷重を直接受けるため，後果骨片が大きい場合，たとえスクリュー固定しても（図7），荷重によって骨片が転位するおそれがある．そのため6週程度は免荷とすることが望ましい．

4）骨の強度

高齢で骨粗鬆症があったり，糖尿病を持つ患者の場合，手術を行っても十分な固定性が得られないことが多い．この場合は通常よりも荷重を遅らせる．どの程度荷重を遅らせるかは，手術中の骨折の固定性によって異なる．

3 理学療法の実際

1. 術後0〜8週の理学療法

術後1週程度は患肢の挙上，クーリングを行い，腫脹を最小限に抑える．また足趾の屈伸運動を積極的に行わせる．大腿四頭筋セッティングや下肢伸展挙上訓練は早期から行い，その後足関節の外固定を行っている間にも，股関節・膝関節周囲筋の筋力強化訓練を積極的に行っていく．通常の両果骨折であれば，理学療法ではシャーレをはずして早期から可動域訓練を行う．

その後は術後2〜3週程度で，ヒールつきのシャーレやブーツ型装具で全荷重を許可する（図9）．また軽い負荷から足関節の筋力強化訓練を開始し，セラバンド®などを使っての自宅での訓練を指導する（図11, 12）．

術後6〜8週で，X線画像で骨癒合が得られ，関節の適合性が良好であれば，シャーレを除去する．

三角靱帯断裂がある場合には（図10-B），術後3週間は積極的な可動域訓練は行わない．この間も足関節周囲筋の等尺性訓練を指導する．3週以降は徐々に関節可動域訓練を開始する．まずは底背屈運動と内がえし運動から開始し，その2〜3週後に外がえし訓練を開始する．

脛腓靱帯結合をスクリュー固定した場合（図8），術後8〜10週で脛腓靱帯結合スクリューを抜去するまでは，歩行シャーレやブーツ型装具を装着

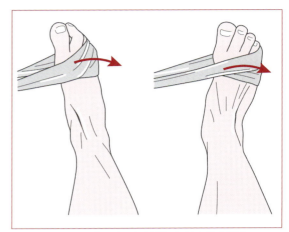

図12▶ セラバンド®を使った外がえし筋力強化訓練

しての荷重となる．この間，三角靱帯断裂がない場合は早期から底背屈自動運動の指導を行う．脛腓靱帯結合がスクリュー固定されているため腓骨の動きが制限されているので，強い背屈運動はできない．

2. 術後8〜12週の理学療法

積極的な足関節の筋力強化訓練を，底背屈・内外がえしで行う．またバランスボードを使って固有感覚の再獲得を目指す．強固な内固定によって確実に骨癒合が得られていれば，この時期に訓練上の制限はなく，疼痛と腫脹をみながら積極的に理学療法を進める．ただし脛腓靱帯結合をスクリュー固定する必要がある症例では足関節の不安定性が強く，X線写真をみながら慎重に進めたほうがよい．

3. 術後12週以降の理学療法

通常の両果骨折であれば，徐々にジョギングを開始する．脛腓靱帯結合のスクリュー固定を要した場合や大きい後果骨片があった症例では，16週以降になる．可動域と筋力が十分回復したことを確認して，装具装着のうえで軽い負荷から競技に準じた練習を開始する．

この間，疼痛や腫脹・浮腫，極端な皮膚の色調の変化の出現に注意する．これらの増強があれば，負荷を軽減したり，トレーニングの休止を指示する．疼痛を我慢させて継続的に運動負荷を与える

と，時に複合性局所疼痛症候群[3]に移行することがあり，注意する．

4 競技への復帰

十分な可動域と疼痛の消失および筋力の再獲得を確認して，本格的な競技復帰を許可する．術後およそ5～6ヵ月以降になる．術後免荷期間が長くなった場合，骨萎縮をきたしていることもあり，急激な負荷の増大は疼痛や疲労骨折の原因にもなるため，注意を要する．

文 献

1) Stromsoe K, et al：The repair of a ruptured deltoid ligament is not necessary in ankle fractures. J Bone Joint Surg Br 77：920-921, 1995
2) Zeegers AV, et al：Rupture of the deltoid ligament in ankle fractures：should it be repaired? Injury 20：39-41, 1989
3) 住谷昌彦ほか：本邦におけるCRPSの判定指標．日臨床麻会誌30：420-429, 2010

III 各疾患に対する理学療法 [下腿部・足関節]

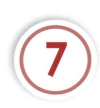

足関節内反捻挫

三木 英之・蒲田 和芳

　スポーツ選手に多発する足関節捻挫についてこれまで多数の研究が公表され，エビデンスが構築されてきた．しかしながら，足関節捻挫の予防，再発予防，後遺症の解消のための具体的な対策が確立されたとはいえず，また得られたエビデンスがスポーツ現場に十分浸透しているとはいいがたい．競技生活の長いアスリートでは，捻挫を繰り返すことで慢性足関節不安定性（chronic ankle instability：CAI）に，さらには CAI から変形性足関節症（足 OA）に進行する例も多い[1]．

　本稿では，足関節捻挫の後遺症予防を念頭に置きつつ，スポーツ現場で頻繁に遭遇する 2 度の急性足関節内反捻挫の概要とリハビリテーションについて述べる．

1 疾患の解説

1. 受　傷
1）疫　学
　足関節内反捻挫は全スポーツ外傷の 10～30％を占め，スポーツ活動で最も多発する外傷の 1 つである[2~4]．また，足関節捻挫の占める割合は足関節外傷の 70％以上を占める[4]．内反捻挫後に，損傷した組織治癒および機能回復が不十分な状態であっても，痛みに耐えつつスポーツ活動に参加できる場合が多い．バスケットボール選手において，56.8％もの内反捻挫受傷者は医療機関を受診しなかったというデータもある[5]．

　スポーツ種目を問わず，不十分な初期治療および不完全な機能回復でスポーツ活動を再開する例が多い．その結果，不安定性，筋力低下，可動域制限，代償運動，ステップ動作やフォームの異常などが残存し，さまざまな機能低下や疼痛，捻挫の再発などの後遺症を招く危険性がある．足関節捻挫の再発率は 56～74％と高く[6]，これを繰り返すと CAI に移行すると考えられている．

2）受傷機転
　足関節内反捻挫は，底屈位での減速動作において足関節が過度の内反位を呈することによって発生する場合が多い．距骨滑車の幅は前部よりも後部のほうが狭いため，距骨滑車後部が脛腓天蓋と接触する底屈位において可動性が大きいことと関係があると考えられてきた[7]．また，ストップ，着地，カッティングなどの減速動作において，進行方向に対してつま先が内側を向いた状態で接地する動作において発生しやすい[8, 9]．バレーボールのネット際の着地においてほかの選手の足を踏んだり，屋外の競技では地面の凹凸に足をとられたりするなども内反捻挫の典型的な受傷機転である．

3）受傷時の足関節肢位
　足関節内反捻挫はもっぱら底屈位で生じると考えられてきたが，近年背屈位での内旋強制によって足関節内反捻挫が発生する症例が報告された[10~13]．蒲田[14]は，距腿関節背屈位での動揺性の存在に以前から着目してきた．吉田ら[15]は，背屈位での動揺性を"足関節背屈位動揺性（ankle with unstable mortise：AUM）"と名づけ，その存在を確認するための徒手検査として"他動背屈位内旋テスト"を提唱した．背屈位動揺性の原因として背屈に伴う距骨内側の後方移動の制限が推測され，Kobayashi ら[16]は，背屈時の舟状骨突

起，内果間距離が大きいことは初回内反捻挫の危険因子であることを見出した．すなわち，距腿関節背屈位において，距骨内側部が十分に後方に滑りこむことが初回内反捻挫の発生率低下に寄与する可能性がある．

2. 疾患概要

1）不安定性

足関節内反捻挫の多くは，"内がえし"，すなわち底屈位での内旋・回外の強制により起こり，前距腓靱帯や踵腓靱帯などの損傷を招く[17]．内側靱帯の損傷を伴わない前距腓靱帯損傷は前外方回旋不安定性（anterolateral instability）[18]を，さらに踵腓靱帯損傷が加わると距骨傾斜（talar tilt）を招く[19]．さらに，われわれが実施した片側性のCAI側と健側との3D-CTによる精密な比較により，CAIでは脛腓関節の開大が合併している可能性が示唆された[20]．

2）重症度

足関節外側靱帯損傷は1度から3度に分類される[17, 21, 22]．Wolfeら[22]は以下のように重症度を定義した．1度は外側靱帯の部分損傷であり，軽度の圧痛と腫脹を伴うが，機能低下はわずかであり，機械的不安定性を認めない状態と定義される．2度は外側靱帯の部分損傷であり，中等度の疼痛，腫脹，皮膚の変色，加えて機能低下とストレステストにより機械的不安定性を認める．3度は外側靱帯の完全断裂であり，腓骨周囲に4cm以上の腫脹，変色，重大な機能低下と可動域低下，機械的不安定性を認める．

3）治癒過程

組織学的治癒過程は，①炎症期（約10日間），②増殖期（4～8週），③成熟期（約1年）の3相に分類される[23]．すなわち，組織の治癒は一般的な競技復帰後も長期間にわたって続くことに留意すべきである．そのなかで，2度は肉眼的な靱帯損傷と検出可能な不安定性が生じるものである．

4）アライメント

内反捻挫の再発リスクに関連するアライメントとして，荷重位でのleg-heel alignmentがあげられる．踵骨回外はしばしばハイアーチを伴い，踵接地における外側荷重をもたらし，内反捻挫再発のリスクを増大させる可能性がある[24]．踵骨回外アライメントの原因として，内果周辺（特に屈筋支帯周辺）の軟部組織の拘縮，膝関節における下腿外旋アライメントなどがあげられる．

他動背屈に伴う距骨外旋は，背屈位時の距骨内側の後方への滑走制限によって起こると考えられ，内反捻挫後にほぼ必発する．これは脛腓天蓋が形成するほぞと距骨滑車との適合性の低下を招き，AUMの原因となるとともに，捻挫再発のリスクを高める危険性がある．これを防ぐため，距骨内側の後方への可動性を獲得させ，正常かつ完全な背屈可動域を獲得することが必要である．

他動底屈に伴う距骨内旋は，ジャンプの着地や下り坂，減速動作において内反捻挫再発の危険性を高める可能性がある．これは足関節前面の内側の拘縮によって生じ，距骨内側部の前方移動制限によってもたらされる．他動底屈における距骨内旋は，荷重位（つま先立ち）での母趾球荷重を妨げ，またジャンプからの着地時に中間位ではなく内がえし位での着地を招く．これらはいずれも内反捻挫再発の危険性を高め，スポーツパフォーマンスの回復を阻害する可能性がある．

2 治療の進め方

受傷後1～3日間経過すると，患部に顕著な腫張があっても安静時痛は軽減または消失し，熱感や発赤も消失する例が多い．これは，急性期に増悪した腫張は患部に残存しているものの患部の炎症反応そのものは軽減しつつある状態と解釈でき，本稿ではこの時期を"亜急性期"と定義する．なお，腫張が完全に消失した時点で"亜急性期"から"回復期"，ジョギングを開始した地点で"回復期"から"復帰準備期"へと移行するものとし，以下本稿では受傷から復帰までのプロセスを，①急性期，②亜急性期，③回復期，④復帰準備期の4段階に分けるものとする（表1）．

1. 手術療法と保存療法

足関節内反捻挫の治療法としては，手術，投薬，初期固定，機能療法，バンデージ，テーピング，ブレース，固有受容（バランス）トレーニン

表1 ▶ 治療の進め方

	Phase-1 急性期 (受傷直後から受傷1～3日目)	Phase-2 亜急性期 (受傷1～3日目から腫脹消失まで)	Phase-3 回復期 (腫脹消失からジョギング開始まで)	Phase-4 復帰準備期 (ジョギング開始から競技復帰まで)
RICE 処置 歩 行	○ 松葉杖にて，痛みに応じて NWB～PWB	× PWB～FWB	× 正常歩行	× 正常歩行
物理療法 (アイスバス，交代浴，超音波治療など) 運動療法 ROM 運動 タオルギャザー 等尺運動 (足関節中間位) 抵抗運動 スクワット ヒールレイズ		○ ○(軽度) ○ ○	○ ○ ○ × ○ ○ ○	 ○ ○ × ○ ○ ○
ジョギング カッティング ストップ動作				○ ○ ○

グなどといった選択肢がある．近年のシステマティックレビューでは，手術療法は不安定性の改善に関して優位であるとした弱いエビデンスはあるものの，侵襲やコスト，復帰時期を加味すると手術療法の明確な優位性を見出すことはできない[25, 26]．筆者の周囲においても，初発足関節内反捻挫に対して手術療法を選択する医療機関はほとんどなく，特別な例外を除いて保存療法が選択される．

2. 急性期の管理

2度の足関節内反捻挫急性期には，患部へのストレス軽減のため松葉杖，シーネ・ブレース固定，消炎鎮痛薬を処方する場合がある．システマティックレビューにより，急性期の内反捻挫の受傷直後の固定(immobilization)は，受傷直後から可動性を保つ機能的リハビリテーションに劣ると結論づけられた[27]．したがって，シーネ固定はあくまでも非管理下(医療機関外)での活動中の苦痛や症状の増悪を防ぐためと位置づけ，管理下では急性期から組織損傷に十分配慮しつつ，機能回復を目的としたリハビリテーションを進める．特に陳旧例では，理学療法士の管理下で受傷直後からブレースやテーピングにより一定の可動域を保ちつつ荷重を許すことが多い．

3. リハビリテーション処方

RICE 処置や松葉杖歩行など急性期の管理法の指導のため，そして患部にストレスを与えずに急性期から実施できる機能的リハビリテーションを適切に指導するため，受傷当日からでも理学療法士によるリハビリテーションを処方する．外来でのリハビリテーションに対応できない医療機関を受診した場合は，必要に応じて急性期からのリハビリテーションを実施できる医療機関に紹介することも検討する．

安静時痛が軽快し，腫脹が縮小し始めたら亜急性期と位置づけ，理学療法士により腫脹軽減および機能低下防止を目的とした物理療法(交代浴，超音波など)や軽い運動療法，患部への負担を排除した患部外トレーニングを行う．腫脹を含む炎症症状の消失，荷重時痛の消失が得られたら，本

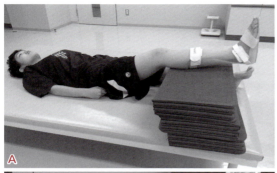
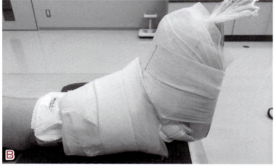

図1 ▶ 発症直後にて腫脹形成を抑制するためのスポーツ現場におけるRICE処置
A：心臓よりも患部をできるだけ高く上げた挙上位（elevation）を確保し，シーネまたは短下肢装具で中間位から軽度背屈位で固定し，前距腓靱帯へのストレスを完全に排除する（rest）．図では短下肢装具（ankle-foot orthosis：AFO）を用いている．
B：15分程度経過したら，足部全体を覆うため，大きめのビニール袋にクラッシュアイスを入れてさらに15～30分程度冷却（icing）する．

格的な機能回復を目指す運動療法を開始する．

3 理学療法の実際

後遺症を予防しつつ早期の競技復帰を果たすには，捻挫直後の救急処置から一貫した方針のもとにリハビリテーションを進めることが望ましい．

1. 急性期

1）スポーツ現場における処置（血腫形成前）

受傷の現場にトレーナー（または医療従事者）がいる場合には，受傷後速やかに重傷度を評価し，体表からの変形，変色，OARによって明らかな骨折の有無を確認する．明らかな骨傷や脱臼があれば当日のうちに病院搬送を進める．症状と他覚所見からその可能性が小さいと判断できる場合には，速やかに下記の急性処置へと移行する．

受傷直後の処置はいわゆる"RICE処置"が基本である．靱帯損傷には末梢血管の損傷も伴うことから，受傷直後にはまず選手の安全を確保したうえで，受傷した靱帯組織付近の止血を最優先とする．なお，アイシングのみの効果として，局所の末梢血管壁の収縮や組織代謝の低下により患部付近の血流の減少は期待できるが，血腫形成そのものは回避できない．止血を最優先とした場合のRICE処置の手順は以下のとおりである．

① 前距腓靱帯へのストレスのない安静（rest）を得るためにシーネと弾性包帯によって中間位から背屈位で固定する（図1-A）．
② 心臓よりも患部をできるだけ高く上げた挙上位（elevation）を確保する（図1-A）．
③ U字パッドにより外果周囲を圧迫することを優先するため，冷却（icing）は足部全体を覆うように，大きめのビニール袋にクラッシュアイスを入れて，広い面積で冷却する（図1-B）．圧迫開始から3～5分のうちに氷を患部に装着するのが望ましい．

2）血腫形成後の処置

急性期において，患部へのストレスは日常生活活動によってもたらされる．通学や通勤における歩数を最小限とするよう，生活指導を徹底する．可能であれば亜急性期が終了するまでの期間は，できる限り外出を控え，自宅においても椅座位など患部を心臓よりも低い位置に置いた姿勢は食事，トイレ，入浴など必要最小限とし，可能な限り患部を挙上したRICE処置を継続するように指導する．

疼痛を含む炎症症状の増強や組織損傷の拡大を防ぐうえで，急性期には松葉杖歩行を選択する例が多い．歩行中は立脚後期の背屈によって疼痛が増強するため，健側が患側を追い越さない"小ぶり歩行"が好ましい．疼痛が強い時期のtoe-out歩行は，膝関節における下腿外旋を促し，結果的に外側荷重歩行へと導く．したがって，つま先を正面に向けた歩行練習を丁寧に行うことが重要である．

受傷から 5 日間程度は，患部へのストレスによって再出血を起こしやすい状態であることを念頭に置いて，患部保護と腫張軽減を目的とした固定を行う．意外にも文献上，RICE 処置の治療効果に関して肯定的または否定的なエビデンスは十分とはいえない[28]．しかし，二次的低酸素症による組織損傷拡大の防止や症状緩和のために RICE 処置の有効性は高いと考えられる．夜間も含めて，少なくとも 2 時間につき 20 分程度のアイシングを間欠的に行う．また，安静を保つため最小限の患部保護は必要である．具体的には，①シーネ，U 字パッド，弾性包帯，②硬性・半硬性ブレース，③テーピング，U 字パッドなどから個々の事情に応じて適切な方法を選択する．

捻挫後に長期間残存する ROM 制限や筋機能低下の原因として，初期固定による不動および筋の不活動とともに，圧迫によって生じる筋と皮下脂肪や皮膚などとの癒着があげられる．これを防ぐため，急性期においても，テーピング，包帯，ブレース，シーネなどによる過度の圧迫を回避し，足関節周囲の皮膚の可動性，筋や腱の滑走性の低下を可能な限り予防する．

2. 亜急性期

われわれが医療機関で経験した新鮮例の多くは，受傷後 2〜5 日経過し，安静時痛と熱感は消失し，腫張が残存している状態である．問診により安静時痛の消失を，触診により熱感の消失を確認する．腫張が強い場合には表層には熱感が認められなくても，深部に炎症が残存している例があるので，安静時痛や歩行後の拍動性の疼痛などを参考にする．また 10°以上の底屈は修復過程の前距腓靱帯を伸張することから禁忌とする．亜急性期には，腫脹の増悪を防ぎつつも，組織間の滑走不全および拘縮の予防を図る必要がある．継続的な圧迫および固定を可及的早期に除去し，活動直後または運動療法直後のアイシングに切り替える．

前距腓靱帯へのストレスを軽減するため，日常生活およびリハビリテーション中を問わず，足部アーチを保持しつつ背屈に伴い距骨滑車を後方に誘導することが望ましい．しかしながら，このような関節運動の誘導が得られるブレースは存在しない．そこで，筆者は前記の関節運動の誘導を意図したテーピングを推奨している（図2）．

亜急性期に入ると，理学療法士またはトレーナーの管理下にて，腫張の軽減を目的とした物理療法や運動療法を開始する．物理療法としてはアイスバス，交代浴，超音波治療，微弱電流などが使用されている．運動療法においては，原則として足関節を中間位または軽度背屈位に保持しつつ，足趾や膝関節，股関節などの下肢の筋収縮を誘発して，筋のポンプ作用を利用した下肢の血流改善を図る．この際，U 字パッドとシーネやテーピングを用いるか，あるいは椅座位で足底を床に置いた状態（図3-A）で，運動療法実施中の足関節運動を防ぐ．選択する運動としては，足趾のみを動かすタオルギャザー（図3-A），足関節中間位での等尺性運動（図3-B），非荷重位での膝伸展・屈曲，股関節周囲筋など患部外のエクササイズなどがあげられる．前記の運動療法終了後は，炎症再燃を防止する目的でアイシングを 15 分程度行う．

3. 回復期

外果周辺の腫脹と歩行時痛が消失したら回復期と位置づけて，リアライン・セラピー[29]の概念図（図4）にしたがって，合理的な手順を守りつつ，積極的な運動療法を進める．この概念図は，すべての関節疾患に適応される治療の設計図である．マルアライメントを伴う異常な他動運動が存在している状態での筋力強化は，むしろ好ましくない関節運動を助長し，正常な関節運動の獲得を阻害する危険性がある．それを避けるため，正常な他動運動の獲得とともに，内がえしを除く最大可動域での他動運動時痛の消失に向けた治療を優先し，その後本格的な筋力強化を開始する．

1）リアライン相

第 1 のリアライン相（realigning phase）では，理想的なアライメントでの他動関節運動を獲得させ，足関節の中間位での最大背屈および最大底屈位を得る．理想的な関節運動が得られることにより，関節周囲のどの組織にも過度のストレスが及ばない状態となる．最初に，前距腓靱帯を伸張するリスクの小さい背屈の正常化，すなわち最大背

III 各疾患に対する理学療法［下腿部・足関節］

【サポートテープ1】外果のやや後方を通すことにより、足関節背屈に伴い緊張が増す。その緊張により、内側アーチ挙上と距骨内側部の後方への移動を促す。

足底　　　　　　　内側　　　　　　　外側

【サポートテープ2】外果のやや下方を通すことで足関節背屈により緊張が増すテープ。前脛骨筋腱を脛骨に向けて引き寄せ、間接的に足部の古右方移動を促す。また、サポートテープ1による距骨内旋に対し、このテープによって踵骨を軽度外旋させて、ショパール関節を軽度内転させる。

外側　　　　　　　内側

【サポートテープ3】距骨下関節の回外を制動する。

内側　　　　　　　外側

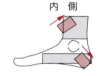

【サポートテープ4】距骨下関節の回外を制動する。

内側　　　　　　　外側

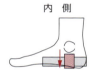

【サポートテープ5】底屈位で内がえしを制動する。中間位での底屈可動域を制限しないよう、ゆるめに貼る。

内側　　　　　　　外側

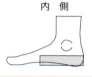 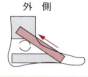

図2▶距腿関節および距骨下関節の正常な運動を促す補装具
背屈に伴う距骨後方移動と距骨下関節回内を促すテーピング。

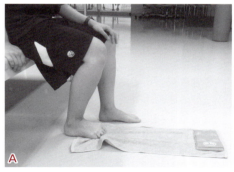 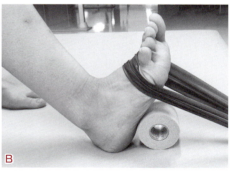

図3▶足関節運動を伴わないエクササイズの例
A：椅座位で足底を床につけて行うタオルギャザー。足関節中間位から開始し、上達するに連れて徐々に背屈位で行う。
B：足関節中間位での等尺性背屈筋トレーニング。底屈位とならないように足底のテープには触れないように行う。

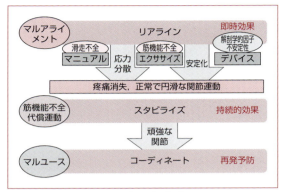

図4 ▶ リアライン・セラピーの概念図
すべての関節疾患に適応される治療の設計図．リアライン相では，正常なアライメントとキネマティクス（他動運動）を獲得し，即自的に症状を改善させる．次に，スタビライズ相では，他動運動が正常化した状態を保つための筋活動パターンの獲得に特化したトレーニングを行う．コーディネート相では，マルアライメントや異常運動の再発を招きやすい動作パターンを修正する．

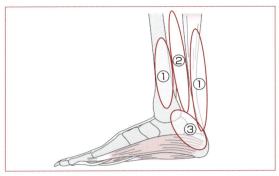

図5 ▶ 距骨滑車の後方移動を制限する因子
①：アキレス腱と脛骨内側縁の皮膚の癒着
②：下腿三頭筋と深部屈筋群間の滑走不全
③：屈筋支帯周囲の癒着

屈位での足関節前面のインピンジメント[30]または詰まり感の消失を目指す．底屈については，前距腓靱帯の治癒過程を考慮しつつ，距骨内旋を伴わない中間位での最大底屈位を得ることを目指す．ただし，初発捻挫の場合，治癒過程にある前距腓靱帯へのストレスを回避するため，受傷から6週間程度は20°以上の底屈や内がえし位を許さないようにする．

リアライン相において用いる治療手段としては，① 正常な関節運動または正常な筋の滑走運動を阻害する軟部組織の滑走不全対策としての徒手リリース（組織間リリース），② 正常アライメントを得るために必要な筋の随意的コントロール能力を向上させるエクササイズ，③ 不安定性に対して関節運動を制動する補装具があげられる．なかでも組織間リリースは正常な関節運動を獲得するために最も重要な治療要素である．これは，正常な関節運動を獲得するうえで非常に有効であるが，その習得には一定のトレーニングを積む必要があり，専門的なセミナーなどの受講が推奨される．

(1) 組織間リリース

背屈に伴う距骨滑車の後方移動を制限する因子として，アキレス腱と脛骨の接近があげられる．アキレス腱が脛骨に接近すると，背屈に伴い距骨後突起が十分に脛骨の後方に出てくることができない．その原因として，アキレス腱と脛骨内側縁の皮膚の癒着，下腿三頭筋と深部屈筋群間の滑走不全，そして屈筋支帯周囲の癒着などが関与する（図5）．これらに対して組織間リリース（図6）を施すことにより，距骨外旋を伴わず，また背屈時の距腿関節前面の詰まり感のない正常な背屈運動が獲得されていく．前脛腓靱帯損傷がなければ，この時点でスクワット時の疼痛はほぼ消失する．

底屈に伴う距骨滑車の前方移動の制限が特に内側に優位である場合，距腿関節の他動底屈において距骨内旋が誘導される．これに対して，主に内果周辺における前脛骨筋上の皮膚の癒着，前脛骨筋腱とその深層の関節包との滑走不全などに対して組織間リリース（図7）を施すことにより，距骨内旋を伴わない中間位での底屈可動域が得られる．完全な底屈可動域が得られない場合は，伸筋支帯上の皮膚の滑走性，伸筋支帯下の伸筋腱の滑走性改善を目的とした組織間リリースを行う．

(2) エクササイズ

正常な関節運動が獲得されたうえで，その正常な運動を保つために必要な筋活動を促す最低限のエクササイズを実施する．この段階では筋力増強ではなく，随意的な筋のコントロール能力を回復させることを主目的とする．

① 足趾伸筋・屈筋群：タオルギャザーはヒラメ筋と深部屈筋群との滑走性の獲得を意図

III 各疾患に対する理学療法［下腿部・足関節］

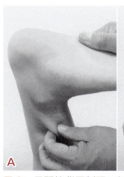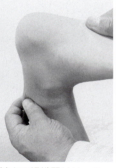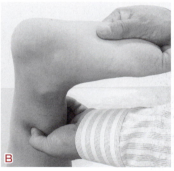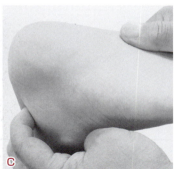

図6▶ 足関節背屈制限に対する組織間リリース
A：脛骨内側縁（左），アキレス腱（右）上の皮膚のリリース．
B：下腿三頭筋と深部屈筋群間のリリース．
C：屈筋支帯のアキレス腱滑液包からのリリース．
組織を圧迫するのではなく，組織間に指先を滑りこませ，組織間の滑走性を向上させる．

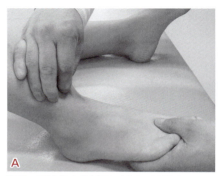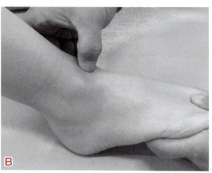

図7▶ 足関節底屈制限に対する組織間リリース
A：前脛骨筋上の皮膚リリース．
B：前脛骨筋腱とその深層の関節包との滑走不全などに対する組織間リリース．

して，足関節中間位から徐々に背屈位で行うようにする．足趾屈筋群だけでなく，足趾伸展・開排に必要な筋機能を十分向上させるように意識して実施する．

② **足関節背屈筋**：ゴムチューブを抵抗とする背屈運動が最も簡便である．

③ **深部屈筋群**：後脛骨筋など深部屈筋群のトレーニングとして内がえし運動を行うことは，治癒過程にある足関節外側靱帯保護の観点から好ましくない．したがって，足関節中間位での最大背屈位において距骨内旋筋の等尺性活動を促すチューブエクササイズ（図8-A）を行う．

④ **腓骨筋群**：腓骨筋群のトレーニングは，距骨中間位を厳格に保持しつつ，距骨下関節の回外制動を意図したバランスシューズトレーニング（後述）を推奨する．距骨外旋を誘発するチューブエクササイズ（図8-B, C）は行わない．

⑤ **内側ハムストリングス**：歩行時の距骨回外の改善，スクワット時の動的外反（knee-in）を修正するためには，膝関節における下腿外旋アライメントの矯正が必要である．それには，内側ハムストリングスの強化が重要である．まずは椅座位での自動内・外旋運動により，外側ハムストリングスが完全に弛緩した状態での内旋筋の活動を促す（図8-D）．

7 足関節内反捻挫

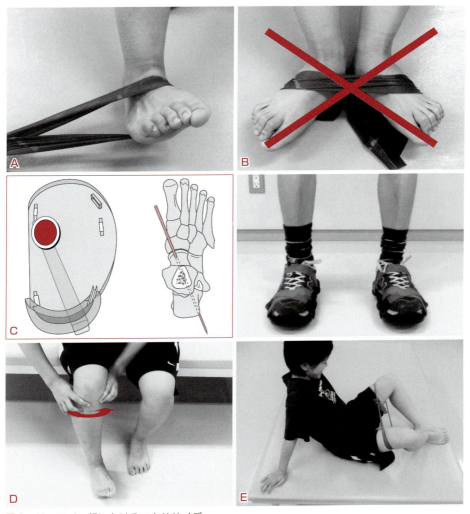

図8▶リアライン相におけるエクササイズ
A：距骨内旋筋の等尺性トレーニング．
B：腓骨筋トレーニングは距骨外旋という異常運動を誘発するため実施しない．
C：リアライン・バランスシューズ足関節用（GLAB社）による回内筋トレーニング．距骨下関節の運動軸に一致したバランス軸の上で足底を水平に保つことにより，距骨外旋を伴わずに，距骨下関節の回内筋を特異的に活動させることができる．
D：内側ハムストリングスの機能改善を目的とした下腿回旋エクササイズ．足関節が回外しないように十分気をつける．
E：非荷重位での股関節外旋筋トレーニング．

⑥ 股関節外旋筋：前記の膝関節アライメントを修正するため，荷重位においては股関節外旋筋により大腿骨の内旋を制動する必要がある．したがって，ゴムチューブや自重を用いた股関節外旋筋（図8-E）の強化を積極的に行う．

（3）補装具

距骨滑車の十分な後方移動を伴う正常な関節運動を誘導し，損傷した靱帯へのストレスを減弱するためには何らかの補装具が必要である．そのために最適化した補装具としては，前述したリアライン・ソックスが有用である．

荷重位において踵骨回外は捻挫再発のリスクを増大させ，踵骨回内・扁平足は背屈時の脛骨に対する距骨外旋を促す．このような足部アライメントに問題がある場合は，外側アーチと内側アーチの両方の形成に必要な立方骨の支持，踵骨中間位の保持を意図したヒールカップが有効である．このような構造を持つカスタムインソールまたはリアライン・インソール（GLAB社）が推奨される．

2）スタビライズ相

第2のスタビライズ相（stabilizing phase）では，獲得された理想的なアライメントと可動域を保つために必要な筋機能の獲得を目的とする．特に重要な点は，①荷重位のスクワット運動（足関節背屈）における距骨中間位の保持，②ヒールレイズ（足関節底屈）における母趾球荷重の保持，そして，③足趾開排・伸展位での母趾球荷重の保持など必要な筋活動パターンの獲得を目指す．なお，③の足趾機能については，①と②のトレーニングに組み込んで同時に行うことができる．

（1）スクワット動作（背屈）

足関節背屈（下腿前傾）を伴うスクワットは，高重量を挙上するスクワット運動には不適切であると回避されがちである．しかしながら，階段の降り，ジャンプからの着地，スタートダッシュなど，日常生活やスポーツ活動において下腿前傾を伴う動作は高頻度に必要とされる．したがって，下腿前傾を伴うスクワット運動の正常化と強化の優先順位は高い．

最初に，股関節，膝関節，距腿関節を含む下肢関節のトレーニングを行う．理想的な荷重位下肢屈曲（スクワット）運動の条件として，膝における下腿内旋（スクリューホーム運動）とともに，十分な距骨滑車の後方への移動を伴う中間位での距腿関節背屈が必要となる．ほとんどの距腿関節において，背屈に伴い距骨は外旋することから，実際には中間位での背屈を得るため，背屈位に伴う距骨内旋を促す必要がある．これらはいずれもスクワット中のknee-outによって獲得される．軽度knee-outを保ったスクワット（図9）により，knee-inを制動するために必要な股関節外旋筋と膝関節内旋筋の協調性の獲得を促す．この肢位は，

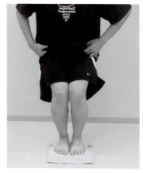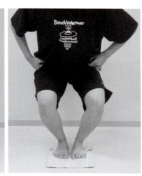

図9▶脛骨に対する距骨内旋を促すknee-outスクワット

距腿関節において距骨上の下腿外旋を促し，距骨内旋位での背屈運動の習得に役立つ．

足部内在筋は荷重位において足関節安定性向上に貢献すると考えられる．特に足趾開排・伸展によって足趾屈筋群が緊張（windlass機構）し，荷重位での足部アーチ（truss機構）の保持に貢献する．また足趾開排位での接地の習慣化により，不整地での着地における内反制動に必要な足関節周囲筋の接地直前の筋活動（予備緊張）の向上を促す．具体的なトレーニングとして，①足趾開排・伸展位を保ったスクワット（図10-A）を十分に行ったうえで，②踵を床から5mm程度挙上し，なおかつ足趾開排・伸展位を保ちつつ行うヒールアップスクワット（図10-B）により母趾球荷重に必要な足趾の開排の学習と下腿前傾に必要なヒラメ筋の遠心性活動の強化を図る．

（2）ヒールレイズ動作（底屈）

荷重位での底屈（ヒールレイズ）機能獲得は，ジャンプの踏み切り，走動作における離地，ダンスなどでみられるつま先立ちでの動作などスポーツパフォーマンスに直結する．足関節内反捻挫後には，この底屈筋機能の低下に加えて，ヒールレイズをした際に母趾球荷重が保てず外側に荷重中心が移動する例が多い．足関節底屈位での外側荷重は内反捻挫再発の重大な危険因子ととらえ，完全な修正を目指さなければならない．

荷重位での正常な底屈運動を得るための条件として，①正常な中間位での他動底屈可動域の獲得，②下腿外旋と距骨下関節回外の運動連鎖の

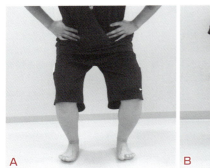
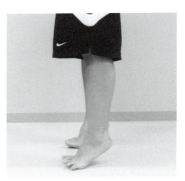

図10▶ 足趾伸展位での荷重トレーニング
A：足趾開排・伸展位を保ったスクワット
B：踵を床から5mm程度挙上しつつ足趾開排・伸展位を保ったヒールアップスクワット

図11▶ 足趾開排位で母趾球荷重を保ちつつ実施するヒールレイズ

修正，③腓骨筋・足趾開排筋による前足部荷重における左右方向への安定性の確保，④下腿三頭筋と深部屈筋群との間の滑走性の確保などがあげられる．足関節内反捻挫直後には，これらすべてに問題が生じている可能性がある．①についてはリアライン相において完了していなければならない．②についてもリアライン相のエクササイズで紹介した下腿内旋エクササイズ，下腿内旋位でのレッグプレス，下腿内旋位を保持しつつ膝を伸展する knee-out スクワットなどによって改善を図る．③については，スクワットやヒールレイズのトレーニングを通じて足趾開排位（図11）を保ち，また母趾球荷重を保つようにすることで強化を図る．前述のリアライン・バランスシューズ足関節用の使用は底屈運動中の腓骨筋の機能向上にも効果的である．④については必要に応じて，腓腹筋およびヒラメ筋の輪郭にそって組織間リリースを行い，下腿三頭筋を脛骨内側縁，深部屈筋群，腓骨筋群などとの間の滑走性を改善させる．

3）コーディネート相

第3のコーディネート相（coordinating phase）では，理想的なアライメントを崩す可能性のある動作を発見し，その修正を図る．これにより，マルアライメントの再発を防ぎ，足関節捻挫の再発の危険因子を減らすようにする．基本動作については，上述のスタビライズ相で説明したリアライン・バランスシューズ膝関節用を用いたトレーニングにより距骨下関節から上の下肢関節の動的アライメントを修正し，同足関節用を用いたトレーニングにより距骨下関節回内筋を強化しつつ母趾球荷重を習慣化する．それ以降は，次の復帰準備期において，さまざまなアジリティドリルや競技練習中に問題点を発見し，その修正を図る．

4．復帰準備期

復帰準備期は直線のランニングでの疼痛消失によって開始される．この時期には，競技復帰に必要な動作のバリエーションの再学習とともに，試合や高強度の練習に参加するために必要な基礎体力の獲得を進める．特に，動作の再学習は，捻挫再発予防のために十分な時間を確保する．

ランニングプログラムは，ジョギングから段階的に走速度を上げ，まずは直線のトップスピードの獲得を目指す．わずかでも代償運動や左右非対称な運動が生じる場合は，走速度を落として，代償運動のない状態でのプログラムを実施する．加速走においてトップスピードが得られたら，スタートダッシュやスラローム，カッティング，ストップ動作などを織りまぜたより複雑な課題へと進めていく．

4 競技への復帰

復帰の条件としては痛みなくすべての動作が行えることのほか，対人のドリルにおいて十分なス

ピードの回復が得られ，危険な動的アライメントが出現しないことがあげられる．最終的には，本人と現場のトレーナーや指導者に危険な動作を十分理解してもらう必要がある．

文献

1) Golditz T, Steib S, Pfeifer K, et al：Functional ankle instability as a risk factor for osteoarthritis：using T2-mapping to analyze early cartilage degeneration in the ankle joint of young athletes. Osteoarthritis Cartilage 22：1377-1385, 2014
2) Ekstrand J, Gillquist J：Soccer injuries and their mechanisms：a prospective study. Med Sci Sports Exerc 15：267-270, 1983
3) Junge A, Engebretsen L, Mountjoy ML, et al：Sports injuries during the Summer Olympic Games 2008. Am J Sports Med 37：2165-2172, 2009
4) Fong DT, Hong Y, Chan LK, et al：A systematic review on ankle injury and ankle sprain in sports. Sports Med 37：73-94, 2007
5) McKay GD, Goldie PA, Payne WR, et al：Ankle injuries in basketball：injury rate and risk factors. Br J Sports Med 35：103-108, 2001
6) Yeung MS, Chan KM, So CH, et al：An epidemiological survey on ankle sprain. Br J Sports Med 28：112-116, 1994
7) Hertel J：Functional anatomy, pathomechanics, and pathophysiology of lateral ankle instability. J Athl Train 37：364-375, 2002
8) Wright IC, Neptune RR, van den Bogert AJ, et al：The effects of ankle compliance and flexibility on ankle sprains. Med Sci Sports Exerc 32：260-265, 2000
9) Konradsen L, Voigt M：Inversion injury biomechanics in functional ankle instability：a cadaver study of simulated gait. Scand J Med Sci Sports 12：329-336, 2002
10) Fong DT, Ha SC, Mok KM, et al：Kinematics analysis of ankle inversion ligamentous sprain injuries in sports：five cases from televised tennis competitions. Am J Sports Med 40：2627-2632, 2012
11) Fong DT, Hong Y, Shima Y, et al：Biomechanics of supination ankle sprain：a case report of an accidental injury event in the laboratory. Am J Sports Med 37：822-827, 2009
12) Kristianslund E, Bahr R, Krosshaug T：Kinematics and kinetics of an accidental lateral ankle sprain. J Biomech 44：2576-2578, 2011
13) Mok KM, Fong DT, Krosshaug T, et al：Kinematics analysis of ankle inversion ligamentous sprain injuries in sports：2 cases during the 2008 Beijing Olympics. Am J Sports Med 39：1548-1552, 2011
14) 蒲田和芳：スポーツ外傷の症候群としての捉え方 足関節 toe-out 症候群（1）．Sportsmedicine 13：26-29, 2001
15) 吉田健太，小林 匠，窪田智史ほか：足関節背屈位動揺性の存在率とその改善を目的とした足関節内旋エクササイズの意義．ヘルスプロモーション理学療法研究 2：175-182, 2013
16) Kobayashi T, No Y, Yoneta K, et al：In vivo kinematics of the talocrural and subtalar joints with functional ankle instability during weight-bearing ankle internal rotation：a pilot study. Foot & Ankle Specialist 6：178-184, 2013
17) Balduini FC, Tetzlaff J：Historical perspectives on injuries of the ligaments of the ankle. Clin Sports Med 1：3-12, 1982
18) Rasmussen O, Tovborg-Jensen I：Anterolateral rotational instability in the ankle joint：an experimental study of anterolateral rotational instability, talar tilt, and anterior drawer sign in relation to injuries to the lateral ligaments. Acta Orthop Scand 52：99-102, 1981
19) Cass JR, Settles H：Ankle instability：in vitro kinematics in response to axial load. Foot Ankle Int 15：134-140, 1994
20) Kobayashi T, Suzuki E, Yamazaki N, et al：Fibular malalignment in individuals with chronic ankle instability. J Orthop Sports Phys Ther. (in printing)
21) Wexler RK：The injured ankle. Am Fam Physician 57：474-480, 1998
22) Wolfe MW, Uhl TL, Mattacola CG, et al：Management of ankle sprains. Am Fam Physician 63：93-104, 2001
23) Houglum PA：Soft tissue healing and its impact on rehabilitation. J Sport Rehab 1：19-23, 1982
24) Willems T, Witvrouw E, et al：Relationship between gait biomechanics and inversion sprains：a prospective study of risk factors. Gait Posture 21：379-387, 2005
25) Struijs PA, Kerkhoffs GM：Ankle sprain. Clin Evid, 2010 (online)
26) Kerkhoffs GM, Struijs PA, van Dijk CN：Acute treatment of inversion ankle sprains：immobilization versus functional treatment. Clin Orthop Relat Res 463：250-251, 2007
27) Seah R, Mani-Babu S：Managing ankle sprains in primary care：what is best practice？：a systematic review of the last 10 years of evidence. Br Med Bull 97：105-135, 2011
28) van den Bekerom MP, Struijs PA, Blankevoort L, et al：What is the evidence for rest, ice, compression, and elevation therapy in the treatment of ankle sprains in adults？ J Athl Train 47：435-443, 2012
29) 蒲田和芳：リアライン・トレーニング 体幹・股関節編，講談社，東京，2014
30) McDougall A：Footballer's ankle. Lancet 269：1219-1220, 1955

III 各疾患に対する理学療法 ［下腿部・足関節］

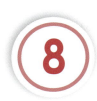 陳旧性足関節外側靱帯損傷

磯本 慎二・杉本 和也・門脇 明仁

1 疾患の解説

1. 陳旧性足関節外側靱帯損傷とは

　足関節外側靱帯損傷の多くは内がえし捻挫によって起こる．内がえし捻挫においては前距腓靱帯（anterior talofibular ligament：ATFL）が最も損傷されやすく，次に踵腓靱帯（calcaneofibular ligament：CFL）が損傷されやすい．新鮮損傷の場合，多くは固定や安静による保存的加療で治癒するが，いくつかの症例は，不安定性が残存して陳旧性足関節外側靱帯損傷となる．陳旧性足関節外側靱帯損傷となる原因としては，外的要因として，重症靱帯損傷であった場合，固定期間や安静期間が不十分であった場合，受傷を繰り返した場合などがあげられる．また内的要因として，足関節天蓋関節面の内反変形などが関与する場合もある[1]．

2. 陳旧性足関節外側靱帯損傷の診断

　自覚症状として不安定感，足関節外側の腫脹・疼痛が主である．しかし病状が進行した場合，足関節内側を含めた関節炎症状が生じる．不安定性の診断は徒手的な前方引き出しテストと足関節ストレスX線撮影などで行う[2]．
　軟骨損傷，距骨離断性骨軟骨炎，関節内遊離体，変形性足関節症や腓骨筋腱損傷などを合併している場合もあり，合併損傷の有無を確認するために，荷重時X線，CT，MRIなどの画像検査を行う．

2 治療の進め方

1. 陳旧性足関節外側靱帯損傷の治療

　保存的治療として，装具やテーピングによる固定，バランス訓練，腓骨筋力訓練などの理学療法（「理学療法の実際」を参照）を行う．臨床的に明らかな不安定性を認め，保存的治療による症状の改善が不十分な場合は，足関節外側靱帯再建術を検討する．

2. 足関節外側靱帯再建術

　足関節外側靱帯再建術は靱帯の損傷の程度により術式が選択される．

1）縫縮・前進法

　靱帯損傷が軽度であり，靱帯の大部分が残存している場合に選択される．縫縮法は残存靱帯の瘢痕を切除して縫合する方法であり[3]，前進法はATFLの付着部をいったん剥離し，緊張をかけ直して腓骨に縫着させる方法である．

2）補強法

　ATFL単独損傷で残存靱帯の強度が不十分な場合は，上記に加えて自家組織による補強を行う．同一皮切で対応可能な下伸筋支帯による補強を行う場合が多い[4,5]．

3）解剖学的再建法

　ATFL・CFL複合損傷で残存靱帯の強度が不十分な場合で，上記の方法で対応できない場合は，自家腱移植や人工靱帯による解剖学的再建術を行う[6,7]．

3. 術後理学療法の概説

　いずれの術式においても，術後リハビリテーショ

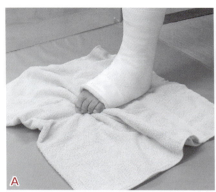 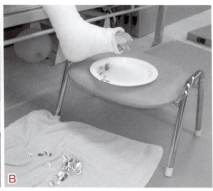

図1 ▶ タオルギャザー（A）とビー玉を利用したキャッチ・アンド・リリース（B）

ンは同様に行う．

　術後早期においては再建靱帯がゆるむ可能性があり，術後3週まではギプス固定を行う．術後3週以後は足関節の可動域訓練と筋力訓練を行うが，底屈内がえし運動を行うと再建靱帯に負担がかかるため，術後6週までは底屈内がえし運動を制限しながら訓練を行う．

　術後6週以後は十分な可動域と筋力を回復するための訓練を行うが，同時に再受傷を予防することを重視した訓練を行う．内がえし捻挫に対抗する腓骨筋の筋力強化と，必要時に防御に必要な筋力が働くためのバランス訓練を中心に行う[8]．

3　理学療法の実際

1．術後早期（術直後から術後3週）の理学療法

　足関節外側靱帯再建術では足関節中間位での膝下ギプス固定を約3週間行っている．術直後は両松葉杖を使用した非荷重としている．術後約10日で抜糸を行った後，ギプスを巻きなおし，杖を使用しながらの全荷重を許可する．

　この時期は足関節が固定されているため，足趾の運動と足関節の等尺性運動を中心に行う．足趾は自動運動が中心であるが，ただ動かすのみでなく，タオルギャザーやビー玉を利用したキャッチ・アンド・リリースなどを行うとより有効である（図1）．

　ギプス内の等尺性運動は再建靱帯の保護のために足関節背屈外がえし方向に軽く行う程度とする．

　手術した足関節以外の関節や体幹に関しては，患側の膝や股関節を含め，特に制限なくトレーニングが可能であり，手術部の腫脹や疼痛が軽減すれば，可能な範囲で筋力訓練などを随時行っていく．

2．術後中期（術後3～6週）の理学療法

　術後約3週でギプスを除去し，半硬性装具を装着する．関節可動域訓練を開始するが，この時期は底屈内がえし方向の運動は避け，背屈外がえし方向の運動を中心に行う．

1）術後3週でのメニュー

① **背屈可動域訓練**：タオルやバンドを利用して自ら練習できるように指導する（図2）．
② **ハーフスクワット**：下肢筋力訓練を行うと同時に足関節背屈訓練を行うことができる（図3）．
③ **腓骨筋訓練**：初期の段階では，等尺性運動から開始する．この際，足部の筋バランスを考慮して，内がえし筋の後脛骨筋の訓練も同時に行う（図4）．症状の軽快と筋力の回復に伴い，重りやゴムバンドを用いて負荷をかけていく（図5）．

2）術後4週でのメニュー

① **バランス訓練**：バランスボードやバランスボールを用いてバランス感覚の訓練を開始する．初期の段階は座位でのトレーニングから開始する．

8 陳旧性足関節外側靱帯損傷

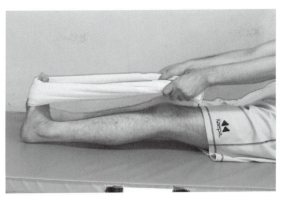

図2▶ タオルを利用した背屈可動域訓練

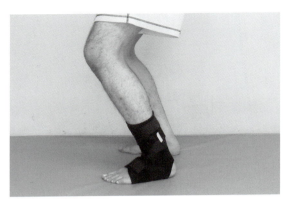

図3▶ ハーフスクワット

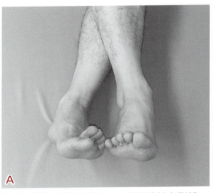
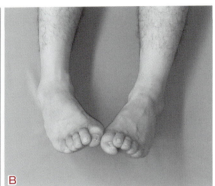

図4▶ 健側の足を利用した等尺性筋力訓練
A：外がえし訓練，B：内がえし訓練

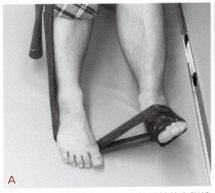
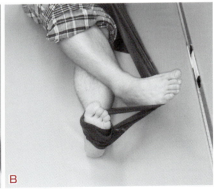

図5▶ ゴムバンドを利用した等張性筋力訓練
A：外がえし訓練，B：内がえし訓練

Ⅲ　各疾患に対する理学療法［下腿部・足関節］

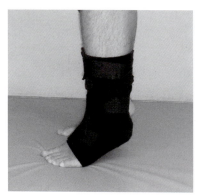

図6▶ヒールアップ

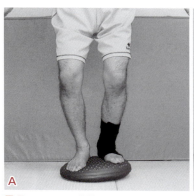

図7▶バランス訓練
A：両足接地，B：片脚立位

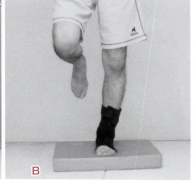

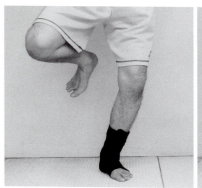
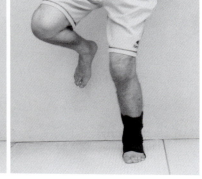

図8▶片脚膝ツイスト訓練

②ヒールアップ：踵を3cmほど挙上する訓練をする．過度の底屈位とならないように注意する（図6）．

3）術後5週でのメニュー

自動内がえし訓練を開始する．外がえし訓練は自動，他動ともに積極的に行う．

3．術後後期（術後6週以降）の理学療法

この時期には内がえしを含めた運動を開始し，運動の強度を上げていく．

1）術後6週でのメニュー

足関節他動内がえし訓練を開始する．

バランスボードおよびバランスパット上での立位でのバランス訓練（図7）と膝ツイスト運動による訓練を行う．初期の段階では安全のために手すりや平行棒のある状態で両足接地で行う．筋力やバランス感覚が改善し，両脚での訓練が安定すれば，片脚での訓練に移行する（図8）．踵接地でのバランスが安定すれば，つま先立ちでの内がえし外がえしによるバランス訓練を行う（図9）．

4　競技への復帰

術後8週より徐々に歩行速度を早め，前記訓練にてバランス感覚が回復すればジョギングとジャンプ訓練を開始する．徐々に走る強度を強め12週までに直線を全力で走れるようになることを目標とする．外側靭帯に負荷のかかる切り返しを含めた訓練は，12週以後，直線での走行が安定し

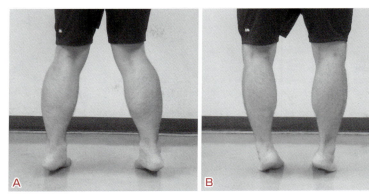

図9▶ つま先立ちでの外がえし訓練（A）と内がえし訓練（B）

た後から開始する．術後3ヵ月までは装具装着下での訓練を行う．

　下肢筋力が十分に回復し，切り返し運動を含めた基本動作が安定して行えるようになった後に競技復帰を行う．

文献

1) Sugimoto K, et al：Chondral injuries of the ankle with recurrent lateral instability：an arthroscopic study. J Bone Joint Surg 91-A：99-106, 2009
2) 杉本和也：陳旧性外側靱帯損傷．足の臨床，第3版，高倉義典監，メジカルビュー社，東京，291-299, 2010
3) Brostrom L：Sprained ankle Ⅳ：surgical treatment of chronic ruptures. Acta Chir Scand 132：551-565, 1966
4) Gould N：Repair of lateral ligament of the ankle. Foot Ankle Int 8：55-58, 1987
5) 杉本和也：重症度に応じた足関節外側靱帯再建術．関節外科 19：94-101, 2000
6) Takao M, et al：Anatomical reconstruction of the lateral ligaments of the ankle with a gracilis autograft：a new technique using an interference fit anchoring system. Am J Sports Med 33：814-823, 2005
7) Sugimoto K, et al：Reconstruction of the lateral ankle ligaments with bone-patellar tendon graft in patients with chronic ankle instability：a preliminary report. Am J Sports Med 30：340-346, 2002
8) 杉本和也ほか：足関節捻挫　発症メカニズムとその予防・再発予防．臨スポーツ医 25：153-156, 2008

III 各疾患に対する理学療法 ［下腿部・足関節］

9 足関節インピンジメント

宮本 亘・笹原 潤・高尾 昌人

1 疾患の解説

足関節インピンジメント症候群は，"異常な骨組織の衝突，および軟部組織の足関節内へのはさみ込みにより疼痛が出現し，足関節の正常な可動が制限される病態"と定義されており[1]，原因となる病変の存在する部位により，足関節前方インピンジメント症候群（AAIS）[2]と足関節後方インピンジメント症候群（PAIS）[3]に大別される．

AAIS は，病変部が存在する部位によりそれぞれ，前方インピンジメント，前外側インピンジメントおよび前内側インピンジメントに分類されるが，臨床において最も頻度の高いのは前方インピンジメントである．

前方インピンジメントは，脛骨前縁や距骨滑車前縁に生じた骨棘により引き起こされる（図1）．この骨棘は，足関節外側不安定性に伴う回外位強制の繰り返しにより生じる関節軟骨損傷に対する，またはスポーツ時に繰り返される足関節背屈運動や外傷により，脛骨と距骨が直接衝突して生じる微小骨折に対する過剰な修復反応の結果生じると考えられている[4,5]．

しかし，単純X線像で骨棘が確認されても症状がないこともあるため[6]，骨棘の存在自体が症状の原因ではなく，反応性に肥大した関節包や，増殖した滑膜が骨棘にインピンジされることにより症状が出現すると考えられている[5,7]．

一方，PAIS は足関節底屈強制により後足部痛をきたす病態の総称である[3]．その原因として，三角骨や増大した距骨後突起外側結節によるインピンジメントや長母趾屈筋腱（FHL）の障害，腱鞘滑膜炎，さらには距骨滑車後方や距骨下関節における骨軟骨損傷などがあげられる[3]（図2）．

本疾患は，競技活動中に足関節底屈動作を繰り返すサッカー選手やバレエダンサー，陸上選手などに好発することが知られている[3]．

2 治療の進め方

AAIS は足関節鏡視下手術の良い適応となる．足関節前内側ポータルおよび前外側ポータルを作製し，一方から関節鏡を，もう一方から電動シェーバーなどの器具を挿入して手術を行う．代表的な前方インピンジメントでは，脛骨前縁や距骨滑車前縁に生じた骨棘を関節鏡視下に切除する（図3）．

PAIS はその多くにおいて保存療法が有効であるため，診断がつけば一定期間（通常は3ヵ月間）の保存療法が行われる．しかし，保存療法に抵抗する場合は後足部内視鏡下手術が適用される．足関節外果レベルで，アキレス腱の内外側にそれぞれポータルを作製し，後外側ポータルから関節鏡を，後内側ポータルから電動シェーバーなどの器具を挿入して，異常な骨および軟部組織を切除する（図4）．

AAIS および PAIS とも術後は外固定を行わず，速やかに可動域訓練および荷重歩行を行い，早期のスポーツ競技復帰を目指す．術直後から術後4週までのリハビリテーションは，術後炎症を軽減させて足関節可動域訓練，歩行練習を中心に行う．術後4週以降でアスレティックリハビリテー

9 足関節インピンジメント

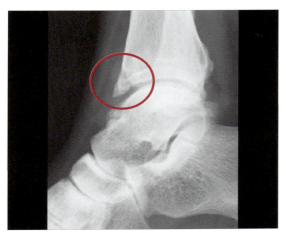

図1 ▶ AAISの単純X線側面像
丸は脛骨前縁に生じた骨棘を示す．

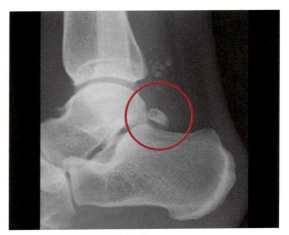

図2 ▶ PAISの単純X線側面像
丸は三角骨を示す．

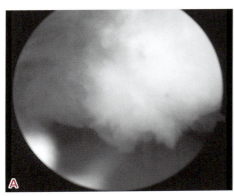
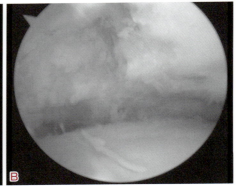

図3 ▶ AAISの関節鏡視所見
A：脛骨前縁の骨棘，B：骨棘切除後

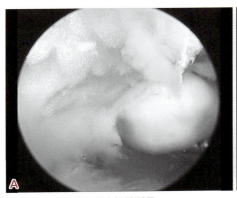
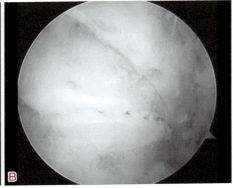

図4 ▶ PAISの後足部内視鏡所見
A：三角骨，B：三角骨切除後

Ⅲ 各疾患に対する理学療法［下腿部・足関節］

表1 ▶ 治療の進め方

	手術	翌日	4週
可動域訓練		→→→	
荷重歩行		→→→	
アスレティックリハビリテーション			→→→

ションを開始していく（表1）．

3 理学療法の実際

1. 術直後から術後4週

1）RICE療法

術後の炎症が長引くとスポーツ競技復帰が遅くなるため，術直後からRICE療法を徹底して早期の消炎に努める．術後浮腫の防止には着圧ソックスの着用が有用である．

2）足関節可動域訓練

術翌日から足関節自動可動域訓練を開始する．特にスムーズな歩行を可能にするためには，十分な背屈可動域の獲得が不可欠である．

3）筋再教育

術前の足関節可動域制限を代償して，足関節周囲筋（前・後脛骨筋，長・短腓骨筋など）が過緊張となっていることが多い．そのため，術後早期からelectric muscle stimulation（EMS）を使用して筋再教育を行う（図5）．

4）足関節周囲筋力の強化

セラバンドを用いた足関節周囲筋力の強化を行う．またタオルギャザーによる足趾の屈曲，伸展および内外転筋力を強化する（図6）．

5）患部外筋力の強化

体幹や股関節周囲筋の筋力が低下すると，足関節への負担が増大し，術後疼痛が長引く原因となる．そのため術後早期から，患部外筋力の強化訓練を積極的に行う．

6）スクワット

術後早期においては，背屈可動域制限の残存によりスムーズなスクワットが妨げられることがある．これに対し，斜面台を使用して背屈可動域制

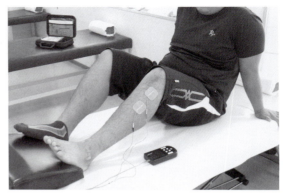

図5 ▶ electric muscle stimulation（EMS）を使用した筋再教育

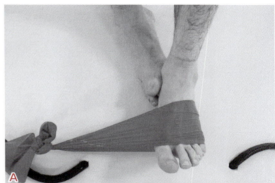

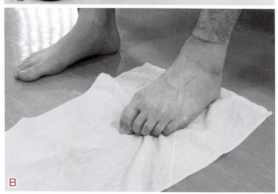

図6 ▶ 足関節周囲筋力の強化
A：セラバンドを用いた強化．
B：タオルギャザーによる強化．

限を代償すれば，安定したスクワットが可能となる（図7）．

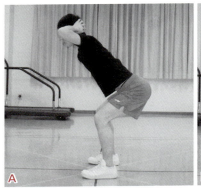
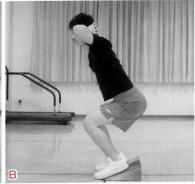

図7▶ スクワット
A：足関節背屈制限によりスムーズなスクワットができない．
B：斜面台の使用により安定したスクワットができる．

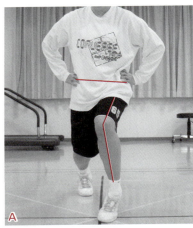
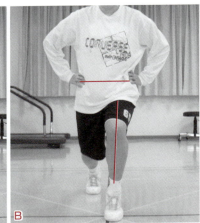

図8▶ カーフレイズ
A：骨盤が傾斜し，膝関節が内方に向いている．
B：良好な姿位でのカーフレイズ．

2. 術後4週から

1）ランジ

スクワットが安定してくれば，フロントスクワット，フロントスクワット・カーフレイズ，ランジなどを開始する．その際に体幹軸を床と垂直にし，骨盤を左右に傾斜させずに足関節中間位を保持した良好なアライメントを保持して行う（図8）．

2）コアトレーニング

荷重下で行うコアトレーニングを積極的に進める（図9）．

3）バランストレーニング

斜面台やバランスマット，バランスディスクを使用してバランストレーニングを行う．まずはスタティックなトレーニングから開始し，徐々に難易度の高いダイナミックなトレーニングへと進める．

4）ジョギング，ランニング

足関節に腫脹や熱感を認めず，日常生活レベルでの足関節痛や跛行がなければ短時間のジョギングを開始し，徐々にその時間を延長していく．

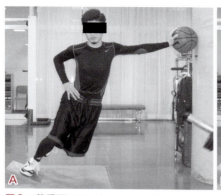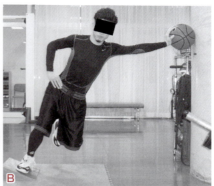

図9 ▶ 荷重下のコアトレーニング
A：斜面に対し体幹軸が垂直になっていない．
B：斜面に対し体幹軸が垂直で良好な姿位でのコアトレーニング．

ジョギングをしても足関節の腫脹や疼痛がなく，また安定した片脚カーフレイズが20回以上可能であれば，ランニングを許可する．

5）ジャンプ

両脚着地の練習から開始し，これが安定したら片脚着地の練習へと進む．直線的なジャンプに慣れたら，方向転換を伴うジャンプを行う．また，ボックスジャンプを行うことにより筋力と筋収縮速度のアップを図る．

4 競技への復帰

術前の症状が軽快し，スポーツ動作における足関節の可動域制限が回復したと医学的に判断した時点で，医師の確認の後にスポーツに復帰する．足関節インピンジメント症候群においては，術後6～8週でのスポーツ復帰を目指す．

スポーツ完全復帰後も，足関節の可動域を維持するためのセルフストレッチや足関節周囲筋トレーニング，さらにはバランストレーニングを継続するよう指導する．

文 献

1) Robinson P：Impingement syndromes of the ankle. Eur Radiol 17：3056-3065, 2007
2) van Dijk CN, et al：Advance in ankle arthroscopy. J Am Acad Orthop Surg 16：635-646, 2008
3) Maquirriain J：Posterior ankle impingement syndrome. J Am Acad Orthop Surg 13：365-371, 2005
4) van Dijk CN, et al：A prospective study of prognostic factors concerning the outcome of arthroscopic surgery for anterior ankle impingement. Am J Sports Med 25：737-745, 1997
5) Tol JL, et al：The relationship of the kicking action in soccer and anterior ankle impingement syndrome：a biomechanical analysis. Am J Sports Med 30：45-50, 2002
6) Cheng JC, et al：The role of arthroscopy in ankle and subtalar degenerative joint disease. Clin Orthop Relat Res 349：65-72, 1998
7) Tol JL, et al：Arthroscopic treatment of anterior impingement in the ankle. J Bone Joint Surg Br 83：9-13, 2001

III 各疾患に対する理学療法 ［足部・足趾部］

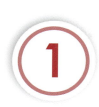

1 距骨下関節不安定症

橋本 健史

1 疾患の解説

1. 距骨下関節不安定症の疾患概念をどうとらえるか

距骨下関節不安定症は，いまだ疾患概念としてはっきり確立しているわけではない．足関節捻挫を広義の足関節（距腿・距骨下関節の複合関節）捻挫と考えたときの距骨下関節を主にした不安定症というところが一般的であろう．Rubin らの発表が嚆矢となっている[1]．外傷後足根洞症候群ならびに腓骨筋痙直性扁平足との共通性も指摘され[2]，足関節捻挫後における足根洞部の神経終末の障害という概念も提出されている．

本稿ではその診断と治療の最新の動向について述べたい．

2. 距骨下関節における主要靱帯の解剖

距骨下関節には前方より，距舟関節，前距踵関節，中距踵関節，足根洞，後距踵関節が含まれる．距骨と踵骨の制動に関与する靱帯としては，内側に三角靱帯脛踵部，外側に外側距踵靱帯と踵腓靱帯がある．また，足根洞には距骨と踵骨を直接結合する重要な靱帯が存在する[3]．以下にそれを列挙する（図1）．

① 頸靱帯：距骨外側から足根洞の中央，前方に付着する．
② 下伸筋支帯：内側脚が足根洞に入ってから3つに分かれ，距骨（talar component of the medial root），踵骨内側部（medial calcaneal component of the medial root），踵骨外側部（lateral calcaneal component of the medial root）に付着する.
③ 骨間距踵靱帯：距骨内側から踵骨内側の下伸筋支帯のすぐ後方に付着する．平均，幅8.5mm，長さ10mm である[4]．
④ 前関節包靱帯：後距踵関節包の前面中央部に付着する．平均，幅8.3mm，長さ8.3mmである[4]．

cadaver を使用した靱帯切離実験によれば，距骨下関節不安定性に最も関与する靱帯は骨間距踵靱帯である．Tochigi らによれば，前距腓靱帯切離だけでは有意な不安定性は生じず，前距腓靱帯＋骨間距踵靱帯切離のとき，著明な前外側回旋不安定性が生じたという[5]．

3. 距骨下関節不安定症の病因は何か

距骨下関節不安定症の病因についてはさまざまな意見があり，いまだに論争中である．

Kato は50例の本症例を3群，重度の足関節捻挫に続発した群（26例），全身関節弛緩のあった群（10例）および若年女性でスポーツによって足部に慢性的にストレスを受けていた群（14例）に分けて，病因が複数あると報告した[6]．われわれは足関節不安定症が歩行時の遊脚期の最後，踵接地直前に生じていることを報告し，機能的不安定性の存在を示した[7]．Ishii らも本症について，距骨下関節捻挫によって誘発された足関節機能的不安定性のことであると述べた[8]．田中は本症について，足関節と距骨下関節がともに障害された重症の足関節捻挫後に，距骨下関節の不安定性を残して治癒した病態が主であると報告した[3]．

総じて，外傷後に生じた距骨下関節の靱帯や神経の異常による機能的足関節不安定性を有する疾

Ⅲ　各疾患に対する理学療法［足部・足趾部］

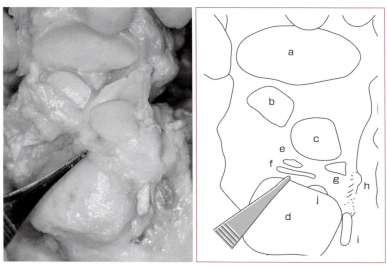

図1▶距骨下関節の解剖（距骨を取り除いたところ）
a：舟状骨関節面，b：踵骨前距踵関節面，c：踵骨中距踵関節面，d：踵骨後距踵関節面，e：下伸筋支帯内側線維束，f：骨間距踵靱帯（攝子で指し示している），g：頸靱帯，h：下伸筋支帯外側線維束，i：腓骨筋腱，j：前関節包靱帯

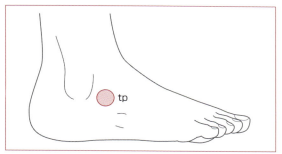

図2▶距骨下関節不安定症における圧痛点（tp）
腓骨外果の約1横指前方である．足根洞の外側開口部を示している．

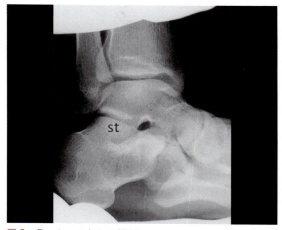

図3▶Brodenストレス撮影
距骨下関節に機械的不安定性が存在すると距骨下関節面（st）の並行性が失われる．

患を距骨下関節不安定症と考えてよいと思われる．

4. 距骨下関節不安定症の診断でのポイントは何か

　足部では障害のある部位に一致して圧痛があることが多い．距骨下関節不安定症の診断では，外傷後に足関節不安定性や足関節痛を訴える症例に対して本症を疑い，まず足根洞部に圧痛，腫脹があることを確かめる（図2）．次に，前方引き出しテスト，距骨内反テストの徒手的足関節ストレステストを行い，陽性であったら，X線ストレステストを行う．

　距骨下関節不安定性を把握するためにさまざまな方法が報告されている．Brodenストレス撮影が最も有名であり，これは足部を30°内旋させ，踵に内反ストレスをかけて40°尾側からX線を照射して距骨下関節不安定性をみる検査法である

表1 ▶ 保存的治療の進め方

重症度	Phase-1 運動後に疼痛が 出現するレベル	Phase-2 運動中にも疼痛が 認められるレベル	Phase-3 運動パフォーマンスに影響を 及ぼすほどの疼痛があるレベル
スポーツ活動	継続	一定の運動量制限	運動制限
フォームの修正	○	○	○
大腿四頭筋のストレッチ	○	○	○
下肢筋群のストレッチ	○	○	○
足関節周囲筋のストレッチ	○	○	○
アイシングなどの物理療法	○	○	○
筋力トレーニング	高負荷	中等度の負荷	低負荷
足関節内反・外反・背屈・底屈筋訓練	○	○	○
タオルギャザー	○	○	○
固有感覚訓練	○	○	○

(図3). ただし, Broden ストレス撮影を CT 下でのストレス撮影と比較して, 再現性がよくないとする報告もある. Kato は, 被検者を座位とし, 踵部を前方へ牽引して足部背底像を撮影して, 脛腓骨前縁と距骨・踵骨前縁の差をとり, 距骨下前方移動距離とした[6]. Ishii らは足関節を背屈位として距腿関節をロックした状態で踵骨に回外ストレスをかけて距骨外側突起の踵骨後関節面に対する位置を測定した[8].

最近, MRI 下でプラスチックとカーボン線維製の機器でストレスをかけて距腿関節における talar tilt と距骨下関節における subtalar tilt を同時に測定する方法も報告されている[9].

2 治療の進め方

1. 保存的治療が主である (表1)

距骨下関節不安定症の治療は, その本態が距骨下関節の機能的不安定性であるので, 足関節不安定症に準ずるものとなる. すなわち, 理学療法と装具治療を中心とした保存的治療が主になる. 理学療法では, 固有感覚訓練, 足関節周囲筋力増強およびストレッチが重要である.

固有感覚訓練は筋, 腱, 関節包などに存在する筋紡錘, ゴルジ体などの固有感覚受容器を訓練する運動である. 固有感覚受容器は足関節安定性を高めるうえで非常に重要であり, 特に距骨下関節不安定症においては大切である. 足関節周囲筋では, 短・長腓骨筋, 後脛骨筋, 長母趾屈筋, 長趾屈筋, 前脛骨筋, 腓腹筋, ひらめ筋が重要で, これらの筋を強化することができれば足関節の不安定性を解消することができる. 特に短・長腓骨筋が重要である. 足関節のストレッチは, 損傷された靱帯, 腱の線維芽細胞を増殖させ, これをストレッチの負荷方向へと配列する. ストレッチによって多くのコラーゲン線維が再生して靱帯, 腱の強度が回復していくのである.

2. 観血的治療は保存的治療の無効例に行われる (表2)

距骨下関節不安定症の治療はあくまで保存的治療が主となるが, 保存的治療に反応しない場合は, 手術の適応となる. 踵腓靱帯の再建として Chrisman-Snook 法などが, また伸筋支帯縫縮術として Gould 法が行われる. 骨間距踵靱帯再建術としては, Kato の方法が嚆矢である[6].

III 各疾患に対する理学療法［足部・足趾部］

表2 ▶ 靱帯再建術後のリハビリテーションの流れ

	手術	2週	3週	4週	2ヵ月	3ヵ月	4ヵ月	5ヵ月	6ヵ月
足関節ギプス固定	■	■							
足趾自動運動	■	■	■	■	■	■	■	■	■
大腿四頭筋セッティング	■	■	■	■	■	■	■	■	■
SLR, 股関節・体幹筋トレーニング	■	■	■	■	■	■	■	■	■
レッグエクステンション, レッグカール	愛護的に	■	■	■	■	■	■	■	■
足関節内反・外反筋力訓練		ギプスのなかで		痛みのない範囲で	■	■	■	■	■
足関節可動域訓練				愛護的に	■	■	■	■	■
固有感覚訓練（不安定板を用いて）				痛みのない範囲で	■	■	■	■	■
歩行訓練		非荷重		部分荷重許可	全荷重許可				
ハーフスクワット					痛みのない範囲で	■	■	■	■
ジョギング							徐々に	■	■
ジャンプ								■	■
ランニングからダッシュ								■	■
ストップ・ターン・カッティング動作								■	■
アジリティトレーニング								■	■
競技復帰									■

3 理学療法の実際

1. 固有感覚訓練

不安定板（ankle disk）などを用いて，立位で足を不安定板にのせ，板を円周上に回転させる．毎日30分間行うと効果があると報告されている（図4）．初めは開眼で行い，慣れてきたら閉眼とする．また，固い平坦なところから始め，慣れてきたら軟らかいところで行うとより効果的である．

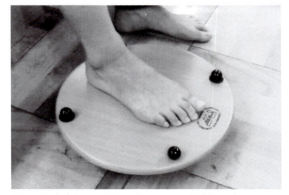

図4 ▶ 不安定板による足関節周囲の固有感覚訓練

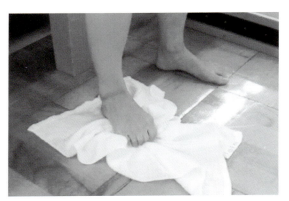

図5▶ タオルギャザー
足趾でタオルを引き寄せる.

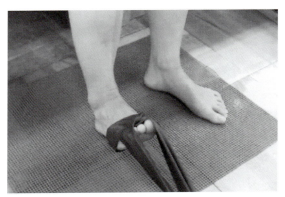

図6▶ 足関節背屈訓練
前脛骨筋強化が目的である.

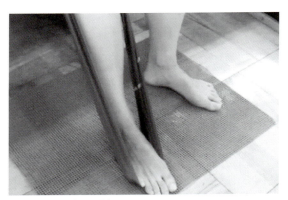

図7▶ 足関節底屈訓練
腓腹筋,ひらめ筋強化が目的である.

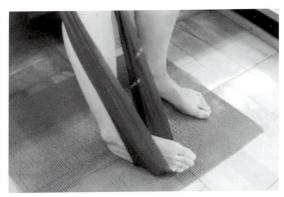

図8▶ 足関節内反訓練
後脛骨筋強化が目的である.

2. 足関節周囲の筋力増強

まず,タオルギャザーを行い,屈筋群を強化する(図5).30回ずつ1日3セット行わせる.ゴムバンドを前足部に巻きつけ,足関節周囲の筋力増強訓練を行う.足関節背屈(図6)・底屈(図7)・内反(図8)・外反(図9)訓練をそれぞれ1回10秒間,力を入れ続けさせる.内・外反筋力は特に重要であるので,内外反方向不安定板を用いて,スポンジを押しつぶす訓練を行わせるとよい(図10).以上の訓練を1日30分以上行わせる.

3. ストレッチ

他動的に,足関節背屈・底屈・内反・外反を愛護的に行う.特にアキレス腱のストレッチが重要で,足関節拘縮を軽減する目的もある.

4 競技への復帰

靱帯,腱の損傷からの修復過程では,炎症期,増殖期,再構築期の3つのステージを経て損傷は修復されていくことがわかっている.

初めの3日間は炎症期であり,この間は,疼痛の軽減が主となり,安静,アイシング,圧迫,患肢高挙のRICEが原則である.

次の増殖期は4日目から6週であり,この間は靱帯細胞,腱細胞が増殖し,細胞外基質であるコラーゲン線維をつくり出していく.この間は,

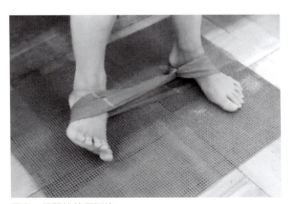

図9▶ 足関節外反訓練
短・長腓骨筋強化が目的である.

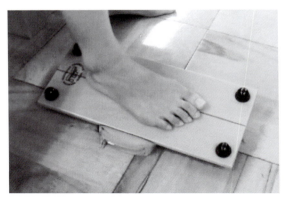

図10▶ 内外反不安定板を用いた内・外反筋訓練
スポンジを両サイドにはさみこみ，これを押しつけさせて内・外反筋訓練を行う.

靱帯，腱に適度の負荷をかけつつ，筋力を増大させることが大事であるので，競技への復帰は待ったほうがよい．

6週を過ぎると，再構築期である．再構築期は細胞数が減少し，コラーゲンやグリコサミノグリカン合成が減少する．6週から10週まで，Ⅰ型（大径）コラーゲン線維の合成が高まり，腱細胞とコラーゲン線維が機械的負荷方向へと配列を揃えていく．さらに10週を過ぎると線維組織が腱組織へと再構築されていく．この過程は12ヵ月にわたって続く．

したがって，競技復帰は，早くても6週であり，できれば10週から12週としたい．安全なのは12ヵ月であるが，実際的には6ヵ月というところであろう．疼痛が重要な情報となるので，痛みがあるうちは，復帰をあせらないほうがよい．

文献

1) Rubin G, et al：The subtalar joint and the symptom of turning over on the ankle：a new method of evaluating utilizing tomography. Am J Orthop 4：16-19, 1962
2) 杉本和也ほか：距骨下関節不安定症と腓骨筋痙直性扁平足の診断と治療．MB Orthopaedics 18：70-75, 2005
3) 田中康仁：距骨下関節不安定症の診断と治療．MB Orthopaedics 15：19-26, 2002
4) Jotoku T, et al：Anatomy of ligamentous structures in the tarsal sinus and canal. Foot Ankle Int 27：533-538, 2006
5) Tochigi Y, et al：Influence of the interosseous talocalcaneal ligament injury on stability of the ankle-subtalar joint complex-a cadaveric experimental study. Foot Ankle Int 21：486-491, 2000
6) Kato T：The diagnosis and treatment of instability of the subtalar joint. J Bone Joint Surg 77-B：400-406, 1995
7) Hashimoto T, et al：The kinematic study of the ankle joint instability during gait due to the rupture of lateral ligaments. Foot Ankle Int 18：729-734, 1997
8) Ishii T, et al：Subtalar stress radiography using forced dorsiflexion and supination. J Bone Joint Surg 78-B：56-60, 1996
9) Seebauer CJ, et al：Ankle laxity：stress investigation under MRI control. Am J Roentgenol 201：496-504, 2013

Ⅲ 各疾患に対する理学療法［足部・足趾部］

② 距骨骨軟骨障害

長谷川 惇

1 疾患の解説

距骨骨軟骨障害とは，距骨滑車の内側部および外側部に何らかの要因（多くは急性外力または慢性外力）が作用した結果，同部の関節軟骨およびその軟骨下骨の一部に変化を及ぼし，次第に母床より分離遊離する過程を経る疾患である．

その病態は発症時の年齢，加わった外力，およびその後の時間的経過によりさまざまな形態を呈する．一般的な症状は足関節の運動時痛であるが，時に病巣骨片が関節内に嵌頓すればロッキング症状を呈する．この病態ではBerndt & Harty 分類（図1）[1]が重症度やその治療を決定する目的で使用されている．

さらに経時的変化が加わると，母床の骨硬化や骨囊腫様病像が加わる．

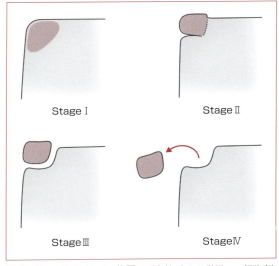

図1 ▶ Berndt & Harty 分類　（文献1）より引用，一部改変）
Stage Ⅰ：病巣部の圧挫
Stage Ⅱ：病巣骨片の部分遊離
Stage Ⅲ：病巣骨片の完全遊離
Stage Ⅳ：病巣骨片の母床からの逸脱

2 治療の進め方

発症年齢，活動性，病巣の重症度および陳旧度を考慮して治療方針を立てる．病巣の状態の把握にはX線像のほか，CT像およびMRIを参考にする．

1．保存療法

骨端線が開存している若年で，病巣がstage Ⅰで，発症後比較的早期の症例では，2〜3ヵ月の免荷歩行を行うことにより完全治癒が期待できる．しかし，この疾患の早期では無症状の場合も多く，保存療法を行う条件を備えた症例は少ない．

軟骨が分離するタイプ[2]は距骨に圧迫外力が加わった外傷から発生することが多く，軸圧が加わった足関節捻挫などで疼痛が遷延した症例で，MRIにて骨挫傷が認められる場合は，ギプスやPTB装具により免荷固定を5〜6週行うことにより，その発生を予防できる．

2．手術療法

手術療法は，病巣部の不安定化した骨軟骨片または軟骨片をいかに処置するかが原則となる（図2）．

1）ドリリング法[3]（図3）

病巣が比較的軽症（stage Ⅱ以下）で骨片が安定

III　各疾患に対する理学療法［足部・足趾部］

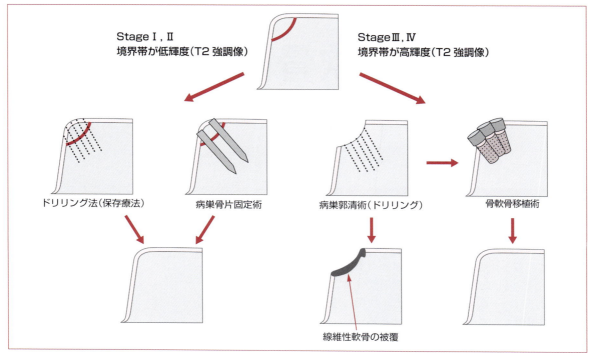

図2▶距骨骨軟骨障害の手術法ガイドライン
中段が手術法，下段は修復後．

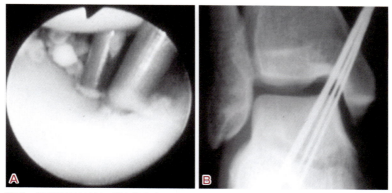

図3▶鏡視下ドリリング法（16歳，男子，stage I）
A：鏡視像，B：X線像

している症例では，骨片を貫いて母床に小径のKirschner鋼線を穿通させることにより，母床からの血流を改善し，骨片を癒合させる術式が行われる．

2）病巣骨片固定術[4]（図4）

前記保存療法と同様に骨端線が開存している若年で，発症後比較的早期の症例で，骨癒合能力が高い症例では，進行した病巣（stage II，III）にお

2 距骨骨軟骨障害

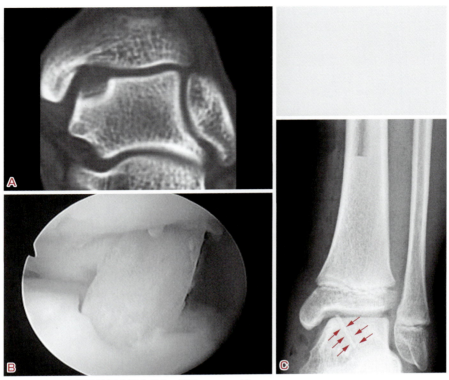

図4▶鏡視下病巣骨片固定術(15歳,男子,stage Ⅰ)
A:CT像,B:鏡視下に脛骨より作製した骨釘による病巣の固定,C:固定後X線像(矢印)

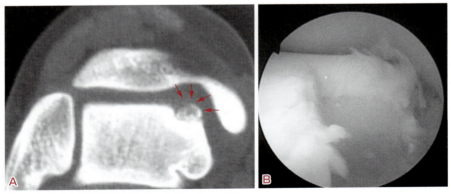

図5▶鏡視下病巣郭清術(16歳,女子,stage Ⅱ)
A:CT像,B:病巣郭清後鏡視像

いても,直視下または関節鏡視下に病巣骨片を固定(自家骨釘,吸収ピンなどが使用される)し,数ヵ月の免荷を図ることにより骨癒合が期待できる.

3) 病巣郭清術[5](図5)

進行した病巣(stage Ⅲ以上),または活動性が高く,かつ早期に同活動に復帰を希望するものに対して病巣骨(軟骨)片を摘出し,母床の線維性

439

表1 ▶ 保存療法・ドリリング法・病巣骨片固定術後の理学療法プログラム

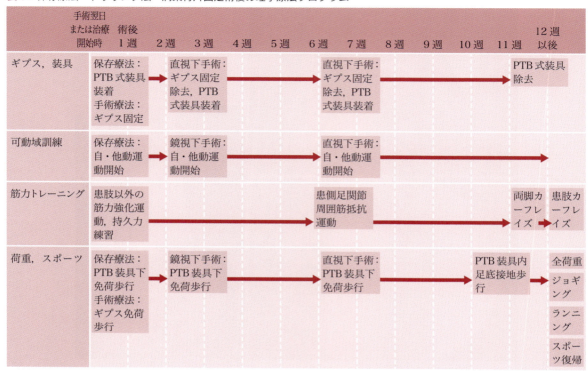

・ドリリング法は2〜3週早めてもよい．全荷重開始時期についてはMRI像による修復状態を判断することが望まれる．

組織を郭清し，最後に母床部に骨孔（microfracture technique）を施す．最近はほとんど関節鏡視下に行われている．

4）骨軟骨移植術（mosaicplasty）[6]

進行した病巣で，病巣を郭清後に骨軟骨欠損が大きく，将来関節症の進行が危惧される症例では病巣部に大腿膝蓋関節の辺縁より採取した円柱状の骨軟骨柱を移植して関節面を形成する術式が行われる．

3 理学療法の実際

1. 保存療法に対する理学療法（表1）

この疾患では可動制限をきたすことはまれである．可動域訓練は関節軟骨の変性を防ぐ目的で，可及的早期より行う必要がある．しかし，おおよそ足関節後方に位置する病巣骨片を安定させるため，足関節底屈方向への他動運動をコントロールする必要がある．

またこの病態は一種の関節内骨折の偽関節状態と考えられるので，病巣周囲の骨硬化が改善され，病巣部の軟骨下骨に血流が回復して骨片が母床との間で癒合が完成するまで免荷する必要がある．

具体的にはPTB式短下肢装具で免荷歩行をさせる．装具歩行が可能なので，持久力練習は不要であり，患肢の下腿以下の筋萎縮を防ぐため，可及的早期より等尺性運動やタオルギャザーなどの足趾の自動運動を行う．装具装着後8週より装具内で部分荷重を許可し，足関節の抵抗運動にて筋萎縮の改善を図り，10〜12週前後にて全荷重を許可し，ADLレベルに復帰させる．その際MRI撮影にて修復状況を確認することをすすめる．

表2 ▶ 病巣郭清術（鏡視下）後の理学療法プログラム

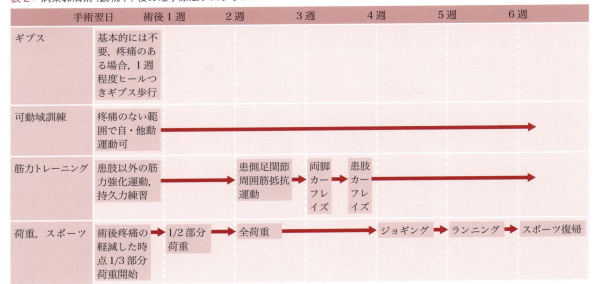

2. 手術療法に対する理学療法

1）ドリリング法に対して（表1）

この方法は病巣骨片，および軟骨下骨層を経て正常骨髄まで鋼線を刺入することにより修復過程を促進させようとする試みであり，プログラムにおいてやや早まることが考えられるが，基本的には前述の保存療法の際の理学療法とほぼ同じものと考えられる．

2）病巣骨片固定術に対して（表1）

この方法も前述のドリリング法に加えてさらに骨片を安定化させる手技であり，術後のリハビリテーションプログラムは保存療法と基本的には同じである．しかし，内果や外果を骨切りして固定術を施行した場合は，PTB式短下肢装具を装着する前に術4週前後のギプス免荷固定が必要となる．

3）病巣郭清術に対して（表2）

病巣郭清術後は病巣関節面が周囲の関節面より欠損した治癒形態となるが，通常の大きさ，すなわち10mm×15mm前後では関節面の不適合をきたすことが少ないため，十分病巣が郭清されれば基本的に術後より固定は必要としない．

また，免荷も疼痛を訴えない範囲で可及的早期より荷重が可能である．同時に可動域訓練や筋力訓練は術後早期より可能であり，約2週前後にて全荷重が可能であり，約4週から6週前後にて各種活動レベルに復帰できる．

4）骨軟骨移植術に対して（表3）

病巣に骨軟骨柱を挿入（pressfit）させた場合は約6週にて全荷重が可能である．しかし，この方法は通常内果や天蓋を骨切りする必要があるので，術直後より約4週のギプス免荷固定を行う．その後PTB式短下肢装具を装着し，免荷歩行をさせる．同時に足関節自動運動を行い，6週より足関節抵抗運動，10週より部分荷重から全荷重に移行する．約12週にてADLレベルに復帰させる．

4 競技への復帰

病巣郭清術はほかの方法の術式に対し，最もスポーツ復帰が早いので，同活動のレベルの高いものにはこの方法がすすめられる．多少の軽度の疼痛を訴える場合もあるが，早ければ4〜6週にて復帰可能である．

保存療法，ドリリング法，鏡視下病巣骨片固定

表3 ▶ 骨軟骨移植術後の理学療法プログラム

	手術翌日または治療開始時	術後1週	2週	3週	4週	5週	6週	7週	8週	9週	10週	11週	12週以後
ギプス,装具	ギプス固定		鏡視下手術:ギプス固定除去,PTB式装具装着		直視下手術:ギプス固定除去,PTB式装具装着		鏡視下手術:PTB式装具除去					直視下手術:PTB式装具除去	
可動域訓練	保存療法:自・他動運動開始	鏡視下手術:自・他動運動開始			直視下手術:自・他動運動開始								
筋力トレーニング	患肢以外の筋力強化運動,持久力練習				鏡視下手術:患側足関節周囲筋抵抗運動	直視下手術:患側足関節周囲筋抵抗運動					両脚カーフレイズ	患肢カーフレイズ	
荷重,スポーツ	ギプス免荷歩行	鏡視下手術:PTB装具下免荷歩行			直視下手術:PTB装具下免荷歩行	鏡視下手術:全荷重					直視下手術:PTB装具内足底接地歩行	直視下手術:全荷重	リクリエーションレベルスポーツ復帰

術を行った場合は,競技復帰は筋力痛や運動時痛,荷重時痛の消失を確認したうえで,術後または治療開始後3ヵ月以降にて開始する.特に病巣部の関節軟骨面または骨軟骨部が不安定な場合,荷重により疼痛が誘発されるので,開始時期はこれを基準にするとよい.

骨軟骨移植術の場合は病巣部が比較的広範で,重症例に適応が多いので,基本的にはADL復帰が目標となるが,リクリエーションスポーツレベルでの復帰は3～4ヵ月を要する.

文献

1) Berndt AL, et al：Transchondral fractures (osteochondral dissecans) of the talus. J Bone Joint Surg 41-A：988-1020, 1959
2) Monden S, et al：A clinical study of chondral-separated types of osteochondral lesions. Foot & Ankle Int 31：124-130, 2010
3) Kumai T, et al：Arthroscopic drilling for the treatment of osteochondral lesions of the talus. J Bone Joint Surg 81-A：1229-1235, 1999
4) 長谷川惇：距骨軟骨障害に対する鏡視下骨釘固定術.スキル関節鏡視下手術アトラス,足関節鏡視下手術,206-212, 2011
5) 長谷川惇ほか：距骨離断性骨軟骨炎に対する鏡視下手術の経験.関節鏡 21：123-128, 1996
6) Hangody L, et al：Treatment of osteochondritis dissecans of the talus：use of the mosaicplasty technique：a preliminary report. Foot & Ankle Int 18：628-634, 1997

Ⅲ 各疾患に対する理学療法［足部・足趾部］

3 扁平足障害

金子 晴香・櫻庭 景植

1 疾患の解説

足の構造学的特徴はアーチ構造であり，内・外側の縦アーチと横アーチの3つにより構成される．扁平足（flat foot）とは，このアーチ構造，特に内側縦アーチの低下した状態をさすが，加えて踵部外反（回内）および前足部外転が生じている状態である[1]．

扁平足の障害程度はさまざまで，有痛性扁平足と無症候性扁平足に分けられるが，外見上の扁平足がみられなくても同様の障害が生じるときは，一般的に扁平足障害と呼んでいる．

扁平足の原因は，先天性のものと後天性のものに分けられるが，スポーツ障害としては，体重の負荷・スポーツ量の増加・靱帯の柔軟性の低下などにより生じる静力学的扁平足や後脛骨筋不全に伴う扁平足，外脛骨に伴う扁平足などが問題となる．

大学のスポーツ選手における扁平足の割合は14.7％との海外の報告があり[2]，筆者らの大学生の割合13.2％とほぼ同等であった．種目別では，バレーボール，ランニング競技で多く発生していた．

扁平足障害では，主にスポーツ後に足底の疲労感やこわばり感，足関節・足周囲の疼痛を生じる．後脛骨筋不全では後脛骨筋に沿って疼痛や腫脹がみられることが多い．

扁平足の診断は，内側アーチの低下，踵部の外反，前足部の外転により視診で診断可能である（図1）．扁平足では leg heel angle も重要であり，

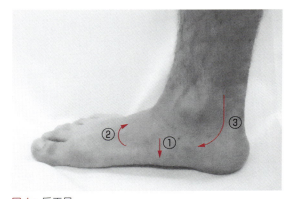

図1 ▶ 扁平足
①：内側アーチの低下，②：前足部の外転（冠状面），③：踵部の外反（前額面）

踵部の外反の評価法として，立脚中期における下腿の2等分線と踵骨の2等分線のなす角が評価に用いられる[3]（図2）．

前足部の外転をみる too-many toes sign（足部を後方から観察すると健側に比べ，外側に足趾が多くみえること）や後脛骨筋不全をみる後足部内反筋力テスト（前足部の内側を把持して足を内がえし，底屈させて筋力を調べる検査），片足ヒールレイズテスト（片足でつま先立ちをさせ，つま先立ちが困難，または正常ではつま先立ち時に踵が回外位をとるのに対し，回内位をとるとき陽性とする）は有用な検査である[4]．

足部のフレキシビリティー評価も重症度を測るうえで重要である．重症例ではアキレス腱の拘縮を認め，足関節背屈制限を生じることがあるため可動域の計測も行う．横アーチが低下すると開帳

Ⅲ 各疾患に対する理学療法［足部・足趾部］

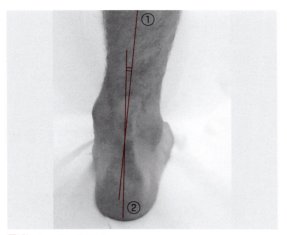

図2▶ Leg heel angle
①：下腿の2等分線，②：踵骨の2等分線

表1▶ 後脛骨筋機能不全の臨床病期分類

病期	特徴	治療
ステージ1	後脛骨筋炎で痛みあり，扁平足変形なし	足底板，運動療法
ステージ2	フレキシビリティーのある扁平足	足底板，運動療法，無効の場合手術
ステージ3	フレキシビリティーのない扁平足	装具または手術による関節固定
ステージ4	変形性足関節症を伴うフレキシビリティーのない扁平足変形	装具または手術による関節固定

足を呈する．足底の接地状態はフットプリントや足底圧分布計測計によって行われる．

画像診断ではX線にて立位荷重時の足部背底像と側面像，Cobey法による後足部撮影によって評価される．後脛骨筋不全の評価には超音波エコーやMRIが有用である．

2 治療の進め方

扁平足は比較的よくみられるが，ほとんどの場合無症状であり，特に障害が発生しない例は医療機関に来院せず治療の対象とはならない．

しかし，扁平足が下腿や骨盤のアライメントに影響し，足底腱膜炎や舟状骨の疲労骨折，シンスプリント，アキレス腱炎，膝蓋大腿関節障害，腰痛に関係しているとの報告もあり，長距離選手などのランニングの多いスポーツ選手の無症候性の扁平足にも注意を払い，自分自身で行える運動療法を指導する必要がある．また，アーチの形成される小児期には砂や柔らかい地面の上を裸足で歩いたり走ったりすることをすすめる．

有痛性の扁平足では保存療法を主体として加療する．保存療法は，安静，非ステロイド抗炎症薬の処方，疼痛改善を目的とした物理療法，運動療法，足底板などによる装具療法に分けられる．

運動後に疼痛が出現するレベルであればスポーツの継続は可能であるが，運動中も疼痛が出現する場合は疼痛の出現するスポーツ動作の制限が必要である．日常生活に支障をきたす疼痛が出現する場合はスポーツの中止，減量，安静の指示を要する．

後脛骨筋機能不全による扁平足は病期をステージ1から4の4段階に分けられる[5]（表1）．扁平足変形のフレキシビリティーがあるステージ2までは保存療法の良い適応である．保存療法を長期間行っても効果のない場合やステージ3，4では手術療法が考慮されるが，スポーツに伴う扁平足障害ではその適応は少ない．

3 理学療法の実際

1. 物理療法，マッサージ，ストレッチング

物理療法としては，アイシング，温浴，交代浴，低周波，超音波などある．

交代浴は温熱3分，冷却1分単位で20分行う．

マッサージは種々の方法で行われるが，患者自身でも行える方法として軽い指圧をすすめる．足底腱膜炎や開張足を合併しているときは特に推奨する．中足骨頭，足底腱膜の中央，距骨付着部と順に，心地よい程度に圧迫を加える（図3）．

次にストレッチングを行う．扁平足障害では下腿三頭筋や長・短腓骨筋に拘縮が生じていることがあるため，カーフストレッチングを入念に行う

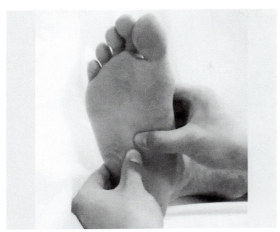

図3 ▶ 圧迫法を中心としたマッサージ

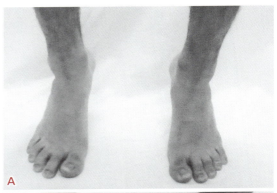

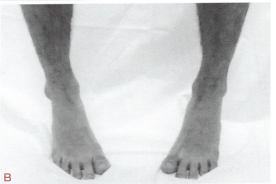

図4 ▶ Hohmann 体操
A：踵を挙上する．B：踵を離すように回外，下肢を内旋する．

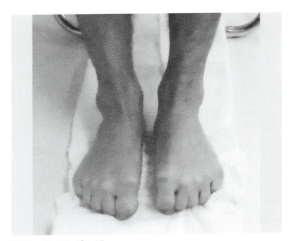

図5 ▶ タオルギャザー

必要がある．このとき，ヒラメ筋と二関節筋である腓腹筋を考慮し，膝屈曲位および伸展位の双方でストレッチングを行う必要がある．

2. 運動療法

運動療法は足部内在筋および外在筋の筋力強化を目的として行う．

扁平足障害に特異的なものとしてHohmann体操がある[6]（図4）．両側をそろえて起立し，踵をあげ，つま先立ちする．次に後足部を左右の踵を離すように回外位を増強させ，下腿を内旋する．約10秒その位置を保持し，最後にもとに戻す．ほかに柔らかいマットの上で足部を内がえしにして足部外縁で歩く，小趾球で歩くなどの歩行訓練や回外板を用いての起立，つま先立ち，趾の屈曲運動，足底にしいたタオルなどを趾でつかむタオルギャザー（図5）などを行う．趾の屈曲運動では，足部内在筋に重点を置いた運動もアーチ形成に効果的である．足部内在筋エクササイズは足関節最大底屈位で行うことが最も効果的と報告されている[7]．

バランスボード訓練も併用すると足部周囲の筋力の強化につながる．ボールを用いた後脛骨筋の訓練として，両足でボールをつかむ動作や，インサイドキックなども取り入れるとよい．

下腿筋にも拘縮や筋力低下がみられるため，足趾の筋力訓練だけでなく下腿筋力の強化も積極的に行う．チューブを用いた足関節背屈・底屈・外転・内転・内反（図6）を行う．下肢全体の筋力強化のためハムストリングスや大腿四頭筋の筋力ト

Ⅲ　各疾患に対する理学療法［足部・足趾部］

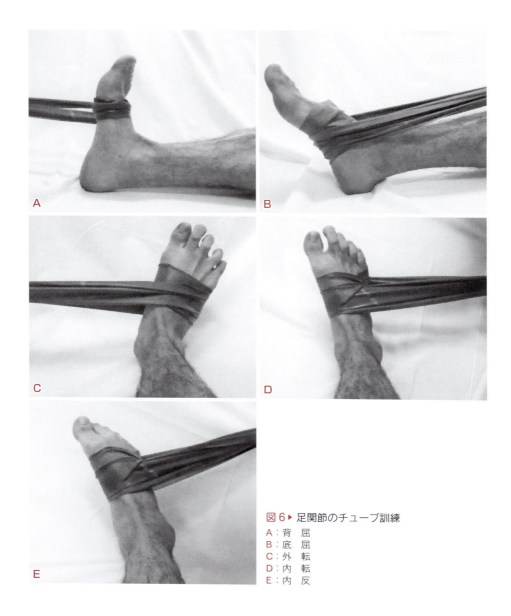

図6▶ 足関節のチューブ訓練
A：背　屈
B：底　屈
C：外　転
D：内　転
E：内　反

レーニングも併用することをすすめる．

　理学療法の一連の流れとし最初に交代浴や温熱療法を行い，ストレッチング，運動療法の順で行う．その後再度ストレッチングをし，アイシングをして終了となる．途中，自転車エルゴメーターなどによる持久力訓練を組み合わすことも可能である．これら一連の流れは，医療機関のみならず患者自身が場所を選ばず行える．

3．足底板

　扁平足障害では前記の理学療法で症状が改善することが多いが，思春期以降の器質的な変化の改善は得られない．

　足部へ荷重負荷の軽減，症状の改善目的に足底板による加療も併せて行うことが推奨される．本症に対する足底板の条件としては，踵部外反の防止・除去（内側ウエッジ），内側の縦アーチの低

下の防止・向上（アーチサポート），前足部の外転・回外の抑制，横アーチ低下の防止（メタタルサールパッド）などがある．さまざまな足底板が開発されており，症状や個人に合った足底板の作製が重要である．

歩行時の遊脚期においては，足底板の機能は期待できない．足部アーチ・挙上される母趾背屈によるウインドラス（巻き上げ）現象の補強のため，テーピングを使用することも扁平足障害には有効である．足底板やテーピングにより足部のアライメントを補強しながら，筋力強化などの理学療法を行っていく．加えて，母趾を背屈することによって得ることのできるウインドラス現象を，ターンやステップなどのスポーツの動作に取り入れていくこともスポーツ現場で行うことのできる運動療法である．

4 競技への復帰

運動療法を含めた理学療法を行うことにより症状が改善した後，足底板やテーピング，スポーツ動作の改善により再発を防止しながらスポーツに復帰していくことが重要である．復帰までの期間は重症度，スポーツ種目によって大きく異なる．復帰後のストレッチングや筋力訓練の継続は再発防止につながる．

文 献

1) Watanabe K, et al：Posterior tibial tendon dysfunction and flatfoot：analysis with simulated walking. Gait Posture 37：264-268, 2012
2) Michelson JD, et al：The injury risk associated with pes planus in athletes. Foot Ankle Int 23：629-633, 2002
3) 安井洋一ほか：大人の扁平足．扁平足がアスリートに及ぼす影響．MB Orthop 26：67-73, 2013
4) Cass AD, et al：A review of tarsal coalition and pes planovalgus：clinical examination, diagnostic imaging, and surgical planning. J Foot Ankle Surg 49：274-293, 2010
5) Myerson MS：Adult acquired flatfoot deformity：treatment of dysfunction of the posterior tibial tendon. Instr Course Lect 46：393-405, 1997
6) 仁木久照：扁平足障害．足の痛み　クリニカルプラクティス，第1版，中村耕三編，中山書店，東京，167-177, 2011
7) 橋本貴幸ほか：足部内在屈筋エクササイズ．臨スポーツ医 31（臨時増刊）：324-328, 2014

III 各疾患に対する理学療法［足部・足趾部］

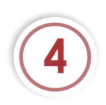

4 足底腱膜炎

嶋 洋明・安田 稔人

1 疾患の解説

1. 足底腱膜の解剖と機能

足底腱膜は踵骨隆起内側結節から起始し，5つの線維束に分岐して母趾から第5趾の基節骨基部に停止する．足底腱膜の背側には短趾屈筋があり，その内側に母趾外転筋，外側に小趾外転筋がある．

足底腱膜は足アーチの保持に重要な役割を果たし，歩行時の蹴り出し期に中足趾節（MTP）関節が伸展すると，足底腱膜が緊張して内側縦アーチが上昇する巻き上げ機現象（windlass mechanism）といわれる機能がある．また，足底からの衝撃を吸収して踵部を保護し，歩行時に足部を安定化させる．

2. 足底腱膜炎とは

足底腱膜炎は踵部痛の原因として最も多い疾患である．40歳から60歳に多く，スポーツ選手では長距離ランナーに多くみられる．足底腱膜炎は反復する微小外傷や過度の負荷が加わることにより生じるとされている．また，アキレス腱や腓腹筋の拘縮による足関節背屈制限や肥満が足底腱膜炎の危険因子とされている[1]．

足底腱膜炎の典型的な症状は朝起床時の歩き始めの踵部痛であり，長時間椅子に座った後の歩き始めにも同様の症状が認められる．足底腱膜の踵骨前内側突起付着部に圧痛を認めるが（図1），症状や圧痛部位などから外側足底神経の絞扼性障害や踵骨疲労骨折，踵部脂肪体萎縮による踵部痛などを鑑別する必要がある．

画像診断では，荷重位単純X線でほかの骨性異常所見がないことを確認する．側面像でみられる踵骨棘は足底腱膜炎の症状がない例でも認めることがあり，非特異的所見とされている．MRIでは足底腱膜の肥厚や浮腫がみられる（図2）．また踵骨疲労骨折や足底線維腫の有無を確認する．

2 治療の進め方

足底腱膜炎の治療はまず保存療法を行う．保存療法には安静，減量，消炎鎮痛薬の投与，装具療法や理学療法がある（表1）．

最初にスポーツ選手では活動量や種目を確認する．活動量が増加したことで症状が出現した症例では活動量を制限する．またジャンプ動作が必要な種目の選手は，疼痛が改善するまでジャンプ動作を禁止する．

次に使用している靴が足の大きさに適合しているかを確認する．クッション性の不十分な靴は避けるようにする．ロッカーソールの靴は第1MTP関節の伸展を減少させることにより，足底腱膜に加わる最大張力を減少させることができる[2]．

治療初期に疼痛が強い症例では，消炎鎮痛薬を併用することで短期的に疼痛の改善が期待できる．

装具療法のうち足底挿板は，治療初期から理学療法とともに使用することで除痛効果が得られる[3]．シリコン製もしくはゴム製のヒールカップを使用し，足底腱膜への負荷を軽減する．扁平足を伴った症例ではアーチサポートを使用することで，長時間の立位などによる疼痛を軽減する．夜間装具は足底腱膜やアキレス腱の拘縮を予防・矯

4 足底腱膜炎

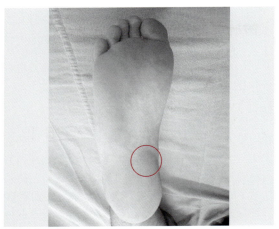

図1 ▶ 足底腱膜炎の圧痛部位
足底腱膜の踵骨前内側突起付着部（○印）に圧痛を認める．

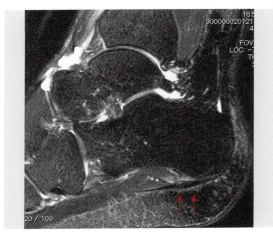

図2 ▶ 足底腱膜炎のMRI所見
足底腱膜に肥厚と高信号域を認める（矢印）．

表1 ▶ 足底腱膜炎に対する保存療法

治療時期（踵部痛の有無）	初期（あり）	中期（改善）	後期（消失）
1. スポーツ活動	制限	制限	再開
2. 消炎鎮痛薬	○	△（必要に応じて）	×
3. 装具療法			
1）足底挿板	○	○	△（必要に応じて）
2）夜間装具	○	○	△（必要に応じて）
4. 理学療法			
1）アキレス腱ストレッチ	○	○	○
2）足底腱膜ストレッチ	○	○	○
3）アイシング	○	○	○
4）足趾把持筋力訓練	△（可能であれば）	○	○
5）足関節周囲筋力訓練	△（可能であれば）	○	○
6）全身筋力訓練（自転車エルゴメーター，水泳など）	×	△（可能であれば）	○

正することで疼痛の改善が得られる．治療初期から使用しても治療途中から使用しても同等の効果が得られると報告されている[4]．

　理学療法は治療初期から行う．足底腱膜炎の症例には足関節背屈制限を認めることが多く，アキレス腱のストレッチを行う．さらに足底腱膜のストレッチも行うことによりwindlass mechanism機能を再生し，微小外傷や慢性炎症を抑制する．また，理学療法中には適度に足底のアイシングを行い，ストレッチなどにより足底腱膜の炎症が惹起されることを抑制する．

　ステロイド注射は短期的には疼痛の改善が得られるが，3ヵ月後にはプラセボと有意な差がなく，また足底腱膜の皮下断裂[5]や踵部脂肪体の萎縮などの報告があり，スポーツ選手に対しては注意を要する．

　これらの保存療法を組み合わせて行うことで，1年以内に80〜90％の症例で症状が改善したと報告されている[6,7]．

　保存療法に抵抗する難治性の足底腱膜炎に対して低出力体外衝撃波治療（low-energy extracorporeal shock-wave therapy：ESWT）がある．

Ⅲ 各疾患に対する理学療法 [足部・足趾部]

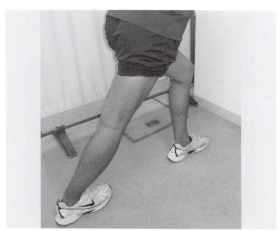

図3▶アキレス腱ストレッチ 1
患側を膝伸展位で後ろにし，患側のつま先が反対側の踵の方向を向けて，アキレス腱をストレッチする．

踵部に衝撃波をあてることで痛みの神経終末を変性させて中枢への疼痛伝導を抑制したり，血管新生を促進して組織の修復を促すとされている．スポーツ選手に対し低侵襲で安全かつ有効な治療法として期待されている．

難治性の症例に対する手術療法には足底腱膜部分切離術がある．足底腱膜の踵骨付着部で内側を直視下に切離するが，最近では鏡視下に手術が施行されるようになり，スポーツ選手では術後により早く復帰できる．腓腹筋の拘縮を伴った足底腱膜炎では腓腹筋筋膜を切離して足関節の背屈を改善する腓腹筋退縮術（gastrocnemius recession）も考慮される．

3 理学療法の実際

足底腱膜炎は80％以上の症例が保存療法で改善するとされているが，長期間を要することも少なくない．また，疼痛が遺残する症例のなかには，不十分なストレッチ手技や不適切な足底挿板の使用などによるものも含まれている．

従来から行われているアキレス腱のストレッチのみならず，足底腱膜のストレッチも行うことによりwindlass mechanismを再生し，微小外傷や慢性炎症を抑制することが足底腱膜炎に対する理学療法の目的である．

以下に示すアキレス腱ストレッチや足底腱膜ストレッチは，リハビリテーション時にその方法を指導し，自宅でも患者自身で行えるようにする．

1．アキレス腱ストレッチ 1（図3）

立位で壁に手を肩の高さの位置につき，患側を膝伸展位で後ろに，反対側を膝屈曲位として前に出す．このとき，患側のつま先が反対側の踵の方向を向く（患側がroll-inする）ように足の位置に注意する．アキレス腱をストレッチしたまま10秒間保持する．このときに足部が回内したり回外したりしないように足底挿板などを用いて行うとよい．

これを10回繰り返し，1日に3回行うように指導する．最初の1回目は朝起床時に行うようにする．

2．アキレス腱ストレッチ 2

立位でテーブルや椅子などに手を置き，両足を前後に開く（図4-A）．両膝をゆっくりと屈曲させてしゃがんでいく．踵が浮き始めるまでしゃがみ込み（図4-B），アキレス腱と足アーチが伸張されているのを感じたら，その位置を10秒間保持して上体を起こす．

これを20回繰り返し，1日に2回行う．

3．足底腱膜ストレッチ[8]

椅子に座り，患側を反対側の上にのせて足を組む．足関節を背屈させ，さらに患側と同側の手を足趾の底側（MTP関節より遠位）にあてて，脛の方向に足趾を引き上げる（図5-A）．足底腱膜が緊張し，伸張されていることを反対の手で触知して，足底腱膜のストレッチが十分に行えていることを確認する（図5-B）．アキレス腱のストレッチと同様にこの位置を10秒間保持する．

これを10回繰り返し，1日に3回行う．足底腱膜のストレッチでは，朝起床時の歩き始める前に1回目のストレッチを行うように指導する．

ストレッチ後には足底のアイシングを行い，足底腱膜の炎症を抑えて疼痛が増悪するのを防ぐ．

疼痛が軽減すればスポーツ復帰に向けて以下のような下肢筋力の強化も行う．

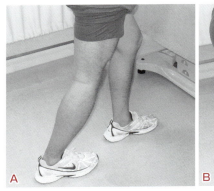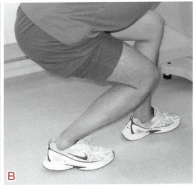

図4▶ アキレス腱ストレッチ 2
A：両足を前後に開く．
B：両膝を屈曲させて踵が浮き始めるまでしゃがみ込む．

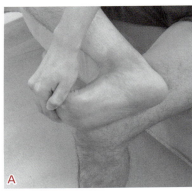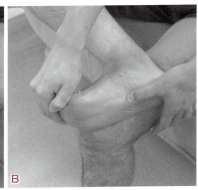

図5▶ 足底腱膜ストレッチ
A：足関節を背屈させ，患側と同側の手で足趾を引き上げる．
B：足のアーチが伸張されていることを反対の手で触知する．

4. 足趾把持筋力訓練（タオルギャザー）（図6）

椅子に座り，床に置いたタオルに両足を置く．踵をつけたまま足趾を屈曲させてタオルをたぐり寄せる．容易にたぐり寄せることができるようになれば，回数を増やしたり，タオルに重りをのせて行うようにする．これにより足部内在筋や長母趾屈筋，長趾屈筋などの筋力を強化する．

5. 足関節周囲筋力訓練

ゴムチューブを用いて足関節の背屈・底屈運動，足部の内転・外転運動を行う．これにより前脛骨筋や下腿三頭筋，後脛骨筋，腓骨筋など足関節周囲の筋力を強化し，足アーチを保持するとともに足関節を安定化させる．

このほか，体幹，股・膝関節を含めたリハビリテーションも十分に行うことは，スポーツ復帰へ向けて重要である．

4 競技への復帰

疼痛が消失すればウォーキングやジョギングを開始する．運動の際には自分の足の大きさにあわせたクッション性のある靴を選ぶように注意する．徐々に運動量を増加していくが，疼痛が出現すれ

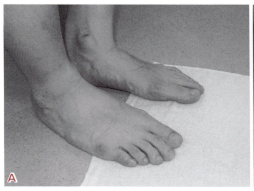 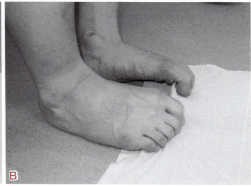

図6▶ 足趾把持筋力訓練（タオルギャザー）
A：床に置いたタオルに両足を置く．
B：踵を浮かさないようにして足趾でタオルをたぐり寄せる．

ば運動量を減らす．運動後には炎症を抑えるためにアイシングを行い，運動前後には必ずアキレス腱と足底腱膜のストレッチを行うようにして再発予防に努める．

　足底腱膜炎は治療開始後，数ヵ月で疼痛が軽減することが多いが，1年以上の長期間を要することも少なくない．長期間の保存療法に抵抗する症例には手術療法が行われることもあるが，ほとんどの症例が適切な治療を行うことで症状が改善する．患者にはこのことを十分に説明したうえで，徐々にスポーツ活動に復帰していくようにする．

文　献

1) Riddle DL, et al：Risk factors for plantar fasciitis：a matched case-control study. J Bone Joint Surg 85-A：872-877, 2003
2) Lin S-C, et al：Changes in windlass effect in response to different shoe and insole designs during walking. Gait & Posture 37：235-241, 2013
3) Pfeffer G, et al：Comparison of custom and prefabricated orthoses in the initial treatment of proximal plantar fasciitis. Foot Ankle Int 20：214-221, 1999
4) Powell M, et al：Effective treatment of chronic plantar fasciitis with dorsiflexion night splints：a crossover prospective randomized outcome study. Foot Ankle Int 19：10-18, 1998
5) Acevedo JI, et al：Complications of plantar fascia rupture associated with corticosteroid injection. Foot Ankle Int 19：91-97, 1998
6) Wolgin M, et al：Conservative treatment of plantar heel pain：long-term follow-up. Foot Ankle Int 15：97-102, 1994
7) Thomas JL, et al：The diagnosis and treatment of heel pain：a clinical practice guideline-revision 2010. J Foot Ankle Surg 49：S1-19, 2010
8) DiGiovanni BF, et al：Tissue-specific plantar fascia-stretching exercise enhances outcomes in patients with chronic heel pain：a prospective, randomized study. J Bone Joint Surg 85-A：1270-1277, 2003

Ⅲ 各疾患に対する理学療法 [足部・足趾部]

5 Jones骨折

佐藤 謙次・土屋 明弘・高橋 謙二

1 疾患の解説

　Jones骨折は，第5中足骨近位部の骨折のうち骨幹端に発生する横骨折であり，足関節底屈位で前足部に大きな内転力が加わることにより発生する急性外傷である[1]．一方で，骨幹部近位の疲労骨折もJones骨折として含められ，一般的に遷延治癒や偽関節になりやすく，問題となるのはこのタイプである．

　これに対して結節部の剥離骨折はいわゆる"下駄骨折"とされ，足部の内がえしや内反強制などの外傷によって生じるとされている[2]（図1）．このときに短腓骨筋腱の収縮や足底腱膜外側索による基部の牽引も主な発症要因として考えられている[3]．

　Jones骨折が生じる部位は，第4中足骨や立方骨との間の底側中間靱帯や底側足根中足靱帯により強固に結合されており，ジャンプやステップ動作などの反復ストレスによる応力を受けやすい．また同部は血流に乏しく，内側は第4中足骨と関節面を形成しているため，骨癒合が不良であり，偽関節に陥りやすいだけでなく，いったん治癒しても再骨折しやすいという特徴を持っている．

　したがって保存療法では骨癒合が得られにくく，早期に確実な復帰を必要とするアスリートにおいては手術療法が選択されることが多い．

1. 発生因子

　Jones骨折の発生因子として，受傷機転などの外的要因と足部形態などの内的要因が考えられる．

　Kavanaughら[4]は，全力疾走から急に減速し

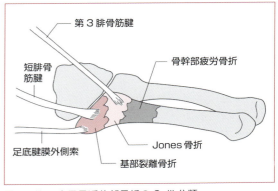

図1 ▶ 第5中足骨近位部骨折のQuill分類
（文献2）より引用）

たときや急なフェイント動作で，踵が地面から離れた状態で前足部外側に負荷が集中するためか，サイドステップでの側方移動時に足部が回外し第5中足骨に過度な負荷がかかるためとしている．

　Raikinら[5]は，Jones骨折患者21例中18例でX線学的に後足部内反アライメントを呈していたと報告している．

　また，葛山ら[6]は，サッカー選手においてJones骨折の既往を有する選手では，既往のない選手と比べ第5中足骨基部の足底圧が有意に高かったと報告している．

2. 発生頻度

　Jones骨折の発症頻度は，一般的に男性に多く，特にサッカー選手に多い．当院では，2005年4月から2014年3月までにJones骨折と診断されたスポーツ選手30例32足のうち，24例が男性，5例が女性であった．またスポーツ種目では，サッカーが19例（63％）と圧倒的に多く（両側例

2例含む)，次いでバスケットボール4例(13％)，野球3例(10％)などであった．

3. 症状と診断

スポーツ選手で，繰り返し動作による負荷後に足外側に疼痛や違和感を自覚し，疼痛の寛解や増悪を繰り返すことが多い．最終的に完全骨折を起こせば歩行やスポーツ活動が困難になる．

診断は，第5中足骨基部の圧痛や腫張を認め，足部単純X線正面像や斜位像で第5中足骨基部に骨折線を確認する．

治療方針の決定には，一般的にTorgらの分類[1]が用いられることが多い．既往歴と単純X線像により以下のように3型に分類されている．

- Type Ⅰ：過去に骨折の既往歴がなく，新鮮骨折所見
- Type Ⅱ：過去に骨折の既往歴がなく，遷延癒合所見(骨膜反応や髄腔の硬化像)
- Type Ⅲ：過去に疼痛の既往や骨折の既往があり，偽関節所見(骨折の開大や髄腔の骨硬化による閉塞)

2 治療の進め方

1. 手術療法の概説

本症はスポーツ選手に多く，早期癒合，早期競技復帰と復帰後の再骨折の予防が求められるため，完全骨折やTorgらの分類のtype Ⅱ型とtype Ⅲ型では手術が第一選択となる．type Ⅰ型で痛みが軽微な不全骨折では原則的に保存治療が行われる．また痛みがなく競技継続が可能な場合，理学療法を中心に足底挿板や超音波治療器(LIPUS)などで骨折悪化防止や骨癒合促進を図りながら競技続行させる場合もある．

術式では，screwによる髄内釘固定が一般的であり，陳旧例などでは骨移植やドリリングなどを併用したりプレートを用いることもある．手術を行ううえで考慮しなければならない点として，screwの種類の選択，使用するscrewの長さや方向，固定時の骨折部の開大などがある．

1) screwの種類の選択

screwには，solid型または中空型の海綿骨screwと中空型でhead lessであるAcutrak screwやdouble threaded screwがあり，通常太さは最低4.5mm以上のものを使用する．solid型は中空型と比べ破断強度は大きいという利点があるが，手技の煩雑さやscrew headによる術後疼痛が報告されている．そのため，head less screwが好まれる傾向にあるが，特にAcutrac screwではheat necrosisによる術後皮膚壊死をきたした重篤な事例が報告されており，注意を要する．

当院ではscrew強度を重視しsolid型のmalleolar screw(径4.5mm)を主に使用しているが，中空ドリルを使用することにより特に手技の煩雑さは感じない．また，基部の刺入の位置が的確であれば，screw headによる術後疼痛は認めない．

2) 使用するscrewの長さや方向

骨折部の十分な安定性を得るために，screwの長さや挿入する方向に注意しなければならない．screw長は骨の長さの2/3以上が望ましく，その長さを確保するためには近位刺入点を背内側に設け，内側皮質骨に沿ってガイドピンを進めていくことがポイントとなる．また，screw固定時にthreadが骨折部を超えることも重要な点である．

3) 骨折部の開大

screw固定時に骨折部底側が開大してしまうことがある．これでも多くの場合は骨癒合が得られるが，術後遷延治癒や偽関節と診断した症例ではこのgapが大きい群に多かったとの報告があり，注意深く固定すべきであろう．

2. 手術方法(malleolar screwによる方法)(図2)

① 原則，全身麻酔で行っているが，腰椎麻酔でも可能である．
② 体位は仰臥位で，駆血帯は使用しない．
③ 第5中足骨基部より近位に1〜2cmの小切開を行い，前述の如く透視下にガイドピンを基部から髄腔に沿って刺入する．中足骨が彎曲している症例ではこの操作に難渋し時間がかかることがあるが，最も重要な操作であり妥協は許されない．
④ ガイドピンが良い位置に挿入できたら径2.9mmの中空ドリルにより削っていく．ここで，仮骨により髄腔が狭小化している

5 Jones骨折

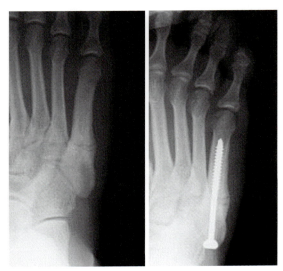

図2 ▶ X線所見

表1 ▶ 術後リハビリテーションの概要

期　間	内　容	歩　行
術直後〜	足趾・足関節自動運動 関節可動域訓練	踵歩行
術後2週〜	足関節周囲筋力訓練	全荷重歩行
術後6週〜	ジョギング開始	
術後8週〜	スポーツ復帰	

術後6週頃から徐々にジョギングを許可し，術後8週頃から徐々にチーム練習に合流する．

3 理学療法の実際

1. 術直後から2週

前足部および外側荷重では骨折部に負荷がかかるため，この時期には踵歩行とする．その際に足尖を外方へ向けると第5中足骨部に負荷がかかりにくい．また，術直後は足部全体の腫脹および浮腫が認められるため，血栓予防も考慮し，足趾や足関節自動運動などは非荷重位にて積極的に指導する．

手術部位だけでなく距腿関節や距骨下関節など可動域制限が認められる場合には，ROM訓練や距骨下関節モビライゼーションなどの徒手治療を実施する（図3）．

患部外トレーニングとして自転車や非荷重位での股関節外転筋および大腿四頭筋エクササイズなどを実施する．短腓骨筋が第5中足骨基部に停止しているため，この時期に腓骨筋群に対するエクササイズを行うのは控える．

2. 術後2〜6週

通常この時期になると腫脹や疼痛が軽減するため，正常歩行獲得を目指す．内反足はJones骨折の発生と関連するとの報告[5]もあり，継続して足関節背屈および外反可動域の向上を図るべきと考える．バランス訓練などの比較的足部への負荷が少ない荷重位トレーニングも開始する（図4）．

仮骨形成が確認されたら，腓骨筋群のエクササイズを開始する（図5）．腓骨筋群のエクササイズにより第5中足骨部の足底圧は減少するため，

症例では容易に削れず，このとき無理に削り続ければheat necrosisを起こす．したがって細いドリルから段階的に削っていくなど，慎重に進めていくことが大切である．
⑤ドリリングが完了したらガイドピンを抜き，至適な長さのmalleolar screwで固定する．このときthreadが骨折部を超えていることを確認する．
⑥皮膚縫合し終刀する．術後は原則固定は行わない．痛みのため副子固定することはあるが，可及的早期に除去している．

3. 術後リハビリテーションの概要（表1）

術後は可及的に荷重を許可し，外固定は行わない．術直後は腫脹および疼痛があるため踵歩行から開始し，足関節可動域訓練などを行う．またこの時期には患部外トレーニングとして非荷重位での大腿四頭筋および殿筋群の筋力強化，自転車エルゴメーターなども行う．

術後1週以降で疼痛なく足底全体の接地が可能となれば，荷重位でのトレーニングを開始する．バランストレーニングやスクワットなどから進め，痛みや骨癒合状態をみながらヒールレイズや腓骨筋エクササイズなど，骨折部に負荷のかかるエクササイズも行っていく．

Ⅲ 各疾患に対する理学療法［足部・足趾部］

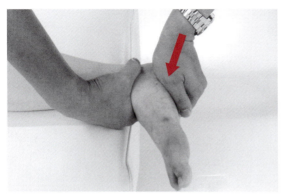

図3▶ 距骨下関節モビライゼーション
踵骨を距骨に対して前外方へ滑らせるように動かす.

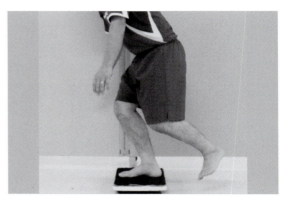

図4▶ バランス訓練

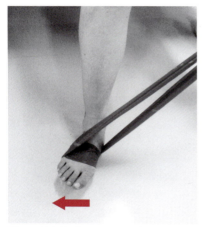

図5▶ 腓骨筋群エクササイズ
腓骨筋は外がえしおよび底屈の作用を有するので，やや足関節底屈位にて実施する．

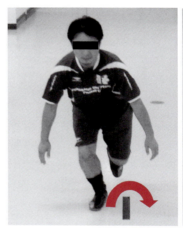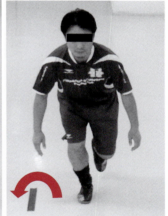

図6▶ 片脚サイドジャンプ

再発予防の観点からも腓骨筋群へのアプローチは重要と考える．その際，腓骨筋は外がえしおよび底屈の作用を有するので，やや足関節底屈位にて実施する．背屈位で外がえしを行うと足趾伸筋群優位のエクササイズとなってしまうので注意が必要である．

ヒールレイズは母趾球荷重から開始し，徐々に前足部全体にも荷重をしてゆく．スクワットやランジなど一般的な荷重位での筋力エクササイズも入れていき，下肢筋群全体の強化を図る．さらに，サイドランジのように足部外側に荷重が加わるエクササイズも実施し，側方への安定性強化を図る．

3. 術後6〜8週

この時期より徐々にジョギングを開始する．当初は10分程度から開始し徐々に距離を伸ばしていく．ジョギング開始後には疼痛などが生じることもあるため，適宜足底板やテーピングを用いて第5中足骨部に負荷がかからないよう調整する．その後徐々にランニング，ダッシュへと進める．

第5中足骨部への荷重を減少させるため，toe-outや足部過回内での走行がみられることがある．このような場合にもテーピングや足底板を用いた修正は有効と考える．

また，片脚でのサイドジャンプも実施し，ス

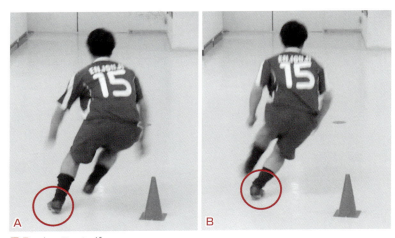

図7▶カッティング
A：サイドカッティング，B：クロスオーバーカッティング

ポーツ復帰に備える（図6）．内側にジャンプするときは母趾側に負荷がかかりやすいが，外側にジャンプするときは小趾側への負荷が強くなるので注意する．股関節外転筋群の機能が低下していると体幹が側屈し側方への安定性が損なわれ，結果として第5中足骨部により大きな負荷がかかるため，この時期までにしっかり機能改善を図っておく．

　カッティングは受傷機転ともなりうる動作なので注意して行う．初めにサイドカッティングから開始し，次にクロスオーバーカッティングを実施する．なぜならば，サイドカッティングは母趾球で踏み切るため第5中足骨部への負荷は少ないが，クロスオーバーカッティングは小趾側で踏み切るため第5中足骨部へ強い負荷が加わるからである（図7）．

　Simsら[7]が述べているように，クロスオーバーカッティングにおいて前足部外側の足底圧は女性よりも男性が有意に高くなるため，男性では再発に対しより注意が必要と思われる．

　クロスオーバーカッティングにおいて第5中足骨部に加わる負荷を減少させることは非常にむずかしい．まして足関節外反可動域制限があるとより強いストレスが加わると推測される（図8）．したがって術後早期からの距骨下関節外反可動域を獲得しておくことが，この時期のトレーニングを安全に行ううえで重要である．

4　競技への復帰

　当院では術後痛みがないことを指標にトレーニングを進めているが，競技への完全復帰は術後平均約8週で，その後の経過も良好である．しかしなかには，一度骨癒合を得られたあと術後11ヵ月で再骨折を起こした症例を経験しており，競技復帰後の再発予防を心がける必要がある．

　第5中足骨部の足底圧はテーピングにて修正可能である[6]．われわれは，スポーツ復帰後も足底板やテーピングを活用し，第5中足骨部への負担軽減を試みている．テーピングでは距骨下関節を外反方向に誘導するように行っている（図9）．

　また，足底板を作製するにあたっては，外側アーチ（踵骨，立方骨部）を高く上げ，第1中足骨部を低く削ることが多い（図10）．

　そのほか，特にサッカーの場合にはアップシューズよりもスパイクのほうがハイリスクと考えられるため，当初はアップシューズの使用から進めることや，練習後の患部の違和感や圧痛など症状をこまめにチェックすることで，再骨折予防や早期発見に努めることが重要である．

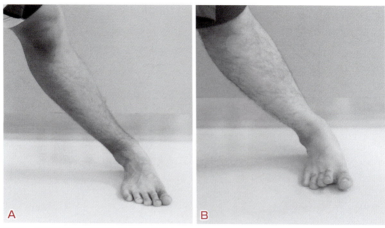

図8 ▶ 外反可動域制限と前足部の動き
A：外反可動域制限なし，B：外反可動域制限あり
距骨下関節に外反可動域制限があると第5中足骨部に加わる圧は高まりやすい．

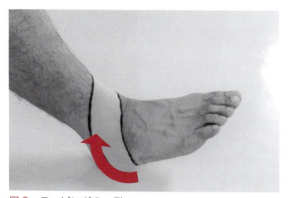

図9 ▶ テーピングの一例
距骨下関節を徒手的に外反方向に誘導しながらテーピングを貼付する．

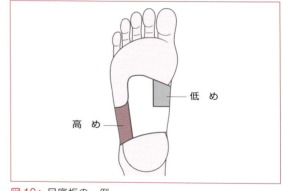

図10 ▶ 足底板の一例
外側アーチを高めに，内側アーチ中足骨部を低めに作製する．

文献

1) Torg JS, et al：Fractures of the base of the fifth metatarsal distal to the tuberosity：classification and guidelines for non-surgical and surgical management. J Bone Joint Surg Am 66：209-214, 1984
2) 高尾昌人：疲労骨折（中足骨，舟状骨，踵骨）．足の痛みクリニカルプラクティス，中山書店，東京，258-268, 2011
3) Quill GE Jr：Fractures of the proximal fifth metatarsal. Orthop Clin North Am 26：353-361, 1995
4) Kavanaugh H, et al：The Jones fracture revisited. J Bone Joint Surg Am 60：207-211, 1983
5) Raikin SM, et al：The association of a varus hindfoot and fracture of the fifth metatarsal metaphyseal-diaphyseal junction. Am J Sport Med 36：1367-1372, 2008
6) 葛山元基ほか：骨折の既往を有するサッカー選手の足底圧分析と後足部テーピング誘導の効果について．臨床バイオメカニクス 34：319-323, 2013
7) Sims EL, et al：Gender difference in planter loading during three soccer-specific task. Br J Sport Med 42：272-277, 2008

競技復帰直前のトレーニング

Ⅳ 競技復帰直前のトレーニング

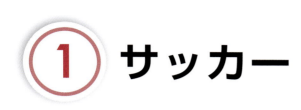

前田 弘

1 競技特性と外傷・障害の特徴

サッカーに伴う最も頻度が高い外傷・障害は，下肢の外傷・障害である．特に足関節，足部，膝関節，膝部の外傷・障害はプレーのパフォーマンス（質）を低下させることが多い．障害の既往歴，現在の状態，アライメント（静的，動的）などを観察することが重要である．

2 トレーニングの実際

競技復帰直前のトレーニングは患部の状態はもとより，フィジカル，スキル，メンタルの3要素すべてを傷害発生前の状況よりも改善させる最終段階にあたる．試合勘といわれるものまで戻すのはむずかしいが，フィジカル，スキルについてはしっかりと回復させて競技復帰させる必要がある．復帰時には本人が不安感なく全力を出しきれる状態となっており，シーズン前のメディカルチェックなど傷害発生前のフィジカルデータがあれば，それらと比較して十分に回復していることを客観的に確認したうえで復帰させる[1]．

いうまでもなくメニューは各機能評価に基づいて進めていかなければならず，医師の指示のもとでアスレティックリハビリテーション（以下，アスリハ）やトレーニングを行っていく．また，機能評価は進行過程における基点として，また軌道修正の機会として位置づけられる．機能評価によって対象者が有する問題を的確に抽出し，把握することが効果的なアスリハの指導につながる[2]

ことから，各機能評価ができることが大前提となる．

競技復帰へ向けてのアプローチをフィジカルな面で考えると，①歩行，②歩行からジョギング，③ジョギング，④ランニング・有酸素運動（インターバル走など），⑤コンビネーションランニング，⑥ステップトレーニング，⑦スプリント（ジャンプ含む），⑧複合的なトレーニングといった流れとなる．また，スキルの面では，⑨ボールを使った基本技術トレーニング（ボールコントロール，パス，キックを含む），さらにフィジカルとスキルの複合として，⑩対人トレーニングを実施した後に，⑪フィジカル・スキル複合トレーニング，⑫エアロビックトレーニング，⑬時間・トレーニング内容を限定した部分合流，⑭時間制限ありの試合出場から，完全復帰へとつなげていく流れとなる．

競技復帰直前のトレーニングに移る前に，しっかりとした初期対応，前期アスリハ，後期アスリハがなされている必要がある．詳細については他項に譲るが，歩行からランニングまでの各段階のトレーニング例や注意ポイントについては重要であるため以下に述べる．なお，トレーニングの大前提として各メニュー時に疼痛が出現した場合には，1つ前のメニューに戻るか，痛みのないメニューまで戻る．疼痛の確認を怠ってはならない．

1. 歩 行

歩行は，競技復帰に向けた高速度でのプレーにつながる基本動作である．この段階で異常動作，傷害につながる可能性のある動き，マルアライメントを発見し，修正することが必要である．ジョ

ギング，ランニング，ダッシュなど動作が高速化する前に修正すべき異常な動きを発見するための段階であるとの意識を持ちながら，選手を観察することが重要である．特に，歩行周期(立脚期〈踵接地，足底接地〉，立脚中期〈踵離地，足趾離地〉，遊脚期〈加速期，遊脚中期，減速期〉)における荷重の仕方，接地・離地の仕方，足の背屈角度，歩幅，手の振り，肩や骨盤の動きに左右差や問題がないかをチェックする．

2. 歩行からジョギング

歩行とジョギングの違いは，二重支持期(両脚接地期)の有無である．ランニングに向けスピードを上げていく時期であるとともに，ジョギングでは接地から離地まで片脚のみで体重を支える必要があるため，歩行の時期ではみえない(現れていなかった)代償動作を注意深く観察する．実施方法としては歩行のスピードを上げ，競歩のような高速度の歩行からジョギングへ移行していく．ジョギングでは両脚支持期がなくなるため，空中での姿勢，接地の仕方に注意を払う．

3. ジョギング

前段階で歩行からジョギングへ移行できれば徐々に時間を長くし，10分→15分→20分+αのかたちで時間による負荷の漸増を行う．走行は，走り始めに大きなエネルギーを必要とし，膝・股関節の屈曲角度の増大など，走行速度によって走フォームが変化するため，ここでジョギング速度の増加を焦ってはならず，手の振り，肩の高さや足の上がり，蹴り出しなどの走フォームをしっかりと検討し，マルアライメントの出現がないかを確認する．

4. ランニング・有酸素運動(インターバル走など)

1) ランニング

ジョギングから速度を増加させることでランニングとなる．基本的にジョギングフォームとの大きな違いはないが，走行中の片脚立脚期の割合が減少していくかたちとなる．歩行動作の立脚期は歩行周期のうち62%を占めるが，ランニングでは31%，ダッシュ(スプリント)では22%となる[3]との報告もあり，片脚立脚時にかかる衝撃は大きくなると考えられる．ここでも徐々に時間を長くし，10分→15分→20分+αのかたちで時間を増加させていく．ジョギング以降では心拍数やペース走でのタイムを評価指標としながら心肺機能の回復度についても評価を行う．

① 徐々にスピードを上げていく．
② 10 km/時程度の比較的ゆっくりしたスピードから開始する．
③ 11 km/時，12 km/時，13 km/時と徐々にスピードを上げ，15 km/時で12分間走(クーパー走)，3,000 mに相当する程度まで上げられるようにする．

2) 有酸素運動(インターバル走など)

スローペースでのジョギング(LSD)30分，変速走(50 mのランニング+100 mジョギング)30分，800 mダッシュ+400 mジョギングといったメニューを行う．これらについては心肺機能(心拍数)の評価をしつつ行うが，具体的なメニューの1つとしては1,000 mを1セットとするインターバル走において1セット終了直後に目標値(個人差はあるが)である180拍/分まで心拍数を上げ，休息により120拍/分まで下げ，これを7〜8セット実施する方法もある[1]．このように，心拍数を指標とすることで簡便に選手の心肺機能を評価しながらスピード，距離などの負荷を漸増することが可能となる．

5. コンビネーションランニング

ランニングができるようになれば，方向変換による負荷に耐えうる回復を目指す．S字でのノーマルランや踏み込み・切り返しなどを実施する．ボールなしでのゆったりカーブから細かいカーブ走へ，その後，ボールあり(ドリブル)でのカーブ走へと移行する．ここでも，マーカー間の距離や実施スピードの組合せを変えていきながら負荷を高めていく．

6. ステップトレーニング

さまざまなステップにより身体を自由に，スピーディーにコントロールするためのフィジカルを回復させる．サイドステップ，クロスオーバーステップなど，さらに腰をおとしたスタンス，すばやく細かいステップ，速度の変化などをもたせな

Ⅳ 競技復帰直前のトレーニング

がら実施させる．また，クロスオーバーステップでは腰の捻りの有無により体幹全体の回旋や足のみでの回旋など，身体をすみずみまで意識させながら実施させる．

この後，ボールなしのフェイント動作，ボールありのフェイント動作を負荷が少なく反応がコントロールできるオフェンス側から始め，次にディフェンス側を実施し，競技動作を身体に思い出させるとともに，マルアライメントが出現しないか確認を行いながら実施する．

7. スプリント（短・長ダッシュ，シャトルランなど）

助走距離，減速距離の長い（10 m 程度）加速走を実施する．助走距離と減速距離を短くすること，またターゲットスピードでの走行距離を長くすることで負荷は高くなる．最終的にはシャトルランを取り入れ，止まった状態からのスプリント，ターンからのスプリントを反復するトレーニングを実施し，身体の構造的強さの回復とともに心肺機能の回復も視野に入れていく．

また，この時期には，ジャンプトレーニングも開始し，両脚ジャンプ→片脚ジャンプ→連続ジャンプなどを実施できるようにしていく．ジャンプについても安定面でのノンコンタクトジャンプから始め，砂場やマット，バランスパッドのような不安定面でのノンコンタクトジャンプを実施する．このとき，ジャンプの高さ，スピード，また単回ジャンプあるいは連続ジャンプ，繰り返し回数で負荷を漸増させていく．

8. 上記すべての動作を入れた複合的なトレーニング

時間を決めて 20 分 → 30 分．

9. ボールを使った基本技術トレーニング

ドリブル（インサイドタップ，インサイドロール，アウトサイド）やパスなどが競技スキルのトレーニングにあたる．キックについてはインサイド，インステップ，インフロント，アウトサイドなどさまざまな種類を行うが，傷害の再発に気をつける必要がある．まずは軽いボールから始め，最終的には通常のサッカーボールに移行する．症状をしっかり把握しながら負荷を高めていく．また，キックの種類に関しても最初はグランダーから始め，最終的にはロングキックに移行していく．例えば，足関節内反捻挫後であれば，アウトサイドキックは再発リスクの高いキックとなるため，最後の段階で実施するべきである．

パスの距離によっても考慮が必要であり，足関節前脛腓靱帯損傷や膝関節内側側副靱帯損傷からのアスリハでは，それぞれインステップキックやインサイドキックにおいて疼痛などが発生するため，ほかのトレーニングは競技復帰直前まで進んでいても 80 % 以上でのキックができるようになるまで時間がかかってしまうこともある．

トラップからのキックについてもプレーの向き，スピードなどで患部への負担は大きく変わってくる．例えば，向かってきたボール方向に対してトラップ・キックによる方向転換の角度が大きいほど難易度が上がるため，向かい合った状況→90°転換→180°転換といったかたちで負荷を漸増的に変えていくことが必要である．

また，注意点として，サッカー選手はボールを使ったトレーニングを好み，やりすぎてしまう傾向があることから，トレーニング量をしっかりと指示したうえで負荷のかかりすぎないように選手自身にも注意させる必要がある．

10. 対人トレーニング

これまでに回復させてきたフィジカル，スキルを実際の競技復帰後に活かすための段階である．サッカーは対人種目であるため，味方，相手，ボール，それぞれの状況から適切な動きや技術を発揮しなければならない．このとき，選手自身は患部の状況を意識する余裕がなくなることから，これまでの段階で患部を意識しながら実施した内容についても，意識下（無意識でも）で正しい動的アライメントを維持しながらプレーできるようになることが必要である．

フィジカルについては，ランとジャンプについて先に述べたノンコンタクトでのランニング→ダッシュからコンタクトありでのランニング→ダッシュといったかたちで負荷を漸増的に高めていく．またスキルについては，キック（ショート→ミドル→ロング→シュート），トラップ（ショート→ミ

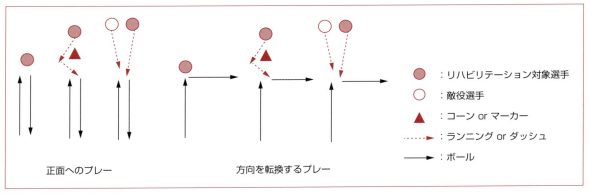

図1 ▶ 対人トレーニング

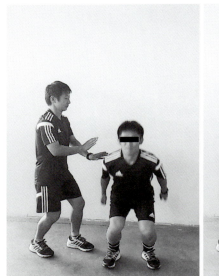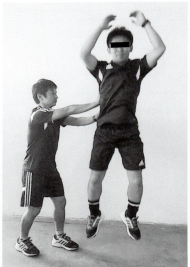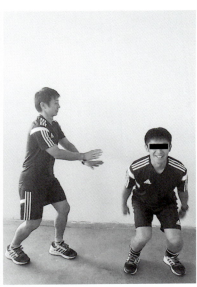

図2 ▶ コンタクトジャンプ

ドル→ロング），ヘディング（ショート→ミドル→クリア）といったかたちで負荷を高めた後に，選手を配置した，状況判断の複雑になったケースを想定させたトレーニングメニューを提供する（図1）．コーンや相手を意識することで，ボール以外の要素を考える必要があり，選手の意識から患部の状況や動的アライメントに対する意識が薄れていくため，指導者は，ボールの行方よりも，そうした傷害の発生・再発につながるマルアライメントが出現していないかをしっかりと注視する

ことが重要である．

また，キックについてもドリブルシュート，ワンタッチシュート，ダイレクトシュート（ヘディング，ボレー）では負荷に違いがある．ドリブルシュートはボールを自らの意思でコントロールし，自分のタイミングでキックすることが可能であるが，ワンタッチシュートはボールコントロールからシュートまでの時間に制限が出てくる．さらにダイレクトシュートではボールの飛んでくる力を足や頭で受け止め，反動を利用したキックになる

Ⅳ 競技復帰直前のトレーニング

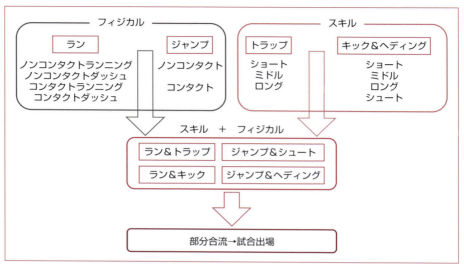

図3 ▶ フィジカル・スキル複合トレーニング

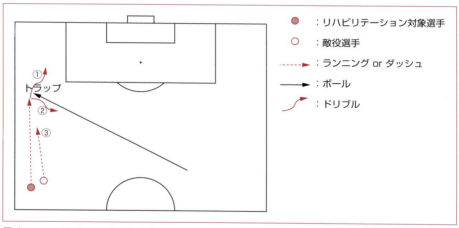

図4 ▶ フィジカル・スキル複合トレーニングの具体例

ことから，それらの衝撃に耐えうる身体状況になっていなければ，傷害を再発してしまう可能性がある．さらにこれらについてもノンコンタクトからコンタクトへと移行していく．

コンタクトジャンプでは，対象者が真上にジャンプしたところで，相手選手が体を押し，外乱を与える．この強さをだんだん強める（図2）．また，相手選手と同時にジャンプして空中で体を接触させるといったメニューを行う．これらの後に，ジャンプヘッドやトラップ，ボレーなどを相手選手と接触しながらプレーするトレーニングを行う．

11. フィジカル・スキル複合トレーニング

フィジカルとスキルの両方の獲得に進んだところで，これらを複合したトレーニングを取り入れていく（図3）．当然，判断しなければならない要素が増えるほど，患部への意識は低下してくるため，グリッドの広さ，人数（数的有利→数的不利），コンタクトの有無を考慮する．

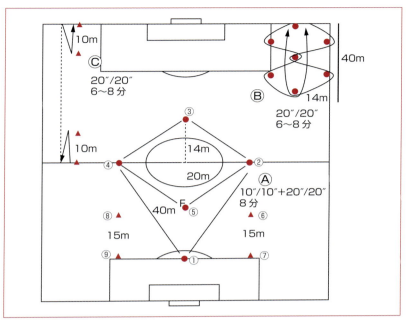

図5▶エアロビックトレーニングの具体例

攻める方向に限定のない，ボールキープではオフェンスに比較するとディフェンスのほうがストレスが少ない（ディフェンスは自らボールへの距離やボール奪取へのタイミングなどを決定できる）ため，ディフェンスから始める．しかし，攻める方向を限定した（ゴールを設置）ゲームではディフェンスは自陣ゴールを意識したうえで，相手の位置に合わせて受動的に動く必要が出てくるため，オフェンスから開始することで負荷の漸増的なメニュー構成となる．当然，数的有利の状況は数的不利の状況に比べストレスが少ないため，数的有利な状況から数的不利な状況へと移行する．

フィジカル・スキルの複合メニューの具体例を図4に紹介する．

ランニングまたはダッシュにてロングボールを受け，ワンタッチコントロールする．この場合，ノンコンタクトでは負荷をランニングあるいはダッシュの距離と走行スピードで調整する．また，ファーストタッチの方向をランニング方向と同方向（①）→逆方向（②）へと移行させ，ストップ＆ターンの要素を加えていくことで負荷が漸増する．

さらに，コンタクト期は前記に加え，相手選手をつくり（③）プレッシャーを加える．

12．エアロビックトレーニング

3種類のエアロビックトレーニングを図5に紹介する．

1）10″運動/10″休息・20″運動/20″休息，8本合計8分（Ⓐ）

⑦⇔⑥ 10″運動，10″休息かけて①に移動，①→②→③→④→⑤ 20″運動，

20″休息かけて⑨に移動，⑨⇔⑧ 10″運動，10″かけて①に移動，①→④→③→②→⑤ 20″運動，20″かけて⑦に移動，8本合計8分．

2）20″運動/20″休息・6〜8分（Ⓑ）

20″かけて14m間×5のコーンをダッシュ，20″休息で反対側スタート．

3）20″運動/20″休息・6〜8分（Ⓒ）

20″かけて10m間のコーンを往復ダッシュ，センターラインまでランニングして再び10m間のコーンを往復ダッシュ，20″休息．

13. 時間・トレーニング内容を限定した部分合流

選手は合流で気持ちが高ぶり無理をしやすいため，時間は短め，負荷は軽めの内容に限定して部分合流を開始する．

14. 時間制限ありの試合出場

トレーニングにフル合流したうえで，選手には違和感の有無などをチェックさせながら15分などの時間制限を決めた状態で試合に出場させていく．

以上のようなトレーニングにあわせ，傷害予防で重要な要素は，体幹，インナーマッスル，プロプリオセプション（固有受容器；関節や筋腱内に存在し，体の3次元空間の位置を脳に伝達する働き）などであり，各トレーニング中には各要素を含めた強化も必要である．

また，近年の試合では以前に比べてスプリント回数が増加していることが報告されており，高強度ランニングを繰り返して行うことができる能力と同時に，単純なスプリント能力も重要である．特に10～20mのスプリントはゲーム中における頻度が高く，試合を決定づける局面において重要な要因となる[4]ともいわれている．

競技復帰直前のトレーニングにはこういったサッカーのスタイルや戦術の変化から必要とされる選手の能力を考慮し，そのときの選手に必要なメニューを実施することが不可欠だと考えられる．選手が復帰するためのトレーニングは数多くの要素を含みながら，限られた時間のなかで選手に必要なものを選択し，実施させていく必要があるだろう．

また，国際サッカー連盟（FIFA）の傘下であるFIFA医療評価研究センター（The FIFA Medical Assessment Research Center：F-MARC）はサッカーに多いといわれる下肢傷害を予防するためのプログラム「The 11＋（イレブンプラス）」を発表している．ランニングが開始できれば，この「The 11＋」をウォーミングアップとして実施する必要性もあると考える．

"100％でのプレーができてこそ101％以上のパフォーマンスが望める，痛みがあるとそれ以上の能力は望めない．"

文 献

1) 宮村 司：サッカー選手の体力特性．理学療法 22：305-313, 2005
2) 小林寛和：機能評価の考え方．アスレティックトレーナー専門科目テキスト，第7巻，日本体育協会，15, 2007
3) Mann RA, et al：Biomechanics of walking, running, and sprinting. Am J Sports Med 8：345-350, 1980
4) Cometti G, et al：Isokinetic strength and anaerobic power of elite, subelite and amateur French soccer players. Int J Sports Med 22：45-51, 2001

IV 競技復帰直前のトレーニング

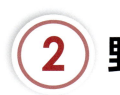 野　球

鈴木　智・高村　隆

　投球動作に関連する肩関節障害では，肩甲上腕関節や肩甲胸郭関節を含めた肩関節複合体の機能低下に加え，投球動作に関連する体幹・下肢の筋力低下や柔軟性低下，さらには技術的な未熟さから起こる投球フォームの乱れが原因と考えられている．そのため，単に解剖学的な損傷に対する肩関節の治療だけでは再発の可能性が高く，リハビリテーション介入初期から競技完全復帰までを通して，投球動作の再獲得を意識した全身の機能改善アプローチが必要となる[1]．

　本稿では，競技復帰までの段階的なリハビリテーションを踏まえ，投球開始時およびピッチング開始時に必要なトレーニングのポイントについて紹介する．

1 競技特性と外傷・障害の特徴

　スポーツ動作において上肢には，身体構造のなかでも投げる・打つ動作など発達した手指の能力を十分に発揮するために，大きな可動性と円滑な動作を可能とする巧緻性が求められる．特に野球において投球動作にはボールを正確に素早く投げることが求められ，関節可動性と機能的安定性の精巧なバランスが要求され，このバランスの破綻が投球障害を引き起こす要因となる．一方で野球選手は基礎・応用練習のなかで何度も投球動作を反復するため，肩関節複合体にとって投球動作は非常にメカニカルストレスが生じやすい動作といえる．特に投球動作は全身運動であるため，オーバーユースや筋疲労により上腕骨頭の関節窩への求心位保持が困難になる場合が少なくない．これらの身体的背景のもと投球動作を継続的に繰り返すことで肩関節に疼痛が生じ，やがて腱板や肩峰下滑液包，関節唇などの解剖学的破綻が進行していくと考えられている．

1. 肩峰下インピンジメント症候群

　肩峰と烏口肩峰靱帯により構成される烏口肩峰アーチで，この下を滑走する腱板と肩峰下滑液包床とが衝突することで疼痛が生じる病態の総称であり，投球動作ではコッキング期から加速期にかけて，上腕骨が内旋位をとる際に衝突することで生じる場合が多い．肩峰下滑液包炎，腱板炎，さらに進行することで腱板損傷を引き起こす．

2. 腱板損傷

　投球動作で生じる腱板損傷は，前述の肩峰下インピンジメント症候群，または後期コッキング期では過剰な水平外転や外転位外旋によるインターナルインピンジメントによるものが多い．この場合，完全断裂は少なく，ほとんどが不全断裂による腱板損傷である．

3. 肩関節不安定症

　野球選手における肩関節不安定症は，1回の強い外力で生じる外傷性不安定症とは異なり，投球動作の繰り返しで生じる前方関節包，関節上腕靱帯の弛緩が主な病態となる非外傷性不安定症を呈している場合が多い．腱板疎部損傷を呈する症例では下方不安定症を生じることがある．

4. リトルリーグショルダー（little leaguer's shoulder）

　小・中学生に生じる上腕骨近位骨端線閉鎖前の肩関節痛では，投球側上腕骨近位端の骨端線離開を伴う場合も少なくない．身体機能異常としては

Ⅳ 競技復帰直前のトレーニング

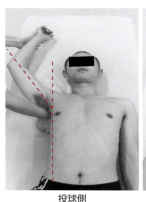
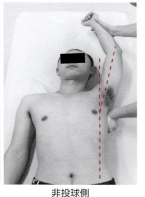

投球側　　　　　非投球側
図1▶ Combined abduction test (CAT)

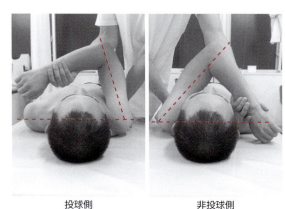

投球側　　　　　非投球側
図2▶ Horizontal flexion test (HFT)

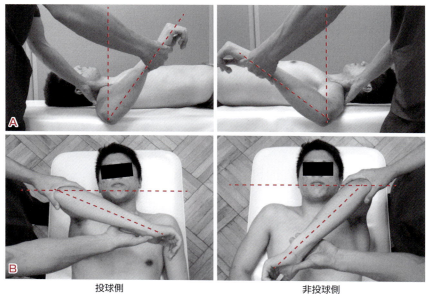

投球側　　　　　非投球側
図3▶ 90°外転位 (2nd), 90°屈曲位 (3rd) での内旋可動域
A：90°外転位 (2nd) での内旋可動域，B：屈曲位 (3rd) での内旋可動域

骨端線閉鎖後の投球障害肩と類似しており，肩甲帯周囲筋のタイトネスを中心とした肩甲胸郭機能異常と股関節機能異常を有している．小・中学生では柔軟性低下などの身体機能異常により，上肢に依存した投球など[2,3]誤った運動動作が原因となっている場合も多く，身体機能の改善とともに投球動作の改善が重要なポイントとなる[4]．

2 トレーニングの実際

1. 競技復帰までに獲得すべき身体機能

1）肩甲上腕関節，肩甲胸郭関節の可動域制限

投球障害肩を有する選手の多くに内旋可動域（2nd，3rd position）や水平屈曲可動域の制限を認める[5,6]．特に combined abduction test (CAT)（図1）や horizontal flexion test (HFT)（図2）で

2 野球

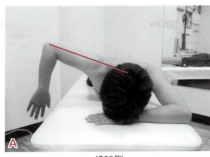
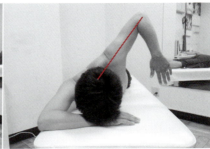
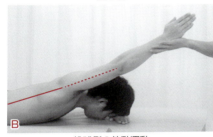
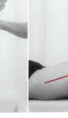

投球側　　　　　　　　　　　　　　　非投球側

投球側の他動運動　　　　　　　　　　投球側の自動運動

図4 ▶ 肩甲骨周囲筋（僧帽筋中部・下部線維）の機能不全
A：胸郭・肩甲骨可動性を含めた肩甲骨内転運動（僧帽筋中部線維）．
B：胸郭・肩甲骨可動性を含めた僧帽筋下部線維の機能不全．肩甲骨周囲筋は左右差だけでなく，他動最大挙上と自動最大挙上を比較することで機能不全の程度を判定していく．

肩関節内旋可動域（図3）に制限を有する場合には，早急に改善を図らなければならない．

2）腱板の機能低下

腱板の機能低下は投球障害肩において多くの選手に認められる機能低下であり，前述した肩関節可動性と強く関連していると考えられる．投球動作時には関節窩から上腕骨頭が逸脱しようとするストレスに対する動的安定化，すなわち上肢が空間上でいかなる関節角度や運動速度であっても適切に上腕骨頭が関節窩に適合している"求心位保持機能"と"遠心性筋活動"が重要となる．

3）肩甲骨周囲筋の筋力低下

健常な野球選手において肩甲骨下制筋力は投球側のほうが強いと報告されているが[7,8]，投球障害肩では僧帽筋下部線維の筋力低下が多くの症例に認められており，競技復帰時における重要な徴候の1つと考えている（図4）．僧帽筋中部・下部線維や菱形筋は投球動作の減速期において，前鋸筋はレイトコッキング期において高い遠心性筋活動を認めると報告されている[9]．

4）体幹，下肢の筋力低下，可動域制限

投球動作において，特に並進運動，回旋運動の根幹を担う股関節，体幹の可動域制限は，投球動作全体に影響を及ぼし，局所である肩関節へのオーバーワークを惹起する可能性が高くなる．特に股関節可動性について，個々の関節機能がパフォーマンスに反映されているか否かを判断するため，一般的なスクワット動作から確認し，オーバーヘッドスクワット（図5），片脚スクワット，抵抗を加えた片脚スクワット（図6）へと負荷量を変化させていくことで，動作のなかから問題点の抽出を行っていく．

2. 投球再開および段階的な投球練習

前述した機能異常の正常化に伴い，当院では投球時痛と投球距離・強度をもとに独自の段階的基準を作成し，各選手に合わせて具体的な指導を行っている[1]（図7）．投球再開後も局所的な疲労やオーバーユースに伴い，順調に回復してきた肩

469

Ⅳ 競技復帰直前のトレーニング

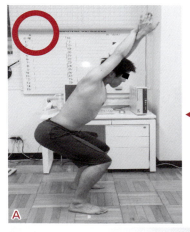
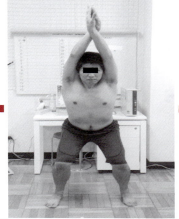
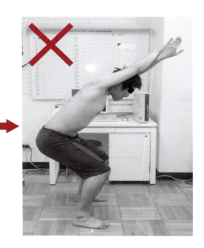
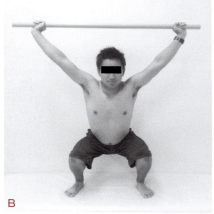
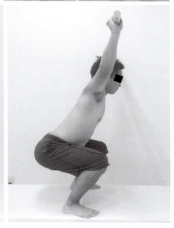

図5▶上肢を利用したスクワットテスト
A：上肢最大拳上位でのスクワットテスト．スクワットテストを上肢最大拳上位で実施することで，特に上肢，体幹の柔軟性を容易に確認することができる．
B：オーバーヘッドスクワットテスト．バーやシャフトなどを利用することで，肩関節，肩甲帯，体幹の安定性や左右非対称を確認することができる．

関節を含めた全身の身体機能が一時的に低下を認める場合が少なくない．これらの変化は，運動負荷が増加することで生じる当然の反応であり，本人や指導者には対処法も含めて事前に指導しておくことが望ましい．

3．復帰前のトレーニング

1）投球開始から平地での全力投球までのトレーニング

これまでの各身体機能の改善と併行して，個々に強化した機能を連結・連動させる必要があり，上肢リーチ機能・身体バランスの向上，投球動作をイメージした下肢トレーニングを取り入れながら運動に必要な身体機能の再構築を図っていく．

この期間では，加速期からボールリリース期までの肩関節外旋制動力，すなわち肩関節内旋筋活動の向上，またボールリリース期からフォロースルー期における肩関節後方に加わる過剰ストレスの軽減を目的にトレーニングを実施していく．

（1）コッキング動作の再獲得（上肢－体幹の運動学習）[10]（図8）

コッキング動作では大胸筋と腹斜筋群が十分に遠心性収縮を行うことで，肩関節前方筋群である三角筋前部線維や肩甲下筋にも同時に筋活動を促すことが可能となり，上腕骨は過剰な外転・外旋が抑制された位置を保持することが可能となる．すなわち，良好な上肢外転・外旋位（いわゆる"しなり動作"）において，肩甲帯と体幹を能動的にコントロールできることが重要となる．

このコントロールを効果的に機能させるため，肩甲帯を固定した状態でのさまざまな収縮様式で

2 野 球

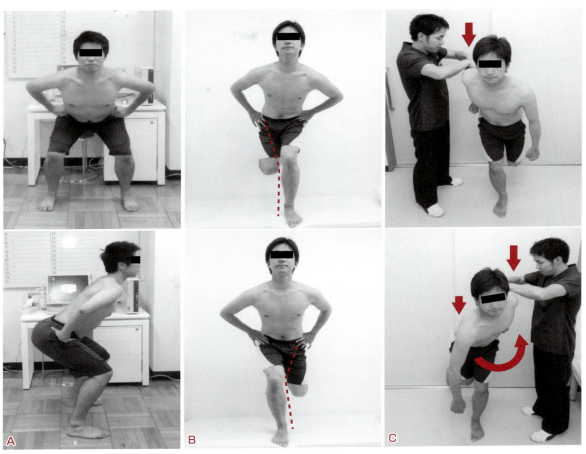

図6▶ 各種スクワットテスト
A：スクワットテスト．スクワット動作を確認することで下肢，体幹の左右対称性や，骨盤前傾に伴う股関節屈曲や胸椎伸展などを総合的に観察していく．明らかな異常を認めた場合には，対象部位について詳細な検査測定を実施する．
B：片脚スクワットテスト．上（ステップ側）では軽度 knee-in，toe-out を認め，体幹の左側偏位が確認できる．
C：片脚スクワットでの上肢への抵抗テスト．片脚スクワットの姿勢にて，支持側下肢と同側の上肢（肘屈曲位）に上方から徒手抵抗を与える．体幹や下肢の安定性低下を認める症例では，顕著なふらつきや体幹回旋を伴う代償運動を認める．

段階的投球練習	調整方法
①シャドウピッチング ②ネットスロー ③塁間半分 ④塁間 ⑤1-3塁間（対角線） ⑥1-3塁間＋10～15m	投球許可後，①～⑥までを4～8週を目安とする． 投球禁止のない選手では疼痛がなく投球できる段階からスタートラインを決定する． ▶50％（軟投）から始め，70～80％（力を入れる）へとステップアップする． ▶100％（全力）投げられたら次の段階へ移る． ※調整中に痛みが出たら前の段階に戻る．
	具体的な練習参加基準
	野手であれば⑤のクリアでノックなどの実践練習に参加． 投手であれば⑥のクリアでブルペンでの投球開始．

図7▶ 段階的投球練習の目安

Ⅳ 競技復帰直前のトレーニング

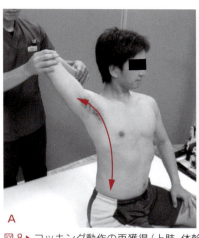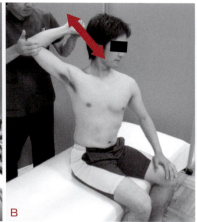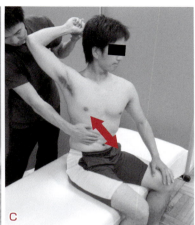

図8▶ コッキング動作の再獲得（上肢-体幹の運動学習）
A：胸郭や体幹の柔軟性向上で得られた上肢外転・外旋位（いわゆる"しなり動作"）の獲得は投球動作において重要なポイントとなる．この"しなり動作"を能動的にコントロールすることで初めて投球時の肩，肘の負担を軽減することが可能となる．
B：下部体幹は静止性収縮にて固定した状態とし，肩甲骨と上腕骨がニュートラルな関節位置を運動学習するため，上肢，肩甲帯に対して求心性収縮と遠心性収縮を誘導する．
C：上肢をニュートラルな関節位置で静止性収縮にて固定した状態とし，腹斜筋群を求心性収縮と遠心性収縮にコントロールすることで運動学習を促す．

下部体幹をコントロールしたり，逆に下部体幹を固定した状態で上肢をコントロールすることが効果的である．

（2）ボールリリース動作の再獲得（上肢－体幹の運動学習）[10]（図9）

ボールリリース時には肩甲上腕関節はわずかに水平内転位で肘関節伸展，前腕回内にてボールリリースを遂行する．コッキング期からボールリリース期にかけて肩関節内旋筋活動が低下している症例では，ボールリリース時に肩甲上腕関節水平外転位をとることで肘伸展での投球が困難となり，肩関節内旋運動によりボールリリースを行うことで肩峰下インピンジメントなどの肩障害を惹起することになる．実際には，肩甲骨軽度外転位で前腕回内位を保持したまま肩外旋を制御した状態での肘伸展動作をコントロールしていく．

トレーニング肢位も仰臥位から座位，立位へと実際の投球場面を想定して実施していく．体幹との連動が意識しにくい症例にはプッシュアップ肢位で肩関節内旋運動を行うことで，内旋筋群を介して下部体幹との筋連結を容易に意識することが可能となる．

（3）フォロースルー動作の再獲得（下肢－体幹－上肢の運動学習）[10]（図10）

後期コッキング期からフォロースルー期にかけて，前方への推進力と体幹や骨盤の回旋力に対して，体幹においては十分な固定性とステップ脚の股関節には十分な関節可動性と片脚支持能力が要求される．肩関節では，ボールリリースまで加速してきた上肢を急激に減速する必要があり，肩後方筋群には大きな遠心性ストレスが加わる時期でもある．これらステップ脚と体幹，さらには上肢帯の連動性が乏しい症例では，フォロースルーでの上肢における負担を十分に吸収することが困難となり，肘関節や肩関節後方に非常に大きな機械的負荷を発生させてしまう．

優先的にステップ脚の股関節を軸に体幹，骨盤を回旋させて十分な自動運動ならびに体重移動を獲得していく．徐々に骨盤のニュートラルの位置を保持したまま段階的にフォロースルー時の肩甲骨外転をコントロールしていくことで，肩関節後方組織に加わる過剰なストレスを緩衝していく．

（4）トレーニングとしてのシャドウピッチング

トレーニングの"特異性の原理"に基づくと，

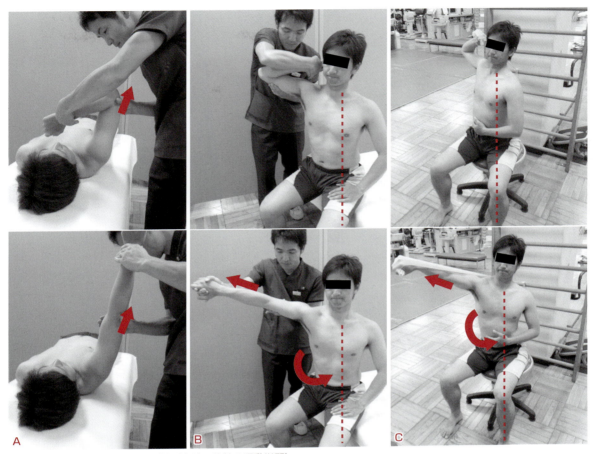

図9▶ ボールリリース動作の再獲得(上肢 - 体幹の運動学習)
A：ベッド上において肩甲骨軽度外転・前腕回内位を保持し,肩甲骨と上腕骨がニュートラルな関節位置(過剰な外旋を制御)の状態で肘関節運動(求心性・遠心性収縮)をコントロールしていく.
B：段階的に座位でも同様に肩甲骨,肩関節を制御しながら関節運動をコントロールしていく.徐々に実際の投球場面を想定して左股関節を軸に体幹・股関節回旋を連動させていく.
C：上記のポイントが十分と判断した時点でセルフエクササイズとして指導していく.最終的には立位で実際のボールリリースでの運動学習を促していく.

投球動作のパフォーマンスを向上させるための最も効率的なトレーニングは,目的とする動作の練習(スキルトレーニング)ということになる.投球復帰前までに十分な個々の身体機能の正常化を図ったうえで,シャドウピッチングをトレーニングとして反復することで,投球動作に必要となる関節運動,神経筋協調性,筋出力の強化を図ることが可能となる.特に投球動作に必要な上肢,下肢の遠心性筋収縮トレーニングとして有効であると考えている.

そのため,トレーニングとしてのシャドウピッチングを実施する際は可能な限り全力で実施することが望ましく,同時に適切な投球フォームであるかも確認していく必要がある.また,ポジション特性を考慮してステップ動作後のスローイング,座った姿勢からの素早いスローイングなども併せて指導していく.

2) ピッチングに必要な競技復帰直前のトレーニング

ピッチングとは,一般に投手(ピッチャー)の

Ⅳ　競技復帰直前のトレーニング

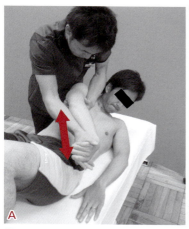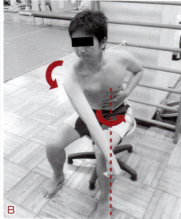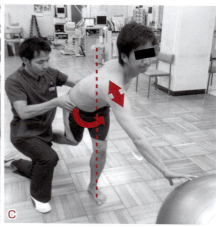

図10▶フォロースルー動作の再獲得（下肢－体幹－上肢の運動学習）
A：肘関節軽度屈曲位で上腕骨と肩甲骨をニュートラルな位置で保持したまま，ステップ側股関節を軸として体幹回旋，肩甲骨内・外転を求心性収縮や遠心性収縮にて能動的にコントロールを行っていく．
B：段階的に座位で上腕骨と肩甲骨をニュートラルな位置で保持したまま，ステップ側股関節を軸として体幹回旋，肩甲骨内・外転を求心性収縮や遠心性収縮にて運動学習を促す．
C：最終的にフォロースルー時におけるステップ側片脚支持を意識しながら骨盤・体幹回旋や肩甲骨内・外転を求心性収縮や遠心性収縮にて能動的にコントロールできるよう調整を進めていく．

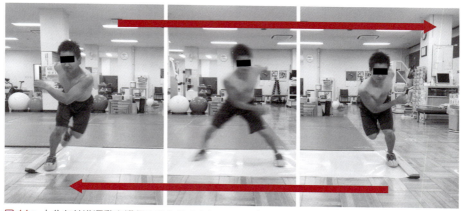

図11▶十分な並進運動を獲得するためのトレーニング
スライディングボードを使用して，側方への並進運動を強化していく．右投げの場合，軸脚の母趾球荷重から側方への蹴り出しをイメージしながらスライドさせていく．左右とも反復して行うことで下肢内・外転筋群の遠心性トレーニングにも有効と考える．

打者（バッター）または捕手（キャッチャー）に対する投球を総称して用いられる場合が多く，野手はスローイング（または送球）と呼ばれる場合が多い．投手に限らず野手においても力強い投球を行う際には，上肢を中心とした動作から体幹，下肢を中心とした投球動作の再獲得が重要となる．

われわれはピッチングにおいて，投球動作中の十分な軸脚の蹴り出しとステップ脚の力強い踏み込みを獲得することをポイントとしており，具体的にはピッチャーズプレートを効果的に利用しながら並進運動の起点となる軸脚で十分な推進力を生み出すことと（図11），マウンドの傾斜を考慮

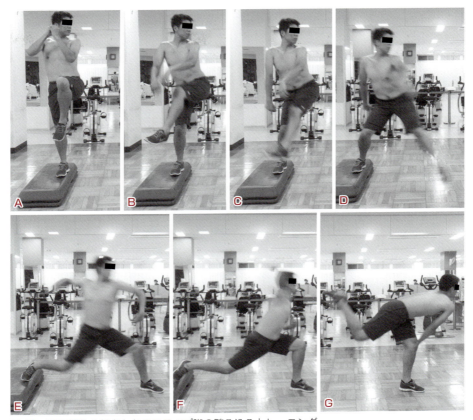

図12 ▶ 回転運動の起点となるステップ脚の踏み込みトレーニング
ピッチングで必要な力強いステップ脚の踏み込みを獲得するために，低めのステップ台を利用してシャドウピッチングを行う．特にE～Gにおけるステップ脚のプライオメトリクスを意識して実践する．

しながら回転運動の起点となるステップ脚に力強い踏み込みを行うこと（図12）をトレーニングとして実践している．

文献

1) 鈴木 智ほか：野球選手のコンディショニングと障害予防：病院における取り組み．臨スポーツ医29：1215-1223, 2012
2) 飯田博巳，岩堀裕介：リトルリーグ肩．MB Med Reha 96：1-11, 2008
3) 橋口 宏，伊藤博元，萬歳祐子：スポーツによる上腕骨近位骨端線離開の治療成績．肩関節27：395-398, 2003
4) 菅谷啓之，鈴木 智：医学的診断・治療に有用なコンディショニング関連情報—上肢．臨床スポーツ医学 スポーツ損傷予防と競技復帰のためのコンディショニング技術ガイド，文光堂，東京，21-27, 2011
5) 鈴木 智ほか．高校野球選手における投球障害とCAT・HFTの関連性．第8回肩の運動機能研究会誌，37, 2011
6) Takamura T, et al：Abduction, horizontal flexion, and internal rotation in symptomatic and asymptomatic throwing athletes. 4th International Congress of Shoulder and Elbow Therapist, 234, 2013
7) Wilk KE, et al：Current concepts in the rehabilitation of the overhead throwing athlete. Am J Sports Med 30：136-152, 2002
8) Takamura T, et al：Periscapular muscle strength in baseball players. The 1st Asian Congress of Shoulder & Elbow Therapist, 111, 2011
9) 橘内基純ほか：投球動作における肩甲骨周囲筋群の筋活動特性．スポーツ科学研究8：166-175, 2011
10) 鈴木 智ほか：投球障害肩・肘に対する機能改善アプローチ．臨スポーツ医30：847-857, 2013

Ⅳ 競技復帰直前のトレーニング

③ バスケットボール

津田 清美・永野 康治

1 競技特性と外傷・障害の特徴

バスケットボール女子日本リーグ機構（WJBL）では2006〜2007シーズンより年間を通した外傷・障害発生状況の調査を行っており，このデータをみることでバスケットボールにおける外傷・障害の特徴を把握することが可能である．調査対象とした外傷・障害は1日以上の練習・試合の休止を必要とした外傷・障害である．2006〜2007シーズンから2012〜2013シーズンまでの7シーズンの外傷・障害の特徴は以下のとおりであった．

① 7シーズンで計972件の外傷・障害が発生し，発生率は1.113（件/1,000 player hours：1,000PH）であった（player hours：練習および試合の参加人数と実施時間を乗じた値）．

② 部位別にみると，足関節の外傷・障害が最も多く，次いで膝関節，股関節・大腿部，胸部・腰部の外傷・障害発生率が高値であった（図1）．

③ 1ヵ月以上の休止を必要とした中等度以上の外傷・障害では，膝関節の外傷・障害が圧倒的に多く，次いで足関節，足部，下腿部の外傷・障害発生率が高値であった（図2）．

④ 発生率が高率であった上位5外傷・障害は足関節捻挫，腰痛症，前十字靱帯損傷・断裂，ハムストリングス肉ばなれ，アキレス腱炎・周囲炎であった（図3）．

⑤ 前十字靱帯損傷の受傷機転は約90％が非接触型であり，片脚でのジャンプ・着地動作やカッティング動作が半数であった（図4）．

⑥ 足関節捻挫の受傷機転は両脚，片脚のジャンプ・着地が約50％を占めていた（図5）．

以上より，発生率および練習・試合の休止期間

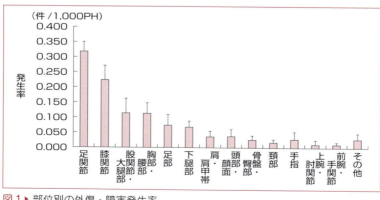

図1 ▶ 部位別の外傷・障害発生率

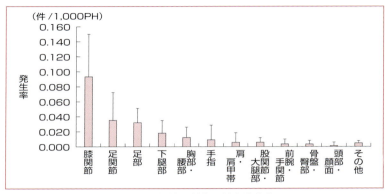

図2▶ 中等度以上（1ヵ月以上の休止）の外傷・障害発生率

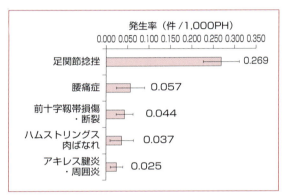

図3▶ 高発生率上位5外傷・障害の発生率

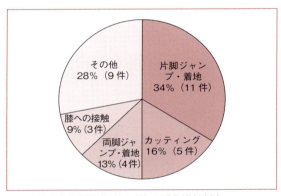

図4▶ 前十字靱帯損傷（32件）の受傷機転割合

を鑑みると前十字靱帯損傷，足関節捻挫に代表される下肢外傷が多いことがバスケットボールにおける外傷・障害の特徴であるといえる．両外傷ともに，ジャンプ・着地動作やカッティング動作での受傷が多く，これは限られたコート内での素早い切り返しや，リングに向かってジャンプ動作を繰り返すバスケットボールの競技特性を示している．外傷・障害からの復帰に向けてのトレーニングにおいても，段階的にカッティング動作，ジャンプ着地動作を習得する必要がある．

2 トレーニングの実際

バスケットボールの復帰に向けたトレーニングとしては，前述したように着地・切り返し動作を

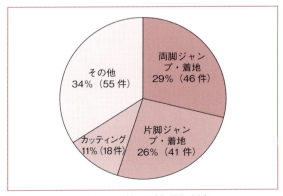

図5▶ 足関節捻挫（160件）の受傷機転割合

Ⅳ 競技復帰直前のトレーニング

表1 ▶ バスケットボールの復帰に向けた動作項目ごとのトレーニング

基本動作・直線動作	スクワット	スプリットスクワット	ランジ片脚スクワット	ニーベントウォーク（ランジウォーク）	ジョギング	ランニング	加速・減速走 8の字走		
横方向動作		サイドスプリットスクワット	サイドランジ	サイドニーベントウォーク	サイドステップ		サイドキック		
方向転換動作			ツイスティング	ターン	クロスオーバーステップ		ダッシュストップ（両脚，片脚）	ストップ+切り返し	各種ステップドリル
ジャンプ・着地動作			ボックスアップ		両脚スクワットジャンプ	BOX片脚ジャンプ	両脚着地片脚着地	各種ジャンプ・着地（両脚，片脚）	コンタクトジャンプ・着地

※トレーニングの進行状況に応じて，表の左上から右下に向かってトレーニングを進める．

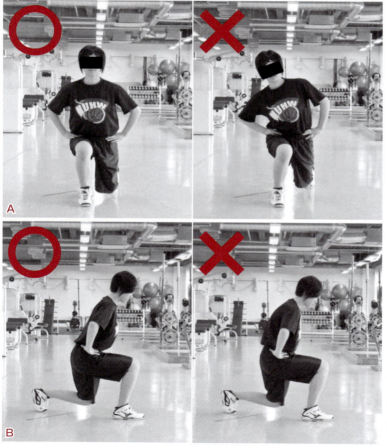

図6 ▶ スプリットスクワットにおける良姿勢と不良姿勢
A：前額面．knee-in toe-out，骨盤の傾斜，体幹の傾斜を避ける．
B：矢状面．胸椎の後彎，骨盤の後傾を避け，股関節を屈曲させる．

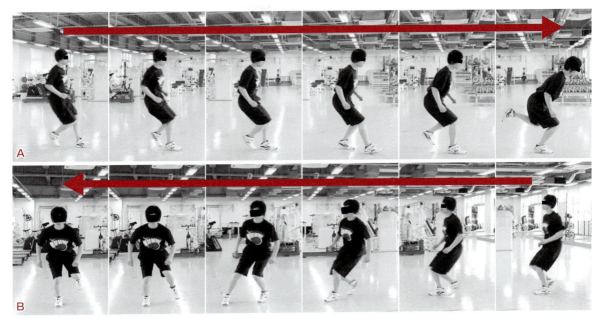

図7▶ 片脚ストップ動作
A：前方ストップ，B：側方ストップ
いずれも十分な減速動作の後，片脚スクワット姿勢で静止する．knee-in を避けるとともに，体幹前傾位を保持し前方や側方への動揺を抑える．

病態の回復に合わせ，段階的に習得していく必要がある．着地・切り返し動作の段階的トレーニングを表1にまとめた．運動種類としては，①基本動作・直線動作，②横方向動作，③方向転換動作，④ジャンプ・着地動作の4つの項目に分けられ，各項目についてトレーニングを進めていく．

1. 基本動作・直線動作のトレーニング

着地・切り返し動作習得のために必要不可欠であるので，リハビリテーション早期から実施する．特にスプリットスクワットやランジ，ニーベントウォーク[1]の際に，ハムストリングスおよび殿筋群を十分に活動させ，knee-in toe-out，骨盤の傾斜，体幹の傾斜を避け，十分に股関節を屈曲させた動作を獲得することが重要となる（図6）．

ハムストリングス，殿筋群の収縮感が得られにくい場合は，スプリットスクワット時に体幹前傾を促すことで筋が伸張され，収縮感が得られる場合が多い．ジョギング，ランニングにおいては患側の立脚中期から後期にかけての股関節伸展が減少している場合が多いため，ニーベントウォークの段階から立脚中期以降の股関節伸展を意識させながらトレーニングさせる．減速走においては，体幹前傾を維持したまま，下肢全体で衝撃を吸収しながらの減速を指導する．減速時の姿勢がその後のストップや切り返し時の姿勢に影響するため，十分トレーニングさせる．

2. 横方向動作のトレーニング

まず横方向への体重移動を意識したサイドスプリットスクワットから導入する．基本動作でも述べたように，この際に knee-in toe-out，骨盤の傾斜，体幹の傾斜を避けた動作の習得が必要となる．

横方向動作では，より中殿筋，深層外旋6筋，腹斜筋の活動が必要となる．その後，スピードを上げた動作としてサイドステップへと移行する．サイドステップでは重心位置を低く保ち，つま先と膝は正面を向ける[2]．着地動作の開始とともにサイドキックを導入し，順次，方向転換動作，ジャンプ着地動作のトレーニングに統合させる．

Ⅳ　競技復帰直前のトレーニング

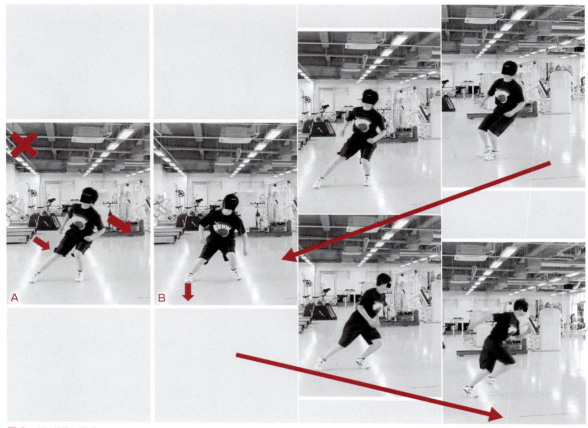

図8▶切り返し動作
A：不良例．接地時に体幹を切り返し方向に傾斜させすぎると，膝のコントロールが不十分になりknee-inを呈しやすいので注意する．
B：良好例．体幹前傾を保持しつつ，切り返し脚で十分に荷重し切り返す．

3. 方向転換動作のトレーニング

　ツイスティング，ターン，クロスオーバーステップなどの動作を習得した後，ストップ動作のトレーニングを行う．ダッシュ後の減速から体幹前傾を維持しつつ前方向，横方向でのストップを両脚，片脚にて行う．片脚でのストップでは体幹前傾位を保持しつつ，進行方向への体幹の動揺やknee-inを避け，股関節を十分屈曲させた片脚スクワット姿勢で静止させる（図7）．
　ストップ時に片脚スクワット姿勢で静止できない場合，支持脚でのアライメント保持能力が獲得できていないことを示しており，切り返し動作に進むことは再受傷の危険性を増加させてしまう危険性がある．ストップ動作を習得の後に，ストッ

プ動作からの切り返し動作を行う．導入時は両脚ストップからのツイスティングによって切り返し，徐々に片脚ストップからの切り返し，ストップなしの切り返しへと進めていく（図8）．
　最終的に切り返し動作とサイドステップ，ダッシュなどを組み合わせたドリルを作成し，実施する．

4. ジャンプ・着地動作のトレーニング

　ジャンプ動作の前段階としてステップ台を用いた片脚でのボックスアップ動作を行い，上方への重心移動に対して股関節屈曲位からの伸展動作を習得させる（図9）．その後，両脚でのスクワットジャンプ，ステップ台への飛び上がりを行う．片脚でのジャンプ動作においては，ボックスアップ

3 バスケットボール

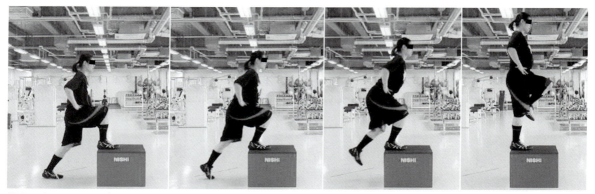

図9▶ ボックスアップ動作
支持脚の股関節屈曲位から股関節伸展動作によって上方に重心を移動させる.

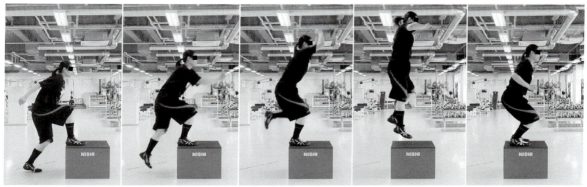

図10▶ ボックス片脚ジャンプ動作
ボックスアップ動作同様，股関節伸展動作によって上方にジャンプする.

同様，股関節屈曲位からの伸展動作を意識したジャンプ動作を習得させる（図10）.

着地動作については，スクワットジャンプの段階からスクワット姿勢を保った着地をトレーニングさせるが，その後のトレーニングとして，ステップ台からの着地動作を習得させる．トレーニング開始時は軽く飛び上がってからの着地を行い，その後，飛び上がらずに落下後の着地を行う．落下に対する着地は，滞空時間が短いなかで，接地後の衝撃を下肢3関節を十分に屈曲させて着地させる．片脚では，対側踏み切りからの着地，同側踏み切りからの着地，同側踏み切りでの落下後の着地とさまざまな状況に応じた着地を習得していく（図11）.

いずれも前方だけではなく，外方，内方，後方へも行い，片脚着地後は片脚スクワット姿勢で静止させる．着地姿勢が安定した後に，連続ジャンプや回転ジャンプなどジャンプと着地のバリエーションを増やしていく．また，対人プレーを再開する前には，コンタクトをいれたジャンプ・着地のトレーニングを行う．コンタクトについても，ジャンプ前，対空中，着地後などそのタイミングにバリエーションをつけて行う．

5. トレーニングの進行

その前段階におけるメニューを習得していることに加え，術後のリハビリテーションにおいては筋力強化と併行して行う必要がある．筋力が十分でない場合や，大腿四頭筋に対してハムストリン

IV 競技復帰直前のトレーニング

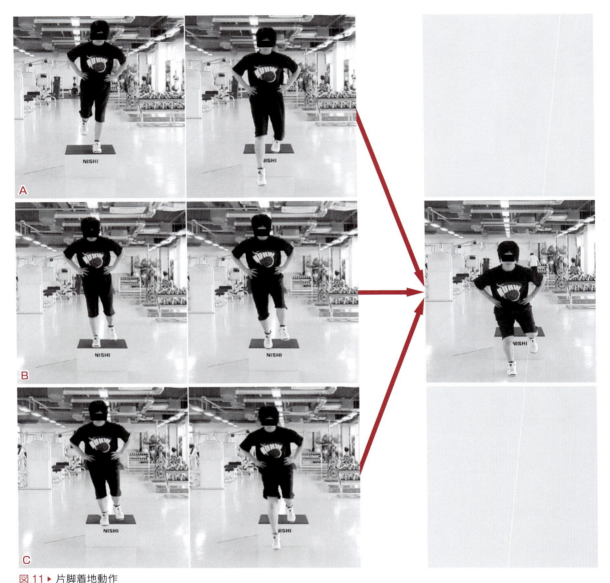

図11 ▶ 片脚着地動作
A：対側踏み切り，B：同側踏み切り，C：同側落下

グス，殿筋群の筋力，筋発揮が不十分な場合には，方向転換動作のトレーニング，ジャンプ・着地動作のトレーニングを進めるに従い，膝関節に炎症や疼痛を生じさせる場合があるので注意していただきたい．競技復帰に際しては，疾患ごとの復帰基準（筋力の左右差など）を満たし，そのうえで，前記4項目の各動作を習得していることが必要となる．

文献

1) 川野哲英：スポーツ外傷のリハビリテーションにおけるウォーキングの考え方．臨スポーツ医 9：167-172, 1992
2) 清水 結ほか：女子バスケットボール選手に対するリハビリテーション．臨スポーツ医 26：793-801, 2009

IV 競技復帰直前のトレーニング

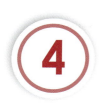 バレーボール

大石 博暁

1 競技特性と外傷・障害の特徴

1. バレーボールの競技特性

　バレーボールの動作形態のほとんどは，相手選手やボールの動きに対するリアクション（反応）である．これは動作分類上"オープンスキル"といわれ，状況が絶えず変化し，不安定で予測が不可能な環境で外的要因に左右されるスキルを指す．そのため，バレーボール選手は，どのような状況の変化にも素早く対応できる適応能力が要求されるうえ，ダッシュやジャンプなどの爆発的な筋力発揮を必要とする局面も多く存在する．

　正対にある"クローズドスキル"とは，変化が少なく，安定して予測が可能な環境で，外的要因に左右されにくいスキルを指すが，バレーボールのスキルではサーブのみがあてはまる．

　バレーボールは，床にボールを落とすことを禁じられたスポーツである．加えて選手はボールをキープすることができない．そのため，選手は向かってくるボールの質（球速，角度，変化，軌道）を一瞬で読み取り，これまた一瞬のボールコンタクトで味方に質の良いボールを返球しなければならない．球技のなかでも，トップクラスの難易度を有する競技であるため，高い運動能力，巧みな身体操作能力が必要とされる．

2. バレーボールの動作形態

① ダッシュ：助走やルーズボールに対する反応
② バックペダル：助走やルーズボールに対する反応
③ ジャンプ：スパイク，ブロック，ジャンプサーブ
④ ランディング：ジャンプからの着地
⑤ 静止：ディグ（スパイクレシーブ）
⑥ 空中での上肢スイング動作：スパイク，ジャンプサーブ
⑦ 空中での静止動作：ブロック
⑧ スライディング：フライングレシーブ
⑨ サイドステップ：レセプション（サーブレシーブ）
⑩ クロスステップ：ブロックステップ
⑪ パス動作：オーバーハンド，アンダーハンド，トスなど

　ここで重要なのは，上記の運動の直後には，必ず動いているボールに対するアジャスト動作が加わることである（パス動作を除く）．激しい動きのなかに，繊細な調整能力が求められるのがバレーボールの特徴でもある．

3. 受傷前に行う機能評価

　受傷した競技者が競技復帰する際，けがの回復具合をどのように評価していくかはとても重要な要素である．ナショナルチームに所属する選手ならば年1回のメディカルチェックが義務づけられているが，一般の中・高生レベルでは少々むず

表1 ▶ JVA コントロールテスト（基礎項目）

No	テスト項目	No	テスト項目
1	20m スプリント	4	オーバーヘッドスロー
2	プロアジリティテスト	5	30秒シットアップ
3	ジャンプ		

483

Ⅳ 競技復帰直前のトレーニング

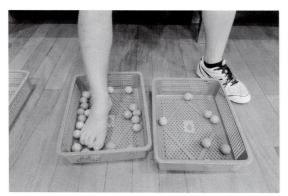

図1 ▶ ボールつかみテスト
① 木製の直径2cmの球を足指でつかみ、隣のカゴに素早く移していく。
② 30個のボールを移し替える時間を測定し評価する。

評価	時間
良い	70秒以内
普通	71〜119秒
もう少し	120秒以上

※木製ボール30個使用

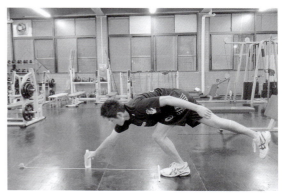

図2 ▶ 片脚立ちファンクショナルリーチ
① 片脚立ちから、対角の手にペットボトルを持ちスタートの姿勢とする。
② バランスをキープしたまま、できるだけ遠くの床にペットボトルを置く。
③ ペットボトルを置いた後はバランスを崩すことなく元の立位姿勢に戻り、動作の完結とする。
④ つま先からペットボトルまでの距離を測定し、身長に対する割合（％）で評価する。

評価	身長に対する割合
良い	50％以上
普通	45〜49％
もう少し	44％以下

かしい。そこで現場で簡単に行うことのできるチェック項目を選定し、競技可能なレベルかどうかの指標を作成しておくとわかりやすい。健常時に、体力の構成要素の核である機能面（筋力、スピード、敏捷性、平衡性、協応性、柔軟性、持久性）の現状把握をしておくことが重要になる。

公益財団法人日本バレーボール協会（JVA）体力部では、小学生から全日本シニア代表まで、一貫した体力測定（表1）を実施しており、各年代の選手に必要な体力レベルの把握は勿論のこと、成長期の選手における発育・発達に応じたアプローチや受傷後の回復度合いの指標に役立てている。

1) 下肢における受傷前のチェック項目（柔軟性，平衡性）

① 踵-殿距離：大腿四頭筋
② SLR：ハムストリングス
③ ボールつかみテスト：足指・足底機能（図1）
④ 片脚立ちファンクショナルリーチ：動的バランス（図2）
⑤ 閉眼片脚立ち：静的バランス
⑥ 片脚ランディングテスト：動から静へのバランス（図3）

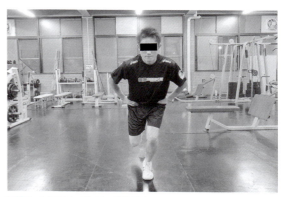

図3 ▶ 片脚ランディングテスト
① 両脚で立ち、両手を腰に置いた姿勢をスタート姿勢とする。
② 目の前に置いたコーンを両脚でジャンプし跳び越え、片脚で着地する。
③ その際の着地姿勢により評価する。
④ 着地時は肩と骨盤が水平位を保ち、下肢はknee-in toe-outしない姿勢を良い姿勢とし、3点満点で評価する。
⑤ 誤差をなくすため3回実施し、左右ともにトータル9点満点で評価する。

評価	動作ポイント
3点	ぶれなく完結
2点	ぶれるが完結
1点	軸足がずれる 手が腰から離れる 上体が倒れる
0点	動作できない

評価	3回の合計
良い	8点以上
普通	6〜7点
もう少し	5点以下

図4 ▶ 肩甲骨外転距離

① 立位姿勢から両腕を脱力下垂させ，肩甲骨をニュートラルの位置に置く．
② 肩甲骨の上角と下角の中心部にあたる位置の内側縁に印をつける．
③ 実施者は手の甲を腰にあて，両肘を前方に引き出し，肩甲骨を外転させる．
④ ニュートラルの位置から移動した距離を左右ともに測定し，評価する．

評価	距離
良い	8cm 以上
普通	5～7cm
もう少し	4cm 以下

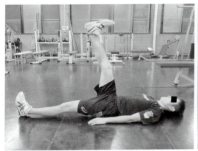
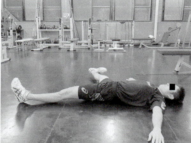
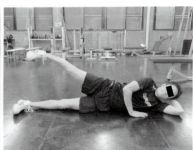
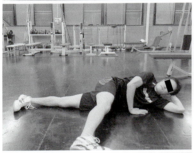
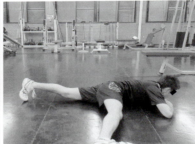
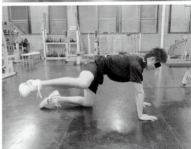
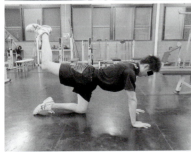

図5 ▶ マットエクササイズ

① 骨盤の前後傾・回旋動作が入らないニュートラルポジションで体幹を固定する．
② 股関節の可動域のみで屈曲，伸展，内・外旋，内・外転の動きを引き出す．
③ 股関節周囲筋の活性を引き出すことを目的とするため，さまざまな肢位で行う．

2）上肢における受傷前のチェック項目（柔軟性）
① バッククラッチ：ショルダーモビリティー
② 肩甲骨外転距離：僧帽筋中部線維，菱形筋（図4）

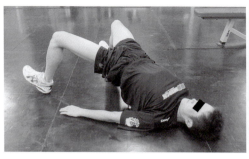 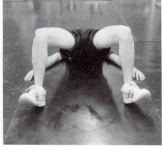

図6 ▶ ワイドスタンスヒップリフト
① 通常のヒップリフト（腰幅）よりも大きなスタンス（肩幅の1.5倍）で行う．
② 脚を外転位に置くことで中殿筋の活動量を増やし，体幹との連動を図る．
③ 腹部はドローインをして体幹の固定をしっかりキープする．

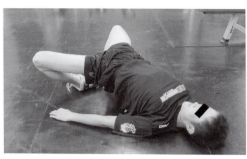 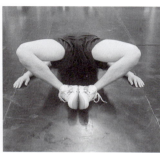

図7 ▶ 開脚ヒップリフト
① 足の裏を合わせた状態をスタートポジションとする．
② 股関節の外旋動作が強調されるため，股関節の外旋筋群の動員が増える．
③ 腹部はドローインをして体幹の固定をしっかりキープする．

4．バレーボール選手の外傷・障害発生部位

バレーボール選手における外傷・障害部位の頻発部位は次の4箇所である．過去のさまざまな調査でも突出して多いことがわかる．
① 足関節
② 膝関節
③ 腰・背部
④ 肩部

5．障害の発生要因

スポーツ障害の発生要因は，
① 個体要因
② 環境要因
③ トレーニング要因

の3つに分類することができる．選手の個体要因をみてみると，バレーボール選手に多くみられる特徴として，次の2つがあげられる．1つは下肢の不良姿勢である knee-in toe-out である．knee-in toe-out は女子選手に多くみられる不良姿勢で，若年層から成人層まで幅広く存在する．もう1つは，肩甲骨が習慣的に外転・前傾位となり，上腕骨頭が前方に突出してくる不良姿勢である．上腕骨頭の前方突出は，競技年数を重ねた選手ほど顕著に現れ，特に男子選手に多い．年間1万回以上もボールをヒットするスパイカーは，棘下筋萎縮と併せて注意が必要である．

2 トレーニングの実際

前記2種類の不良姿勢はバレーボール選手に多い4つの外傷・障害とも深くかかわりがあると推測できる．故にこの2種類の姿勢改善に焦点を絞り説明していく．

1．下肢のトレーニング

1）股関節周囲筋のOKCエクササイズ
① マットエクササイズ（図5）

2）ヒップエクササイズ
① ワイドスタンスヒップリフト（図6）
② 開脚ヒップリフト（図7）
③ チューブ外転（立位）（図8）

3）片脚支持エクササイズ
① シングルレッグスクワット3点タッチ（図9）

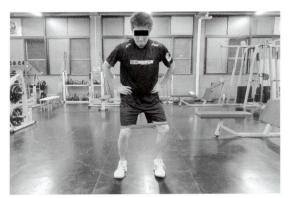

図 8 ▶ チューブ外転
① 立位で膝上にチューブを装着する．
② 片脚ずつ膝を内外転させる．
③ その際，体幹，骨盤は固定し両手は腰に置いておく．

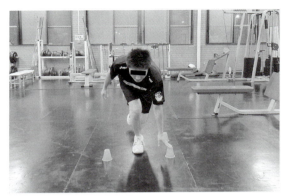

図 9 ▶ シングルレッグスクワット 3 点タッチ
① 片脚立ちの姿勢から前方に 2 箇所，側方に 1 箇所，合計 3 つのマーカーを置く．
② 両肩，骨盤を水平位に保ちながら支持脚とは対角の手でマーカーを順番にタッチしていく．
③ 下肢はつま先の方向に膝を出す意識で knee-in させない．

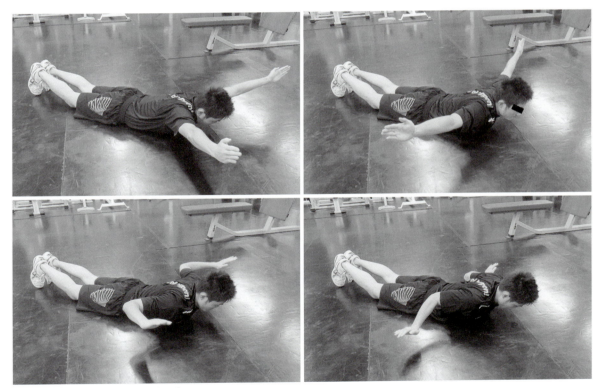

図 10 ▶ YTWL ショルダーサーキット
① 伏臥位の姿勢から両脚を揃える．
② 踵から頭部までを一直線に保ち，両腕を 0 ポジション（Y 字）まで引き上げ 5 秒間静止させる．
③ 同様に T，W，L の位置でも連続で 5 秒間静止させ上背部の筋に等尺性の筋緊張を与える．
④ Y 字は僧帽筋下部・脊柱起立筋，T 字は菱形筋・三角筋後部，W 字は広背筋・大円筋，L 字は棘下筋・小円筋をそれぞれ意識する．

Ⅳ　競技復帰直前のトレーニング

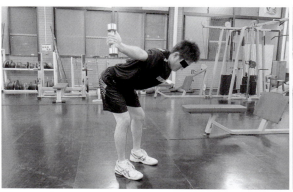

図11▶ T字Y字リアレイズ
① ベントオーバーの姿勢から両手に軽量のダンベルを持ち腕を下垂させる．
② まず肩甲骨を内転させた後，両腕を肩の真横まで引き上げる（T字）．
③ 一度両腕を下垂させ肩甲骨も外転させる．
④ 再度肩甲骨を内転させた位置から0ポジション（Y字）まで腕を引き上げる．

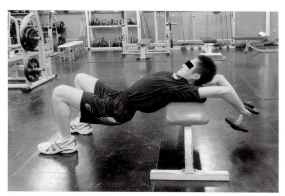

図12▶ クロスベンチプルオーバー
① フラットベンチにクロスする形で上背部のみを置き，体幹を固定する．
② 両手でダンベルを持ちスタート位置とする．
③ ダンベルと殿部を同時に降ろしながら体幹のアーチを形成する．
④ このとき，肩甲骨は内転・下制させ肩関節の前方移動を避ける．
⑤ 挙上時も肩甲骨を内転・下制させたまま，ダンベルと殿部を同時にスタート位置に戻す．

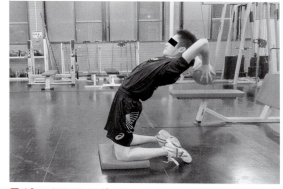

図13▶ メディシンボールオーバーヘッドスロー
① 膝立ちの姿勢からメディシンボールをオーバーヘッドで前方へ投げる．
② その際，肩甲骨を内転・下制させ上体のアーチをつくり，体幹と上肢の連動を意識して投擲する．

　　4）ジャンプ・ランディング動作
　　　① SQジャンプ，ランディング，片脚ジャンプ
2. 背部のトレーニング
　　1）上背部アイソメトリクストレーニング
　　　① YTWLショルダーサーキット（図10）
　　2）上背部アンソトニクストレーニング
　　　① T字Y字リアレイズ（図11）
　　3）ショルダースイング
　　　① クロスベンチプルオーバー（図12）
　　　② メディシンボールオーバーヘッドスロー（図13）
　　4）ボールスロー
　　　① 野球ボールスロー
　　② バレーボールスロー

5）ボールヒット
① 立位でのスパイク動作
② ジャンプをしてのスパイク

3. トレーニングの目標

　バレーボールの練習時間はどの年代においても，総じて練習時間が長いことで知られている．その背景には，沢山の技術要素の獲得や時間のかかる連係プレー，高度な戦術化に対する対応などがあげられる．複雑な戦術に対応する高度な技術力，高度な技術力に対応する幅広い体力レベルの構築，この体力レベルの構築こそがバレーボールを安全に行い，高いレベルに引き上げてくれる基礎となるべきものである．

　体力の構成要素である機能面の評価は客観的な判断基準を得るために必要不可欠な存在である．特に小学生には柔軟性，平衡性，協応生の3つを重点的に強化し，将来につながる活動の礎にしてもらいたい．中学生以降は残りの要素（持久性，敏捷性，スピード，筋力）を徐々に獲得していき，バランスのとれた身体を常に維持できる選手になることを期待する．そうした活動が選手寿命を延ばし，競技力の向上にもつながっていくと考える．

文　献

1）林　光俊ほか編：ナショナルチームドクター・トレーナーが書いた種目別スポーツ障害の診断，改訂第2版，南江堂，東京，2014

Ⅳ 競技復帰直前のトレーニング

5 スキー

吉田 真・吉田 昌弘

1 競技特性と外傷・障害の特徴

1. 競技特性

スキーはスキー板やビンディング，ブーツなどといった用具を身につけ，冬季に降り積もった雪上を滑走するスポーツ種目である．スキーの競技種目は，アルペン，ノルディック，フリースタイルに大別され，競技特性としてスキー板などの用具の使用や寒冷環境下での活動が種目に共通してパフォーマンスに影響する因子であるといえる．一方で，使用する用具や発揮する技術は競技種目ごとに異なることから，求められる体力要素は種目別に特異性がある．

スキー競技種目のうちアルペンスキーが，競技およびレクリエーションともに最も競技人口が多い種目である．そこで本稿では，アルペンスキーに焦点をあてて，その競技特有の動作と外傷・障害の特徴について概説し，競技復帰直前におけるトレーニングのポイントについて述べる．

まず，スキーの技術的な特徴は雪上でのターン操作である．気候や地形が異なると雪質や斜度なども異なり，それぞれのコース状況に応じたターン操作が求められる．アルペンスキーは，旗門の間隔ごとでさらに種目が細分されるが，おおよそ1〜3分のタイムで順位を競う．滑走速度は，滑降種目で時速100km以上の速さで滑り降りることになる．加えて，斜面は不規則な凹凸面を呈する不整地であり，高速滑走下でコブやキッカーに合わせたターン操作やジャンプ動作が求められる．斜度26°のスラローム斜面をスキー上級者が滑走すると，ターン運動時に発生する雪面からの反力は平均で体重の1.8倍，最大で2.6倍ほどであるといわれている[1]．

スキー滑走の基本姿勢は，いわゆるパワーポジションであり，体幹長軸と下腿長軸が平行となるアライメントが望ましい．このパワーポジションを基本姿勢として，ターン操作や雪面からの反力を吸収するために荷重および抜重といったスクワット動作を繰り返す．ターン操作においては股関節の回旋運動が求められ，滑走時に繰り返されるスクワット動作においては大腿部の筋である大腿四頭筋やハムストリングスの強い筋力や瞬発力が体力要素として必須である．また，より高速で滑走するため空気抵抗を最小限にする戦略として，基本滑走姿勢からさらに深くしゃがみ込むクローチング姿勢で滑降する．クローチング姿勢を保持するためにも，やはり大腿四頭筋やハムストリングスには強い筋力が求められることになる．

緩斜面におけるスキー滑走では，重心線が支持基底面の範囲内でターン動作が行われる．滑走速度が速くなるにつれて，ターン運動時の遠心力に対応するために，体は内側に大きく傾き，重心線は支持基底面の範囲外に位置することになる．スキーの競技特性として，下肢の筋力と瞬発力に加えて，滑走中に刻々と変化する雪面状況に対してターン操作時に大きく移動する重心を制御するためのバランス能力である平衡性や調整力といった体力要素も欠かすことができない．

以上，スキーの競技特性として用具や環境といった要因を念頭に置きつつ，競技特有の動作であるターン操作や高速滑降のための下肢の筋力や

瞬発力，そして平衡性や調整力といった体力要素が特徴といえる．

2. 多くみられる外傷・障害

スキー滑走における受傷を部位別にみると，レクリエーションレベルでは，下肢が最も多く30％から50％を占め，次いで上肢あるいは頭部がそれぞれ20％程度と報告されている[2,3]．受傷タイプは，捻挫・靱帯損傷が最も多く32％であり，次いで打撲29％，骨折20％であり，受傷原因は転倒が全体の2/3を占める．

一方で競技レベルに目を向けると，ワールドカップに出場したアルペンスキー選手を対象に2シーズン調査した研究[4]によると，出場選手521名のうち191件発生し，発生頻度は9.8件（injuries/1,000runs）であった．アルペンスキーのなかでも最も受傷頻度が多かったのは，高速滑降種目のダウンヒルであり，17.2 injuries/1,000runsの発生頻度であった．そのうち54.4％が28日以上の競技中断を余儀なくされた．

以上の結果を踏まえると，スキー競技で受傷頻度および重症度の高い代表的なスポーツ外傷は，現時点においても前十字靱帯（anterior cruciate ligament：ACL）損傷に変わりはない．

3. 受傷機転

スキー滑走によるACL損傷の受傷パターンは，パフォーマンスレベルによって差異はあるものの，膝関節外反，膝関節内旋，体幹後傾といった肢位が共通した危険因子としてあげることができる[5,6]．

ワールドカップに出場したアルペンスキー選手を対象にビデオ解析によりACL損傷の受傷パターンを分析し，①スリップ・キャッチ，②体幹後傾位着地，③膝外反と内旋の3つの受傷パターンに分類したところ，そのうちスリップ・キャッチが最も頻度の高い受傷パターンであった[6]．スリップ・キャッチの受傷機転は，ターン動作中に外側のスキーに対して荷重が不足してバランスを崩した際に，体勢を立て直そうとして外側のスキーで雪面をとらえようと下肢を伸展した瞬間，膝関節に圧迫・内旋・外転トルクが発生して受傷すると考えられている[7]．このとき体は後傾位となっており，雪面からの床反力はスキー板の後方にあたるテールから生じており，この力が下腿内旋を導くといわれている．

アルペンスキーの種目のなかでも高速滑降のダウンヒルは，ACL損傷の受傷頻度が高い種目である[4]．ダウンヒルでは，高速滑降にて斜面をジャンプした際に，いわゆる飛び過ぎにより上体が後方に引けてしまい，体幹後傾位にてスキー板のテールから着地しACLを損傷する[6]．ダウンヒルスキーのジャンプ着地時における体幹後傾位はACLへの負荷増大に影響する因子であり[8]，さらに体幹後傾位は大腿四頭筋の活動量増大に伴い膝伸展モーメントが過剰に発生し，ACL損傷の誘因となる[9]．

2 トレーニングの実際

スキーにおけるACL損傷の受傷機転を考慮すると，その受傷予防のポイントとして，ほかの競技種目と同様に，動的アライメントの制御と姿勢の制御をあげることができる．Hewettら[10]は，ACL再建後における再受傷の危険因子として，股関節の回旋制御不良，膝外反，膝関節屈筋群の機能不全，姿勢制御不良の4点に関する神経筋制御機構の非対称性を問題視している．

そこで競技復帰直前のトレーニングを開始するにあたり，スキーの滑走姿勢と関連するスクワット動作が，矢状面，前額面，水平面において左右対称性をもって動的にアライメント制御できることが鍵となる．動的アライメント制御のチェックポイントとして，スクワット動作を矢状面から観察した際に，体幹は後傾位になることなく，重心の上下移動を大腿四頭筋，ハムストリングス，殿筋群の求心性収縮および遠心性収縮により関節運動の速度調節および動的安定性を制御できているかをチェックする．前額面，水平面においては，膝外反や内外旋といった不良アライメントを呈することなく，殿筋群，股内転筋群やハムストリングスにより左右対称性をもって股関節の回旋制御がなされているかをあわせて評価する．スクワット動作のチェックポイントを基軸として，姿勢制御能の向上も加味して重心移動と運動方向は上下，

Ⅳ　競技復帰直前のトレーニング

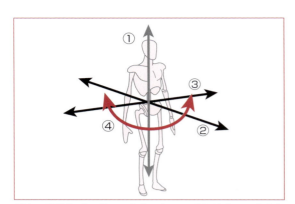

図1▶ 段階的プログラム立案における重心移動と運動方向の順序

重心の上下移動から開始し（①），ついで前後方向（②），側方の左右方向（③），回転方向（④）の順に漸次進める．

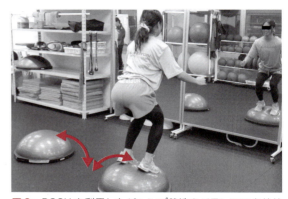

図2▶ BOSUを利用したジャンプ着地のバランスエクササイズ　1

両脚あるいは片脚でジャンプ着地動作を繰り返す．このとき鏡をみながらアライメントを修正する．

前後，左右，回転の順を念頭に置いて，ジャンプ動作やカッティング動作を取り入れる（図1）．

スクワット動作およびジャンプ着地動作における左右対称性の動的アライメント制御と姿勢制御のための運動学習はACL損傷予防において重要な介入ポイントになる．運動技能の習得は，認知，結合そして自動化といった段階を経る．エクササイズ導入期に，アライメント不良の有無についてトレーナーからの口頭フィードバックはもちろん効果的であるが，自分自身で鏡をみてフィードバック修正することも非常に効果的である[11,12]．スキーは刻々と変化する雪面を滑走する競技であることを想定して，BOSUを利用した神経筋協調能の向上を含めたジャンプ着地動作エクササイズも有効である（図2，3）．

スキー滑走中，ターン操作で自体重の2倍前後の反力[1]を受けながら荷重と抜重といったスクワット動作を行い，さらにはコブやキッカーに対してジャンプ着地時に吸収動作を行う．雪面からの反力やジャンプ着地時の吸収動作において，大腿四頭筋の遠心性収縮能はACL損傷に必要な軸圧軽減において重要な役割を果たす[13]．しかし，ACL再建術後2年を経過しても大腿四頭筋の等尺性収縮筋力は回復しつつも衝撃吸収能は十分に回復していないとの報告もある[14]．

ジャンプ着地動作などによる衝撃吸収能の獲得

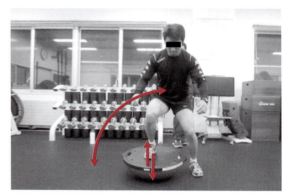

図3▶ BOSUを利用したジャンプ着地のバランスエクササイズ　2

BOSUの底面を床に対して平行に維持するように，直線的に踏み切りと着地を繰り返す．着地の際にBOSUの弾みを最小限にするように着地脚でしっかりと踏みつける．

向上を目的として，タックジャンプは有効な評価とエクササイズとして活用することができる[15,16]．動作のポイントとしては，ジャンプそして着地時の適切な動的アライメント制御はもちろんのことであるが，着地の際に衝撃を吸収するうえでいかに足部接地音を小さくするか，着地から跳躍動作の切り返しにおいて沈み込みすぎることなく伸張短縮サイクルを利用していかに素早く跳躍するかなどが重要になる（図4，5）．

以上，スキーにおけるACL受傷予防を念頭に

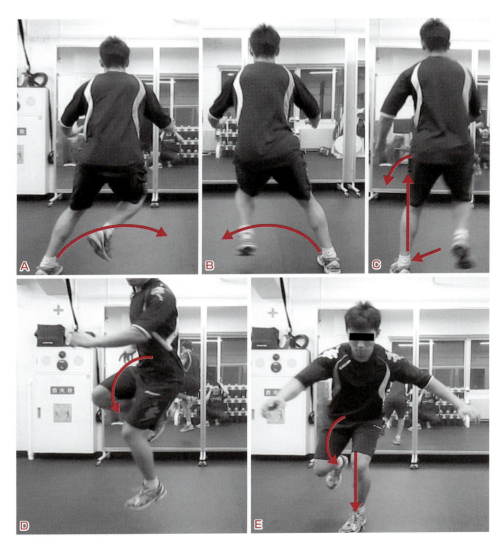

図4▶ サイドホップ&180°ターン
サイドホップ(A, B)を繰り返し，トレーナーの合図で着地脚で上方に踏み切り(C, D)，180°ターンして着地する(E).

置いた競技復帰直前のトレーニングにおいて，左右対称性を伴う動的アライメント制御と姿勢制御におけるポイントを述べた．

競技復帰に向けた調整においてアルペンスキー競技の実際の競技場面を想定して，寒冷環境下で1〜3分間の競技時間，パフォーマンスを継続発揮するための呼吸・循環器機能をベースに，下肢の筋力や瞬発力，そして平衡性や調整力といった体力要素を念頭に置いてプログラムを編集するこ

とが大切である．

文　献

1) Vaverka F, et al：Kinetic analysis of ski turns based on measured ground reaction forces. J Appl Biomech 28：41-47, 2012
2) Sakamoto Y, et al：Snowboarding and ski boarding injuries in Niigata, Japan. Am J Sports Med 36：943-948, 2008
3) Matsumoto K, et al：Upper extremity injuries in snow-

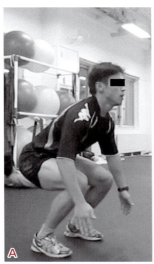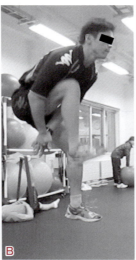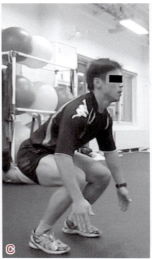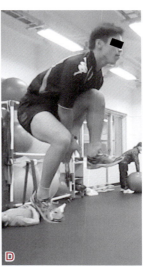

図5 ▶ タックジャンプの応用編
両足でタックジャンプ（A）→タックを強調した側の大腿後面で両手をタッチ（B）→両足着地（C）→タックジャンプを繰り返す（D）．

boarding and skiing：a comparative study. Clin J Sport Med 12：354-359, 2002
4) Flørenes TW, et al：Injuries among male and female world cup alpine skiers. Br J Sports Med 43：973-978, 2009
5) Koehle MS, et al：Alpine ski injuries and their prevention. Sports Medicine 32：785-793, 2002
6) Bere T, et al：Mechanisms of anterior cruciate ligament injury in world cup alpine skiing：a systematic video analysis of 20 cases. Am J Sports Med 39：1421-1429, 2011
7) Bere T, et al：Kinematics of anterior cruciate ligament ruptures in world cup alpine skiing：2 case reports of the slip-catch mechanism. Am J Sports Med 41：1067-1073, 2013
8) Heinrich D, et al：Relationship between jump landing kinematics and peak ACL force during a jump in downhill skiing：a simulation study. Scand J Med Sci Sports 24：e180-187, 2014
9) Koyanagi M, et al：Effects of changes in skiing posture on the kinetics of the knee joint. Knee Surg Sports Traumatol Arthrosc 14：88-93, 2006
10) Hewett TE, et al：Current concepts for injury prevention in athletes after anterior cruciate ligament reconstruction. Am J Sports Med 41：216-224, 2013
11) Oñate JA, et al：Instruction of jump-landing technique using videotape feedback：altering lower extremity motion patterns. Am J Sports Med 33：831-842, 2005
12) Rucci JA, et al：Three types of kinematic feedback and the execution of the hang power clean. J Strength Cond Res 24：771-778, 2010
13) Wall SJ, et al：The role of axial compressive and quadriceps forces in noncontact anterior cruciate ligament injury：a cadaveric study. Am J Sports Med 40：568-573, 2012
14) Roewer BD, et al：Quadriceps strength and weight acceptance strategies continue to improve two years after anterior cruciate ligament reconstruction. J Biomech 44：1948-1953, 2011
15) Myer GD, et al：Augmented feedback supports skill transfer and reduces high-risk injury landing mechanics：a double-blind, randomized controlled laboratory study. Am J Sports Med 41：669-677, 2013
16) Stroube BW, et al：Effects of task-specific augmented feedback on deficit modification during performance of the tuck-jump exercise. J Sport Rehabil 22：7-18, 2013

IV 競技復帰直前のトレーニング

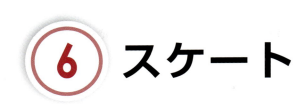

6 スケート

嵯峨野 淳

1 競技特性と外傷・障害の特徴

　日本スケート連盟医事委員会の2011〜2012シーズンのスピードスケート，ショートトラック両部門の外傷・障害報告[1]をもとに障害発生と外傷発生について整理する．障害発生を部位別にみると（表1），膝部が12件（33.3％），下腿部12件（33.3％），腰背部4件（11.1％）となっており，障害発生の70％程度は腰部から下肢に集中している．また外傷発生の部位別においても（表2），腰背部16件（29.6％），臀部8件（14.8％），大腿部8件（14.8％）と腰部から下肢に集中している傾向がみられる．

　スピードスケートとショートトラックとの比較においては，スピードスケートは障害発生件数がやや多く，ショートトラックは外傷発生件数がやや多くなっている．ショートトラック競技は複数の選手が同時に滑走し順位を競い合う競技特性上，より転倒が生じやすいことが主要因と推測される．外傷の多くは腰部，臀部や大腿部であり，これは転倒時にリンク（氷上）やフェンスマットへの衝突により発生している．

　近年，ショートトラックではフェンスマットへ

表1 ▶ 障害統計

障害部位	障害名	スピードスケート	ショートトラック	件数	割合（％）
肩関節部	肩関節炎	1	0	1	2.8％
腰背部	筋膜性腰痛	3	1	4	11.1％
股関節部	鼠径部痛	1	1	2	5.6％
大腿部	肉ばなれ遷延治癒	3	0	3	8.3％
膝関節部	膝蓋靱帯炎	4	1	12	33.3％
	鵞足炎	2	0		
	腸脛靱帯炎	1	4		
下腿部	腓骨筋炎	1	2	12	33.3％
	後脛骨筋炎	1	0		
	シンスプリント	1	3		
	アキレス腱炎	1	3		
足関節部	足関節炎	1	0	1	2.8％
足部	中足部痛	1	0	1	2.8％
合計		21	15	36	100％

IV 競技復帰直前のトレーニング

表2 ▶ 外傷統計

外傷部位	部　位	スピードスケート	ショートトラック	件数	割合（%）
頭部	脳震盪	0	3	3	5.6%
頚部	頚部捻挫	1	3	4	7.4%
肩関節部	肩打撲	1	1	2	7.4%
	肩脱臼	0	2	2	
手指部	中手骨骨折	1	0	1	1.9%
腰背部	腰部捻挫	1	0		
	腰背部打撲	6	8	16	29.6%
	腸腰筋挫傷	1	0		
臀部	臀部打撲	3	5	8	14.8%
大腿部	大腿部打撲	0	1		
	大腿直筋挫傷	1	2	8	14.8%
	ハムストリング挫傷	1	2		
	内転筋挫傷	1	0		
膝関節部	膝捻挫	0	1	4	7.4%
	膝打撲	3	0		
足関節部	足関節捻挫	2	2	5	9.3%
	距骨骨折	1	0		
足部	足指打撲	1	0	1	1.9%
計		24	30	54	100%

の衝突で胸椎や腰椎の圧迫骨折が増加したこともあり，予防対策として衝撃吸収構造がある自立型マットが普及しつつある．また，転倒時にブレード（スケートの刃）での切創が頻発したが，切創しやすい箇所に耐切創性に優れたケブラー繊維をあらかじめワンピース（スケート競技用ユニフォーム）に縫い込むという対策がとられている．今後のさらなる用具や環境（フェンスマットなど）の改善により，さらに外傷発生を抑制できるものと思われる[2]．

2 トレーニングの実際

スケート競技は左右への体重移動とキック動作で推進力を生み出し，またコーナーでは遠心力に抗いながら速さを競う競技である．競技復帰に際しては，前額面においては左右方向への重心動揺の原因となる骨盤の不安定性と下肢のマルアライ

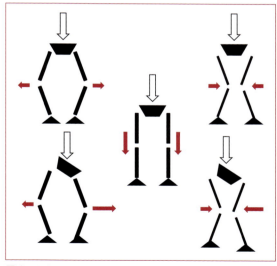

図1 ▶ 骨盤-下肢のアライメントの影響

下肢のアライメントの不良（O脚，X脚）は，股関節，膝関節，足関節の下肢関節に不均等なストレスを生じさせ，さらに骨盤の不安定性があるとこれを助長させる．また，不均等なバランスを保つために体幹部にも影響が波及する．

6 スケート

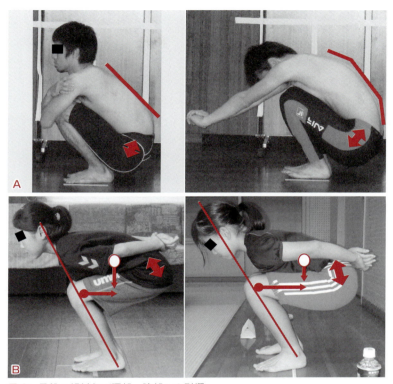

図2▶ 骨盤の傾斜角の腰部, 膝部への影響
⇕：骨盤の傾き, ＼：脊柱カーブの輪郭, ←：膝周りのモーメント, ○：上体の重心
A：骨盤前傾を保ったままの股関節屈曲位は脊柱の過剰な屈曲を抑制する要因となる.
B：骨盤前傾を保ったままの股関節屈曲位でのスケート姿勢は, 膝周りの屈曲モーメントを減少させ, 膝への負担を軽減させる要因となる.

メントを抑制し, また矢状面では骨盤後傾や腰椎過屈曲などの後方重心を招きやすい姿勢を防ぐことが必要となる. 骨盤の安定性と下肢のアライメントとは密接な関係があり, 力の伝達という視点からもこの関係は非常に重要である（図1）.

スケート選手は股関節屈曲位での外転動作を繰り返すため大腿筋膜張筋のタイトネスを生じやすく, 内反膝（O脚）を呈していることが多々ある. こうした筋タイトネスや筋バランス不良に起因する見かけ上の内反膝, 外反膝（X脚）, 回内足, 回外足といった下肢のマルアライメントやTrendelenburg徴候・Duchenne徴候陽性といった体幹の側屈や回旋を伴う動揺は, 動的状況下においても足底への荷重伝達において不利となる. このような下肢マルアライメントの原因は多くの場合,

股関節周囲の可動域や骨盤周囲筋や股関節周囲筋の筋アンバランスに起因する骨盤帯の不安定性であることが多く, 競技力への悪影響だけでなく, 障害調査結果に示した股関節痛, 膝痛（膝蓋大腿関節症, 鵞足炎など）や足関節周囲の痛みといった障害を引き起こす要因となっているため, その改善が不可欠である.

トレーニングに際しては選手1人1人の問題に照らし合わせ, どの要素を重点的にトレーニングすべきかを明確にするため, ①低く, ②支える, ③動かすという3つのキーワードのもと便宜的にトレーニング内容を分類している.

1. 低く

"低く"とは, 低い滑走姿勢維持に必要な関節可動性を意味している. 具体的には矢状面での足

497

Ⅳ 競技復帰直前のトレーニング

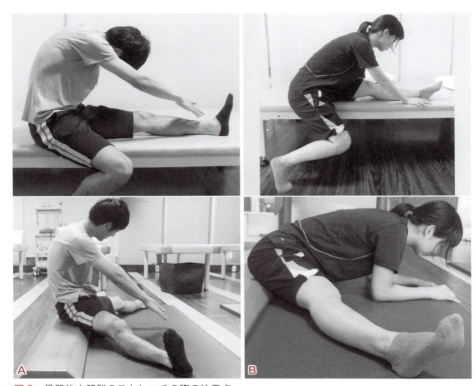

図3▶ 骨盤後方筋群のストレッチの際の注意点
A：悪い例，B：正しい例
股関節の屈曲（骨盤の起こした状態）をしっかり意識してストレッチを指導する．

関節，膝関節，股関節，骨盤の傾き（前傾や後傾）と胸椎，腰椎を含めた脊柱アライメントなどの相互バランスに留意している．

例えば，股関節が十分に屈曲していれば，骨盤前傾，腰椎中間位を比較的保ちやすいが，その反対に股関節屈曲が不十分であれば，骨盤後傾位，胸・腰椎屈曲位をとりやすく，腰部障害を招く一因となる[3]．また，膝関節についていえば，股関節屈曲が不十分な選手は骨盤後傾位をとりやすく，重心が後方化しやすい．これにより膝関節に作用する屈曲モーメントが増加し，膝伸筋群や膝蓋大腿関節への負荷を招く[4]（図2）．つまり，股関節屈曲と骨盤前・後傾には相互補完のような関係性が成り立つようで，過度な骨盤後傾位を防ぐには十分な股関節の屈曲可動域（臀筋やハムストリングスといった骨盤後方筋群の柔軟性）が要求される．このため，これらの筋群をストレッチする際には骨盤後傾や腰椎屈曲を起こさずに股関節屈曲位をしっかり保つこと（骨盤をしっかりと起こす意識）が大切なポイントとなる[5]（図3）．

2．支える

"支える"とは，下肢筋群の起始となる骨盤帯の安定性を意味し，前述の下肢マルアライメントを防ぐうえでも重要と考えている．この安定性によりコーナーで働く遠心力や左右への重心移動の際に受ける外力下でも，支持脚の踏ん張りや下肢筋力を十分に発揮したキック動作が可能となる．

ここでは，骨盤安定化トレーニング（腹圧制御）や股関節周囲筋群の単関節トレーニングから始め，下肢の動きに骨盤が追従することがないように，体幹部と下肢の協調性を高めていくトレーニングへと進めていく．さらには，空間上で骨盤を保持

6 スケート

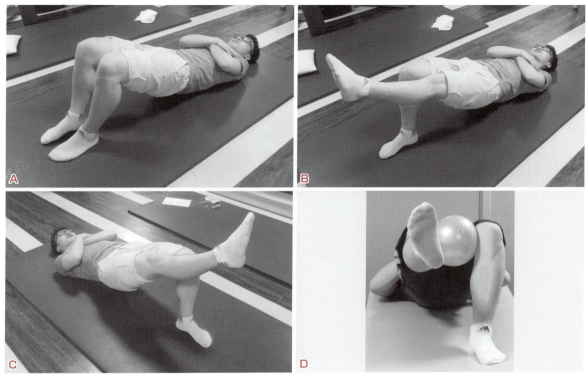

図4 ▶ ブリッジ（膝交互伸展）
① 両膝を90°曲げた状態で，肩から膝まで真っすぐになるようにお尻を持ち上げる（腰が反らないように注意する：A）．
② その姿勢を保ったまま交互に左右の膝を伸ばす（骨盤の平行を保つ：B, C）．
③ 膝の伸展を左脚から右脚，右脚から左脚へ切り返す際も，骨盤が左右に動かないようにしっかり保持する．
④ 支持脚股関節が外転や外旋してしまう場合は，ボールなどを挟んで工夫する（D）．

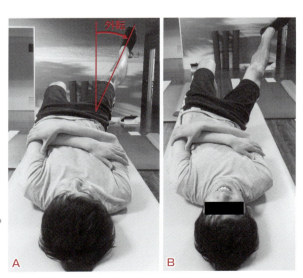

図5 ▶ ブリッジ（膝交互外転）
A：正しい例，B：悪い例
① 両膝を90°曲げた状態にする．
② 肩から膝まで真っすぐになるようにお尻を持ち上げる（腰が反らないように注意する）．
③ その姿勢を保ったまま片方の膝を伸展し，さらに外転させる（A）．
④ 外転の間，骨盤の水平を維持しぶれないように保つ（B）．
⑤ 支持脚をしっかり固定し，足部，膝部が動かないようにする．

Ⅳ 競技復帰直前のトレーニング

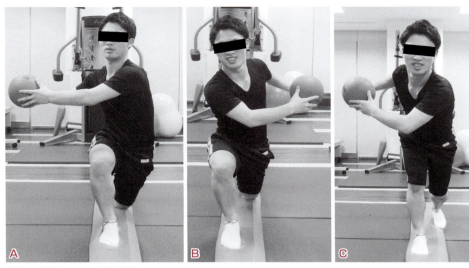

図6▶ 片膝立ちでの回旋運動
① 不安定なマット上に片膝たちの姿勢になる（A）．
② 骨盤を正面に向けたまま，メディシンボール持った上体を左右に回旋させる（左右の肩を入れ替えるイメージで，B）．
③ この間体幹や下肢が動揺しないようにする．
④ 片膝立ちでの動作が安定してきたら，ランジ肢位へとつなげていく（C）．

した状態で股関節を動かすといったトレーニングなど，不安定性を増した状況下でもその安定性を維持できる能力を高めていく（図4，5）．

3. 動かす

"動かす"とは，低い滑走姿勢においても骨盤-下肢アライメントを維持したまま前後，左右，さらには回旋などさまざまな外力が加わっても骨盤を安定させ，推進力を生み出す能力を意図している．特にショートトラックでは相手との駆け引きのなかで滑走コースを変更したり，スパートをしたりと急激なスピード変化が要求されることを十分に考慮しなければならない．

こうした外力の急激な変化に対応できるようジャンプやステップ，あるいは急な外乱に対しても身体重心を保たせながら力を生み出すことを目的にしている（図6〜8）．

本稿ではトレーニングの一部を紹介したが，競技復帰直前だからといってむやみにトレーニング強度や量をあげるのではなく，身体の安定性獲得というトレーニングの目的に沿って組み立てられるべきである．具体的には，"低く""支える""動かす"という3つのキーワードをもとに，

① 単関節から多関節へ
② 静的から動的へ
③ 支持基底面が広いものから狭いものへ（両脚から片脚などへ）
④ 運動方向（前後，左右，回旋とこれらの組合せ）
⑤ 支持面の安定性（支持性の高い〈安定した〉ものから低い〈不安定な〉ものへ）

など，選手個々の問題や達成レベルに応じてトレーニング強度や難易度を調整し，また単調にならぬようさまざまなバリエーションを用意することが重要である．

文 献

1) 日本スケート連盟医事委員会：2011-12シーズントレーナー活動報告（スピードスケート，ショートトラック），2012

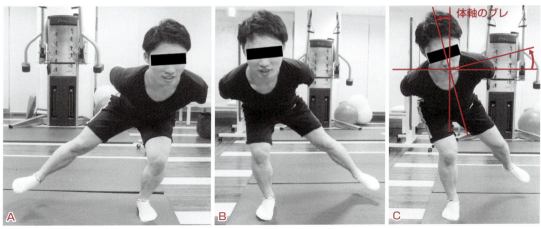

図7▶サイドジャンプ
① 左右にジャンプをし,身体をぶらさないように着地する(A, B).
② 上体が着地足より大幅に外側に倒れすぎない注意する(C).

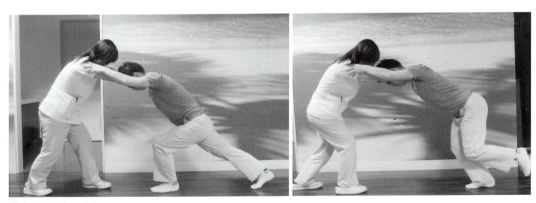

図8▶押し合い歩行
① 体幹と後ろに伸ばした脚を一直線にして,腰を反らないように腹筋を意識する.
② パートナーは前方から支え,適切な負荷をかける.
③ 前脚のお尻で体重を支えるようにして,後ろ脚を前に出す.その際,腹筋が抜けて体幹を反らないよう,また骨盤がぶれないよう,回旋しないよう注意する.

2) 嵯峨野淳:スポーツ現場における計測と評価.バイオメカニズム会誌 34:301-304, 2010
3) 嵯峨野淳:ショートトラックスピードスケート日本代表チームでのコンディショニング.日臨スポーツ医会誌 19:213-216, 2011
4) Escamilla RF, et al: Patellofemoral joint force and stress during the wall squat and one-leg squat. Med Sci Sports Exerc 41:879-888, 2009
5) 嵯峨野淳ほか:スケート滑走姿勢と膝痛の関連に対する観察的評価方法.日臨スポーツ医会 21:S213, 2013

IV 競技復帰直前のトレーニング

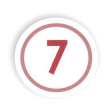

7 陸上—長距離

高嶋 直美

1 競技特性と外傷・障害の特徴

　陸上長距離の種目としては大まかに5,000m, 10,000mなどのトラック種目と, 5km, 10km, ハーフマラソン, フルマラソン, ウルトラマラソンなどのロードレースに分けられる. いずれも時間にして10分以上は走り続ける競技である.

　陸上長距離の選手は, 走る動作を繰り返し行うため, 外傷・障害はほとんどが使いすぎ症候群(overuse syndrome)によるものである. 特に,
　①中足骨, 脛骨などの疲労骨折や骨膜炎
　②アキレス腱炎, 足底腱膜炎, 腸脛靱帯炎, 膝蓋靱帯炎, 鵞足炎などの腱炎
　③ハムストリングスや下腿三頭筋の肉ばなれ
などが代表的な障害である.
　①練習の質(スピード)や量(距離)の増加
　②コンディショニング不足(柔軟性の低下, 筋力の不足, 栄養や休養が不十分であること)
　③ランニングフォームにつながるマルアライメント
　④走る路面(硬いコンクリートや傾斜のある路面, 極端なアップダウン)
　⑤シューズの問題(底の薄いレースシューズやすり減ったシューズの使用)
などが障害の原因となることがほとんどである.

2 トレーニングの実際

　ここでは, ジョギングを開始する直前のトレーニングとポイント練習を開始する(スピード練習ができる)直前のトレーニングに分けて述べる.

1. ジョギングを開始する直前のトレーニング
1) マルアライメントの修正[1,2]

　陸上長距離の障害は前述のように使いすぎ症候群によるものであることがほとんどである. その原因としては患部に負担のかかりやすいランニングフォーム(マルアライメント)がまずあげられる. つまり, 障害が完治してまた走り始められたとしても, マルアライメントが改善されなければ同じ障害を繰り返してしまうことになる.

　殿部を後ろに引くような片脚スクワットでフォームを確認して, 骨盤や膝の向きをチェックする. 脚を持ち上げている側の骨盤が下がっていると(トレンデレンブルグ肢位)(図1-A), 着地側の殿部と同側の腹筋が十分に機能していないことが多い. 骨盤が回旋してしまうと, 後方に残った側の腹筋と着地側の殿筋が十分に機能していないことが多い. 上体が横に傾いてしまった場合には(デュシャンヌ肢位)(図1-B), 着地側の殿部と反対側の腹筋が十分に機能していないことが多い. これらの場合には, 簡単なエクササイズによってマルアライメントを修正する必要がある.

2) ジョギングとウォーキングの組合せ[1]

　ジョギングを開始するには, まず長時間(60分程度)のウォーキングができることが必要である. その後, ウォーキングとジョギングを組み合わせていく.

　ところで, ジョギングはウォーキングとは違って両足が地面から離れている局面がある. すなわちジョギングはジャンプの連続と考えることもできる. そこでウォーキングとともに是非取り入れ

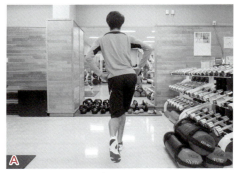 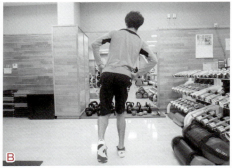

図1 ▶ 片脚スクワット
A：トレンデレンブルグ肢位，B：デュシャンヌ肢位

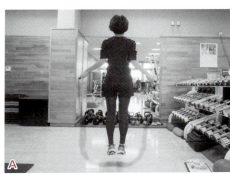 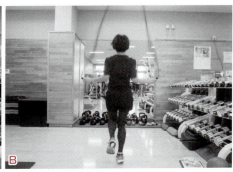

図2 ▶ なわとび
A：両脚ジャンプ，B：片脚交互ジャンプ

たいのが，スクワットとカーフレイズの組合せである．

だんだん素早くスクワットからカーフレイズに移行して，ジャンプに移行する．両脚ジャンプが連続して10回，20回と行えるようになったら，次の段階としてなわとびを行う（図2-A）．100回連続でなわとびができるようになったら，100回跳びを5セット程度行う．次にその場ジョギングのような片脚交互ジャンプを行う（図2-B）．これが200回程度連続してできるようになったら，いよいよジョギングを開始する．

ジョギング開始ということで陸上長距離選手は30分程度のジョギングから始めてしまいがちだが，腱炎，肉ばなれなどの障害の場合，開始5分もしないうちに再受傷ということも少なくない．そこで"50歩ジョギング＋50歩ウォーキング"を5〜10セットから始めるとよい．ジョギングとウォーキングの組合せ例を図3に示す．翌日の脚の状態や体調に応じて加減していけばよい．

路面は，膝から近位の障害のときは土や芝生，トラックなどを使用したほうがよいが，使用できなければアスファルトでもよい．ただし，できるだけ傾斜の少ない平坦な路面が望ましい．トラックを利用する場合には1セットごとに反対回りにしたほうがよい．膝より遠位の障害のときは土や芝生よりもトラックやアスファルトを利用するとよい．

3）ジョギングへの移行[1]

ジョギングを実施し始めたら，2日走って1日休み，3日走って1日休み，5日走って1日休みというように，連続して走る日数を増やしていく．しかし，週1日程度は完全に休んで身体のケアや休養にあてることが望ましい．

毎日同じ時間を走り続ける必要はなく，その日

Ⅳ　競技復帰直前のトレーニング

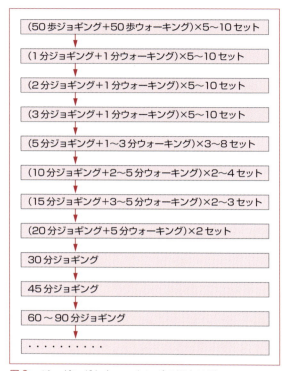

図3 ▶ ジョギングとウォーキングの組合せ例
翌日の脚の状態や体調に応じて，上記ステップはすべてを踏まなくてもよい．

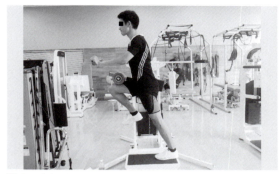

図4 ▶ 膝あげ

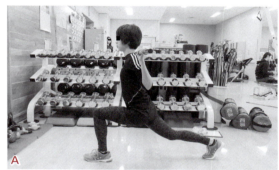

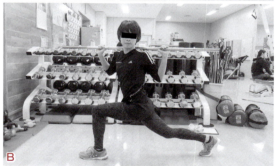

図5 ▶ ランジ捻り

の脚の状態や体調によって走る時間は加減する．60分ジョギングができるようになるまではスピードも特にはこだわらない．しかし，ゆっくりのペースばかりで走っていると，骨盤が後傾して腰が落ちてしまうことがあるので，膝上げを行うとよい（図4）．骨盤，上体の前傾と着地側の殿部の収縮を意識して行う．

4）走る以外のトレーニング[3]

ジョギングの時間を延ばしていくと同時に走る以外のトレーニングも併行して行う．特に陸上長距離走は前へ走るという同じ動きの長時間にわたる繰り返しである．普段行わないような大きな動きやさまざまな動きをトレーニングとして取り入れていくことは，パフォーマンス向上のためにも必要である．具体的には，荷重位で脚力やバランス力をつけるトレーニング，上下肢の連動性を高めるトレーニング，股関節を大きく動かすトレーニングなどを行うとよい．

（1）ランジ捻り（図5）

シャフトを担いで，両足をそろえて立った姿勢から脚を1歩前に踏み出す（ランジ）．踏み出した脚の膝とつま先の向きが同じになるようにして膝を曲げて，骨盤をやや前傾させる．殿部で体重を受けるような姿勢を保ったまま骨盤から下が動かないようにして，上体を前脚側にかけできるだ

7　陸上──長距離

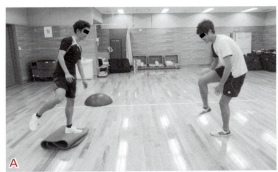
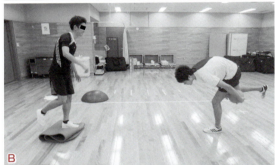
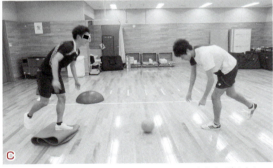

図6 ▶ メディシンボールを8の字に回してから転がすトレーニング

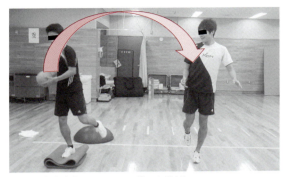

図7 ▶ 片脚立ちメディシンボール投げ

外側からボールを回す（図6-B）．その後，できるだけ自分の軸足の近くから相手にボールを転がす（図6-C）．

相手の選手は転がってきたボールをできるだけ腰を下げて取る．そして同様にボールを回して再び相手に転がす．

10往復を目安に行う．

図6の左側の選手のように柔らかいマットなどの上に立つとさらにバランスをとるのがむずかしくなる．

重心の上下動と軸足の反対脚の動きを伴っても，軸足の殿部や腹筋でしっかり支えてバランス力を高めることを目的としたトレーニングである．

（3）片脚立ちメディシンボール投げ（図7）

2人組みになって両者とも外側の脚で立つ．姿勢が崩れないようにメディシンボールを左右に大きく振ってから（外，内，外とボールを大きく振ってから），ボールを相手に投げる．ボールをキャッチしたら同様に外，内，外とボールを大きく振って，再び相手に投げ返す．

10往復を目安に行う．

図7の左側の選手のように柔らかいマットなどの上に立つとさらにバランスをとるのがむずかしくなる．

次に両者とも内側の脚で立って同様に行う．さらに反対向きになって，同様に内側の脚，外側の脚で立ってボール投げを行う．

ボールをキャッチするときに特にバランスが崩れやすい．腹筋と軸足の殿部でしっかり支えてバ

け大きく回旋させる．

これを10回ずつ2〜3セット行う．

下半身はしっかり固定させたまま，上半身の回旋可動域を大きくし，バランスを良くすることを目的としたトレーニングである．

（2）メディシンボールを8の字に回してから転がすトレーニング（図6）

2人組みで向かい合って片脚で立つ．メディシンボールを持っている選手は自分の軸足と反対脚の外側からボールを回し（図6-A），次に軸足の

Ⅳ　競技復帰直前のトレーニング

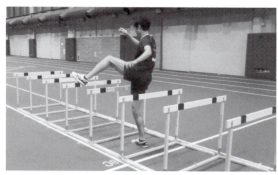

図8▶ハードルまたぎ前後

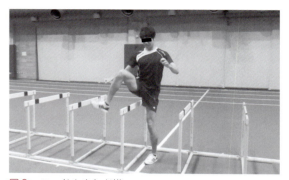

図9▶ハードルまたぎ横

ランス力を高めることを目的としたトレーニングである．

（4）ハードルまたぎ前後（図8）

ハードルをぴったりつけた状態で10台程度並べる．

上体をまっすぐに保ったまま，上肢をしっかり振って1台ずつハードルを前にまたいでいく．理想は1歩で1台のハードルをまたぐが，背の高さ（脚の長さ）に余裕がなければ2歩で1台のハードルをまたいでもよい．

このとき，特に腰が落ちない（骨盤が後傾しない）こと，背中が丸くならないことに注意する．

10台またぐことを1セットとした場合，3〜5セットずつ行う．

同様に後ろ向きにもまたいでいく．

股関節の動きを大きく使うこと，軸足の殿部をしっかり収縮させること，上下肢の連動性を高めることなどを目的としたトレーニングである．

（5）ハードルまたぎ横（図9）

ハードルまたぎ前後と同様にハードルを10台程度並べる．

上体をまっすぐに保ったまま，上肢をしっかり振って1台ずつハードルを横向きでまたいでいく．あとから振り上げた脚を着地するときに前に交差させると次のハードルをまたぎやすくなる．

このとき，特に腰が落ちない（骨盤が後傾しない）こと，背中が丸くならないこと，上体が後ろに反らないことに注意する．

10台またぐことを1セットとした場合，3〜5

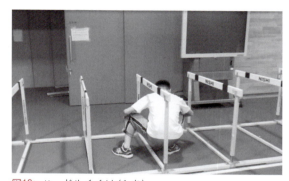

図10▶ハードルくぐり（1台）

セット行う．

股関節の動きを大きく使うこと，軸足の殿部をしっかり収縮させること，上下肢の連動性を高めることなどを目的としたトレーニングである．

（6）ハードルくぐり（1台）（図10）

ハードルまたぎ前後と同様にハードルを10台程度並べる．

上体をできるだけ垂直に保ちながら膝が内側に入らないように注意して，腰をしっかり落としてハードルをくぐる．1台くぐり終えたら一度立ち上がり，180°回転して次のハードルをくぐっていく．

10台くぐることを1セットとした場合，3〜5セット行う．

股関節の柔軟性を高め，脚力を高めることを目的としたトレーニングである．

7　陸上—長距離

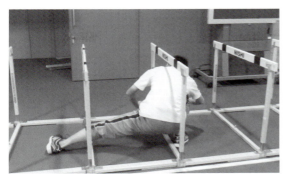

図11▶ハードルくぐり（2台）

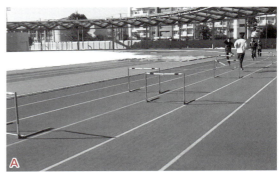

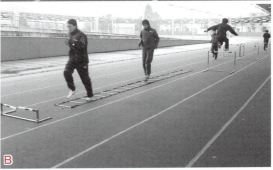

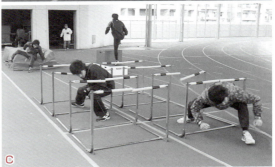

図12▶障害をクリアしながらのジョギング
A：基礎編，B：初級編，C：応用編

（7）ハードルくぐり（2台）（図11）
　ハードルまたぎ前後と同様にハードルを10台程度並べる．
　上体をできるだけ垂直に保ちながら膝が内側に入らないように注意して，伸脚の要領で腰をしっかり落として2台のハードルをくぐる．2台くぐり終えたら，一度立ち上がり180°回転して次の2台のハードルをくぐっていく．
　10台くぐることを1セットとした場合，3～5セット行う．
　股関節の柔軟性を高め，脚力を高めることを目的としたトレーニングである．

（8）メディシンボール投げ
　全身を使ってメディシンボールをできるだけ高く真上に投げる，できるだけ遠くに前に投げる，できるだけ遠くに後ろに投げる，できるだけ遠くに横に投げる．
　10球ずつを目安に投げる．
　バランス力，瞬発力，全身の連動性を高めるトレーニングである．

（9）メディシンボールチェストパス
　2人組みで向かい合う．お互いに同じ向きに横に進みながらメディシンボールのチェストパスを行う．ボールをキャッチするときに腰を落とし，ボールをパスするときに立ち上がる．
　1人が10球パスをしたら，反対方向に進みながら同様にパスをする．
　バランス力，瞬発力，全身の連動性を高めるトレーニングである．

サイドステップをしながらのチェストパスに移行していってもよい．

2. ポイント練習を開始する（スピード練習ができる）直前のトーニング

　陸上長距離選手は，普通ジョギングからだんだんスピードを上げていって，ポイント練習を開始していくようである．ドリルなどの動きづくりを行っている選手をたまにみかける．しかし同じ動きだけの繰り返しだけでは硬い動きになりがちである．違った動きを取り入れて巧緻性を高めるこ

Ⅳ 競技復帰直前のトレーニング

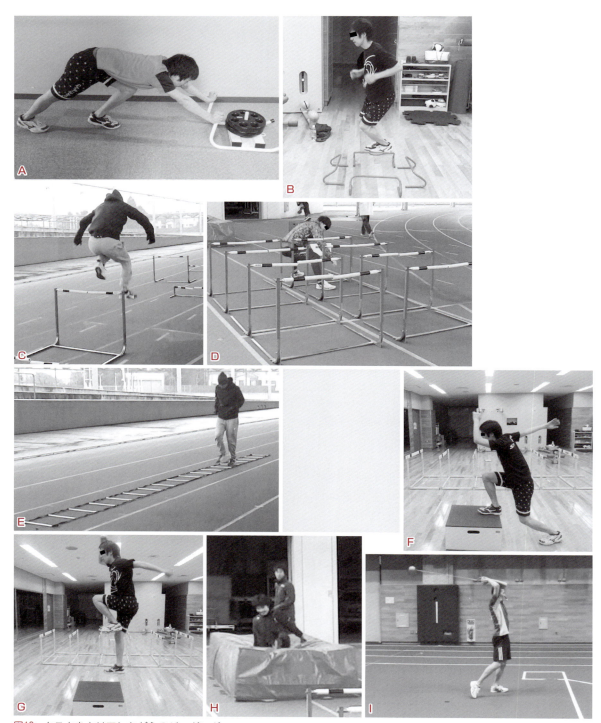

図13▶ タスクをクリアしながらのジョギング
A：重量負荷，B：ミニハードル，C：ハードル飛び越え，D：ハードルくぐり，E：ラダー，F, G：ボックス上ジャンプ，H：マット，I：ハンマー回し

と，瞬発的な動きを取り入れることもパフォーマンスを上げるためには大切である．単純なジョギングよりもさらに心肺系にも負荷をかけることができる．

1）ハードルジャンプ

ハードルを 10 台程度等間隔に並べ，リズミカルにジャンプしていく．初めはミニハードルで行い，恐怖心もなくジャンプの高さに余裕が出てきたら普通のハードルで行う．

5 セットくらいを目安に行う．

2）障害をクリアしながらのジョギング（基礎編）（図12-A）

50 m くらいの走路にハードルを適当な間隔に並べ，ハードルを飛び越えながら走る．

5 分を 3 セット程度行う．ハードルの間隔は等間隔である必要はない．

3）障害をクリアしながらのジョギング（初級編）（図12-B）

2）と同様に 50 m くらいの走路にハードルやラダーを適当な間隔に並べ，ハードルを飛び越えたり，ラダーを小刻みにまたぎながら走る．

5 分を 3 セット程度行う．

4）障害をクリアしながらのジョギング（応用編）（図12-C）

2）と同様に 50 m くらいの走路にハードルやラダー，ボックス，マットを適当な間隔に並べ，ハードルを飛び越えたり，ラダーを小刻みにまたいだり，ボックスに飛び乗り降りしたり，マットで前転しながら走る．

5 分を 3 セット程度行う．

5）障害物のタスクをクリアしながらのジョギング（図13）

トータルで 100 m くらいの走路に重量負荷，ミニハードル，ハードル，ラダー，ボックス，マット，ハンマーなどを置き，各障害物に対するタスクを決め，それを遂行したら次の障害物まで走る．

例えば重量負荷なら押して走る（図13-A），ミニハードルなら前後左右に両脚で飛び越える（図13-B），片脚ずつまたぐ．ハードルなら飛び越える（図13-C），くぐる（図13-D）．ラダーなら 1 つずつ前や横に小刻みに踏んでいく（図13-E）．ボックスなら上でジャンプする（図13-F, G），乗り降りする．マットなら前転する（図13-H），横に転がる．ハンマーを回しながら歩く（図13-I），などのタスクをあらかじめ決めておく．

5 分を 3 セット程度行う．

文 献

1) 高嶋直美：長距離系・持久系ランニング．ランニング障害のリハビリテーションとリコンディショニング―リスクマネジメントに基づいたアプローチ，増田雄一編，文光堂，東京，238-244, 2012
2) 高嶋直美：体幹エクササイズ―アライメントチェックの方法について．全国高体連ジャーナル 24：16-18, 2012
3) 高嶋直美：体幹エクササイズ―複合的なエクササイズについて（荷重編）．全国高体連ジャーナル 28：36-41, 2014

Ⅳ 競技復帰直前のトレーニング

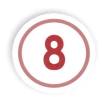 陸上―短距離

中本 亮二

1 競技特性と外傷・障害の特徴

夏季オリンピックにおける陸上競技短距離の現行種目は，100m，200m，400m，4×100mリレー，4×400mリレーからなる．また，障害種目として110mハードル（女子100），400mハードルも短距離の要素を多分に含んでおり，本稿では障害も含めた内容としたい．

短距離はより速く走ることが前提となっているため，要求される体力特性として，

① 速い筋出力（speed）
② 爆発的な筋力発揮によるパワー（power）
③ 素早い反応能力（quick reaction）
④ 効率の良いフォームを高ピッチで維持する筋持久力（muscle endurance）および協調性（coordination）

があげられる．これらの特性を存分に発揮することにより高いパフォーマンス（好記録）を得られるが，その一方で身体に加わる負荷は大きくなり，けがのリスクも高まる．

短距離・障害で多くみられる外傷・障害は各種報告[1,2]によると，ハムストリングスの肉ばなれ，腰痛症，下肢関節障害（膝関節炎，アキレス腱炎，足部疲労骨折）の順に多く，この傾向はこの10年変化がないといえる．外傷・障害が下肢・体幹部に集中している理由として，

① 疾走する際に高い地面反力を受けること
② 下肢荷重関節に大きな関節トルクが発揮されること
③ 足部が接地している相（支持期）やその前後の相（回復期）において，全身を含めフォームに非効率的な動きおよびメカニカルストレスが集中する箇所があること

に集約される．

2 トレーニングの実際

競技復帰直前のトレーニングで留意すべき点は，外傷・障害の種類や部位を問わず短距離走者において必要な特性と動作（スプリントコーディネーション）を全身的に評価することである．特に支持期の上肢，下肢の連動とこれらをつなぐ体幹の協調性の獲得が，復帰後の競技力向上および再発予防のために重要である．望ましくない動作を引き起こしている原因を考察し，適宜修正のために必要と考えられるトレーニングを指導していく．

問題動作の修正のためのトレーニング処方は復帰直前であっても，難易度の低いタイプのメニューも入れることが重要である．そして，評価項目には必ず走動作そのものを入れ，処方したトレーニング実施時の動作との関連性を考慮することも忘れてはならない．その際，選手本人のスプリント動作に対する感覚や課題と感じている点，コーチの考えとすり合わせながら個々の特性に合わせた処方が必要である．

以下にチェックすべき評価項目および短距離走者に必要なトレーニングを，スプリントコーディネーション，体幹・下肢関節のコントロール機能，関節の可動性の3つの要素に分けて示す．なお復帰後に通常行われるスプリント，スタートダッシュなどのトレーニングは，復帰直前におい

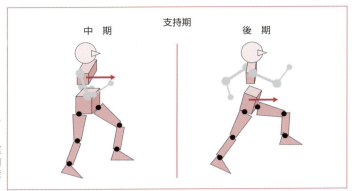

図1▶スプリントコーディネーション
支持期後期（推進期）において，運動学的には支持脚側の胸郭前方回旋に次いで，同側の骨盤前方回旋が生じる．位相は同位相に近い．

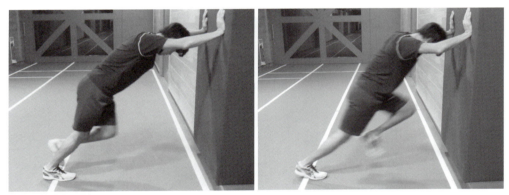

図2▶ウォールプッシュ
この動作のポイントは支持脚下肢の蹴る力から壁を押す力に変換すること．もも上げは意識しすぎないこと．

ても痛みや動きを確認しつつ量や強度を調整したかたちで行われるべきだが，その具体的内容は専門他書に譲ることとする．いずれにせよドクター，コーチとの連携が不可欠である．

1. スプリントコーディネーション

効率的なスプリント動作に必要な各部位の協調的機能を筆者はスプリントコーディネーション（SC）ととらえている．SCにおいてどの部位のどのような協調性が得られなければ，各々の障害のリスクが高まるという明確な関連については個別性が高いため，いまだ結論は得られていない．しかし，リハビリテーションの経過のなかで走動作を評価すると多くの短距離走者に共通している徴候として，患側下肢支持期における骨盤および胸郭の回旋運動の制限やタイミングのズレがあげられる．この動きの修正が最も重要と考えている（図1）．

1）ウォールプッシュ（図2）

SCとして支持脚側の立脚中期から後期に必要な股関節伸展，骨盤の前方回旋および前傾の動きを股関節周囲筋（殿筋群，腸腰筋，内転筋群）や体幹筋群（腹斜筋群，背筋群）を協調させて適切なタイミングでの筋力発揮が可能か否か，この種目を通して評価する．ポイントは支持脚下肢の蹴る力を，回復脚を前方へ振り出すタイミングで壁を押す力に変換する動きである．この動きは地面反力を効率的に得るために必要な動作と考えられる．なお，図2では壁を利用しているが，同様の動作が引き出せる器具であれば動かせる物でもよい．

Ⅳ 競技復帰直前のトレーニング

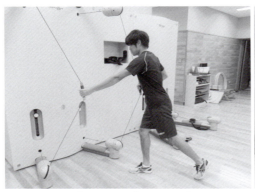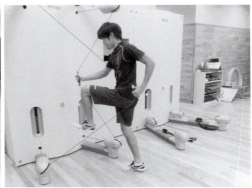

図3 ▶ KINESIS®を用いたプッシュ・プルともも上げ

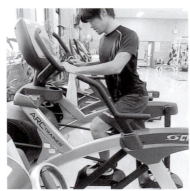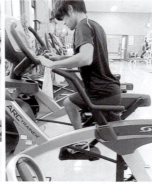

図4 ▶ アークトレーナー®を用いたコアツイストとヒップエクステンション

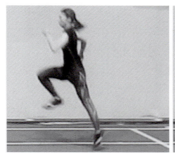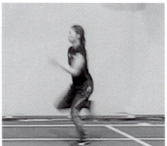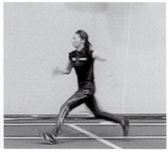

図5 ▶ ジャンプスキップ

2）KINESIS®を用いたプッシュ・プルともも上げ（図3）

ポイントはウォールプッシュと同様で，さらにバランス良好な片脚立位下における股関節伸展動作と上肢プッシュ・プル動作を協調させ実施できているか，チェックする．図3では右殿筋群から腰背筋膜を介して左広背筋，菱形筋の連結，同時に右大胸筋，前鋸筋から腹斜筋群を介して左股関節内転筋群までの連結が同時に起こっている．

3）アークトレーナー®を用いたコアツイストとヒップエクステンション（図4）

ポイントはウォールプッシュと同様である．マ

8　陸上—短距離

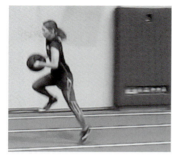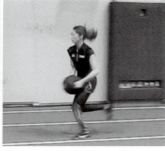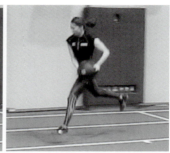

図6▶メディシンボールを用いたレジステッドバウンディング

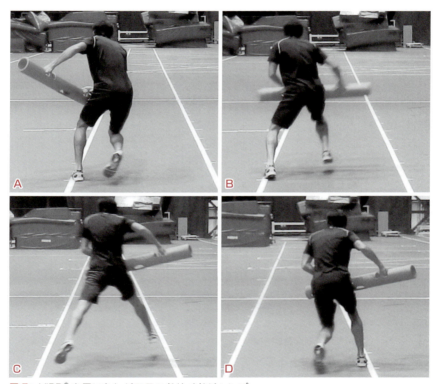

図7▶ViPR® を用いたレジステッドサイドジャンプ

シンに慣れたところで両手離しにて，下肢の動作に合わせて腕振り動作や胸椎回旋動作を意識させてもよい．

4）ジャンプスキップ（図5）

図5では左下肢接地とともに素早く右下肢を振り出し，身体を前上方へ運ぶべく胸郭右回旋および左股関節伸展，次いで左骨盤前方回旋の連動を意識する．

5）メディシンボールを用いたレジステッドバウンディング（図6）

ポイントはジャンプスキップと同様である．メディシンボールの重み活かして，タイミングよく左股関節を伸展させ身体を前方へ送り出す．

513

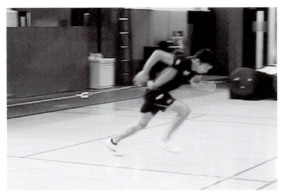

図8▶ スレッド走

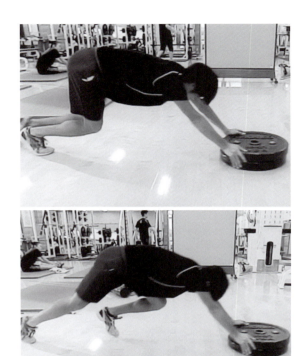

図9▶ レジステッド雑巾がけ

6) ViPR®を用いたレジステッドサイドジャンプ(図7)

SCにおける股関節伸展の動きに必要な筋作用，特に股関節内転筋群に焦点をあてたものである．加速期において重要な動作でもある．

7) スレッド走(図8)

スタート局面の動作を想定しながら実施する．重めの負荷で実施する際には出力調節しながら，徐々に筋出力を上げていく．

8) レジステッド雑巾がけ(図9)

基本的なポイントはウォールプッシュと同様である．股関節伸展動作を可能な限り素早く実施する．

2. 体幹・下肢関節のコントロール機能

各種基本動作およびトレーニング動作のなかで走動作に関連するものを抽出し，各関節が中心化され協調的な動作が行えているかを評価する．

1) シザーススタンスDLセルフコントロールエクササイズ(図10)

デッドリフト動作を利用して，動作中の主に股関節，脊椎全体の関節中心化を促通する．図10では動作中に大腿骨頭が臼蓋の中心に収まるよう，大腿骨頭と坐骨結節を自ら操作できるよう指導する[3]．

2) Kolarの腹圧コントロールエクササイズ(図11)

発達運動学に基づいた関節制御システムの概念より運動発達肢位を用いて，頭部から脊椎全体，

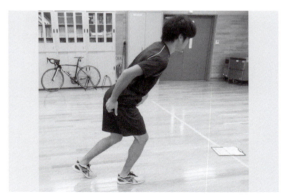

図10▶ シザーススタンスDLセルフコントロールエクササイズ

股関節，膝関節の機能的中心化を促通する[4]．

3) 片脚立位ツイストもも上げ(図12)

体軸を支持脚に保持した状態から支持脚にて前方へ蹴り出す．このときの上肢，体幹の連結は

8 陸上―短距離

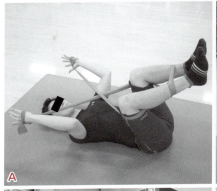
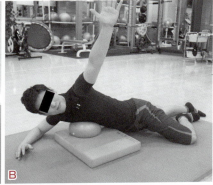
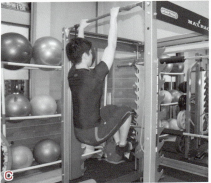
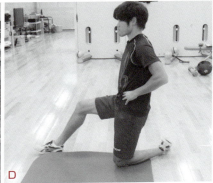

図11▶ Kolarの腹圧コントロールエクササイズ
A：4.5ヵ月肢位，チューブ抵抗
B：4.5ヵ月肢位，ハイハイ＆リーチ
C：ぶら下がり
D：片膝立ち後方スウェイ

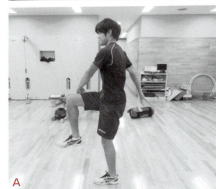
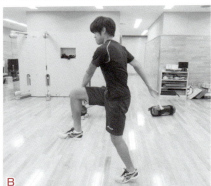
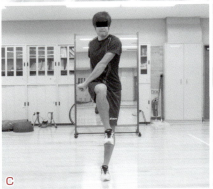
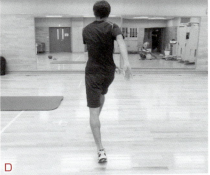

図12▶ 片脚立位ツイストもも上げ
A：安定位（横から）
B：支持脚で前方へ蹴り出す（横から）
C：支持脚で前方へ蹴り出す（前から）
D：支持脚で前方へ蹴り出す（後ろから）

Ⅳ 競技復帰直前のトレーニング

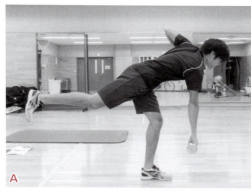
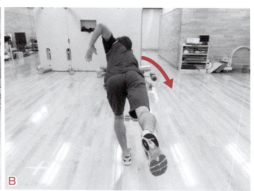

図13 ▶ SRDL ツイスト
A：横から，B：後ろから

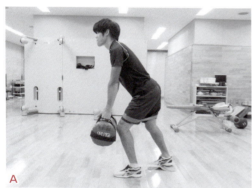
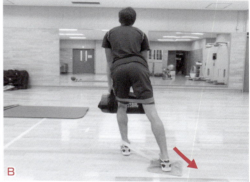

図14 ▶ サイドスライディングデッドリフト
A：横から，B：後ろから

KINESIS® を用いたプッシュ・プルとももも上げと同様．

4）SRDL ツイスト（図13）

各関節の中心化が得られている範囲で胸椎および骨盤回旋動作を引き出す．

5）サイドスライディングデッドリフト（図14）

前足に足圧中心を置くイメージで股関節軸での動作を心がける．特に腰椎部の関節中心化が得られていることに注意する．

3. 関節の可動性（胸郭と股関節をターゲットとして）

伸びやすい腹部や背部を能動的に固定し，伸ばしにくい胸郭・股関節周囲筋をしっかり伸ばすことを意識する．単にリラクゼーション目的というより，脊椎の中心化および腹圧コントロールの運動学習の意味合いが強い種目である．

1）エルボサポート四つ這いツイスト（図15）

図では右肘の外側で支え，左手掌による支持を可能であれば外し，数秒間保持する．

2）TRX® を用いた体幹側屈・回旋ストレッチ（図16）

SC の獲得に必要なストレッチである．この種目も腹圧のコントロールに十分留意する．

文献

1) （財）日本陸上競技連盟医事委員会トレーナー部：アンケート調査「陸上競技における外傷・障害についてのアンケート調査」, 2002

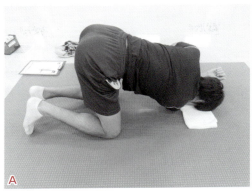 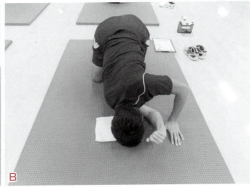

図15 ▶ エルボサポート四つ這いツイスト
A：横から，B：前から

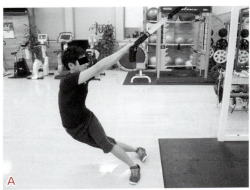 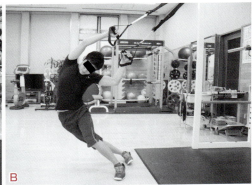

図16 ▶ TRX®を用いた体幹側屈・回旋ストレッチ
A：体幹側屈＋回旋ストレッチ，B：体幹側屈＋股関節内転ストレッチ

2) (財) 日本体育協会：平成24年度日本体育協会スポーツ医・科学研究報告Ⅰ 日本におけるスポーツ外傷サーベイランスシステムの構築—第3報—，34-45, 2013
3) Lee D：Understanding the relationships between the thorax & pelvis when treating the whole person using the integrated systems model for disability & pain，ワークショップハンドアウト，2014
4) Marcela S, et al：Dynamic neuromuscular stabilization B course developmental kinesiology approach．第25回ワークショップハンドアウト，2012

Ⅳ 競技復帰直前のトレーニング

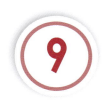

9 水　泳

加藤　知生・成田　崇矢

1 競技特性と外傷・障害の特徴

　水泳競技にはいくつかの競技種目があり，オリンピックや世界選手権では，競泳，シンクロナイズドスイミング（以下，シンクロ），水球，飛込み，オープンウォータースイミングの5種目が採用されている．これらの競技の特徴は，水を介した競技であり，水中では浮力，抵抗，水圧，粘性，水温といった物理的特性の影響を受ける．しかし，競技内容や競技特性が異なるため，スポーツ外傷・障害の部位や内容にも違いがある．

　半谷らは国立スポーツ科学センタークリニックを受診したトップレベルの水泳選手（競泳，シンクロ，水球，飛込み）の外傷・障害の罹患部位を比較検討している．それによると競泳では，腰背部，肩甲帯，膝関節の順に，シンクロでは，肩甲帯，腰背部，膝関節の順で，水球では，肩甲帯，手，腰背部，飛込みでは，腰背部，肩甲帯，上腕・肘関節の順に傷害が多く発生していた（図1）．スポーツ外傷・障害別では，競泳，シンクロでは障害が，水球と飛込みでは外傷が多い傾向にあったと述べている[1]．

1．競　泳

　非荷重環境下で行われる泳動作は身体各部位への負荷も少なく，腰痛や膝痛，運動不足病などに対する運動療法としても用いられる．しかし，練習量の多い競泳選手では，上肢で行うストローク動作と下肢で行うキック動作の基盤となる体幹部，とりわけ固定と可動性を必要する腰部への負荷が持続的に蓄積し，多様な原因による腰痛を発症する．また，練習では1日に7,000～10,000m以上泳ぐこともあり，クロールにすると3,000～4,000回以上のストローク動作を行うため，いわゆる"使い過ぎ症候群"の発生頻度が高い．

　その代表例である水泳肩は，烏口肩峰アーチおよび肩峰下面と肩峰下滑液包および腱板との間で生じるインピンジメント症候群とされ，肩峰下滑液包炎，腱板炎，上腕二等筋長頭腱炎などの症状を呈する．キック動作では，バタ足キックによる膝過伸展動作の繰り返しが膝関節構成体にストレスとなるが，多くの場合，特異的な動きを行う平泳ぎのキック動作が誘因となり，膝内側部に疼痛を生じる．

1）腰　痛

　水泳選手に多くみられる腰部傷害は，①いわゆる筋筋膜性腰痛と呼ばれる筋疲労性の腰痛，②腰椎分離症，椎間関節障害さらには仙腸関節障害，③椎間板障害や椎間板ヘルニアなどの椎間板性腰痛に大別される[2]．いずれの場合も，骨盤が不安定な状態，つまり体幹筋による骨盤固定がなされていない場合や腸腰筋などの短縮による局所へのストレスが原因の1つとなる[3]．骨盤固定が不十分な状態では，股関節の屈伸動作と同時に骨盤の前後傾が過剰に生じ，腸腰筋の短縮では股関節伸展時に腰椎前彎を増強し腰部への過負荷となる（図2）．

2）水泳肩（swimmer's shoulder）

　水泳肩は，繰り返されるストローク動作によって生じるインピンジメント症候群とされる．泳動作における推進力は，主に上肢のストロークによって発生し，その動きは，水中で水を"かく"

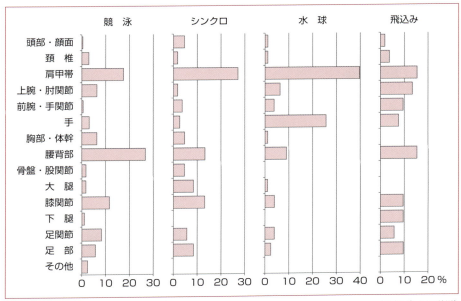

図1 ▶ 競技別外傷・障害部位の割合　　　　　　　　　　　　　　　　　　　　　　　　　　（文献1）より引用）

動作であるプル期と，上肢が空中にあるリカバリー期とに分けられる．プル前期では手掌部に十分な揚力を得るため，肘を高い位置に保ちながら（ハイエルボー）ストロークを行う．また，リカバリー期は肘から離水し，肘頭を上に向け肩関節内旋，ハイエルボー位を保ちながら入水期へ移行する（図3）．この一連の動作は肩関節の内外転・内外旋運動の繰り返しであり，特に入水直後のプル初期（キャッチ期）とリカバリー初期に，肩関節内旋位での外転運動が行われ，肩峰下インピンジメントが生じやすくなる．

3）平泳ぎ膝（breastroker's knee）

平泳ぎのキック動作であるウィップキックは股関節の屈曲・外転角を小さくし，下腿を最大外旋させた状態で膝屈曲位から鞭のようにキックする．そのため，膝内側部の伸張ストレスが増大し，内側側副靱帯部に炎症が生じるとされる．また，同様の機序により鵞足炎，タナ障害，膝蓋骨亜脱臼症候群，内転筋付着部炎などを生じる．

2. シンクロ

シンクロは，常に不安定環境下での動作，演技を強いられる．合わせて演技の完成度，音楽およ

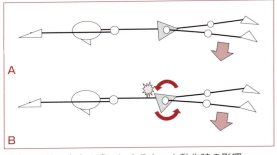

図2 ▶ 骨盤の安定の違いによるキック動作時の影響
A：骨盤が安定した状態でのキック動作
B：骨盤が不安定な状態でのキック動作

び競技者同士の同調性が求められるため，基礎練習および反復練習を長時間行う．そのため，スカーリングや上肢の演技の軸となる"肩"，上肢と下肢の連結部となる"腰"，巻き足やブースアップで負荷のかかる"膝"に障害が集中する．また，競技特性として，足関節底屈位でつま先をそろえた状態での演技が多いため，足関節底屈および足趾屈筋群の障害，そして右下肢を前にした前後開脚のスプリットやバレーレッグ，ナイト姿勢などの演技が多いため，右股関節の障害が多い（図4）．

Ⅳ 競技復帰直前のトレーニング

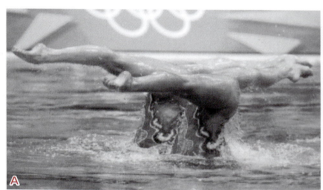

図3 ▶ クロールでのハイエルボー　　　　　　　　　　　　　　　　　　　　　　　　　　　　（文献4）より引用）
A：側方からみたところ．右手プル前期に多くの水を捕らえるためハイエルボー位となる．
B：前方からみたところ．左手のリカバリー初期から入水期においてもハイエルボー位となる．

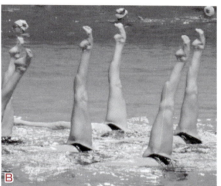

図4 ▶ シンクロに特異な動作
A：ロケットスプリット，B：ナイト姿勢

一般に障害の多い競技とされるが，下肢の素早い動きや切り返し動作が多く，大腿部の肉ばなれ（内転筋，内側ハムストリングス）も少なくない．また，隣接する競技者同士の距離が短いと難易度が高いため，試合期では競技者同士の接触による打撲，骨折（特に足趾，手指）などの外傷が多くなる．

3．水 球

水球における水中の移動手段は，そのほとんどがクロール泳によって行われる．1試合（約50分）の間に1,600〜2,000m程度を移動し，80回以上ものスプリント泳を反復する．競泳選手と同様に泳動作による肩関節には大きな負担がかかることになる．しかし，水球は泳動作だけでなく，投動作においても肩関節に大きなストレスが加わることが特徴である．野球などの投動作では，下肢で地面を蹴り，反力を得て骨盤，体幹，上肢帯，手指そしてボールに力が伝わる．しかし，水球では肩甲上腕関節の内旋運動を主体とした投球となることが多く，肩関節へのストレスが大きくなる．また，ディフェンスを避けたシュート動作では，肘を伸ばした状態で腕を振ったり，肩の外転角が大きくなった状態でシュートを打つことが必要な場合もあり，これも肩関節へのストレスを増大させる（図5）．

肘および手指の靱帯損傷も水球に特徴的である．多くは，強烈なシュートが手指や前腕にあたり，手指や肘の靱帯を損傷する．また，スプリント泳やターンオーバー時の切り返し，巻き足，蹴り足，横移動などさまざまな動きが存在し，上肢と下肢をつなぐ腰部には常に過大な負荷がかかる．

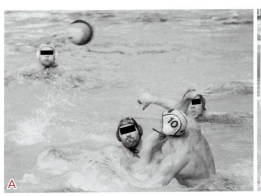
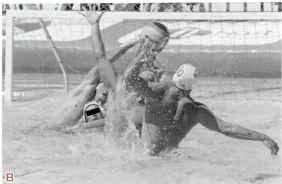

図5 ▶ 水球に特異な投動作
A：シュートブロックされ肩関節内旋による投動作を余儀なくされる．
B：シュートコースをブロックされ特異な動きによる投動作を必要とされる．

4．飛込み

　飛込みは，飛込み台から空中に舞い，入水するまでの演技の美しさ，豪快さを競う競技であり，"高飛込み5m・7.5m・10m"と"飛板飛込み1m・3m"の2種目がある．また個人種目だけでなく，シンクロナイズド・ダイビングという2人同時に演技する種目もある．

　10mの固定台からの演技では入水速度は51km/時に達し，入水直後には瞬時に33km/時まで減速し，入水時の衝撃はおおよそ400kg重と大きく，身体への負荷は大きい．このため，入水時の衝撃による外傷，入水の繰り返しによる障害が多く発生する（図6）．また，固い固定台からの踏み切りや飛び板の反力を伴った板上でのジャンプ動作は，下肢に負担をかけるため，傷害部位は，頭部から足先まで全身に及ぶ．

　飛込みには，柔軟性，巧緻性，瞬発力とそれを支える優れた基礎体力が要求される．近年種目の高度化に伴い高難度の回転や捻りを試みることによる"外傷"，あるいは1年を通じて豊富な練習量を要するため，反復されるストレスが骨，関節，腱に加わり，使い過ぎによる"障害"が発生する可能性が増えている．

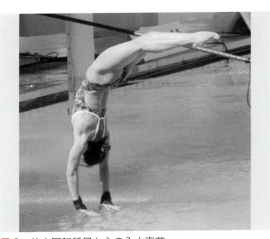

図6 ▶ 後方回転種目からの入水直前
手掌面から着水（open hand technique）するため，手関節をはじめとする身体各部位への衝撃は大きい．

2　トレーニングの実際

　競泳，シンクロ，水球，飛込みは，同じ水を介する競技であるが，競技特性は異なり，外傷・障害の部位や内容に違いがある．そのため，競技復帰直前のトレーニングでは，水泳競技に共通した機能的トレーニングと，競技特性を踏まえたトレーニングが重要となる．

1．水泳競技に共通した機能的トレーニング

　水泳では，全競技を通して腰背部，肩甲帯，膝関節の障害が多い．これらの競技復帰にあたっては，身体的機能獲得のためのトレーニングが必須であり，障害・外傷の予防や競技力向上のためのトレーニングと重複する．水泳競技に重要な身体

Ⅳ　競技復帰直前のトレーニング

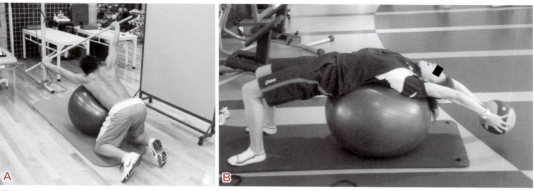

図7▶ 胸郭，胸椎のトレーニング
A：胸椎伸展，肩甲骨内転・下制を意識したバランスボール上での体幹回旋トレーニング．
B：バランスボール上での支点を胸椎とした肩および胸郭の可動性向上トレーニング．

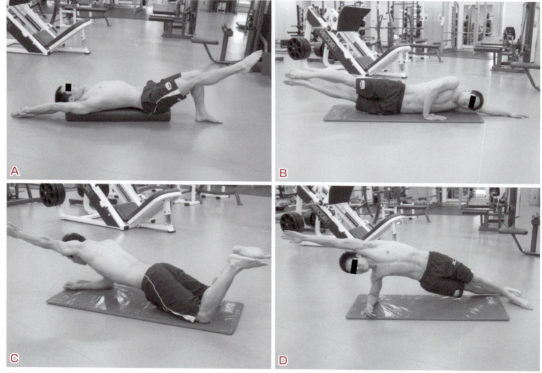

図8▶ 体幹のトレーニング
A：ストレッチポール上・片脚上げ，B：側臥位・両脚上げ，C：エルボーニー・片手上げ，D：エルボートゥ（横アーチ）

的機能を5つあげる．
①　肩甲帯（肩甲上腕関節，肩甲胸郭関節）の可動性
②　胸郭，胸椎の可動性（図7）
③　体幹の固定性（深部腹筋群による固定）（図8）
④　股関節の可動性（図9）

9 水泳

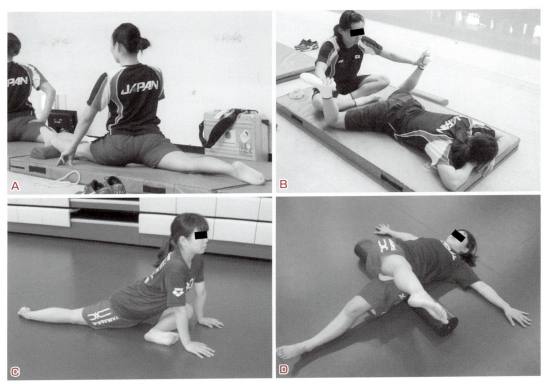

図9▶股関節のトレーニング
A：右腸腰筋，左ハムストリングスのストレッチ，B：股関節外転位での内旋ストレッチ，
C：左臀部外側および右腸腰筋ストレッチ，D：右臀部外側から大腿外側のストレッチ

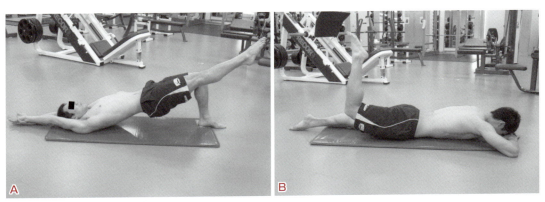

図10▶大殿筋のトレーニング
A：片脚ブリッジ，B：膝屈曲位での股関節伸展

⑤大殿筋の効率的な収縮（図10）

2. 競技特性を踏まえたトレーニング
1）競　泳
　スリングコードやバランスボールを用いて，不

Ⅳ　競技復帰直前のトレーニング

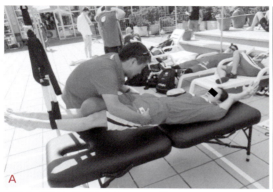
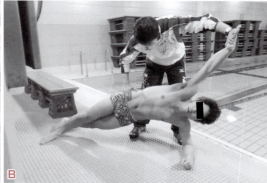

図11▶ 競泳に特異なトレーニング　　　（写真提供：㈱サンイリオス・インターナショナル　桑井太陽氏）
A：スリングコードを用いた身体バランスや動きのチェックとトレーニング
B：エルボートゥ（横アーチ）でのトレーニング

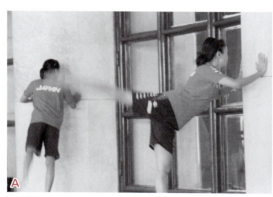
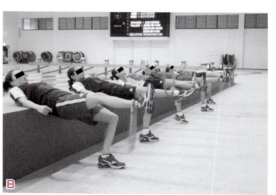

図12▶ シンクロに特異なトレーニング
A：ダイナミックストレッチ（下肢振り）
B：不安定環境下での下肢コントロール（右足で足先の輪を回している）

安定環境下での泳動作トレーニングを行う（図11）．

2）シンクロ

水中では垂直姿勢での下肢動作が多く，下肢のダイナミックストレッチや空中での操作トレーニングが重要である（図12）．

3）水球

絶対的パワーを必要とする競技である．そのため，反動動作を使って素早く動作するトレーニング（軽い負荷と重い負荷での2種類）や，不安定なバランスをコントロールする高負荷トレーニングも重要となる（図13）．

4）飛込み

空中での身体コントロールが要求されるため，陸上で不安定環境をつくり，競技類似動作を行う（図14）．

▌文　献

1) 半谷美香ほか：一流水泳競技選手のスポーツ外傷・障害の実態—国立スポーツ科学センタースポーツクリニック受診者の解析—．日整外スポーツ医会誌30：161-166，2010
2) 金岡恒治：種目別対処法　水泳ドクター編．ナショナルチームドクター・トレーナーが書いた種目別スポーツ障害の診療，第2版，南光堂，東京，58-65，2014

9 水泳

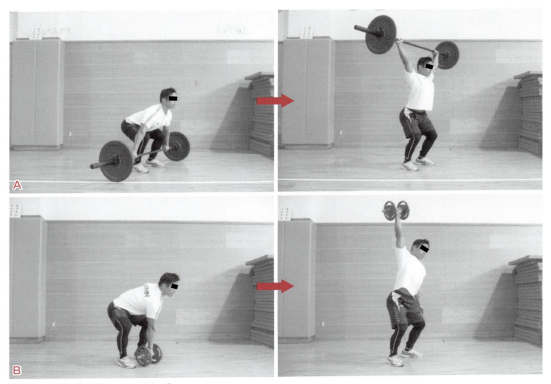

図13▶ 水球に特異なトレーニング
A：スナッチ（反動動作を用いた高負荷トレーニング）
B：ワンハンドダンベルスナッチ（不安定＋高負荷トレーニング）

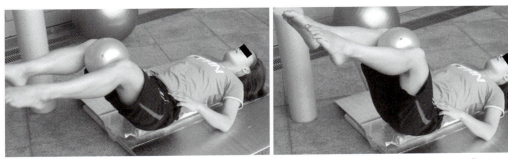

図14▶ 飛込みに特異なトレーニング（ハーフカットストレッチポール上での下部腹筋群トレーニング）
空中では股関節のコントロールも要求される．トレーニングの際には足を伸ばしていく遠心性の収縮を意識し、下肢を伸ばした最終位では呼吸を止め保持する．

3) 加藤知生ほか：外傷・障害予防を目的とした動きづくり ⑦泳動作．アスリートのリハビリテーションとリコンディショニング，下巻，小林寛和編，文光堂，東京，140-146，2012

4) EWマグリシオ著，高橋繁浩ほか監訳：スイミング・ファステスト，第1版，ベースボールマガジン社，東京，111-117，2005

525

IV 競技復帰直前のトレーニング

⑩ 体　操

岡田　亨

1 競技特性と外傷・障害の特徴

1. 体操の進化と傷害対応の工夫

体操は進化している．

フェデルチェンコ下りは，男子鉄棒の終末技の1つである．「2014年体操ワールドカップ東京大会」で内村選手が実施し，見事に着地を決めた後方伸身2回宙返り3回ひねりを行うF難度の技である．1964年，第18回東京オリンピック大会でウルトラCと称されていた体操の最高難度は，今日ではGやF難度へと現在進行形で進化している．

体操の進化はもちろん技だけではない．器具（図1）も，選手もである．1964年，当時の選手は"スポーツ万能"といってはばかることがなかったはずだが，当今"体操以外のスポーツは苦手です"と公言する代表選手が現れたのである．つまり現在の体操の技術は，高い身体能力にのみ依拠するものではなく，器具の機能（もちろん昭和期のものとは比べ物にならない反発性やクッション性を有する）を最大限に活用し，効果的に技の実施を行うようになっているといえる．

進化している体操に対して，選手管理においても当然ひと工夫が必要となっている．つまり器具の特性とその機能を選手がどのように活用しているかを見極め，選手の個性（選手個々の身体特性や技の実施の特徴）を考慮した復帰のサポートが必要な状況になっているのである．

2. 傷害特性と専門というバイアス

体操の傷害は，競技ルールの改正（4年おき，

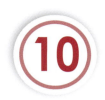

オリンピック後に改正）や技の流行に伴い若干の変動はあるものの，おおむね全身的といってよい[1]．

図2に2005〜2013年までの8年間に，当院を受診した体操選手の傷害状況を示した．8年間に当院を受診した選手数は計877名（男子388名，女子489名，平均年齢15.4歳）であり，総傷害件数は1,796件と，1人あたりおおむね2部位以上の傷害保有率であった．男女の部位別傷害状況では，男子が上肢傷害，女子が下肢傷害によって多くの選手が当院を受診したことがわかる（図3）．

この877名という選手数は日本体操協会登録選手における同8年間の平均登録選手数（6歳以上の国内全男女）13,596名の約6.5％にあたるが，以前のように安直にこれが体操界の傷害像であるといい切れなくなっている．それも，昨今の選手の受診形式に変化を認めるためである．

現在の選手たちは周到な情報収集により医師の専門性を理解し，専門部位の相談のみを求めて受診している．もちろん専門性の向上は質の高い治療展開を可能としているが，反面一昔前のように自分の抱える問題を，診察室でいくつも訴える選手がいなくなったことで，選手たちの詳細な状況が把握しにくい状況になってしまっている．

図4に示す外傷・障害発生割合に関しても，選手の医療機関のセレクトというバイアスが作用していることを考慮しなければならない．

3. 器具による傷害発生

器具の進化が影響していると思われる外傷発生事例は，床の反発作用と技のタイミングが合わず

10 体 操

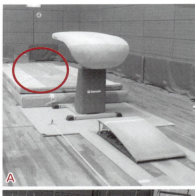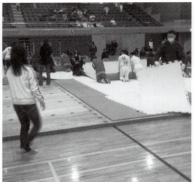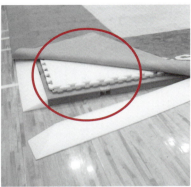
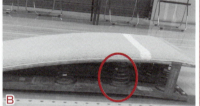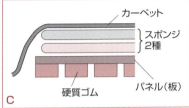

図1▶現在の体操器具
A：跳馬．2002年以降形状が変わった．着地用のマットのしわは要注意である．
B：ロイター板．反発力を高めるために以前は硬質ゴムだったが，現在は強力なスプリングが入っている．
C：床．床は硬質ゴムのついたパネルに素材の異なるスポンジを2枚重ね，その上にカーペットが敷かれている．床自体がよく弾む床になっている．

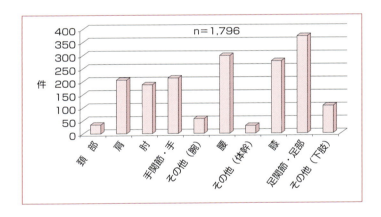

図2▶体操部位別傷害件数（2005～2013年，877名〈男子388名，女子489名〉）

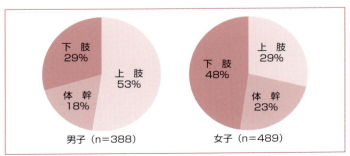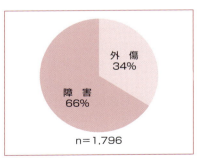

図3▶男女傷害部位別グラフ（2005～2013年，877名〈男子388名，女子489名〉）

図4▶外傷・障害発生割合（2005～2013年，877名〈男子388名，女子489名〉）

Ⅳ　競技復帰直前のトレーニング

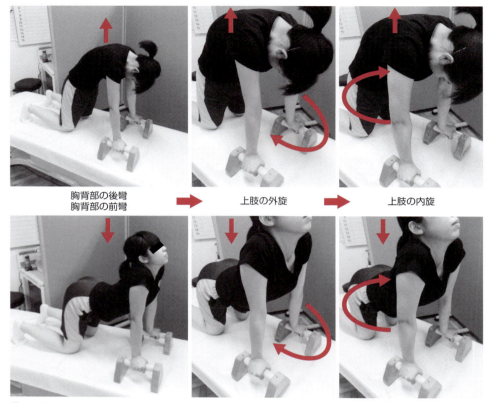

図5▶上肢の回旋トレーニング

に宙返りの過回転が起こり，技を失敗して打撲や捻挫，時には技の着き手動作時に肘関節脱臼が発生したケースがある．着地マットの柔らかさとサーフェイスの変化によりマットのしわに足をとられ膝関節捻挫を発生させたケースもあった．

2 トレーニングの実際

選手の復帰直前に行われるべきトレーニングは，最近のトレンドである各専門医や専門性を持った療法士，トレーナーの診療・治療・リハビリテーションの後に競技に合わせた統合的な再調整を行う必要がある．これもある意味，体操の専門ともいえるが，傷害部位，競技特性，器具特性，加えて選手の演技構成と技の実施の特徴を踏まえて，競技的な身体機能の調整を行わなければならない．さらに選手が自覚しているが申告していない問題や，隠された問題がないかを丹念に確認する必要がある．

1．上肢の復帰直前のトレーニング

上肢傷害の機能改善が十分であることを前提に，復帰直前のトレーニングのポイントは，上肢の操作性の向上である．もちろんその操作性は，体操特有の競技姿勢によって発揮できなければならない．

体操で行われる上肢の操作は図5に示すように，肩甲骨・胸部の姿勢との関連があり，胸背部の前後彎と肩甲骨の内外転，上肢の内外旋のパターンを複数組み合わせて練習を行わせる．また，倒立の調整として2台の体重計の上での倒立を行わせること（図6），体操の器具への対応としてバルーンやミニトランポリンなどを使用した，上肢でのバウンディングの練習を行うことである（図7～9）．懸垂系種目に対しては，逆手握りや大逆手握りの

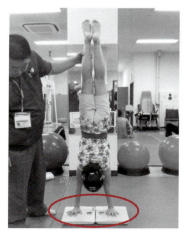

図6▶ 体重計での荷重バランスのコントロール

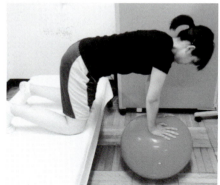

図7▶ バルーンでの支持トレーニング

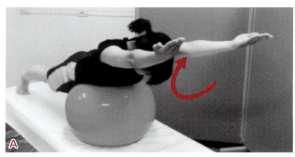

図8▶ 競技姿勢を想定した上肢の回旋トレーニング
A：うつ伏せ，体幹伸展姿勢での上肢の内外旋．
B：仰向け，体幹伸展姿勢での上肢の内外旋．

準備としての上肢全体による外旋位がとれないままに復帰を促すことは決して行ってはならない[1,2]．

2. 体幹（腰部）の復帰直前のトレーニング

体操の腰部傷害に対する復帰直前のトレーニングでは体幹の伸展姿勢づくりが重要である．選手の特徴は競技動作上，抱え込みやエキセントリックな体幹操作を繰り返すことで腹直筋機能が強化されることである．

しかし，この腹直筋機能がかえって体幹の伸展姿勢をつくりづらくし，体幹の可動性を極端に制限した体幹伸展姿勢や伸展姿勢のゆがみが出ている選手が少なくない．腹直筋のタイトネスを改善し腹横筋による腹圧コントロール機能を向上させ，脊椎全体でのきれいな歪みのない伸展姿勢が行え

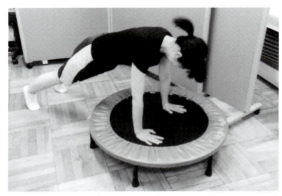

図9▶ ミニトランポリンでのバウンディングトレーニング

529

Ⅳ 競技復帰直前のトレーニング

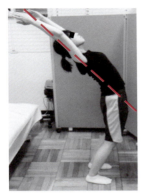
脊椎の可動性の不足

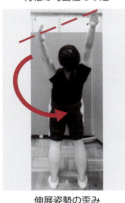
伸展姿勢の歪み

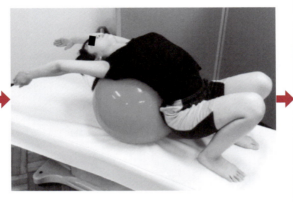

バルーンを使った体幹伸展トレーニング
＊上部体幹をまっすぐに伸展させる．
＊股関節を屈曲しながら腰を沈めて腹直筋のタイトネスを改善する．
＊体幹の伸展と腹圧コントロールを意識させる．

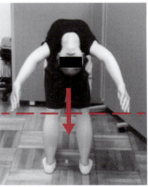
きれいな伸展姿勢

ゆがみがない伸展姿勢

図10▶体幹の伸展姿勢・着地姿勢トレーニング

るように修正しなければならない[3]．

また，現在の着地面の反発性への対応を考え，硬い床面への着地練習に限らずクッション性のある床面や反発性のある床面への着地を行わせ，着地時の衝撃を下肢・体幹（腹圧）で受け止めるトレーニングしておくべきである（図10）．

3．下肢の復帰直前のトレーニング

下肢も操作性の向上が重要といえる[3]．体操では空中の伸身宙返り時には下肢全体は外旋傾向であることが多い．しかし，着地姿勢や宙返りの連続技における蹴り姿勢時の下肢は中間位が基本である．空中の外旋位傾向の下肢を接地のタイミングに合わせ，かつブラインド状態でコントロールしなければ容易に傷害が再発するおそれがある．

下肢全体の回旋操作性を十部に引き出すトレーニングが必要といえる．また，現在の器具への対応力向上としては，硬い床でのプライオメトリカルなトレーニングに加え，弾力のある床面への着地やジャンプトレーニングが重要となる（図11）．これは，練習現場におけるタンブリングトラック（またはバーン）と呼ばれる練習器具の準備となる．さらに，足関節，膝関節では復帰直前の関節位置覚の評価と再教育を行うことがポイントとなる[3]．着地の際に本人の感覚と実際の関節角度にずれがあれば傷害再発の大きな要因となる．

4．競技復帰の段階づけ

筆者は競技復帰の段階づけを，
① 傷害発生
② 救急処置・対応
③ 治療・回復を促す（メディカル）リハビリテーション
④ アスレティックリハビリテーション

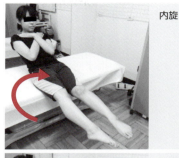
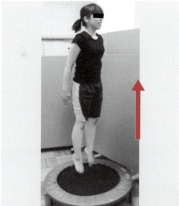
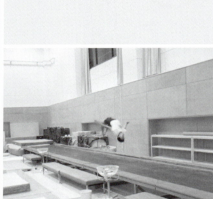
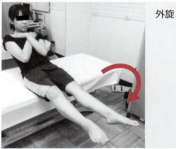
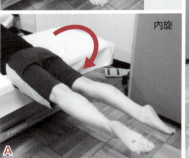
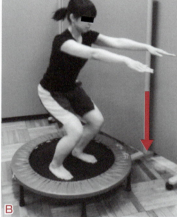
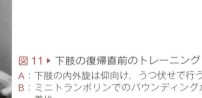

図11 ▶ 下肢の復帰直前のトレーニング
A：下肢の内外旋は仰向け，うつ伏せで行う．
B：ミニトランポリンでのバウンディングからの着地．
C：タンブリングトラック（バーン）での練習復帰への準備．

⑤アスレティックトレーニング
⑥競技トレーニング（部分復帰）
⑦完全復帰

という流れでアプローチを行っている．

今回の"復帰直前"のとらえ方は，前出のアスレティックトレーニングから競技トレーニング（部分復帰）への移行期ととらえた．競技復帰には程度の差こそあれ，競技トレーニングでの評価が必要であり，競技動作の再開にはアスレティックトレーニングによる準備が必要であるが，体操の特殊性は一般的なトレーニングでは十分ではない点である．競技動作の特殊性による身体操作能力の回復という点では，トレーニングと器具の特性に合わせた内容を検討することが重要な復帰直前のアプローチであると考えている．

文献

1) 岡田　亨ほか：体操競技．競技種目特性から見たリハビリテーションとリコンディショニング―リスクマネージメントに基づいたアプローチ―，福林　徹ほか監，文光堂，東京，153-161，2014
2) 岡田　亨：体操競技トレーナー編　ナショナルチームドクター・トレーナーが書いた種目別スポーツ障害の診療，改定第2版，林　光俊編，南江堂，東京，279-287，2014
3) 岡田　亨：体操競技．スポーツ理学療法学　競技動作と治療アプローチ，陶山哲夫監，メジカルビュー社，東京，30-59，2014

IV 競技復帰直前のトレーニング

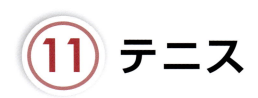

11 テニス

岩本 紗由美

1 競技特性と外傷・障害の特徴

1. 競技特性

世界のさまざまな国々において幅広い年代やレベルの人々に楽しまれているテニスの起源は古代エジプトにさかのぼり，11〜12世紀のヨーロッパにおいては手のひらでボールを打ち合うレクリエーショナルとして行われていた．コート，ルール，ボールやラケットなどは時代の経過を経て変化していき，16世紀にはガットを張ったラケットを使用してボールを打ち合うようになり，現在のテニスゲームの形式は19世紀のイギリスにおいて屋外の芝コートでプレーする"ローンテニス"と呼ばれ，始まった[1]．

現在行われているテニス競技は，縦23.77m，横8.23m（シングルス），10.97m（ダブルス）のコート中央に高さ0.914m（センター部）のネットを挟んで1対1，もしくは2対2にてボールをワンバウンド，またはダイレクトにラケットで打ち合うスポーツである．スコアは基本的に1ゲーム4ポイント（15，30，40，ゲーム）先取となっており，1セットマッチでは6ゲーム先取となる．最終的な勝敗は大会規定によって1セットマッチ，8ゲームマッチ，3セットマッチや5セットマッチなどと異なる．3セットマッチや5セットマッチでは試合開始から終了まで2時間以上の長時間に及ぶこともよくある．

コートサーフェスは基本的にハード，クレー（土），グラス（芝）とオムニ（人工芝と砂）に大別されており，そのほかに室内でのカーペットコートもある．サーフェスが異なることでボールスピードや弾み方，足の滑りやすさも異なる．そのためそれぞれのコートサーフェスに適したシューズが使用されており，体の使い方やフットワークにも違いが生じ，それに伴う身体への負担や傷害発生の傾向が異なってくる．

ラケットはスポーツ科学や素材技術の進歩に伴いフレームの形状や素材，ストリングの張り方や素材は進化してきた．現在使用されている大半のラケットフレームはカーボンを使用しており，ストリングは3種類（ナチュラル〈羊の腸〉，ナイロン，ポリエステル）の素材が使用されている．このようにラケットの進化により以前と比較してボールが飛びやすくなっているため，特に初心者，中級者においてはその弊害としてラケットスイングが上肢のみに頼ったスイングになっている傾向もみうけられ，上肢の傷害傾向も変化してきている．

ゲームはサーバーのサービスから始まり，相手コート内にボールを返せないことでポイントが決まり1プレーが終わる．プレーが終わり次のサービスを開始するまでの時間はルール上20秒以内とされている．シングルスのゲームにおいてサービスから始まってポイントが決まるまでの時間は，多くの場合10秒以内であると報告されており（性別やコートサーフェスの違いにより多少異なる），プレー時間とプレーしていない時間の割合は1：2といわれている．そのため，テニスでのエネルギー供給系システムとしては有酸素能力と無酸素能力のどちらも要求され，トレーニング方法的にはインターバルトレーニングが必要であると考えられている[2]．

表1 ▶ テニス外傷・障害疫学調査一覧

	対象者	被検者数（例）	傷害部位（%）			詳細		
			頭部/体幹	上肢	下肢			
Reece（1986）	エリート	45	21	20	59	足関節捻挫	下腿三頭筋肉ばなれ	大腿四頭筋肉ばなれ
Winge（1989）		89	11	45.8	39	肩		
Hutchinson（1995）	ジュニア	304	22	27	51	捻挫		
Bylak（1998）	ジュニア					足関節捻挫	肉ばなれ	
Weijermans（1998）	クラブプレーヤー	179			67	テニスレッグ	足関節捻挫	
Steinbruck（1999）	一般	2,115	19	21	60	膝	足関節	
Kuhne（2004）	競技者/レクリエーショナル	110	11.3	24.9	63.6	痙攣	筋挫傷	靱帯損傷
Jayanthi（2005）	レクリエーショナル	528	3	41	49			
Hejelm（2010）	ジュニア	55				足関節捻挫	腰痛	膝痛

テニスではサービス，フォアハンドストローク，バックハンドストローク，フォアボレー，バックボレーやスマッシュなど多様なラケットを振る技術が必要となるため，パワフルなスイング動作に耐えうる体幹と上肢筋力を基礎としたコンディショニングが必要となる．加えてボールの打点までの急激なダッシュとストップ，次のボールに対しての準備をするための急激な方向変換などが要求されるため，体力要素的には下肢筋力，パワー，スピードが必要となる．また，パワフルなストロークのためには地面反力（ground reaction forces：GRFs）を生み出し，その力を効果的にラケットスイングにつなげることが必要であるといわれているため，下肢から体幹，上肢へと力を効果的に伝えるための協調性が技術面からも，傷害予防の面からも非常に重要であるといわれている[2]．

2．外傷・障害の特徴

テニスでの外傷・障害報告の歴史についてさかのぼると，1880年代に"tennis elbow"が報告されているが，近年の疫学調査の結果，テニスでの外傷・障害は下肢に多いことが明らかとなっている．

表1は，1980年以降にテニス外傷・障害の疫学的調査研究について発表された研究について外傷・障害発生部位別（頭部/体幹，上肢，下肢）とその詳細をまとめた一覧である[3]．この結果から9件の研究報告のうち6件で下肢での発生が多いという結果を得ていること，特に足関節捻挫が多く，下腿の筋挫傷も発生していることわかる．

図1および図2は，2008〜2009年度国内において403例のエリート高校生・大学生テニス選手を対象にした疫学調査の結果を示しており，図1は外傷部位，図2は障害部位についてまとめたものである．この結果から，1回の外力で発生する外傷部位としては圧倒的に足関節に多く発生しており，その外傷名については92.3%が内反捻挫であった．また，使いすぎ（over use）が原因となる障害については腰部，手関節，膝関節に多く発生していることがわかる[3]．

発生場面と予防について簡単に述べる．

一般的に足関節内反捻挫は急激なストップや方向変換時に発生するといわれており，足関節周囲筋群の筋力やバランス能力を向上させることでの予防がすすめられている．筋挫傷についてはダッシュ，サーブの着地や急激なストップ，スライド時などに急激な遠心性収縮が要求された場面で起きるといわれており，予防としては筋の柔軟性確保と筋力トレーニングとして遠心性収縮もトレーニング種目に取り入れることがすすめられている．

Ⅳ 競技復帰直前のトレーニング

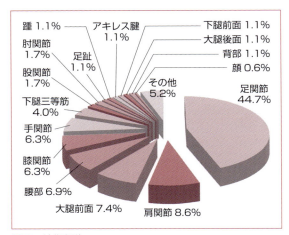

図1▶外傷部位

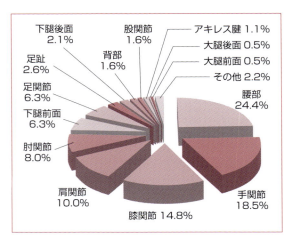

図2▶障害部位

障害としての腰痛はさまざまな要因が考えられている．そのためどのような要素を改善すべきであるかについては専門家と詳細な検討を加え，予防トレーニングをプログラムする必要がある．共通していえることは体幹筋力を確保することと，体幹に関与している筋の柔軟性を確保することと考えられている．

2 トレーニングの実際

前述のとおりテニス選手にはあらゆる体力要素が求められるが，最終的にはテニス競技に反映できるトレーニングプログラムであることが重要である．そのため，復帰直前には単に一部位の筋力を向上させるような基本的なトレーニングエクササイズより，複合的なトレーニングエクササイズへと移行させておく必要がある．また，外傷・障害を再発させないためにテニスで発生しやすい外傷・障害を予防するためのエクササイズも導入しておくことをすすめる．

なお，長時間のゲームに耐えうるための復帰直前のトレーニングとしてインターバルトレーニングを実施する必要はあるが，個人の体力レベルからの設定となるため，本稿で詳細なトレーニングレベルの設定については触れないこととする．

1. トレーニングルームでのトレーニング

基礎筋力，パワー，スピードや全身持久力を含めたすべての体力要素を向上させるトレーニングが段階的に行われたことを前提とし，基本エクササイズを複合させた協調性とキネティックチェイン動作獲得を目的とする代表的エクササイズを紹介する．

1）トレーニングルームでの全身のコンディショニングエクササイズ

目的1：下肢，体幹，上肢の基本エクササイズを複合させ協調性を確認する．

① バランスボールスクワットとチューブでの肩関節内転．
② バランスディスクでのケーブルスクワット．

目的2：下肢から体幹，上肢へと力を伝えるキネティックチェイン動作の獲得を確認する．

① ケーブルとステップアップ．
② スクワットからのダンベルリフト．

具体的なエクササイズについては文献4）と文献5）を参照．

2. オンコートトレーニング

復帰直前はゲーム形式などのゲーム展開の練習，または個々の技術練習に取り組む時期でもある．そのため技術練習前にはウォーミングアップを行うこととなるが，主運動であるテニスを行いやすくするためと，傷害予防の観点からも次のような

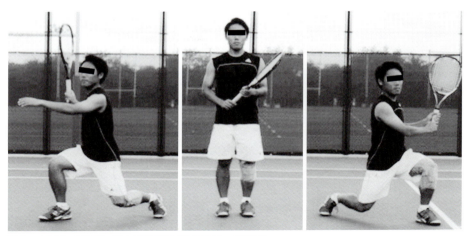

図3 ▶ 45°サイドランジ＋体幹回旋（動作スピード遅い）
開始姿勢：ラケットを保持する．
① フォアサイドへ45°フロントランジを行いながらラケットのテイクバックを行う．
② 踏み出した脚の筋力で身体を開始姿勢まで戻す．
③ バックサイドへも同様に行う．
注意点：踏み出したときに体幹は前屈させず骨盤，脊柱での後方回旋と肩甲骨内転を意識してテイクバックする．
発展：開始姿勢時に小さなサイドステップを入れるなどして実際の動きに近づけていく．

種目を取り入れている．なお，復帰直前という時期であることから，それぞれのエクササイズ目的を十分理解させて行うことと，エクササイズの配列順に対しても考慮する必要がある．

1）ウォーミングアップでのコンディショニングエクササイズ

（1）ウォーミングアップでの肩複合体コンディショニングエクササイズ

目的：肩甲上腕関節の協調性を確認する．
① 肩甲上腕関節の外旋（上腕下垂位）：肩甲骨の位置確認と内転筋への刺激．
② ロウイング（チューブ）：肩甲骨内転と肩甲上腕関節伸展．
③ 肩甲上腕関節外旋（チューブ）：肩甲骨の位置確認と内転筋への刺激．
④ 腕回し（前額面）：肩甲胸郭関節と肩甲上腕関節の協調性の確認．
⑤ 縦腕回し（水平面）：体幹回旋と肩甲帯の協調性の確認．

（2）ウォーミングアップでの体幹コンディショニングエクササイズ

目的：体幹ポジションを確認する．
① 体幹の伸展と横倒し：体幹が屈曲位でないことの確認．

（3）ウォーミングアップでの下肢および体幹コンディショニングエクササイズ

目的：踏み出し動作と体幹回旋動作の協調性の獲得を確認する．
① フロントランジウォーク：踏み出し動作と体幹保持ポジションの確認．
② サイドランジウォーク：踏み出し動作と体幹保持ポジションの確認．
③ フロントランジウォーク＋体幹後方回旋：踏み出し動作と体幹保持を協調させながら脊柱後方回旋．
④ 45°サイドランジ＋体幹回旋（動作スピード遅い）（図3）：踏み出し動作と体幹保持を協調させながら脊柱回旋．
⑤ フロントランジウォーク＋メディシンボール（MD）回旋（動作スピード遅い）（図4）：

Ⅳ 競技復帰直前のトレーニング

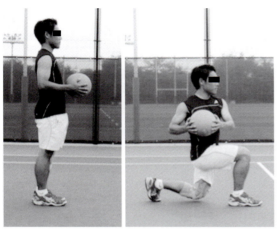

図4▶ フロントランジウォーク＋MD回旋（動作スピード遅い）
開始姿勢：MDを胸の低い位置に肘を開いた状態で保持する.
① フロントランジを行いながら体幹を回旋させる.
② 踏み出した脚の筋力で身体を開始姿勢まで戻す.
注意点：骨盤は正面を向けたままとし，体幹は前屈させず脊柱での回旋を意識する.
使用物品：MD 1 kg もしくは2 kg.

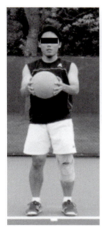 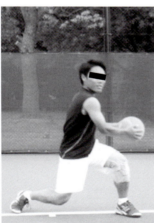 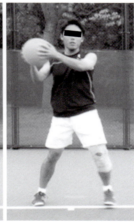

図5▶ サイドランジ（動作スピード速い）
開始姿勢：MDを胸の低い位置に肘を開いた状態で保持する.
① 勢いよくサイドランジを行いながら体幹を後方回旋させる.
② 踏み出し脚の筋力でコートを強く蹴ってその勢いを利用し，身体を開始姿勢まで，ボールを対側の肩あたりまで戻す.
注意点：サイドランジの際，内転筋群が伸ばされていることを感じつつ，体幹は前屈しすぎず骨盤，脊柱での回旋を意識する.
使用物品：MD 1 kg もしくは2 kg.

踏み出し脚側ハムストリングスに対してのストレッチング.
⑥ フロントランジウォーク＋MD回旋（動作スピード速い）：踏み出し脚側のハムストリングスに対してのストレッチショートニングサイクル（SSC）と地面反力の獲得の確認（コートを蹴って戻ることを強調）.
⑦ サイドランジおよび45°サイドランジ（動作スピード遅い）：踏み出し脚側内転筋群に対してのストレッチング.
⑧ サイドランジおよび45°サイドランジ（動作スピード速い）（図5，6）：踏み出し脚側の内転筋群に対してのSSCと地面反力獲得の確認（コートを蹴って戻ることを強調）.

(4) ウォーミングアップでの下肢コンディショニングエクササイズ

目的：前足部接地時の下肢のアライメントと地面反力の獲得を確認する.

① つま先立ち歩き：前足部接地部位の確認.
② つま先立ちでのホッピング（図7）：動作中の前足部接地部位と足関節アライメントの確認.
③ シングルサイドホッピング（図8）：動作中の前足部接地部位と下肢アライメントの確認.
④ ジャンプターン（図9）：動作中の下肢アライメントと地面反力の獲得の確認.

11　テニス

図6▶ 45°サイドランジ（動作スピード速い）＋ラケットタッチ
開始姿勢：ラケットを保持する．
① 細かく素早いサイドステップ．
② フォアサイドへ45°フロントランジを行いながらラケット先端でコートにタッチする．
③ 踏み出し脚の筋力でコートを強く蹴ってその勢いを利用し，開始姿勢まで戻す．
④ 細かく素早いサイドステップ．
⑤ バックサイドへも同様に行う．
注意点：全体の動作スピードを早くする．踏み出した際，体幹は前屈させず踏み出した側のハムストリングスおよび内転筋が伸ばされていることを意識する．

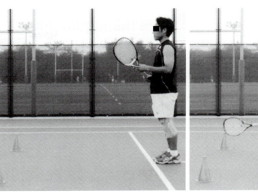
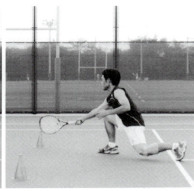

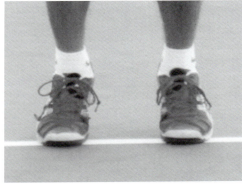
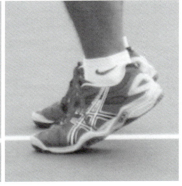

図7▶ つま先立ちでのホッピング
開始姿勢：脚幅は骨盤幅とし踵を上げて前足部のみの接地姿勢（両足つま先立ち）をとる．
① 細かく素早いホッピング．
注意点：つま先立ちの際に接地部位が前足部小趾側方向にかかりすぎない．

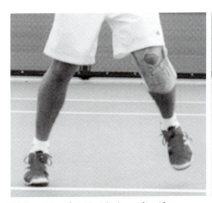
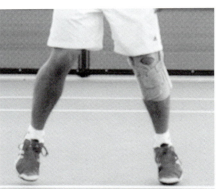

図8▶ シングルサイドホッピング
開始姿勢：脚幅は骨盤幅よりやや広くし，踵をあげて前足部のみの接地姿勢をとる．
① 右，左，右，左と前足部のみでのホッピングを繰り返す．
注意点：その際，接地部位が前足部小趾側方向にならないようにする．動作繰り返し中に踵が低くならないように踵をあげた前足部のみの接地状態を保持する．

Ⅳ　競技復帰直前のトレーニング

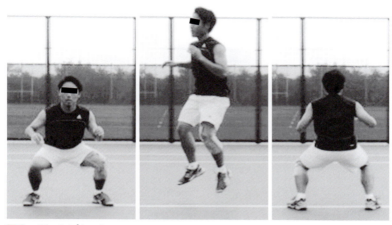

図9▶ ジャンプターン
開始姿勢：脚幅は骨盤幅よりやや広くし楽な立位姿勢をとる．
① スタートポジションから勢いよくスクワットポジションにしゃがみ込み，脚の伸展筋力を利用しその勢いでジャンプしながら空中で180°回転する．
② ジャンプからの着地は180°向きを変えた状態でのスクワットポジションとなる．
③ 同じ方向へのターンを繰り返す．
注意点：スクワットポジションにおいて膝関節がつま先より前に出て，体幹が前屈しすぎるような姿勢にならないようにする．

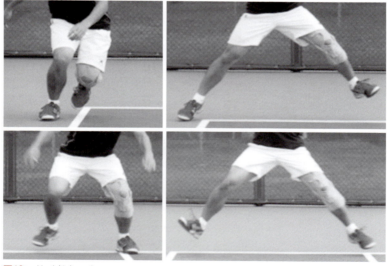

図10▶ サイドキック
開始姿勢：ダブルサイドラインの外側に外側となる脚でのシングルスクワットポジションで構える．
① スタートポジションからシングルサイドラインまで脚の伸展筋力を利用し勢いよくジャンプする．
② 反対側の脚でシングルスクワットポジションで着地し，すぐに伸展筋力を利用し勢いよくジャンプする．
③ 繰り返す．
注意点：着地の際に足部外側での荷重にならないようにする．膝関節が内側に入るようなシングルスクワットポジションにはならないようにする．

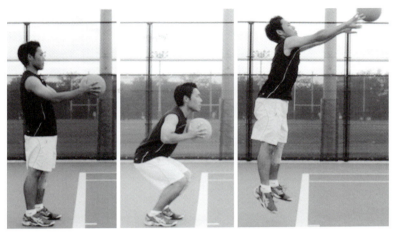

図11 ▶ MD チェットパス

開始姿勢：MD を胸の前に保持する．
① 素早く浅いスクワットポジションにしゃがみ込み，膝関節伸展力を利用して MD を前方へ投げる．
注意点：最大スピードで行うこと．屈曲した膝関節からの伸展力を利用し MD スローにつなげるようにする．
使用物品：MD3kg もしくは 4kg．

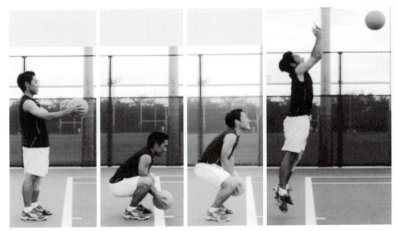

図12 ▶ スクワットからの MD スロー

開始姿勢：MD を胸の前に保持する．
① 素早くジャンプしその反動を利用して深いスクワットポジションにしゃがみ込む．
② すぐに地面反力を利用してジャンプし，その勢いを利用して MD を上方へ投げる．
注意点：最大スピードで行うこと．地面を蹴る力，屈曲した関節からの伸展力を利用し MD スローにつなげるようにする．スロー時に腰椎の過伸展が出ないようにする．
使用物品：MD3kg もしくは 4kg．

⑤ サイドキック（図10）：動作中の下肢アライメントと地面反力の獲得の確認．

2）オンコートトレーニング 1

目的：下肢から体幹，上肢へと力を伝えるキネティックチェインでのパワー発揮を目指す．

IV 競技復帰直前のトレーニング

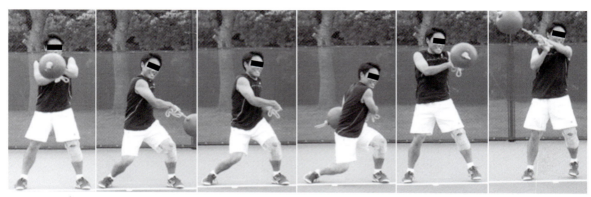

図13▶ ロープつきMDスイング

開始姿勢：ロープつきMDを保持する．
① フォアサイドもしくはバックサイド後方へロープつきのMDをスイングさせながらスクワットポジションにしゃがみ込む．
② 地面反力を利用してスクワットしゃがみ込みと体幹後方回旋から戻る勢いを利用してロープつきMDを対側方向へスイングさせる．
注意点：最大スピードで行うこと．地面反力，屈曲した膝関節，股関節からの伸展力，後方回旋した体幹の前方回旋力を利用しロープつきMDスイングにつなげるようにする．スイング時に腰椎の過伸展が出ないようにする．
使用物品：ロープつきMD 3kgもしくは4kg．

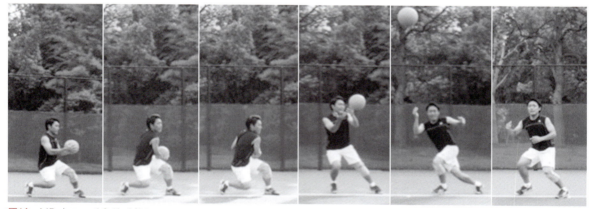

図14▶ MDキャッチ＆サイドスロー

開始姿勢：ベースラインフォアサイド側にネット方向を向いて前足部接地のスクワットポジションで構える．
① トレーナーはバックサイド側にMDを投げる．
② トレーナーから投げられたMDをキャッチする方向へ走る．
③ サイドランジの姿勢でMDをキャッチする（その勢いで体幹は後方回旋となる）．
④ 踏み出した脚でコートを蹴り，その勢いを利用して体幹を回旋しMDをトレーナーのほうへ投げ返す．
⑤ MDが手から離れたら，クロスオーバーステップを行い，その後サイドステップにて元の場所に素早く戻る．
⑥ 繰り返す．
⑦ バックサイド側からも同様に行う
注意点：最大スピードで行うこと．キャッチの際に十分体幹の回旋を意識するようにする．踏み出した脚の地面反力を利用し，膝関節伸展，体幹回旋，MDのスローにつなげるようにする．
使用物品：MD 3kgもしくは4kg．

① MDチェストパス（図11）．
② スクワットからのMDスロー（図12）．
③ ロープつきMDスイング（図13）．
④ MDキャッチ＆サイドスロー（図14）．
⑤ 片手ボールスロー（図15）．

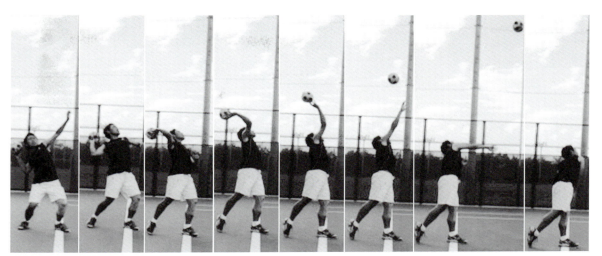

図15 ▶ 片手ボールスロー
開始姿勢：ボールを胸の前に保持する.
① 体幹伸展とボール保持側への後方回旋および膝関節屈曲にてボールを肩関節上後方に引き上げる.
② 屈曲していた膝関節を伸展させながらボールを上方へ投げる.
注意点：屈曲した膝関節伸展力を利用し，体幹の前方回旋とともにボールスローにつなげるようにする.
使用物品：片手で握れるサイズのボール.

3）オンコートトレーニング 2
目的：フットワークドリルの基礎を確認する.
① クイックジャンプ（図16）.
② クイックジャンプからの反応ダッシュ（図17）.

4）アジリティドリル，フットワークドリル

その後，一般的に行われているアジリティドリルをコート上で行い，移動スピード，下肢動作の反復スピード，動作変換スピードなどを獲得した後にテニス特有の足の使い方としてフットワークドリルの実施に移行していく.

テニスでのフットワークドリルとしてトレーナーの出すボールに即座に反応し，ボールとの距離感を確認しながら足を細かく動かしていくようなエクササイズから導入していく（図18, 19）.

アジリティドリル，フットワークドリルは各国テニス協会などで紹介されているため，詳述はそちらを参考にしていただきたい[6, 7]．

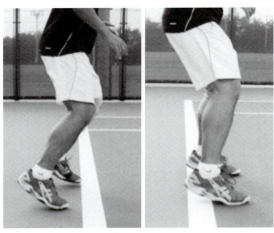

図16 ▶ クイックジャンプ
開始姿勢：脚幅は骨盤幅よりやや広めとし前足部接地でベースラインに構える.
① 両足にてベースラインをまたぐクイックジャンプを連続で行う.
注意点：最大スピードで行うこと.

テニス競技は長時間に及び，より早くストロークポイントまで移動すること，地面反力や下肢関節，体幹を効果的に使いパワフルなストロークをすることなどが要求される．そのため，基礎体力だけでなく身体の効率的な使い方を獲得することが技術的観点からも，傷害予防の観点からも非常に重要なポイントとなる.

Ⅳ　競技復帰直前のトレーニング

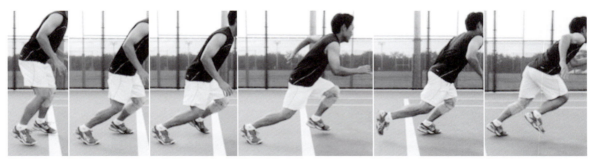

図17▶ クイックジャンプからの反応ダッシュ
開始姿勢：脚幅は骨盤幅よりやや広めとし前足部接地でベースラインに構える．
① 最大スピードでの両足にてベースラインをまたぐクイックジャンプを連続で行う．
② トレーナーは"GO"のかけ声をかける．
③ "GO"に反応し，前方へダッシュする．
注意点：最大スピードで行うこと．
発展：サイドクイックジャンプからのダッシュやボールを落とすなどの視覚刺激に変える．

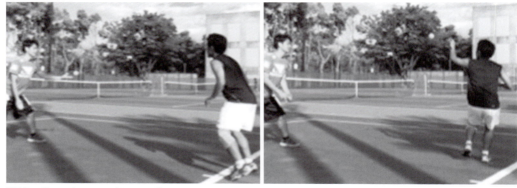

図18▶ ボールキャッチ（クローズ）

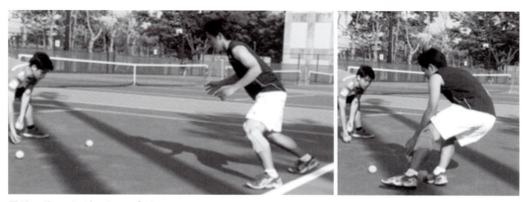

図19▶ ボール転がし（オープン）

したがって，テニスにおける復帰直前のトレーニングとしては，これらのことを踏まえそれまでに獲得してきた体力要素や身体の使い方を実際のテニス競技で要求されるレベルの強度に引き上げるトレーニングプログラムを計画的に進める時期となる．トレーナーは各エクササイズで何を獲得させようとしているかをトレーニング実施者に理解してもらい，目的にあったエクササイズが実施できるようにすることと再発予防へのリスク管理などに配慮しながら実施することはいうまでもない．

文献

1) 虫明亜呂無：テニス500年　日本語版，講談社，東京，62-67，1978
2) Reid M, et al：Strength and conditioning in tennis current research and practice. J Sci Med Sport 11：248-256，2008
3) 岩本紗由美：大学，高校テニス選手の外傷・障害発生および練習状況の現状．競技テニス選手の下肢外傷・障害の実態とその予防策，早稲田大学大学院スポーツ科学研究科博士論文 4，9-21，2011
4) 小林寛和：アスリートのリハビリテーションとリコンディショニング，下巻，文光堂，東京，154-164，2012
5) 山本利春：競技種目特性からみたリハビリテーションとリコンディショニング，文光堂，東京，202-211，2014
6) http://www.itftennis.com/scienceandmedicine/conditioning/training/speed-agility.aspx
7) http://www.fhsgirlstennis.com/info/USTA_Movement_Training.pdf

IV 競技復帰直前のトレーニング

⑫ ラグビー

石山 修盟

1 競技特性と外傷・障害の特徴

ラグビーは，チームで競う球技のなかで15名と最も多い人数で行われる競技である．球技，格闘技，競争技の要素を複合した球技系集団種目であり，タックル，スクラム，モール，ラックなど身体接触，衝突プレーが含まれる，いわゆるコンタクトスポーツである．試合時間は80分以内で前・後半40分以内に分けて行われ，計80分以内で勝敗を争う．ハーフタイムは15分以内とし，試合管轄機関が決定する[1]．一般的には10分で運営されることが多い．

日本国内の高校生大会における試合時間は，前・後半それぞれ30分，ハーフタイム5分以内とし運営されている．また，近年7人制ラグビーがオリンピック種目にも登用され，盛んに行われている．さらには，女子ラグビーの競技人口も増えている．

本稿では男子15人制ラグビーを基本として概説させていただく．

1. ラグビーにおける外傷・障害の特徴

中学，高校での学校管理下での統計では，外傷の特徴として手・指骨折370件（9.8％），膝関節捻挫344件（9.1％），足関節捻挫338件（9.0％），胸腹背部骨折163件（4.3％），頭頚部骨折151件（4.0％），肩・上腕部脱臼109件（2.9％），頭頚部創傷109件（2.9％）という報告[2]がある（表1）．スクラム，ラック，タックルなどのプレーなどによる直接コンタクトにより頭頚部への骨折，創傷，挫傷が多く，膝関節・足関節靱帯損傷，いわゆる捻挫も多いことがわかる．

また，エリート競技レベルであるラグビートップリーグ（JRTL）2010-13の3シーズン公式戦における外傷・障害発生統計（参加チーム42，対象試合584，調査試合数471）[3]では，外傷・障害数322件であった．発生率（injuries/1,000 player-hours）では，34.2％であった．部位別では，頭頚部88件（9.3％），上肢38件（4.0％），体幹28件（3.0％），下肢166件（17.6％）で

表1 ▶ 中学，高校でのラグビーにおける外傷の特徴

	発生数	発生率
1. 手・指骨折	370	9.8％
2. 膝関節捻挫	344	9.1％
3. 足関節捻挫	338	9.0％
4. 胸腹背部骨折	163	4.3％
5. 頭頚部骨折	151	4.0％
6. 肩・上腕部脱臼	109	2.9％
7. 頭頚部創傷	109	2.9％

（文献2）より引用）

表2 ▶ JRTL 2010-13における部位別外傷・障害発生数と発生率

	発生数	発生率
1. 頭頚部	88	9.3％
2. 上 肢	38	4.0％
3. 体 幹	28	3.0％
4. 下 肢	166	17.6％

＊発生率（injuries/1,000 player-hours） （文献3）より引用）

表3 ▶ JRTL2010-13における損傷組織別外傷・障害発生数と発生率

	発生数	発生率
1. 骨	45	4.8%
2. 関 節	127	13.5%
3. 軟部組織	139	14.8%
4. その他（脳振盪，歯損傷，神経損傷，内臓損傷など）	27	2.9%

＊発生率（injuries/1,000player-hours） （文献3）より引用）

表4 ▶ JRTL2010-13におけるポジション別外傷・障害発生率

	発生率
フォワード（FW）	38.1%
プロップ（PR）	36.5%
フッカー（HO）	23.0%
ロック（LO）	27.8%
フランカー（FL）	35.0%
ナンバーエイト（No8）	31.2%
バックス（BK）	33.4%
スクラムハーフ（SH）	27.0%
スタンドオフ（SO）	44.5%
センター（CTB）	27.8%
ウィング（WTB）	31.8%
フルバック（FB）	33.8%

＊発生率（injuries/1,000player-hours） （文献3）より引用）

（表2），損傷組織別では骨45件（4.8%），関節127件（13.5%），軟部組織139件（14.8%），その他（脳振盪，歯損傷，神経損傷，内臓損傷など）27件（2.9%）であった（表3）．また，ポジション別ではフォワード（FW）38.1%，バックス（BK）33.4%であり，特にFWではプロップ（PR），フランカー（FL），BKではスタンドオフ（SO）の発生率が高い傾向がある（表4）．発生時の原因としては，コンタクトによる損傷がノンコンタクトに比べ圧倒的に多い[4]．

2. ラグビープレーヤーに求められる体力的要素（フィットネス）

競技復帰に向けてのトレーニングは，傷害を受けた部位の機能回復トレーニングであることはもちろんだが，ラグビーの特徴でもあるコンタクトプレー，さらにはチーム，指導者の目指す戦術により，各プレーヤーに求められる体力的要素の獲得を意識することが大切である．

ラグビープレーヤーに求められる体力的要素には，ほかのスポーツと同様，基礎体力としての筋力，筋パワー，全身持久力，筋持久力，柔軟性，敏捷性，巧緻性，平衡性などすべての要素が必要とされている．また前述のとおり，ラグビーはコンタクトプレーが多いことから，専門体力として繰り返しの接触時の体力（コンタクトフィットネス）が重要な要素といえる．

ラグビーの試合の様相を確認することによりその要素がみえてくる．近年のラグビーの試合様相には変化がみられる．その1つがインプレータイム，つまり試合時間から反則，ミス，プレスキックなどでプレーがいったん止まっている時間を除いた時間が長くなっている傾向がある．ラグビーワールドカップ（RWC）における大会期間中の1試合あたりの平均インプレー時間は，1991年大会では31%（24分48秒）であったが，20年後の2011年大会では44%（35分25秒）であり，13%（10分37秒）増加している（表5）[5]．2003年開幕した日本国内のラグビートップリーグ（JRTL）においても2003年40%（31分52秒）から5年後の2008年では46%（36分32秒）と同様に長くなっている傾向がみられる（表6）[6]．

また，共通して求められる一般的な基礎体力，技術力は当然だが，15人15様の役割があり，ポジションにより要求される専門的体力要素，能力にも特徴がある．

15人の選手はフォワード（FW）とバックス（BK）の2つに大別できる．

FWは，主にスクラムやラインアウトといったセットプレーを中心にボールの獲得，保有のため最前列で体を張り身体接触が多いポジションである．対人距離が比較的近い距離からのコンタクトプレーが多く，コンタクトに強い身体能力が求められる．

一方BKは，一般的にFWから供給されたボールをパス，ランニングなどによる展開プレーが中

IV 競技復帰直前のトレーニング

表5 ▶ RWC 20年間6大会における1試合に対するインプレータイムの変遷

	インプレータイム	%
RWC 1991	24分48秒	31%
RWC 1995	26分43秒	33%
RWC 1999	30分43秒	38%
RWC 2003	33分35秒	42%
RWC 2007	35分12秒	44%
RWC 2011	35分25秒	44%

(文献5)より引用)

表6 ▶ JRTL 2003-8における1試合に対するインプレータイムの変遷

	インプレータイム	%
2003	31分52秒	40%
2004	32分17秒	40%
2005	32分11秒	40%
2006	34分04秒	43%
2007	36分30秒	46%
2008	36分32秒	46%

(文献6)より引用)

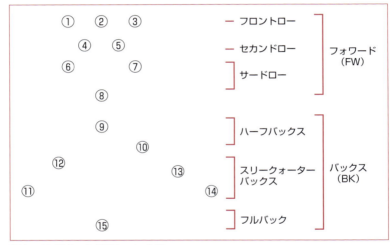

図1 ▶ ラグビーのポジション分類

心である．対人距離があるなかでのプレーが特徴的で，コンタクトに強い能力はもちろんだがランニングスピード，俊敏性が求められるポジションである．

さらに，FWはフロントロー(プロップ，フッカー)，セカンドロー(ロック)，サードロー(フランカー，ナンバーエイト)，BKはハーフバックス(スクラムハーフ，スタンドオフ)，スリークォーターバックス(センター，ウィング)，フルバックというポジション分類(図1)の方法もある．

1) フロントロー

特にセットプレーの要ともいえるポジションである．スクラムの際には最前列で相手プレーヤーと直接接点を持つため，特に頭頚部，体幹の強さが必要である．左プロップ(1番)は相手プレーヤーと右肩のみ，右プロップ(3番)は両肩が接点を持つことになる．そしてフッカー(2番)は1番と3番の両プロップを両手でしっかりバインドしているため，スクラムが崩れた際に直接頭部もしくは顔面より地面に落ちることになるので，特に頭頚部の筋力強化が必要である．

また一般的にラインアウトの際には近年のラグビーではボールをキャッチするジャンパーを持ち上げる(リフティング)役割であるリフターを担うケースが多く，上半身，下半身ともに筋力，パ

ワーが要求される.

2) セカンドロー

ロックと呼ばれ,フロントロー同様にセットプレーにおいての役割の多いポジションである.フロントローに比べ走力が要求され,タックルなどコンタクトプレーの機会が多い.特にラインアウトやキックオフ時には,ボールを獲得するためのジャンパーとしてジャンプ動作をする場面が多く,空中動作での平衡感覚,ボールハンドリングスキルなどが求められる.

3) サードロー

FWのなかではセットプレーはもちろんのこと,BKの攻撃にも参加することが多く,最もランニングスピード,走力が要求され,タックルなどコンタクトプレーの機会も多く,総合的に高い能力が求められる.

4) ハーフバックス

FWとBKの間をつなぐポジションである.特にスクラムハーフのゲーム中の移動距離はチームで最も多いといっても過言ではなく,チームのなかで一番の全身持久力が要求される.スタンドオフとともに,敏捷性,パススキル,キックスキルの要求度も高いポジションである.

5) スリークォーターバックス

BKの展開プレーの中心的ポジションである.センターはBKのなかではコンタクトプレーが多いポジションである.ランニングスピード,バランス能力,パススキル,キックスキル,コンタクトフィットネスが必要である.

また,ウィングはランニングスピードが一番要求されるポジションである.左ウィングは自分の左側に,右ウィングは右側にサイドラインを意識しながらプレーをすることになる.

6) フルバック

BKのなかでグラウンドのプレー範囲も広く移動距離が多いポジションであり,展開プレー,陣地挽回のためのキックが要求される.ランニングスピード,全身持久力,コンタクトフィットネス,パススキル,キックスキルも含めたオールマイティな体力要素が求められる.

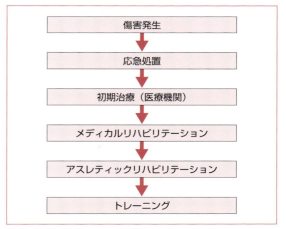

図2 ▶ けがの発生から復帰までの流れ

2 トレーニングの実際

競技復帰に際して必要な体力(フィットネス)は,フィジカルフィットネス,メンタルフィットネス,ゲームフィットネスともいわれている.それぞれの要素を意識したプログラムの作成が必要である.特にラグビーにおいては,コンタクトプレーが多いため,その点を留意したメニューの作成が必要となる.

けがの発生からの復帰までの流れ(図2)のなかで,初期治療,メディカルリハビリテーション(ADLレベルの機能回復〈筋力,関節可動域,スピード〉)がスムーズに行われ,現場(グラウンド,コート)サイドで実際のプレーを意識したパフォーマンスの回復,復帰,向上を意識したアスレティックリハビリテーション,そしてトレーニングプログラムの作成の際のポイントを整理する.

1. パフォーマンステストの実施

プレシーズンもしくはシーズン初頭にパフォーマンステストを実施することが重要である.これはプレーヤー自身のトレーニング効果の確認になるとともに,けがから復帰の際のプレーヤー自身の,そして復帰へ向けてのトレーニングプログラムの作成の指標となる.全プレーヤー共通の項目,ポジション別の項目などの記録をとる.一般的に

IV 競技復帰直前のトレーニング

表7 ▶ 2007年度日本代表スコッドのフィットネステストの結果一覧

Test	Position	PR	HO	LO	FL	No8	SH	SO	CTB	WTB	FB
Height (cm)	Japan squad average	181.1	176.4	193	189.6	185.3	173.9	175.1	180.2	178.1	180.3
Weight (kg)	Japan squad average	111.6	99.7	114.9	104.7	108.4	76	84.1	92	91	91.6
Body fat (%)	Japan squad average	21.2	18.7	16.7	17.7	18.5	11.2	11.4	14.1	13.2	12.2
7min test 〈anaerobic〉(level)	World class standars	14.0	14.5	14.5	15.2	14.5	15.5	15.0	16.0	16.0	15.5
	Japan squad average	14.4	15.2	14.5	15.4	15.4	16.4	16.0	15.3	15.9	15.4
Beep test 〈aerobic〉(leval)	World class standars	11.05	12.05+	12.05+	13.05+	12.05+	13.05+	12.05+	12.1	12.10+	12.06+
	Japan squad average	10.03	10.08	11.04	11.1	10.6	12.8	12.04	10.04	12.05	13.01
10m (sec)	World class standars	1.75-1.87	1.70-1.79	1.67-1.70	1.67-1.72	1.65-1.73	1.60-1.64	1.63-1.64	1.57-1.65	1.56-1.62	1.62
	Japan squad average	1.92	1.86	1.87	1.87	1.96	1.8	1.86	1.76	1.6	1.81
20m (sec)	World class standars	2.92-3.25	2.97-3.13	2.82-3.22	2.71-2.91	2.98-3.0	2.71-2.87	2.79-2.85	2.70-2.85	2.68-2.85	2.63-2.83
	Japan squad average	3.27	3.14	3.17	3.17	3.25	3.00	3.15	2.97	2.75	3.01
30m (sec)	World class standars	4.21-4.63	4.20-4.50	4.21-4.60	4.06-4.32	4.10-4.35	3.85-4.10	4.01-4.16	3.87-3.95	3.83-3.90	3.89-3.93
	Japan squad average	4.54	4.33	4.37	4.37	4.46	4.1	4.35	4.09	3.8	4.12
40m (sec)	World class standars	5.23-5.65	5.01-5.45	5.29-5.78	4.85-5.34	5.25-5.35	4.95-5.30	4.95-5.30	4.93-5.30	4.85-5.20	4.85-5.20
	Japan squad average	5.79	5.5	5.56	5.56	5.64	5.18	5.53	5.2	4.82	5.21
60m sprint 〈speed〉(sec)	World class standars	7.62-7.77	7.38-7.45	7.33-7.72	7.30-7.35	7.32-7.38	7.25-7.30	7.10-7.20	7.20-7.25	6.90-6.95	7.15-7.20
	Japan squad average	8.35	7.91	7.96	7.97	8.05	7.37	7.82	7.45	6.92	7.41
Bench press (1rmmax：kg)	World class standars	150-155	135-140	130-135	135-140	140-145	130-135	125-130	125-130	125-130	130
	Japan squad average	145	133.8	141.3	126.7	130	111.7	112.5	117	125	120
Vertical jump (cm)	World class standars	55.0	56.0	62.0	59.0	51.0	65.0	68.0	65.0	65.0	62.0
	Japan squad average	42.7	48.5	51.2	46.8	48.4	60.8	57.0	52.0	57.4	49.3
Standing long jump (m)	World class standars	2.45	2.50-2.55	2.55-2.60	2.50-2.60	2.5	2.60-2.65	2.60-2.65	2.7	2.7	2.7
	Japan squad average	2.36	2.52	2.67	2.62	2.52	2.73	2.61	2.66	2.72	2.56
Chins (reps)	World class standars	6	14	12	11	10	18	13	15	15	12
	Japan squad average	5.5	14.8	16.0	15.5	15.0	24.7	20.8	14.8	17.7	15.3
Dips (reps)	World class standars	10	24	20	22	17	25	20	30	30	21
	Japan squad average	18.0	30.0	21.0	25.2	23.5	25.0	30.0	18.0	19.0	31.0

※ ▨ 部分は，2007年日本代表が想定した世界水準を上回った項目． (文献7)より引用)

は筋力，筋パワー，全身持久力，筋持久力，柔軟性，敏捷性，巧緻性，平衡性，そして周径囲，関節可動域，体脂肪率などの身体組成など必要な項目で構成する．

また，2007年度日本代表スコッドで実施したフィットネステストの結果を表7に示す[7]．ここで用いた項目は競技特性，運動様式を考慮し実施したものである．また結果をポジションごとに整理し，さらに当時の日本代表が想定した世界水準値も記載している．

2. 患部トレーニングと患部外トレーニング

患部のトレーニングは，受傷以前の状態を目標にし，再発予防のため復帰直前はもちろん復帰後も継続的に実施していくことが大切である．同時に患部以外の健常な部位に関しては，積極的にトレーニングを実施する．特にラグビーにおいては頚部，体幹は意識して実施することが重要である．また選手個人の取り組むべき課題，スキル練習

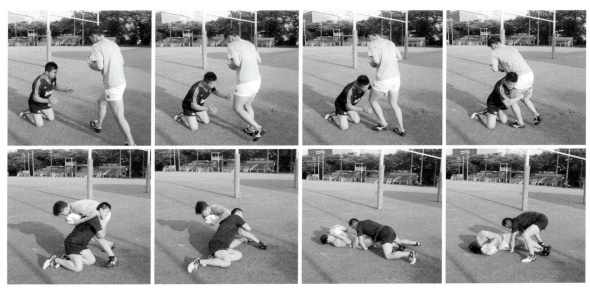

図3 ▶ 基本のタックル

などをできる限り取り入れる．球技系のプレーヤーは特にボールに触れる機会が減少すると競技復帰時の不安感が増す．そのために基本トレーニングプログラムの難易度を段階的に上げる際にボールハンドリングなど実践スキルを組み入れることにより，ボール感覚，実戦感覚を低下させない効果が得られ，同時に巧緻性能力の向上効果も得ることができる．

3．コンタクトフィットネス

競技復帰最終段階において，コンタクトプレーを恐怖感なく，安全，正確かつ連続して繰り返し行える能力を獲得することが，競技復帰に際して非常に重要である．コンタクトフィットネスを強化する段階的アプローチとして，まず1つひとつのコンタクトプレーを正確に，基本のタックルプレー（図3）を行うことから始める．続いて連続するコンタクトプレーの衝撃を意識し，段階的に負荷を上げていく．コンタクトプレーには，自らあたる能動的コンタクトと，相手を受ける受動的コンタクトの要素があり，それぞれ身体にかかる負荷が異なるため，2つの要素を組み入れることが必要である．最終段階では実践的な動きを踏まえ，100%のコンタクトをランニングプレーと複合したかたちまで持っていく必要がある．

4．サーキットトレーニングの有用性

復帰直前には，それまで実施してきた分集法的トレーニングに，全集法的にすべての要素を含んだサーキットトレーニングを取り入れ，より実際の試合でのプレーに近づけさせる．

5．ランニングトレーニング実施時の留意点

ランニングは，スピードが上がれば必然的に重心の高いフォームになるが，逆に安定感が低くなる．ボールを持った選手が完全に独走状態となった場面では重心の高い高速ランニングが有用である．しかし，多くの場面では，コンタクトに強く，安定し，なおかつステップの切れる姿勢，つまりある程度重心が低い高速ランニングが求められる（図4）．最終段階では，ハンドダミーなどの用具を用いて，コンタクトを組み入れたランニング（図5）を取り入れる．

6．フィールドテストの実施

競技復帰の最終チェックとして，パフォーマンステストとは別に，実際の競技動作に近い動き，要素を含んだフィールドテストを考案しておくとよい．倒れた状態からすぐに起きあがり次のプレーの準備に入る状態をつくる，いわゆるリロードの

Ⅳ 競技復帰直前のトレーニング

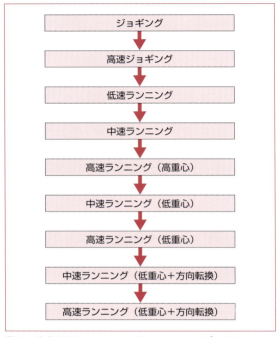

図4▶ 復帰直前のランニングトレーニングプログラム

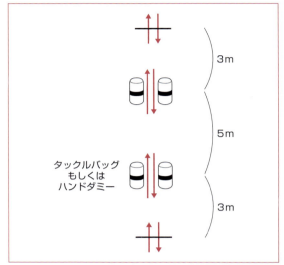

図5▶ コンタクトを組み入れたランニングトレーニング例（40秒間×数セット）

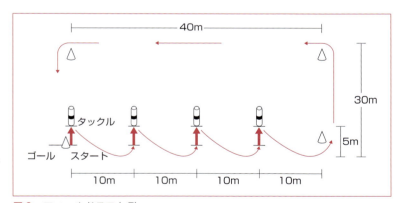

図6▶ フィールドテスト例
うつ伏せポジションからスタートし，5m先のタックルバックにタックルする．これを4たび繰り返し，その後各ゴール地点まで走りきる．タイム設定にはポジションごとの違いはあるが40～60秒．

場面，タックル・ステップ切り替えし動作，走り切るスプリントなどを組み入れる．これを復帰直前のパフォーマンステストや球技系種目のコントロールテスト，トレーニング種目として活用してもよい（図6）．

復帰直前の時期のトレーニングは，極めて重要といえる．各チームにおける強化策やコンセプトのもと，プレーヤーに対して求めるものにも違い

がある．したがって，チームスタッフとして復帰直前のトレーニングプログラムを担当する場合は，ラグビー選手に求められる一般的基礎体力要素はもちろんのこと，本稿では男子15人制ラグビーを基本として概説したが，7人制ラグビー・女子ラグビープレーヤーに対しても，実際のゲームで求められるプレーに即した動きや要素を考慮した，競技特性を踏まえたトレーニングプログラムの作成の工夫が大切である．

文献

1) International Rugby Board：ルールブック2014　第5条　試合時間, 45, 2014
2) 福林 徹：スポーツ安全保険におけるスポーツ外傷発生調査　平成23年度統計報告．平成24年度日本体育協会スポーツ医・科学研究報告Ⅰ　日本におけるスポーツ外傷サーベイランスシステムの構築—第3報—, 34-47, 2012
3) 古谷正博ほか：ジャパンラグビートップリーグで生じた外傷・障害のプロファイル（3シーズン—2010〜2013—の分析）．平成24年度日本体育協会スポーツ医・科学研究報告Ⅰ　日本におけるスポーツ外傷サーベイランスシステムの構築—第3報—, 64-68, 2012
4) 古谷正博ほか：ジャパンラグビートップリーグにおける外傷発生調査．平成23年度日本体育協会スポーツ医・科学研究報告Ⅱ　日本におけるスポーツ外傷サーベイランスシステムの構築—第2報—, 43-48, 2012
5) Rugby World Cup 2011 Statistical Review and Match, analysis, http://www.irb.com/mm/document/newsmedia/mediazone/02/06/06/64/111026irbgameanalysis2011irbrugbyworldcupstatisticalreview.pdf
6) 古川拓生ほか：ジャパンラグビートップリーグのゲーム構造—2003〜2008　縦断比較．ラグビー科学研究 21：7-14, 2009
7) 石指宏通ほか：日本ラグビーにおけるフィットネス・レベル 2007 ATQ 2007　実践の有効価値．ラグビー科学研究 19：13-16, 2008

IV 競技復帰直前のトレーニング

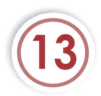

13 アメリカンフットボール

福田 崇

1 競技特性と外傷・障害の特徴

アメリカンフットボールは，各々の選手がそれぞれの役割を担ってプレーを遂行する組織化されたスポーツである．オフェンスは敵陣に攻め込んで点を取り，ディフェンスはオフェンスの攻撃を阻止するスポーツである．とりわけ，ヘルメットやショルダーパッドなどの装具を装着して，攻守で激しい衝突を繰り返すことは競技の醍醐味とされている．

しかしその一方で，傷害発生率が非常に高いことがこれまでに数多く報告されている．国内外の報告から，急性外傷による膝関節の靱帯損傷や半月板損傷と足関節の靱帯の損傷が頻発していることが伺える[1]（表1, 2）．特筆すべきは，頭部外傷が約10％も発生していることである[1]．そのほとんどは脳振盪であり，国内でも脳振盪の対策や復帰基準などの整備が急がれている．また試合終盤となる第4クォーターでの受傷が最も多い[1]．

1. アメリカンフットボールの競技特性
① ハードなコンタクトプレーの連続
② 素早い動きとその動きへの対応
③ 数秒で完結する1つのプレーの繰り返し
④ 密集地帯でのプレー
⑤ ポジションごとの明確な役割分担
⑥ 多部位で発生する外傷・障害

2 トレーニングの実際

選手には高い筋力，筋パワー，筋持久力などの体力に加えて，アジリティ，協調性・巧緻性，プライオメトリクスなどの身体能力が求められる．そのうえで，ランニング，カッティング，キャッチング，タックリング，ブロッキング，キッキング，パッシングなど，ポジションによって求められる技術が異なっている．したがって，復帰前には，これら身体能力の回復と選手のポジションに求められる技術の獲得が十分にされている必要がある．

1. 競技特性を踏まえた復帰前に必要な要素
① 強いヒットをするための，また外傷・障害予防のための"全身の強化"
② 急激な加速・減速を伴うプレーを繰り返すための，また外傷・障害予防のための"動的アライメントの改善，プライオメトリクス，協調性・巧緻性の向上，アジリティトレーニング，有酸素性・無酸素性能力の向上"
③ 外傷・障害予防のための"正しい受身のとり方の習得，密集で意識することの確認"

2. 具体的なトレーニング方法
1）頭頸部・体幹・上肢の強化
（1）コンタクト時の頭頸部アライメント
● チンイン（図1）

顎を水平に後ろに引く動作．チンインをすることで頸部前面・後面の筋が同時収縮し，安定性が高まる．加えて頸部の可動域も広がるため，強い衝撃も分散しやすい．

● ヘッドアップ（図1）

コンタクトする際には，ヘッドアップして頭頂部ではなく前頭部でのヒットを心がける．ただし，ファーストコンタクトはショルダーとなるように

13 アメリカンフットボール

表1 ▶ 部位別受傷件数

部 位	受傷件数		%
頭 部	429		
頚 部	325	798	17.8
顔	44		
肩・鎖骨	532	532	11.9
肘	181		
前 腕	53	387	8.6
手 指	153		
胸 部	94		
腹 部	218		
腰 部	128	455	10.1
背 部	15		
大 腿	218		
膝関節	848		
下 腿	350	2,220	49.5
足関節	779		
足	25		
その他	94	94	2.1
計	4,486	4,486	100.0

（文献1）より引用，一部改変）

表2 ▶ 疾患別受傷件数

疾 患	受傷件数	%
膝靱帯損傷	705	15.7
足関節靱帯損傷	683	15.2
脳振盪	398	8.9
頚椎捻挫・バーナー症候群	300	6.7
肩関節脱臼	239	5.3
腹部打撲	211	4.7
大腿部打撲・挫傷	179	4.0
手指損傷	146	3.3
下腿打撲・挫傷	136	3.0
膝打撲・挫傷	114	2.5
鎖骨骨折	109	2.4
腰部打撲・挫傷	107	2.4
肘脱臼	69	1.5
肩鎖関節脱臼	66	1.5
その他	1,024	22.8
計	4,486	100.0

（文献1）より引用，一部改変）

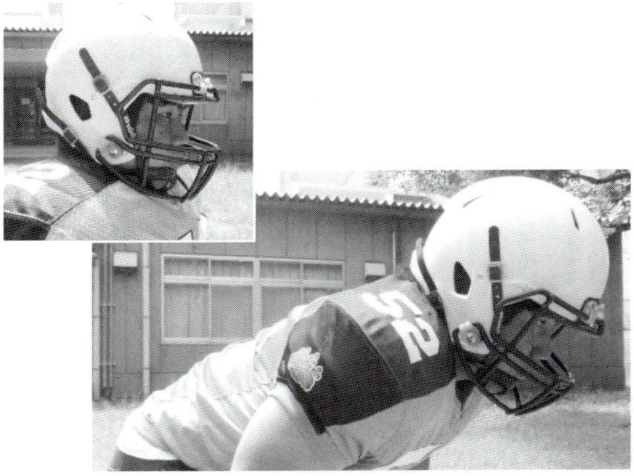

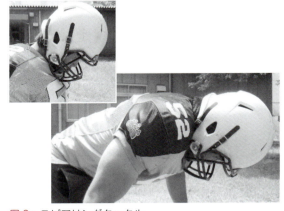

図1 ▶ チンイン＋ヘッドアップ
チンイン（顎を水平に後ろに引く動作）とヘッドアップして前頭部でのヒットを心がけることで安定性，および衝撃吸収能が向上する．

図2 ▶ スピアリングタックル
ヘルメットの頭頂部を相手に向けた姿勢（スピアリング）でタックルすると頚椎に軸圧が生じる．その結果，頭頚部外傷のリスクが高くなる．

注意する．
● **スピアリングタックル（図2）**
　ヘルメットの頭頂部を相手に向けた姿勢での

タックル．頚椎が真っ直ぐな配列になるため，頚部の可動域が狭くなり外力を分散しにくい．その結果，頚部に強い軸圧がかかるため，頭頚部外傷

Ⅳ　競技復帰直前のトレーニング

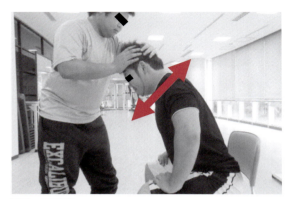

図3▶首相撲
頸部に対してさまざまな方向から他動的に力を加え，それに抗してチンイン＋ヘッドアップの姿勢を維持する．

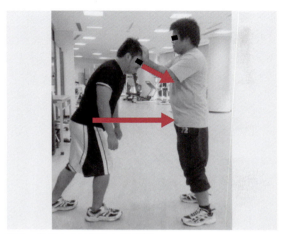

図4▶体幹との協調的な筋発揮
下肢をしっかりと安定させ，頭部への外力に対して頸部および体幹の筋を協調的に収縮させ姿勢を維持する．

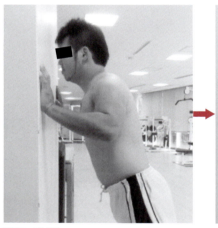 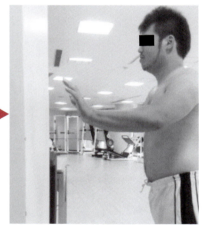

図5▶壁押し
壁に向かって倒れ込み手が壁についた瞬間にすぐ押し返す．ハンドファーストの意識づけを徹底する．

のリスクが高くなる．

(2) 頸部の筋力強化
- 首相撲[2]（図3）：急激な運動の変化に対する筋収縮の速やかな交代反応を獲得するためのトレーニング

椅子に座った状態で，チンイン＋ヘッドアップの姿勢をとる．そこに他動的に頸部屈曲・伸展・側屈・回旋方向に力を加え，それに抗してスタート肢位を維持する．

- 体幹との協調的な筋発揮[2]（図4）

両足を前後に開き下肢をしっかりと安定させたうえで，チンイン＋ヘッドアップの姿勢をとる．頸部と同時に腹筋の収縮も促し，頭部と体幹が一体化した動作が行えるようにする．

(3) 上肢の筋力強化
- 壁押し[3]（図5）：固有受容感覚や瞬時の収縮反応を高めるためのトレーニング

壁の前に立位をとる．壁に向かって倒れ込み手

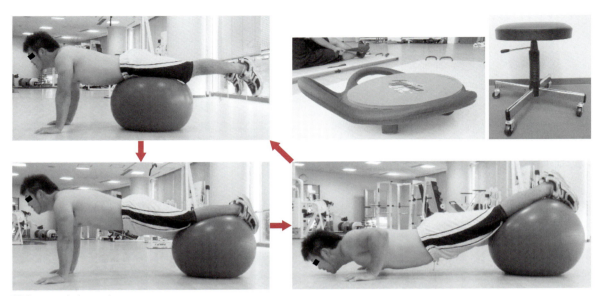

図6▶ アームウォーク
上肢だけを使って前方に移動する．移動中上半身がブレないよう体幹をしっかり固定する．キャスターつきのボードや椅子を用いると不安定性が増すため，より肩関節，体幹の協調性が求められる．

が壁についた瞬間にすぐ押し返す．壁との距離を広げること，両側から一側上肢へと移行するなどの段階づけを行う．また上肢が頭部よりも先に出る意識づけをしっかりと行う．

- アームウォーク[2]（図6）：肩関節周囲と体幹，骨盤帯との協調運動の回復を促すためのトレーニング

両手を床についた状態でバランスボール上に腹臥位となり，姿勢を維持したまま上肢だけを使って前後に移動する．移動中は体幹がブレないよう注意する．前方に移動した後は一度プッシュアップを行い開始位置に戻る．

キャスターつきのボードや椅子を用いると難易度が上がる．

(4) 全身の剛性・協調性の強化（土台の強化）

- 壁押しスクワット[3]（図7）：全身の協調した運動を獲得するためのトレーニング

低い姿勢で壁を押した状態を保持する．体幹は過伸展・屈曲位にならないようにニュートラルポジションを保持する．その姿勢から下肢を伸展し，重心を前方に最大限支持可能なところまで移動させもとに戻す．

- タックル・ブロック姿勢でのウォールプッシュ→足掻き（図8）：全身の協調した運動を獲得するためのトレーニング（競技動作意識）

タックル・ブロック姿勢をとり，バランスボールを壁に押しつけた状態で，体幹，上肢のニュートラルポジションを維持しながら足を動かす．脇を締め，肩甲骨を体幹に固定したうえで押すことを心がける．

壁押しスクワットと同様に，体幹が一直線になるように意識しながら行う．

- 押し合い[3]（図9）：頸部・体幹固定，上肢の絞り，下肢の踏み込みと推進動作獲得のためのトレーニング

パートナーに対してタックル・ブロック姿勢をとり，押しながら前方に進む．次の段階では，パートナーの動きに合わせて姿勢を崩さないように押しながら移動する．

Ⅳ 競技復帰直前のトレーニング

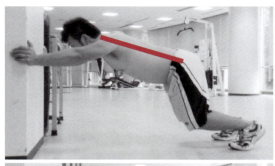
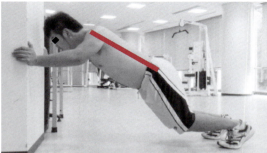
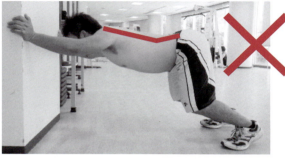
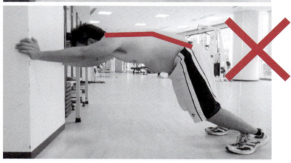

図7 ▶ 壁押しスクワット
低い姿勢で壁を押しながら，重心を最大限前方に移動させる．動作中は体幹が過伸展・屈曲位にならないよう注意する．

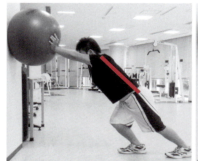
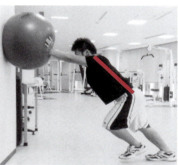
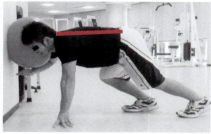

図8 ▶ タックル・ブロック姿勢でのウォールプッシュ→足掻き
タックル・ブロック姿勢でバランスボールを壁に押しつけ，体幹，上肢の姿勢を維持したまま足を動かす．

2）正しい動作習得，プライオメトリクス，協調性・巧緻性の向上，アジリティトレーニング

(1) ストップ・ステップ・方向転換動作のときの正しい動的アライメントの獲得

● ストップ動作（図10）

減速時に体幹の"あおり動作"が発生するとその後のステップの転換に遅れが生じる．ストップ時には下肢筋力とともに上肢の姿勢コントロールも非常に重要になる．また，ストップ時の膝とつま先を同一方向に向かせることで，下肢の関節に加わる前額面上および水平面上のストレスを軽減することができる．

● サイドステップ[2,4]（図11）

体幹中心と膝関節，足関節が一直線になること，少ない上下動，進行方向と反対側の下肢は素早く

556

13 アメリカンフットボール

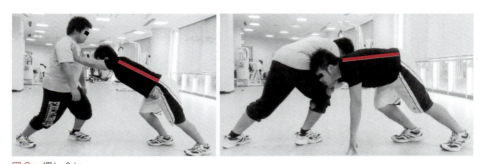

図9▶ 押し合い
パートナーに対してタックル・ブロック姿勢をとり，パートナーの動きに合わせて姿勢を崩さないように押しながら移動する．

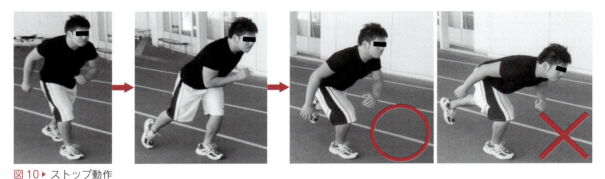

図10▶ ストップ動作
全身を協調的に使いながら，"あおり動作"の少ないストップ動作を心がける．膝とつま先の向きを揃えることで下肢関節への負担も軽減する．

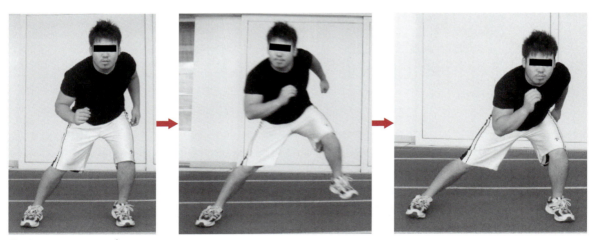

図11▶ サイドステップ
重心が上下・左右に動きすぎないよう注意する．サイドランジと同様，接地時の不良姿勢に注意する．

Ⅳ 競技復帰直前のトレーニング

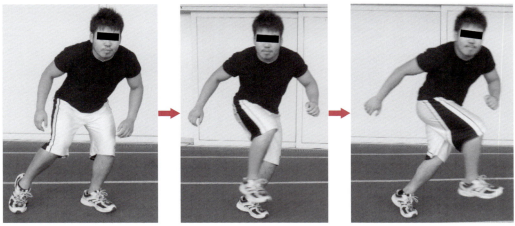

図12 ▶ クロスオーバーステップ
膝とつま先の向きは一直線にし，股関節からしっかりと動かすことを意識する．プレー中はピボットのような動作ではなく，細かい踏み替えからの方向転換を意識する．

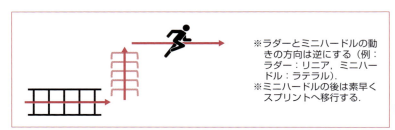

図13 ▶ ラダー，ミニハードルを用いたトレーニング　1

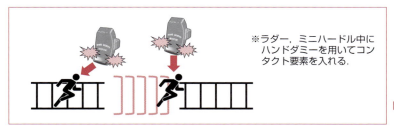

図14 ▶ ラダー，ミニハードルを用いたトレーニング　2

引きつけることを意識する．サイドランジと同様，接地時の不良姿勢に注意する．

● クロスオーバーステップ[3,4]（図12）

股関節からしっかりと動かす意識を持ち，膝とつま先の向きは一方向に向かせる．実際のプレーの際にはピボットのような動作ではなく，細かい踏み替えからの方向転換を意識する．

● カッティング[3]

ストップ動作，サイドステップ，クロスオーバーステップで意識したことを再度確認する．ジョギング→カッティング，ランニング→カッティング，ダッシュ→カッティングと段階を徐々に上げていく．

(2) アジリティトレーニング[3]

● ラダー，ミニハードルを用いたトレーニング（図13, 14）

ラダー，ミニハードルを用いて，前後，左右，斜めの方向を組み合わせたドリルを行う．

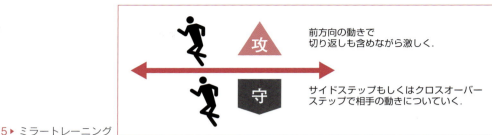

図15 ▶ ミラートレーニング

低い姿勢を保つこと，動きの切り替えを素早くすることを意識する．

● ミラートレーニング（図15）

攻撃側，守備側に分かれる．守備側は攻撃側の動きに瞬時に反応してついていく．決められた方向，ゆっくりのスピードから始め，徐々にランダムかつ速いスピードで行う．

(3) 正しい体幹・上肢動的アライメントの獲得（フットボールに特徴的な腰痛要因の改善）

● コンタクト時の不良姿勢改善のためのトレーニング

前述した"全身の剛性・協調性の強化"のトレーニングを実施した後，実際のタックル・ブロック動作を対物→対人，動作なし→あり，遅く→速くといったような段階をつけて行う．

3）正しい受身のとり方の習得

(1) 正しい受け身のとり方[5]

どのような状況下においても受け身をとる際には，体幹を十分に固定して頭が下がらない（ヘッドアップ）ことを意識する．特に転倒の際に肘を伸展した状態で地面に手をつくことで，上肢の外傷が頻発する．したがって，手を最初につくのではなく，体を転がすことで力を分散させるように受け身の練習をしておくことが重要[6]である．

(2) アジリティスキルの向上

瞬時の状況判断を要する受け身をとるには，素早い体重移動，細かいステップワーク（逃げる意識）でのボディーコントロールが重要である[2]（図16）．

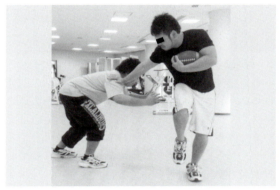

図16 ▶ 逃げる意識
コンタクトを受ける危険性が高い場合には，素早い体重移動・細かいステップワークで回避する．

文献

1) 藤谷博人ほか：関東大学アメリカンフットボールにおける20年間（1991-2010）の外傷について．日臨スポーツ医会誌 20：550-557, 2012
2) 宗田 大：スポーツ整形外科の診断・治療 ラグビー・アメリカンフットボール．復帰をめざすスポーツ整形外科，メジカルビュー社，東京，412-512, 2011
3) 黒川幸雄ほか：ラグビー選手のコンディショニング．スポーツ傷害の理学療法，第2版，三輪書店，東京，314-328, 2009
4) 福林 徹：膝内側側副靱帯損傷後のリハビリテーション．実践すぐに役立つアスレティックリハビリテーションマニュアル，全日本病院出版会，東京，127-135, 2006
5) 蒲田和芳：アメリカンフットボール．新版 スポーツ外傷・障害の理学診断・理学療法ガイド，文光堂，東京，540-547, 2003

Ⅳ 競技復帰直前のトレーニング

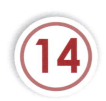

14　柔　道

小野　祐希

1　競技特性と外傷・障害の特徴

1. 競技特性

　柔道は，投技か固技（抑込，締め，肘への関節技の総称）で一本をとるか，試合時間内での技の優劣（ポイント）の差により勝敗が決まる競技である．体重別の階級制が設けられている大会が多いが，なかには体重無差別の試合が設けられている大会もある．

　柔道は格闘技という性質上，外傷が多い．そのため指導者や選手自身が外傷に慣れ，受傷時に医療機関を受診せず，評価と対応を自己判断する場合が多くみられる．また，組み合った状態が続く対人競技の特色として，「柔能く剛を制す」という言葉から想像されるように，相手の力を利用することにより，たとえけがをしていても競技が可能であるという考え方や過去の事例があるのも柔道の特徴といえる．

2. 外傷の特徴

　平成 20 年度から 22 年度の（独）日本スポーツ振興センター・学校安全部の統計をもとにした日本体育協会の報告[1]から，中学校，高等学校の柔道部活動中の外傷を整理する．表 1 は，部位別の受傷件数である．肩部，足・足指部，膝部を中心に外傷は全身に分布していることがわかる．疾患別の受傷件数（表 2）では，骨折，捻挫，挫傷・打撲が多く，約 75％をこれらが占めている．

　また，上記とは別に大学生に対し行った調査[2,3]では，部位別に膝が最も多く，足，肩・肩甲帯，肘などが続く結果であった．

表 1 ▶ 部位別受傷件数

部　位	受傷件数（件）	受傷率（％）
頭　部	1,366	3.7
前額部	107	0.3
眼　部	701	1.9
耳　部	293	0.8
鼻　部	240	0.7
口　部	98	0.3
歯　部	376	1.0
頬　部	44	0.1
顎　部	57	0.2
頚　部	1,108	3.0
肩　部	5,590	15.3
上腕部	675	1.8
肘　部	2,816	7.7
前腕部	979	2.7
手関節	1,100	3.0
手・手指部	3,426	9.4
胸　部	994	2.7
腹　部	68	0.2
背　部	149	0.4
腰　部	1,678	4.6
臀　部	142	0.4
股関節	203	0.6
大腿部	339	0.9
膝　部	4,534	12.4
下腿部	1,219	3.3
足関節	3,102	8.5
足・足指部	4,939	13.5
全　身	190	0.5
合　計	36,533	100.0

（文献 1）より引用）

表2 ▶ 疾患別受傷件数

疾患名	受傷件数(件)	受傷率(%)
骨　折	11,156	30.5
捻　挫	8,963	24.5
脱　臼	1,748	4.8
挫傷・打撲	7,600	20.8
筋腱疾患	4,179	11.4
挫　創	446	1.2
切　創	117	0.3
刺　創	14	0.0
割　創	5	0.0
裂　創	185	0.5
擦過傷	15	0.0
熱傷・火傷	9	0.0
歯牙破折	165	0.5
関節疾患	433	1.2
骨疾患	537	1.5
皮膚疾患	219	0.6
脳・脊髄系の疾患	119	0.3
心臓系の疾患	2	0.0
肺そのほかの内臓系疾患	54	0.1
熱中症	116	0.3
眼疾患	86	0.2
耳疾患	61	0.2
中　毒	6	0.0
その他	298	0.8
合　計	36,533	100.0

（文献1）より引用）

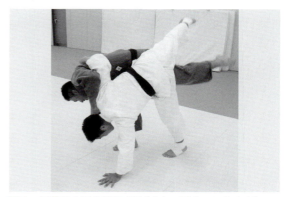

図1 ▶ 肩関節の受傷機転（投げられて手をついたとき）

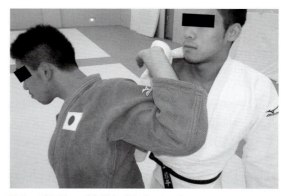

図2 ▶ 肘関節の受傷機転（釣手のとき）

1）肩関節

肩関節（亜）脱臼，肩鎖関節（亜）脱臼・打撲や肩関節周囲炎などが多く，受傷機転としては投げられて手をついたとき（図1），投げられて肩から畳に落ちたときなどが考えられる．

2）肘関節

肘関節内側側副靱帯損傷，肘関節脱臼などが多い．これには，柔道において唯一挫くことが許された関節が肘関節であることも関係する．また，襟を持つ釣手においては技の入り方により屈曲時に過度なストレスがかかることもあり（図2），遊離体や骨棘形成を起こすこともある．

3）膝関節

膝関節では内側側副靱帯損傷，前十字靱帯損傷，半月板損傷などが多く，受傷機転としては技を仕掛けた際の片脚支持のとき，技を受ける際にケンケンで後方に押されているとき（図3），練習中にほかの投げられた選手が下肢に接触したときなどが考えられる．

4）足関節

足関節靱帯損傷が多く，技を仕掛けた際に相手選手が堪えようとするなかで体勢を崩して足関節上に倒れてきたとき，畳と畳の間に足指を引っかけたときなどが考えられる．

Ⅳ 競技復帰直前のトレーニング

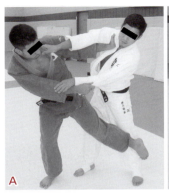
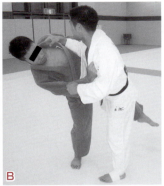

図3 ▶ 膝関節の受傷機転
A：技を仕かけた際の片脚支持のとき，B：後方に押されているとき

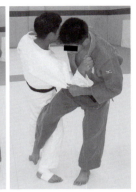

図4 ▶ 右組での軸足（左脚）

2 トレーニングの実際

1. リハビリテーションの内容と注意点

　柔道での外傷に対するリハビリテーションは特別なものはなく，セルフストレッチング，マッサージ，物理療法や筋力トレーニングなどの疼痛の軽減，関節可動域や筋力などの回復を目的とした一般的なものでよいと思われる．ただし，自己判断が原因で治療の開始が遅れることも少なくない．そのため，機能訓練は柔道特有の動きや練習方法を把握したうえで早い時期から実施することにより，よりスムーズな復帰が可能になると思われる．
　以下に柔道特有の動き，練習方法およびトレーニングについて記す．

2. 柔道の動きと用語

　柔道の投技は"くずし""つくり""かけ"の動きに分類される．"くずし"とは相手のバランスを崩す（崩させる）こと，"つくり"とは相手を投げれる状態に自分の体勢をつくること，"かけ"とは技を仕かけて相手を投げることである．後述の動きの説明においては，"くずし"と"つくり"の一連の動きを"技に入る"，"かけ"を"相手を投げる"という表現に変えて説明する．
　柔道は一方の手で相手の襟を握り（釣手），反対の手で相手の袖を握る（引手）持ち方が一般的である．右襟を握る場合は右組みという．また，

技をかける際，軸となり支える脚を軸足，反対の脚を刈足という．例えば，右組では左脚が軸足となる（図4）．

3. 上肢の動き

　組み合った状態では，両腕とも肘関節および肩関節はやや屈曲位となる．しかし，技に入る際の釣手と引手の動きはそれぞれで異なる．

1）釣手

　襟を握る釣手は，選手により前襟ではなく奥襟（まれに背中）を持つ場合もある．また，大外刈，内股や払腰など釣り上げる技と背負投などでは，選手と技により持つ場所と動かし方が異なる（図5）ため，把握には本人への確認が不可欠となる．

2）引手

　袖を握る引手も，厳密には選手と技により異なる．技に入る際の基本的な動きである前方への引出し動作（図6）では，組み合った状態から屈曲，前腕回内，肩関節外転と同時に水平伸展させていく．この水平伸展は肩甲平面までとなり，以降の引出し動作は体幹の回旋と肘関節の伸展によるものである．
　釣手と引手のどちらの，どのような場合においても，肩甲帯の運動が関与するので注目が必要である．

4. 下肢の動き

　上肢と同様に，組み合った状態では，股関節および膝関節はやや屈曲位となるが，技に入る際に

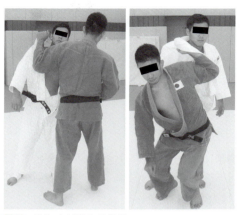
図5▶ 技により異なる釣手

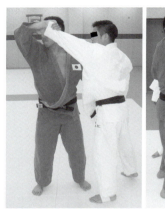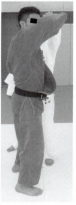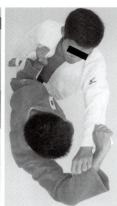
図6▶ 技に入る際の前方への引出し動作(引手)

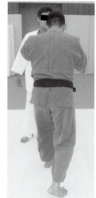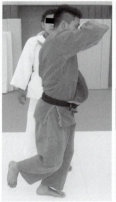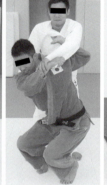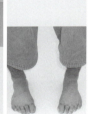
図7▶ 両脚支持の技での軸足(技に入る際の回転の軸となる)
相手を投げる際には両脚の股関節は中間位またはやや内旋位になる.

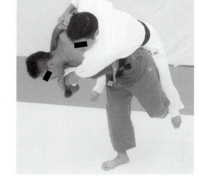
図8▶ 片脚支持の技での軸足(片脚で自己や相手の体重を支える)
動的なバランス能力が求められる.

は軸足と刈足で動きは異なる.

1)軸　足

軸となり支える軸足は，背負投などの両脚支持の技においては技に入る際の回転の軸となる．つま先を中心に回転した後，相手を投げる際には，両脚の股関節は中間位またはやや内旋位になる(図7)．大内刈，小内刈，大外刈，内股や払腰などの片脚支持の技では，技に入るときや技をかけられたときなど，片脚でバランスをとりながら自己や相手の体重を支えたり(図8)，ケンケンなどで相手を追い(に追われ)ながらバランスを崩さない(崩されない)ようにする動的なバランス能力が求められる．この際，力強い踏ん張りのため，瞬間的にknee-in toe-outに近い肢位となることも多い.

2)刈　足

刈足は，技により両脚支持や片脚支持などさまざまな肢位になる(図9)．釣手同様，詳細の把握には本人への確認が不可欠になる.

5．柔道の練習方法

基本的には立技(立って行う投技など)の練習が中心となる(立技以外には固技などの練習を行う寝技の練習がある)．立技の練習には，技に入るまでのフォームづくりの反復練習である"打ち

Ⅳ 競技復帰直前のトレーニング

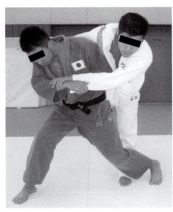
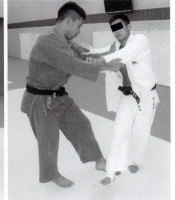

図9▶ さまざまな肢位の刈足

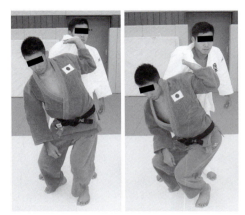

図10▶ 深くしゃがむことで負担が軽減される釣手の肘

表3▶ 柔道（立技）の練習方法

1．打ち込み	1）一人打ち込み：相手と組まずに1人で動きを確認する．	
	2）引出し：相手と組むが，体幹の回旋をしない引出し動作のみ．	
	3）打ち込み：相手と組み，相手を投げる直前までの動きを確認する．	
	4）移動打ち込み：前後左右方向への移動をしながらの打ち込み．	
	5）三人打ち込み：相手を投げる力を強化する．	
2．投げ込み		
3．乱取り	1）組手争い：お互いに技に入らずに上肢を中心に組手を取り合う．	
	2）約束練習：かける技の限定や時間の制限など，さまざまな約束事を設けて行う．	
	3）乱取り：制限を設けずに試合を模して行う．	

込み"，投げる反復練習である"投げ込み"，試合を模した実践的練習である"乱取り"などの稽古がある（表3）．選手の多くが，「徐々に練習を開始していい」といわれると乱取りの許可が出たと解釈するので，「いつ，何を，どの程度開始していい」といった詳しい説明をする必要がある．また，練習方法のほかに練習相手の競技レベルや体重などによっても負荷の調整が可能である．

6．復帰までのステップ

選手にとって重要なことは，"いつ，何を，どの程度"開始していいかということである．加えて，選手自身が回復期に応じた危険な肢位や動きを理解しておくことも，再受傷やほかの部位の新たな受傷を起こさないために重要である．必要に応じてテーピングや装具を使用するなどの方法も期間限定で取り入れ，痛みや違和感に合わせて，段階的にステップアップしていくことが望ましい．

徐々に柔道を再開していくにあたり，まずは一人打ち込みで動きの確認を行い，後述のトレーニングの実施と併行して，引出しや打ち込みへとステップアップしていく．このとき，ゆっくり小さい動きから速く大きな動きへと徐々に変化させていく．寝技の練習も段階的に取り入れていく．その後，移動打ち込みで前後左右に移動することと停止することを繰り返す．そして，三人打ち込み，投げ込み，組手争いへと発展させていく．

場合によっては，技の変更や技への入り方の変更を必要とすることもある．例えば，釣手の肩の

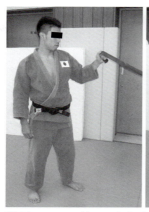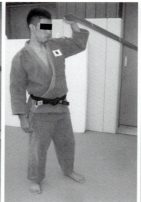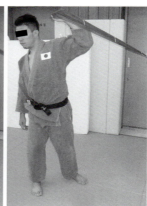

図11▶ チューブを用いた釣手のトレーニング

脱臼がある場合，背負投であれば不安感を伴うが，一本背負投であれば感じない．刈足の膝の内側側副靱帯損傷がある場合，大内刈では不安を伴うが，小内刈や小外刈では感じない．また，釣手の肘の内側側副靱帯損傷がある場合，背負投をかける際の引手による引出しをより大きくし，加えてより深くしゃがむことで肘への負担が軽減される例もある（図10）．

ただし，これらの技術的な変更は容易なことではない．選択肢の1つとして想定される場合には，受傷からできるだけ早い段階で考慮（検討）すべきである．

7. 釣手の外傷に対する引出し開始直前のトレーニング

チューブやケーブルマシンを用いて，引出し動作や技の動きを模倣する（図11）．下肢や体幹に傷害がある場合はもちろんだが，基本的にはまず下肢や体幹は固定した状態で釣手のみの動きを確認する．その後，負荷を段階的に増加させ，徐々に体幹の捻り，引手や下肢との連動を意識して行う．

8. 引手の外傷に対する引出し開始直前のトレーニング

チューブやケーブルマシンを用いて引出し動作を模倣する．柔道での実動作を意識し，引出す方向を定めて行う．釣手同様，まずは引手のみで動きを確認し，段階的に全身運動へ移行させていく（図12）．このとき，体の傾きを利用して引かないように注意する（図13）．

9. 軸足の外傷に対する打ち込み開始直前のトレーニング

両脚荷重および片脚荷重における柔道の実動作より広い可動域での脚屈伸（スクワット）動作を行う．負荷は段階的に増加させる（図14）．目的は，荷重時における筋力を受傷前または健側と同程度まで回復させること，体幹や上肢との連動を意識すること，そして重心の上下移動を伴う動きのなかでバランスを保持するように意識することである．その後，ジャンプや柔道の動きを模倣したケンケン（図15）などを，これも段階的に実施していく．

宮﨑ら[4]が作成した「柔道きほん運動」を参考にするとよい．

10. 刈足の外傷に対する打ち込み開始直前のトレーニング

軸足同様，荷重時における筋力などの回復を図る．また，これとは別に，チューブを用いて技に入る際（厳密には"つくり"と"かけ"）の刈足の動きを模倣する（図16）．柔道での実動作を意識させるため，負荷の方向や動作中の感覚は本人の意見を尊重する．

11. 柔道のための筋力および専門的トレーニング

外傷を予防するうえで，体重や競技に見合った

Ⅳ 競技復帰直前のトレーニング

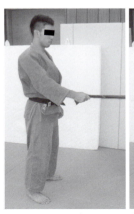
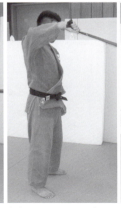
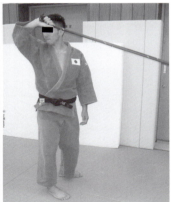

図12 ▶ チューブを用いた引手のトレーニング

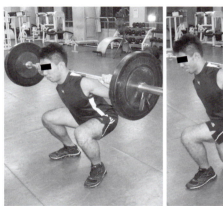

図13 ▶ 体の傾きを用いた引手法（悪い例）

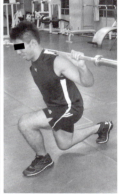

図14 ▶ 両脚荷重および片脚荷重における脚屈伸（スクワット）

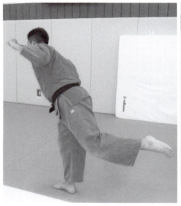
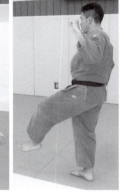

図15 ▶ 柔道の動きを模倣したケンケン

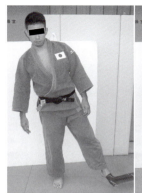
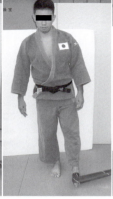
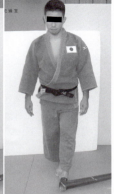
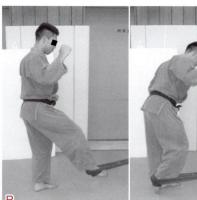

図16 ▶ チューブを用いた刈足のトレーニング
A：足払いのトレーニング例，B：大外刈のトレーニング例

筋力および専門的トレーニングの実施は必要不可欠である．特に柔道においては，筋力が競技をするうえで重要な要素になることは明白である．しかし，高校や大学レベルにおいても，筋力トレーニングが無計画であったり，まったく実施していなかったりと，正しく浸透していない現状がある．

柔道は，組み合うという性質上，上半身や腰背部の筋力は練習においてある程度養われる．しかし，下半身に関しては，階級，得意技や柔道スタイルによりあまり養われないことが多い．特に重量級の選手は，ほかのスポーツ選手と比べて体脂肪率が高く，体重あたりの脚筋力も低い傾向にあるとの報告もある[5]．下半身を中心に目的に合わせて全身を強化するために，専門家による指導や年代別の目標値などを活用した計画的かつ継続的な筋力および専門的トレーニングの実施が重要である[6,7]．

12. 練習メニューからみた乱取り開始の目安

移動打ち込みでの安定した停止や連続技，目一杯の力を発揮した三人打ち込み，投げた後もバランスを崩さない投げ込み，そして，患部を意識することなく組手争いができるようになれば乱取りを開始してよいと思われる．しかし，これらは1つの目安のため，患部の痛みや動作に違和感を覚える場合は，治療の継続を行うべきである．

文　献

1) 宮﨑誠司：柔道～学校管理下における外傷発生調査から（正規体育授業と体育的部活動中の比較）～．平成23年度日本体育協会スポーツ医・科学研究報告Ⅱ　日本におけるスポーツ外傷サーベイランスシステムの構築—第2報—．福林　徹編，日本体育協会，東京，59-63，2012
2) 宮﨑誠司：柔道選手における上肢の損傷と対策．臨スポーツ医 19：241-245，2002
3) 宮﨑誠司ほか：大学柔道選手における傷害の現状．東海大学スポーツ医科学雑誌 9：9-12，1997
4) 宮﨑誠司ほか：柔道～重症頭頸部外傷～．平成25年度日本体育協会スポーツ医・科学研究報告Ⅰ　ジュニア期におけるスポーツ外傷・障害の予防への取り組み，福林　徹編，日本体育協会，東京，27-50，2014
5) 有賀誠司ほか：一流男子柔道選手の脚筋力の発揮特性．武道学研究 27：73，1994-1995
6) 有賀誠司ほか：大学柔道選手におけるバーベル挙上能力の測定と評価表作成の試み．東海大学スポーツ医科学雑誌 15：7-17，2003
7) 有賀誠司：柔道．競技スポーツ別ウエイトトレーニングマニュアル．体育とスポーツ出版社，東京，107-115，2007

IV 競技復帰直前のトレーニング

⑮ レスリング

大山 貴裕

1 競技特性と外傷・障害の特徴

1. 特徴的な外傷・障害

レスリングは,紀元前の古代オリンピックから競技種目に含まれている格闘技である.現在男子は2種目の競技スタイルがあり,上肢下肢を含めた全身への攻防が認められているフリースタイル(Free)と下肢の攻防が禁止されているグレコローマンスタイル(Greco)がある.女子はFreeのみが正式競技となっている.

日本レスリング協会は,協会主導の全日本合宿などを主に国立スポーツ科学センター(JISS)・ナショナルトレーニングセンターで行っており,JISS内のスポーツ医学クリニックへの受診を推奨している.

そのクリニック診療データをまとめた中嶋の調査結果[1]で,起こりやすい外傷・障害部位は,男子Freeでは,①膝関節,②胸腰椎・腰部,③肩関節・肩甲帯・上腕,男子Grecoでは,①膝関節,②肩関節・肩甲帯・上腕,③手関節・手部・手指,女子Freeでは,①膝関節,②足関節・足部・足趾,③肩関節・肩甲帯・上腕である(図1).

すべてのスタイルにおいて発生頻度が最も高い部位は膝関節であり,そのなかでも頻度の高い損傷の種類は靱帯損傷である.内側側副靱帯損傷(MCL)や前十字靱帯損傷(ACL)は他競技におい

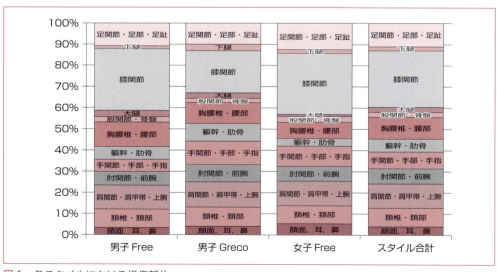

図1 ▶ 各スタイルにおける損傷部位

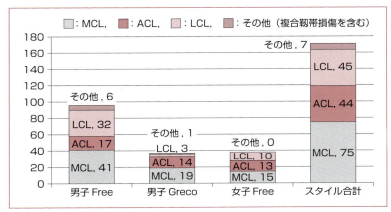

図2▶膝関節靱帯損傷部位

ても頻度が高い靱帯損傷である．レスリングにおいては外側側副靱帯損傷（LCL）の損傷頻度も高く，LCLはレスリングにおける特徴的な外傷である（図2）．

また，膝関節に次いで多いのが肩関節・肩甲帯・上腕の損傷である．損傷の種類では，すべてのスタイルにおいて脱臼，亜脱臼，骨折の頻度が高い．

2．特徴的な動作

レスリングの特徴的な動作としてタックル，投げ技，リフトなどがあるが，特にFreeではタックルであり，Grecoでは投げ技，リフトである．

タックル動作のポイント[2]は，
① 前傾姿勢を保つ．
② ステップバックせずに自分の後ろ脚を一気に蹴りこむようにして，相手の懐に飛び込む．
③ 相手の膝窩部や下腿を両手または片手で引っかけるようにしてつかむ．

ことである．

この3つのポイントがしっかりできている現役オリンピックメダリストA・B選手と全日本上位C・D選手を比較[3]すると，タックル成功率には明らかな違いがあることがわかる（図3）．Grecoのタックルには，下肢の攻防が禁止されているため，胴タックルや腕をとるタックルがある．

投げ技には，そり投げ，首投げ，巻き投げ，一本背負い，飛行機投げ，がぶり返しなどがある．

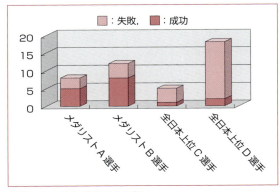

図3▶タックル成功率の比較

そり投げ動作のポイントは，
① 相手としっかり胸を合わせて，クラッチを組む．
② 膝を曲げて重心を落としたまま1歩踏み込む．
③ 後方へ胸を中心に跳ね上げながら体幹の回旋を加えて投げる．

ことである．

3．受傷機転

先に述べたようにレスリングにおいては，膝関節，肩関節の外傷・障害が多い．

膝関節における受傷機転は，
① 相手のタックルで背後に回られてしまい，さらにそのまま膝や体幹を抱えこまれて技をかけられた際の着地

Ⅳ　競技復帰直前のトレーニング

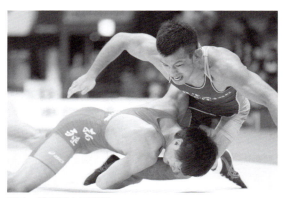

図4▶膝関節内反強制

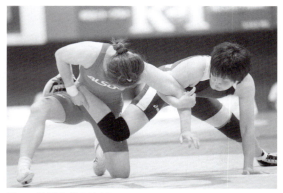

図5▶膝関節外反強制

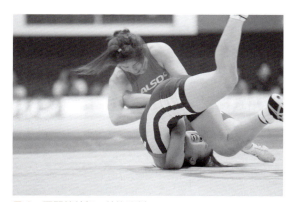

図6▶肩関節外転・外旋強制

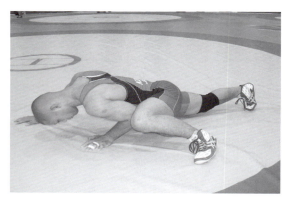

図7▶ワニ歩き

②タックルから両脚または片脚を相手にとられて反転させられた際

などに膝関節内反強制（図4），または膝関節外反強制（図5）が起こり外傷・障害が発生しやすい．

肩関節では，
① 投げられた際の受け身の失敗
② 投げられそうになり互いに倒れこんだ際
③ 相手にフォール（相手の両肩をマットにつけること）されそうになり無理に腕を持っていかれた際

などに肩関節外転・外旋強制が起こり，外傷・障害が発生しやすい（図6）．

2 トレーニングの実際

1．初期の競技復帰直前プログラム

ここでは，MCL，LCLに対してのトレーニングを紹介する．

初期リハビリテーションでは，開放運動連鎖トレーニングを実施し，次いでスクワット，ランジなどの閉鎖運動連鎖トレーニングへと移行，実施していく．まず，それらトレーニングが痛みなく実施できて関節可動域の改善がなされ，ランニングやサイドステップが可能となった後に競技復帰直前のトレーニングは可能となる．

初期の具体的な競技復帰直前プログラム[4]には，レスリングの動作を意識したワニ歩き（図7），ア

15 レスリング

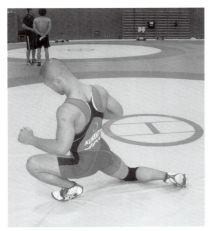
図8 ▶ アヒル歩き

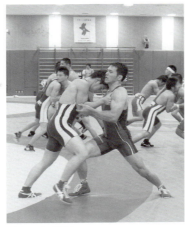
図9 ▶ はず押し

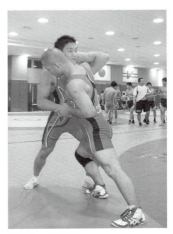
図10 ▶ 差し押し

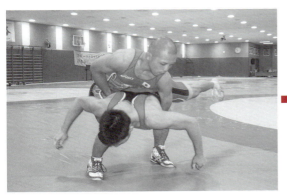
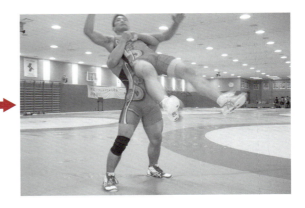
図11 ▶ リフト

ヒル歩き（図8）などがある．

ワニ歩きとは，腹臥位となり右肘と右膝を近づけ，次いで左肘と左膝を近づける．それを交互に行いながら前進するトレーニングである．これはレスリングのなかで相手のタックルをかわし，すぐに攻撃を仕掛けるまでの途中の動作に近い動きである．また相手の攻撃によって腹臥位となり，相手にリフトされて投げられないように守る動作に近い動きでもある．

アヒル歩きとは，姿勢を低くして左膝を深屈曲したまま右膝はマットを擦るように前方へ移動させる．それを交互に行い前進するトレーニングである．これはレスリングのなかで組手の取り合いから胴タックルや腕をとるタックルに入るまでの途中の動作に近い動きである．

2. 対人での競技復帰直前プログラム

対人でのトレーニング[4]では，はず押し（図9），差し押し（図10），リフト（図11）などがある．はず押し，差し押しは，左右の動きを取り入れながら前進・後退を繰り返し，押し合いながら実施するトレーニングである．リフトは，相手を左右や後方へリズム良く連続して持ち上げる．これらのトレーニングの際には，膝の内反や外反に注意するように指導する．

3. 連続動作での競技復帰直前プログラム

対人でのトレーニングが可能であれば連続動作

IV 競技復帰直前のトレーニング

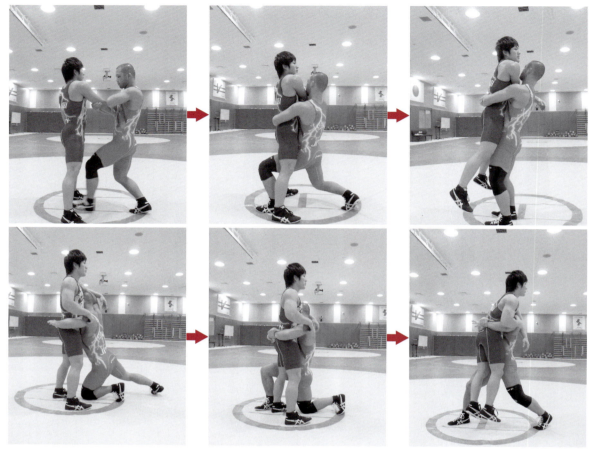

図12 ▶ 連続動作でのリフト

でトレーニングを実施していく．

　連続動作でのタックル練習には，練習パートナーの選手に片脚タックルまたは両脚タックルをし，素早く180°回転して再度タックルをする．これを繰り返し実施する．連続動作でのリフトは，はず押し，差し押しからアヒル歩きの姿勢で胴タックルし，素早くリフトをする（図12）．これらのトレーニングも，膝の内反や外反に注意するように指導する．

　そしてこれらの動作が正確に実施できれば，実戦形式のスパーリングへ少しずつ移行する．スパーリングの際には，攻撃動作より開始して，徐々に守備動作に移行していく．初期のスパーリングにおいては，練習パートナーの選手に膝の内反や外反を伴う攻撃をしないように注意してもらう．

文献

1) 中嶋耕平：レスリング．臨スポーツ医 27（臨時増刊号）：311-318, 2010
2) 日本レスリング協会編：ジュニアのためのレスリングブック 2014．日本レスリング協会, 25-26, 2014
3) 清水聖志人ほか：女子レスリングにおけるタックル処理時間と動作の特徴．コーチング科学研究 25：177-187, 2012
4) 大山貴裕ほか：競技種目特性からみたリハビリテーションとリコンディショニング．文光堂, 東京, 188-193, 2014

付録 3

I. 皮膚の分節状神経支配と末梢性皮膚神経支配

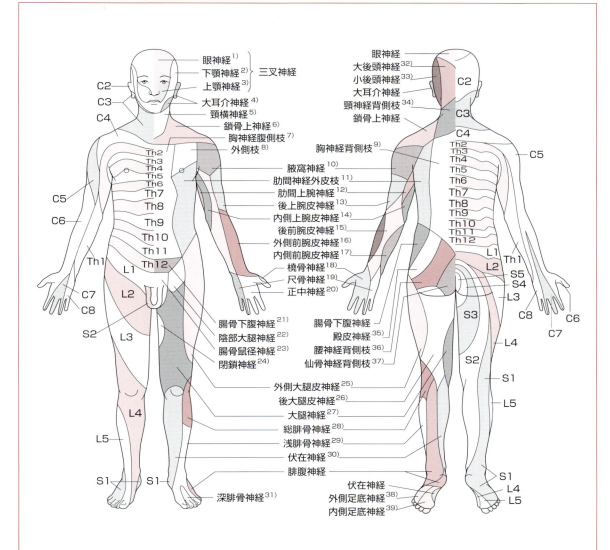

1) N. ophthalmicus 2) N. mandibularis 3) N. maxillaris 4) N. auricularis magnus 5) N. transversus colli
6) N. supraclavicularis 7) Rr. ventrales nn. thoracicorum 8) Rr. laterales 9) Rr. dorsales nn. thoracicorum
10) N. axillaris 11) Rr. cutanei laterales nn. intercostalium 12) N. intercostobrachialis
13) N. cutaneus brachii posterior 14) N. cutaneus brachii medialis 15) N. cutaneus antebrachii posterior
16) N. cutaneus antebrachii lateralis 17) N. cutaneus antebrachii medialis 18) N. radialis 19) N. ulnaris
20) N. medianus 21) N. iliohypogastricus 22) N. genitofemoralis 23) N. ilioinguinalis
24) N. obturatorius 25) N. cutaneus femoris lateralis 26) N. cutaneus femoris posterior
27) N. femoralis 28) N. peronaeus (fibularis) communis 29) N. peronaeus (fibularis) superificialis
30) N. saphenus 31) N. peronaeus (fibularis) profundus 32) N. occipitalis major
33) N. occipitalis minor 34) Rr. dorsales nn. cervicalium 35) Nn. clunium 36) Rr. dorsales nn. lumbalium
37) Rr. dorsales nn. sacralium 38) N. plantaris lateralis 39) N. plantaris medialis

付 録 3

Ⅱ．全身の骨格と筋（前面）

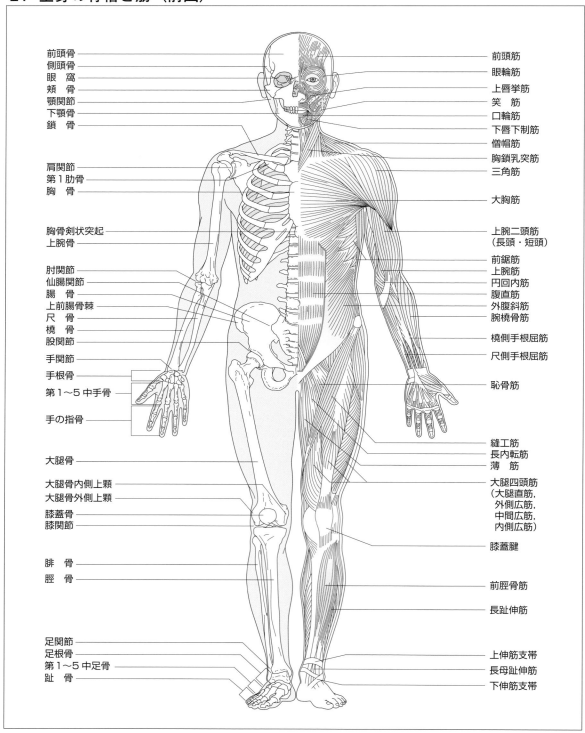

Ⅲ．全身の骨格と筋（後面）

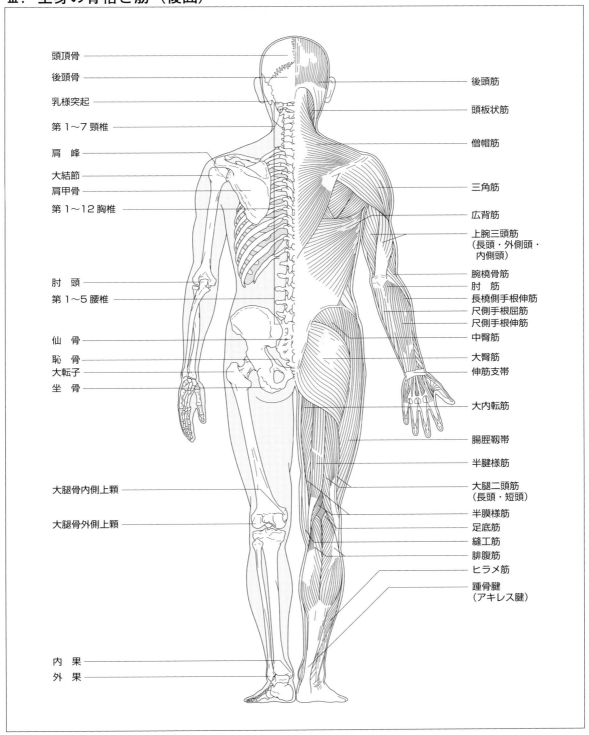

Ⅳ. 上肢の筋

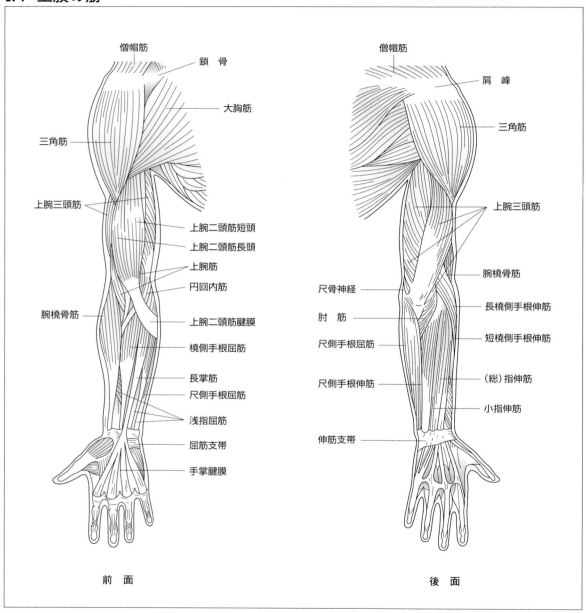

V. 腹部・背部の筋

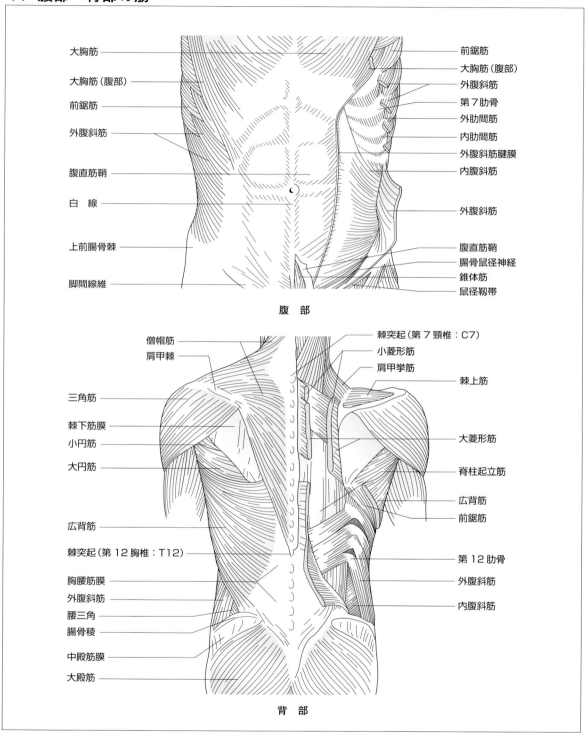

付　録　3

Ⅵ. 下肢の筋

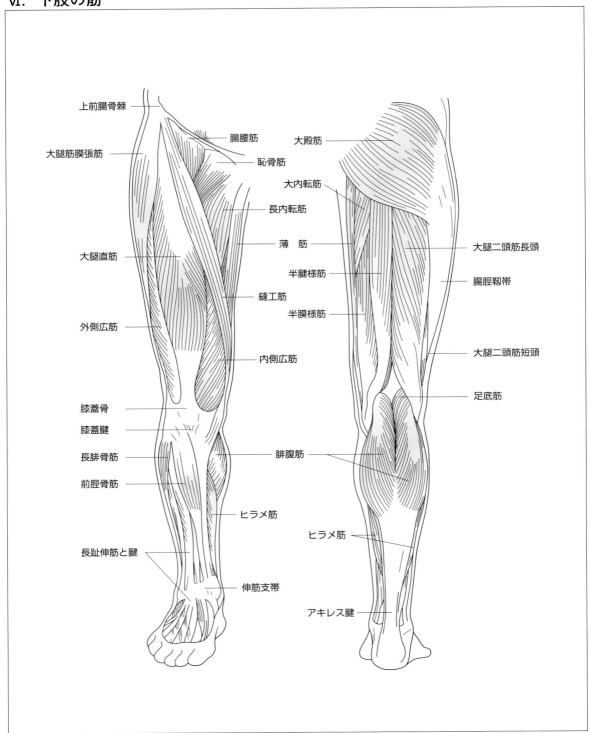

VII. 前腕近位 1/3 の横断面

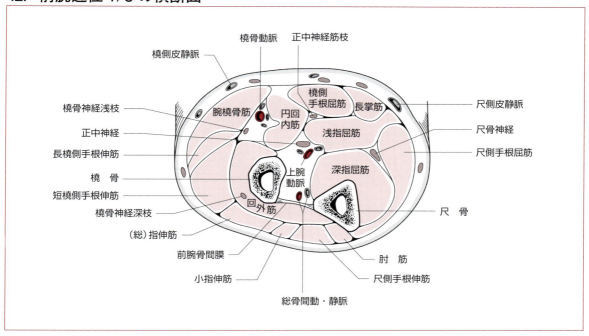

VIII. 上腕中央部の横断面

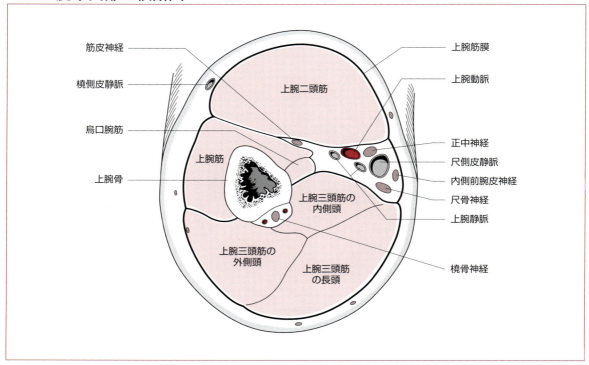

IX. 大腿中央部の横断面

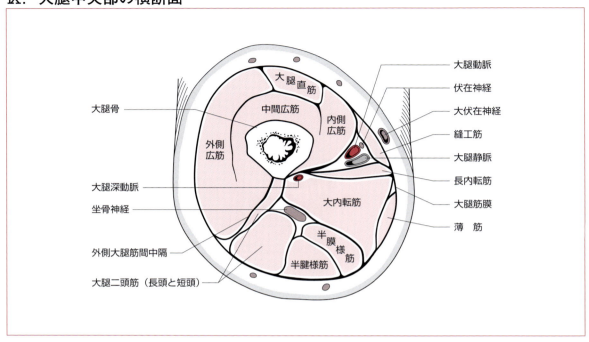

X. 下腿近位1/3の横断面

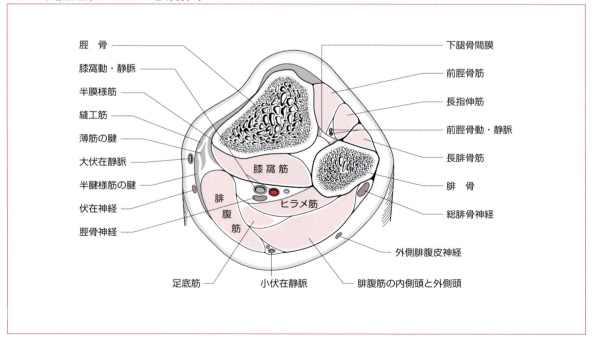

和文索引

あ

アームウォーク 555
アームスリング 245
アイシング 260, 318, 395
アウトサイドキック 462
アキレス腱 49, 55, 394
アキレス腱周囲炎 394
アキレス腱症 394
アキレス腱ストレッチ 450
アキレス腱断裂 124, 386
アキレス腱反射 76
握力強化 261
足OA 409
足アーチ 67
足掻き 555
足関節 53, 121
足関節インピンジメント 426
足関節外側靱帯 57
足関節外側靱帯再建術 421
足関節外反 369
足関節可動域訓練 428
足関節-距骨下関節複合体 49
足関節後方インピンジメント症候群
　（PAIS） 426
足関節周囲筋力訓練 451
足関節靱帯損傷 561
足関節前方インピンジメント症候群
　（AAIS） 426
足関節脱臼骨折 403
足関節内反捻挫 409
足関節捻挫 477
足関節の可動域訓練 366
足関節背屈位動揺性 409
アジリティトレーニング 558
アスレティックリハビリテーション
　172, 212
圧痛 104
アヒル歩き 570
アプローチ起因障害 170
アメリカンフットボール 552
アライメント 204
アライメント異常 394
アルフェンスシーネ 291
アルペンスキー 490

い

安静 412

石黒法 292
一過性四肢麻痺 160
祈りのポジション 198
インサイドキック 462
インステップキック 462
インターナルインピンジメント
　236
インピンジメント 426
インピンジメント症候群 234
インピンジメント徴候 80
インプレータイム 545

う

ウィンギング 256
ウォーキング 502
ウォーミングアップ 535
ウォールプッシュ 217, 511, 555
受身 559
烏口鎖骨靱帯 17, 215
烏口上腕靱帯 14
羽状筋 36, 309
内がえし 410
内がえしストレス撮影 125
ウルトラマラソン 502
運動学習 516
運動発達肢位 514
運動連鎖 206, 248, 284

え

エアロビックトレーニング 465
エルボサポート四つ這いツイスト
　516
遠位指節間関節 26, 291
遠位橈尺関節 24, 273
遠心性運動 398
遠心性筋収縮 392
遠心性収縮 309
遠心性収縮力 312
遠心性ストレッチ 396
円錐靱帯 215
円板状半月板 349

お

黄色靱帯 10
凹足 122, 400
横突起 8
オーバーヘッドスクワット 469
オーバーユース 394
オープンウォータースイミング
　518
オープンスキル 483
押し合い 555
おじぎ運動 216
温熱療法 251, 260, 266, 305

か

カーフストレッチング 444
カーフレイズ 336, 372, 393
外果 53
回外足 497
外果骨折 403
開脚ヒップリフト 486
外脛骨 130
外固定 216
外在筋 26
外旋位保持能力 236
回旋運動 329
外側型弾発股 101
外側側副靱帯（LCL） 22, 43
外側側副靱帯（LCL）損傷 569
外側側副靱帯尺側線維（LUCL）
　87
開張足 122
回内足 400, 497
開排動作 106
外反股 29
外反膝 497
外反ストレス 249
外反不安定性 326
外反扁平足 122, 370
外反母趾 128
解剖学的関節 12
解剖学的再建法 421
海綿骨 screw 454
嗅ぎタバコ窩 24
下肢および体幹コンディショニング

581

和文索引

エクササイズ　535
下肢関節障害　510
下肢伸展挙上（SLR）　353, 378
下肢伸展挙上訓練　407
下肢伸展挙上テスト　74
下肢の筋　578
下肢のマルアライメント　496
下伸筋支帯　431
鵞足　48
鵞足炎　115
下腿外捻　117
下腿近位 1/3 の横断面　580
下腿三頭筋　49
下腿内捻　117
肩関節　12, 78
肩関節（亜）脱臼　561
肩関節外転・外旋強制　570
肩関節可動域訓練　216
肩関節唇損傷　220
肩関節脱臼　203
肩関節不安定症　467
片手ボールスロー　540
肩内旋固定装具　245
肩複合体コンディショニングエクササイズ　535
肩回し体操　256
滑液包　43
カッティング　457, 558
カッティング動作　477
滑膜　43
可動域運動　333
可動域訓練　195, 265, 292
可動域制限　468
可動域トレーニング　282
壁押し　554
壁押しスクワット　555
刈足　562
渦流浴　251, 260, 266, 305
革スプリント　304
陥凹圧迫効果　12
観血的腱縫合法　386
寛骨臼　29
寛骨臼前捻角　29
環軸椎関節　164
関節位置覚　530
関節炎症状　365
関節窩　12

関節可動域計測　133
関節可動域表示ならびに測定法　139
関節上腕靱帯　13
関節唇　12, 30
関節唇修復術　224
関節制御システム　514
関節中心化　514
関節軟骨　29
関節軟骨損傷　426
関節包　13, 31, 43
関節モビライゼーション　228
完全骨折　374
患側下肢支持期　511
環椎　2, 164
嵌頓　314

き

ぎっくり腰　183
機能的関節　12
機能的電気刺激（FES）　333
機能的トレーニング　521
機能的不安定性　431
機能的良肢位　303
ギプス固定　387
ギプス包帯固定　286
基本動作の習得　294
逆行性骨穿孔術　351
キャッチ・アンド・リリース　422
臼状関節　29
急性下腿コンパートメント症候群　381
競泳　518
競技姿勢　528
強剛母趾　128
胸鎖関節　17
鏡視下バンカート法　209
鏡視下部分切除術　279
強刺激マッサージ　189
強制伸展テスト　365
胸椎　2
胸椎・胸郭ストレッチング　228
棘間靱帯　10
棘上筋テスト　79
棘上靱帯　10
棘突起　8
距骨　53

距骨下関節　53, 62
距骨下関節不安定症　431
距骨下前方移動距離　433
距骨滑車　437
距骨傾斜　410
距骨骨軟骨障害　437
挙上位　412
距踵関節　53
距踵骨間靱帯　62
距腿関節　47, 53
切り返し動作　477
近位指節間関節　26, 291
筋筋膜性腰痛　184
筋腱移行部　36, 309
筋再教育　428
筋打撲傷　309
筋内圧　104
筋内腱　40
筋の硬さ　104
筋膜切開　382
筋膜損傷型　310
筋力　205
筋力強化　261
筋力訓練　195, 216
筋力増強訓練　435
筋力低下　71
筋力トレーニング　272, 282, 299, 353, 567
筋力の判定基準　146

く

クアドセッティング　378
クイックジャンプ　541
クウォータースクワット　336
クーリングダウン　318
クッション機能　278
グレコローマンスタイル　568
クローズドスキル　483
クロスオーバーステップ　461, 558
クロスベンチプルオーバー　488

け

脛骨　41, 47, 53
脛骨過労性骨膜炎　116
脛骨結節　48
脛骨高原　47
脛骨神経　51

和文索引

脛骨跳躍型疲労骨折　374
脛骨天蓋　47
頚靱帯　62, 431
頚体角　29
頚椎　2, 164
頚椎カラー　161, 165
経椎間孔法　170
経椎弓間法　171
頚椎椎間板ヘルニア　164
頚椎捻挫症状　160
脛腓靱帯　56
脛腓靱帯結合スクリュー　406
脛腓靱帯結合の離開　403
経皮的腱縫合法　386
経皮的整復固定法　292
経皮的内視鏡ヘルニア摘出術（PED）　171
頚部神経根症　71
頚部脊髄症　71
頚部痛　70
下駄骨折　453
血行障害　349
腱炎　394
腱画　38
ケンケン　565
肩甲胸郭関節　16
肩甲胸郭関節機能訓練　228
肩甲骨　78
肩甲上神経麻痺　78
肩甲上腕関節　12
肩甲上腕リズム　17, 78
肩鎖関節　17
肩鎖関節（亜）脱臼　561
肩鎖関節損傷　215
肩鎖関節脱臼　215
腱症　394
腱鞘滑膜炎　426
腱性槌指　291
腱損傷　270
腱板　14
腱板機能訓練　211
腱板筋訓練　227
腱板疎部　14
腱板損傷　467
肩峰下インピンジメント　234
肩峰下インピンジメント症候群　78, 467

肩峰下滑液包　16
肩峰下関節　16
腱膜　38

こ

コア機能訓練　228
コアスタビリティトレーニング　318
コアトレーニング　429
コイルスプリング　291
後外側回旋不安定性　87
高回転発揮能力　323
後果骨折　403
後脛骨筋機能不全　444
後脛骨筋腱機能不全症　130
後脛骨筋腱障害　370
後脛骨動脈　50
後斜走靱帯　326
後十字靱帯（PCL）　10, 45
後十字靱帯（PCL）損傷　331
拘縮　273, 288
鉤状関節　164
硬性装具　300
鉤足　122
後足部走法　384
後側方法　170
鉤椎関節　5
後頭骨　2
鉤突起　5
高負荷パワー発揮能力　323
後方タイトネス　220
後方脱臼　264
後方法　167
コーディネート相　419
コーレス骨折　93, 270
股関節　29, 99
股関節インピンジメント　187
股関節可動域　312
股関節唇損傷　99
股関節伸展動作　512
股関節装具　195
股関節内転運動　359
股関節内転筋群　514
呼吸性補償閾値（RCT）　323
骨アンカー　299
骨間距踵靱帯　431
骨間距踵靱帯再建術　433

骨間筋　273
骨吸収　374
骨吸収型疲労骨折　374
骨形成型　374
骨性槌指　95, 291
骨性バンカート病変　203
骨接合術　287
骨穿孔術　351
骨端線離開　291
骨軟骨移植術　440
骨軟骨損傷　426
骨軟骨柱移植術　351
骨盤の不安定性　496
固定　411
固有感覚トレーニング　353
固有受容性神経筋促通法（PNF）　347
ゴルフ肘テスト　89
コンタクト　545
コンタクトフィットネス　545
コンディショニング　240
コンディショニングエクササイズ　535
コンパートメント症候群　116
コンビネーションランニング　461

さ

サーカムダクション　195
サードロー　547
サービス　533
サーブ　483
再受傷　312
サイドキック　539
サイドステップ　461, 556
サイドスライディングデッドリフト　516
サイドプランク　200
サイドランジ　536
逆手握り　528
鎖骨遠位骨片固定式プレート　244
鎖骨骨折　242
鎖骨骨折骨接合術　242
坐骨神経　106
鎖骨理学療法　244
差し押し　571
サッカー　460
サポーター　371

和文索引

三角骨障害　116
三角靱帯　57
三角靱帯断裂　406
三角線維軟骨複合体　26, 278
三角線維軟骨複合体（TFCC）損傷　278
三果骨折　403

し

シーネ　413
自家腱移植術　320
軸足　562
軸圧　553
軸椎　2, 164
シザーススタンス DL セルフコントロールエクササイズ　514
姿勢　204
指節間関節　26
趾節間関節　65
膝蓋下脂肪体　362, 378
膝蓋下脂肪体症　362
膝蓋腱反射　76
膝蓋骨　41
膝蓋骨亜脱臼　356
膝蓋骨骨軟骨骨折　357
膝蓋骨脱臼　356
膝蓋骨不安テスト　364
膝蓋骨モビリゼーション　364
膝蓋大腿関節　42
膝窩動脈　50
膝窩動脈絞扼症候群　116
自転車エルゴメーター　311
自動運動　311
自動間欠牽引　165
自動関節可動域訓練　300
自動的 ROM 訓練　305
しびれ　71
地面反力　533
ジャックナイフストレッチ　179
尺骨　19
尺骨神経　22, 28
尺骨神経障害　249
尺骨短縮骨切り術　279
尺骨動脈　23
シャドウピッチング　253, 472
ジャンパー膝　115, 345
ジャンプ　480, 490

ジャンプスキップ　513
ジャンプターン　536
舟状骨骨折　93, 285
舟状骨疲労骨折　285
柔道　560
手根管　24
手根間関節　24
手根中央関節　273
手根中手関節　26
種子骨　66
順行性骨穿孔術　351
踵骨　53
踵骨溝　56
上肢傷害　528
上肢の筋　576
上肢放散痛　70
踵接地　60
踵足　122
掌側ロッキングプレート固定法　271
小殿筋　33
踵腓靱帯　57, 421
踵部外反　122
踵部痛　448
踵部内反　122
上方関節唇損傷　220
踵離地　60
上腕筋　19
上腕骨　19
上腕骨内側上顆裂離　255
上腕三頭筋　19, 261
上腕三頭筋の訓練　268
上腕中央部の横断面　579
上腕動脈　23
上腕二頭筋　19, 261
上腕二頭筋長頭腱　15
上腕二頭筋の訓練　268
ショートトラック　495
初回膝蓋骨脱臼　357
ジョギング　366, 461, 502
尻上がり現象　105
伸筋/屈筋比　39
伸筋腱　291
シングルサイドホッピング　536
シングルレッグスクワット 3 点タッチ　486
シンクロナイズドスイミング　518

神経筋コントロール　206
神経モビライゼーション　173
深指屈筋（FDP）テスト　96
シンスプリント　116, 369
新鮮安定型骨折　286
新鮮不安定型骨折　287
深層外旋筋　32
深層関節包靱帯　326
靱帯完全損傷　303
靱帯再建術　299
靱帯修復　266
靱帯性支持機能　278
身体操作能力　531
靱帯不全損傷　303
伸長ストレス　374
伸張性運動　398
伸張性ストレッチ　396
伸展姿勢　529
伸展制限　265
伸展ラグ　119
心肺機能訓練　201
深部静脈血栓症　116

す

水泳　518
水泳肩　518
髄核　5
水球　518
水中運動　311
髄内釘　376
水平過伸展　227
頭蓋骨　2
スキー　490
スクワット　329, 418, 428, 565
スクワットからの MD スロー　540
スケート　495
スタック副子　291
スタビライズ相　418
スタビライゼーションエクササイズ　173
ステップトレーニング　461
ストップ動作　556
ストレッチ　261, 347, 433
ストレッチ感覚　310
ストレッチ痛　310
ストレッチング　340, 446
スピアリングタックル　553

和文索引

スピードスケート 495
スプリットスクワット 317
スプリント 304, 462
スプリントコーディネーション 511
スポーツ動作 341
スポーツヘルニア 187
スマッシュ 533
スミス骨折 270
スリークォーターバックス 547
スレッド走 514

せ

正座動作 366
正中神経 22, 28
正中神経障害 270
静的安定 30
静的安定性 206
整復 265
セカンドロー 547
脊柱 2
脊柱安定性 185
脊柱管 2
脊柱機能不全による腰部障害 183
脊椎 2
セラバンド 407
セルフケア 401
線維輪 5
前外方回旋不安定性 410
前関節包靱帯 431
前距腓靱帯 421
前脛骨動脈 50
潜在的前方不安定症 220
浅指屈筋（FDS）テスト 96
前十字靱帯（ACL） 44
前十字靱帯（ACL）損傷 320, 477, 491, 561, 568
前縦靱帯 10
全身の骨格と筋 574
前進法 421
浅層MCL 326
尖足 122
前足部走法 384
仙腸関節 8
仙腸関節性腰痛 184
前捻角 29
前方引き出しストレス撮影 125

前方引き出しテスト（ADS） 110, 320, 421
前方不安感テスト 82
前方法 166
専門的トレーニング 567
前腕近位1/3の横断面 579

そ

装具 279
走動作 510
総腓骨神経 51
足趾把持筋力訓練 451
足趾離地 60
足底腱膜 65, 448
足底腱膜炎 128, 444, 448
足底腱膜ストレッチ 450
足底腱膜部分切離術 450
足底接地 60
足底挿板 395, 454
足底板 371, 446
足部アーチ 399
足部回内 369
鼠径部痛症候群 187
組織間リリース 415
足根骨癒合症 128
足根洞症候群 431

た

ターン 490
第1中指骨骨折 303
体幹安定化トレーニング 186
体幹訓練 192
体幹コンディショニングエクササイズ 535
体幹深部筋 185
体幹前傾 479
体幹装具 179
体幹側屈・回旋ストレッチ 516
体幹トレーニング 353
第5中足骨 453
大逆手握り 528
対人トレーニング 462
体操 526
大腿脛骨関節 41
大腿骨 41
大腿骨頭 29
大腿四頭筋 36, 331, 339, 345

大腿四頭筋訓練 359
大腿四頭筋セッティング 363, 407
大腿神経伸展テスト 74
大腿中央部の横断面 580
大腿二頭筋 48
大腿二頭筋腱炎 115
大腿二頭筋長頭 309
大腿部肉ばなれ 309
大殿筋 32
タイトネス 104
タイトネステスト 104
ダイヤルテスト 111
ダイレクトストレッチ 195
ダウンヒル 491
タオルギャザー 354, 389, 400, 422, 435, 440, 451
多血小板血漿 396
タックル 569
縦アーチ 443
他動関節可動域訓練 300
他動的ROM訓練 306
他動背屈位内旋テスト 409
短下肢装具 387
短距離 510
弾性バンド 261
弾性包帯 413
短橈側手根伸筋（ECRB） 259
弾発股 101

ち

チネル徴候 97
着地姿勢 530
着地動作 477
中央腱 36, 105
肘外偏角 19
肘筋 19
中指伸展テスト 259
中指テスト 88
中手指節関節 26
中足趾節関節 65
中殿筋 32
チューブ 565
チューブエクササイズ 390, 416
チューブ外転 486
肘部管症候群 86
虫様筋 273
超音波検査 394

和文索引

超音波刺激装置　376
超音波治療器（LIPUS）　454
超音波療法　260, 266
長距離　502
腸骨骨移植　166
腸骨大腿靱帯　31
長母趾屈筋腱（FHL）　66, 426
腸腰筋　11, 32
直視下筋膜切開術　383
チンイン　552
陳旧性足関節外側靱帯損傷　421

つ

椎間孔外法　170
椎間孔拡大術　167
椎間板　8, 164, 170
椎間板ヘルニア　70
椎間板変性　183
椎弓　8
椎弓根　8
椎体　8
槌指　291
槌指骨折　95
つま先立ち　366
釣手　562

て

抵抗運動　168
抵抗運動訓練　306
抵抗訓練　328
低周波治療　168
低出力体外衝撃波治療　449
テーピング　279, 304, 400, 413, 447
テーピング固定　218
手関節　24
手関節可動域訓練　272
テニス　532
テニス肘　259
デブリドマン　224
デュシャンヌ肢位　502
デレ　386
電気刺激　266

と

投球強度のチェック　240
投球動作　253

投球フォーム指導　230
投球フォームのチェック　240
橈骨　19
橈骨遠位端骨折　93, 270
橈骨手根関節　24, 273
橈骨神経　22, 28
橈骨動脈　23
等尺性運動　195, 333
等尺性筋力訓練　161
等尺性訓練　273, 407
等尺性収縮　246
等尺性収縮訓練　250, 329
等張性運動　252
等張性訓練　273
動的アライメント　370, 400
動的安定　32
動的安定性　206
動的腱固定効果　95
特異的誘発テスト　100
徒手筋力検査　79, 93
徒手筋力検査法　146
徒手筋力テスト　73, 76, 118
徒手抵抗テスト　189
徒手的足関節ストレステスト　432
徒手的筋膜リリース　189
飛込み　518
トラック種目　502
ドリブル　462
ドリリング　376
ドリリング法　437
トレンデレンブルグ現象　198
トレンデレンブルグ肢位　502

な

内果　53
内果骨折　403
内在筋　26
内在筋プラス肢位　27
内在筋マイナス肢位　27
内視鏡下筋膜切開術　383
内視鏡下椎間板摘出術（MED）　171
内側型弾発股　101
内側膝蓋大腿靱帯　358
内側側副靱帯（MCL）　22, 43, 326
内側側副靱帯（MCL）損傷　326, 561, 568

内反股　29
内反膝　497
内反尖足　122
投げ技　569
なわとび　503
軟性装具　300
軟性体幹装具　181
軟部組織損傷修復　242

に

二関節筋　311
肉ばなれ　106, 309, 510
二次的軟骨損傷　315
二重束再建　320
二点識別検査　97
ニトログリセリン・パッチ　396

の

脳振盪　552
能力テスト　312

は

ハードルくぐり　506
ハードルまたぎ前後　506
ハードルまたぎ横　506
バーナー症候群　160
ハーフスクワット　390, 422
ハーフバックス　547
ハーフマラソン　502
背部痛　70
背部の筋　577
廃用性筋萎縮　250
廃用性筋力低下　288
培養軟骨細胞移植術　352
剝離骨折型　291
バケツ柄状断裂　314
はず押し　571
バスケットボール　476
バックス（BK）　545
バックハンドストローク　533
バックボレー　533
ばね靱帯　56
馬尾　9
ハムストリングス　36, 309
パラテノン　394
バランス訓練　422, 455
バランストレーニング　247, 429

バランス能力　563
バランスパット　424
バランスボード　390, 407, 424
バランスリーチアーム　317
バランスリーチレッグ　317, 360
バレーボール　483
バンカート病変　208
半月板　45, 314
半月板損傷　314, 561
半月板縫合術　315
反重力トレッドミル　353
反復性肩関節脱臼　208
反復性膝蓋骨脱臼　357
半歩前荷重位　198

ひ

ピアノキーサイン　215
ヒアルロン酸局所注入療法　396
ヒアルロン酸の関節内注射　365
ヒールアップ　424
ヒールスライド　378
ヒールつきギプス固定　387
ヒールレイズ動作　418
日帰り手術　170
非荷重環境下　518
皮下出血　104
引手　562
腓骨　47, 53
腓骨遠位骨軟骨骨折　125
腓骨筋群エクササイズ　455
腓骨筋訓練　422
腓骨筋痙直性扁平足　431
腓骨筋腱脱臼　123
腓骨高位骨折　403
腓骨動脈　51
膝上げ　504
膝関節　41, 108
膝関節外反強制　570
膝関節屈筋群　46
膝関節伸筋群　46
膝関節内反強制　570
膝くずれ　108, 356
膝伸筋トレーニング　336
膝前十字靱帯（ACL）　320
膝前部痛　362
膝離断性骨軟骨炎　349
菱形靱帯　215

肘関節　19, 86
肘関節可動域運動　251
肘関節屈曲筋力強化　253
肘関節脱臼　264, 561
肘関節内側側副靱帯損傷　561
肘関節内側部痛　249
肘屈曲ストレッチ　261
肘伸展位保持能力　237
非接触損傷　356
引っかかり感　108
ピッチング　473
腓腹筋　49
腓腹筋拘縮　119
腓腹筋退縮術　450
皮膚の分節状神経支配　573
病巣郭清術　439
病巣骨片固定術　438
病変部固定術　351
平泳ぎ膝　519
ヒラメ筋　49
ヒルサックス病変　203, 208
疲労骨折　116

ふ

不安定板　434
フィールドテスト　549
フィットネステスト　548
フェデルチェンコ下り　526
フォアハンドストローク　533
フォアボレー　533
フォロースルー　472
フォワード（FW）　545
腹圧コントロール機能　529
複合性局所疼痛症候群（CRPS）　282, 408
複合トレーニング　464
腹直筋機能　529
腹部の筋　577
付着部症　259
付着部障害　362
復帰基準　312
腹筋訓練　192
フックプレート　244
プッシュアップ　218
物理療法　266, 340
プランク　200
フリースタイル　568

振り子運動　246
ブリッジング　200
フルバック　547
フルマラソン　502
ブレース　413
フロマン徴候　98
フロントロー　546
分離部修復術　181

へ

平行線維筋　38
ヘッドアップ　552
ベネット骨折　94
ヘルニア摘出術　167
片脚サイドジャンプ　456
片脚スクワット　366, 469, 502
片脚ストップ　480
片脚立ちメディシンボール投げ　505
片脚ハーフスクワット　360
片脚立位ツイストもも上げ　514
変形性足関節症　409
変形性関節症　315
変形性頸椎症　70
変形性手関節症　285
扁平足　122, 128, 443
扁平足障害　443

ほ

方形回内筋　282
方形靱帯　22
放散痛　249
縫縮法　421
紡錘状筋　38
ボールリリース　472
補強法　421
ボクサー骨折　94
歩行　460
歩行運動　60
歩行訓練　198
母指MP関節　296
母指MP関節尺側側副靱帯損傷　296, 303
母趾外転筋　66
母指対立装具　304
母指内転筋　66
補装具　417

和文索引

ボックスアップ動作　480
ホットパック　260
ホッピング　536

ま
巻き上げ機機構　67
巻き上げ機現象　448
末梢性皮膚神経支配　573
末節骨　291
マットエクササイズ　486
マルアライメント　341, 502
慢性足関節不安定性　409
慢性下腿コンパートメント症候群　381

み
三森テスト　221
ミラートレーニング　559

め
メカニカルストレス　510
メディカルリハビリテーション　172, 210
メディシンボール　513
メディシンボールオーバーヘッドスロー　488
メディシンボールチェストパス　507

も
モーターコントロールエクササイズ　173
モビライゼーション　333, 379, 455
モビリゼーション　347

や
野球　467
野球肩　234
野球肘　255

ヤコビー線　8

ゆ
遊脚期　60
有鉤骨鉤骨折　93
有酸素運動　461
誘発痛　364
癒着剥離術　396

よ
腰椎　8
腰椎伸展保持運動　173
腰椎すべり症　178
腰椎椎間関節性腰痛　184
腰椎椎間板性腰痛　183
腰椎椎間板ヘルニア　74, 170, 178
腰椎椎弓　178
腰椎分離症　74, 178
腰痛　178
腰痛症　510
腰背筋膜　512
腰部傷害　529
翼状肩甲骨　78
横アーチ　443

ら
ラグビー　544
ラバーバンド　217
ランジ　176, 201, 429
ランジ捻り　504
ランニング　461
ランニングフォーム　502

り
リアライメント　173
リアライン相　413
リアライン・ソックス　417
力学的伝達機能　278
陸上　502, 510

リコンディショニング　226
リスター結節　24
リズミックスタビライゼーション　206
離断性骨軟骨炎　349
立脚期　60
リトルリーグショルダー　467
リフト　569, 571
両果骨折　403
両脚ハーフスクワット　359
良肢位　27
リラクゼーション　175, 216, 516
輪状靱帯　22

れ
冷却　412
レジステッド雑巾がけ　514
レスリング　568
レッグエクステンション　175, 360
レッグカール　175, 360
レッグプレス　360

ろ
ロードレース　502
ロープつきMDスイング　540
肋横突起関節　7
ロッキング　108, 314
ロッキングプレート　244
肋骨脊椎関節　7
肋骨頭関節　7

わ
ワイドスタンスヒップリフト　486
ワニ歩き　570
腕尺関節　19
腕橈関節　19
腕橈骨筋　19

欧文索引

A

abduction inferior stability (ABIS) test 82
Achilles tendon reflex 76
active compression test 84, 221
Acutrak screw 454
all-inside 法 315
ambulatory surgery 170
ankle disk 434
ankle with unstable mortise：AUM 409
anterior apprehension test 82
anterior drawer test 320
anterior impingement (AI) test 100
anterior knee pain：AKP 362
anterior slide test 84, 221
anterior talofibular ligament：ATFL 421
anterolateral instability 410
anteroosuperior impingement：ASI 234
AO 分類 270
apprehension サイン 112
approach related morbidity 170

B

balloon dissector 383
bear hug test 80
belly press test 80
Bennett 骨折 303
Berndt & Harty 分類 437
black line 375
Blazina らの分類 370
Bonnet テスト 74
bony origin 型 291
Bragard テスト 74
breastroker's knee 519
Bristow 法 208
Broden ストレス撮影 432
burning pain 160

C

calcaneofibular ligament：CFL 421
carpometacarpal joint 26
carrying angle 19, 91
cat & dog エクササイズ 256
catching 108
CE 角 29
center edge angle 29
central tendon 36
chair テスト 88
Chopart 関節 62
Chrisman-Snook 法 433
chronic ankle instability：CAI 409
CKC 運動 334
closed kinetic chain ストレッチング 228
closed kinetic chain：CKC 257, 266, 339
closed kinetic chain exercise 334
CM 関節 26
cock-up splint 273
combined abduction test：CAT 255, 468
compression rotation test 221
continuous passive motion machine：CPM 195
coordinating phase 419
coordination 192
COX-2 阻害薬 365
Craig 分類 242
crank test 83, 221
cross motion 187, 189

D

day surgery：DS 170
delle 386
DIP 関節 26, 291
disc proper 278
distal interphalangeal joint 26
distal radioulnar joint：DRUJ 24
double plane 投法 231
double threaded screw 454
drop arm sign 79
drop finger 88
Duchenne 徴候 497

dynamic mobilization 192
dynamic stability 206
dynamic stabilizer 32
dynamic tenodesis effect 95

E

eccentric contraction 392
eccentric exercise 348, 398
electric muscle stimulation：EMS 428
elevation 412
empty can test 79
end-point 303
enthesopathy 259
extension lag 119
extensor origin 型 291
external rotation lag sign 80
extraforaminal approach 170
extrinsic muscle 26

F

F 難度 526
fat pad sign 91
femoral nerve stretch test：FNST 74, 105
femoroacetabular impingement：FAI 99, 194
flat foot 443
flexion abduction external rotation (FABER) test 101
flexion adduction internal rotation (FADIR) test 101
floating shoulder 242
foot flat 60
forefoot strike 384
fovea sign 278
Freiberg 病 128
Froment 徴候 88, 98
full can test 79
functional position 27

G

Gaenslen テスト 75
gamekeeper's thumb 296
Gardy 結節 48

gastrocnemius recession　450
giving way　108
Glisson 牽引　165
Gould 法　433
grinding サイン　113
groin pain syndrome　187
ground reaction forces：GRFs　533

H

Haglund 病　116
hamstrings　36
Hawkins の手技　80
Hawkins test　234
head compression test　70
heel contact　60
heel-cord　396
high frequency：HF　323
high power：HP　323
hindfoot strike　384
hip dial test　101
horizontal flexion test：HFT　255, 468
horn blower's sign　80
hyperabduction test　82

I

icing　412
ICRS の分類　350
immobilization　411
infrapatellar fat pad：IFP　362
inside-out 法　315
interlaminar approach　171
internal impingement　220
interphalangeal joint　26
intrinsic minus position　27
intrinsic muscle　26
intrinsic plus position　27
IP 関節　26, 65

J

Jackson test　70
Jones 骨折　453

K

Kemp テスト　75
Kibler test　221

Kim's test　83
Kirschner 鋼線固定　300
knee-in toe-out　486, 563
Köhler 病　128
Kolar の腹圧コントロールエクササイズ　514

L

Lachman テスト　110, 320
Latarjet 法　208
leg-heel alignment　410
leg heel angle　443
lift off test　80
Lisfranc 関節　62
little leaguer's shoulder　467
load and shift test　81
locking　108
low-energy extracorporeal shock-wave therapy：ESWT　449
Luschka 関節　5, 164

M

malleolar screw　454
manual muscle testing：MMT　73, 76, 93, 118
McMurrey テスト　112
MD キャッチ＆サイドスロー　540
MD チェットパス　540
medial patellofemoral ligament：MPFL　358
metacarpophalangeal joint　26
microcurrent electorical neuromuscular stimulation：MENS　266
Mimori test　85
modified Crank test　234
mosaicplasty　440
moving valgus stress test　255
MP 関節　26
MPFL 再建術　358
MTP 関節　65

N

N-test　320
neck compression test　70
needle monometer 法　381
Neer の手技　80

Nelson 分類　350
neutral calcaneal stance position：NCSP　117
no man's land　27
noncontact injury　356

O

O 脚　497
Ober test　103
O'Brien test　84, 221
open kinetic chain ストレッチング　228
open kinetic chain：OKC　256, 266
Osborne band　249
Osgood-Schlatter 病　115, 339, 345
osteochondritis dissecans：OCD　349
outpatient surgery　170
outside-in 法　315
overuse 障害　345
overuse　86, 108

P

pain provocation test　85, 221
painful click　278
passive mobilization　189
patella tendon reflex：PTR　76
Patrick テスト　75
peel back phenomenon　220
pes anserinus　48
piano key sign　278
PIP 関節　26, 67, 291
pivot shift test　87, 110
PLRI test　87
posterior impingement（PI）test　101
posterior jerk test　82
postero lateral rotatory instability：PLRI　87
posterolateral approach　170
posterosuperior impingement：PSI　220, 234
proximal interphalangeal joint　26

R

realigning phase　413
relocation test　82, 221

remplissage 208, 210
resistance SLR 101
rest 412
resting calcaneal stance position：
　　RCSP 117
RICE 処置 340, 412
RICE 療法 428
Robinson 分類 242
Rockwood 分類 215
Rosenberg 撮影 349

S

2nd position 468
Salter I 型 291
same day surgery 170
scapholunate advanced collapse
　　wrist 285
screw-home movement test 320
Sever 病 128
shadow pitching 232
short arm cast 286
shoulder depression test 71
ski pole thumb injury 303
skier's thumb 296, 303
SLAC wrist 285
SLAP 損傷 220
sleeper ストレッチ 228, 256
Snyder らの分類 220
special provocative test 100
speed, agility and quickness（SAQ）
　　トレーニング 177
speed test 81
spica cast 固定 300

Spurling test 70, 160
SRDL ツイスト 516
stabilization 192
stabilizing phase 418
static stability 206
static stabilizer 30
Stener 損傷 296
Stimson 法 203
straight leg raising test：SLRT
　　74, 105
Struthers' arcade 249
sulcus sign 81
superior labrum anterior superior
　　lesion：SLAP 220
suture anchor 224
swimmer's shoulder 518

T

3rd position 468
T 字 Y 字リアレイズ 488
talar tilt 410
tear drop sign 88
tendinitis 394
tendinosis 394
tennis elbow 533
tension band wire ling 法 244
TFCC 再建術 279
TFCC 縫合術 279
The 11＋ 466
thigh-foot angle 118
Thompson's squeeze test 124, 386
Thomsen テスト 88, 259
throwing plane 230

tibial plafond 47
tibial plateau 47
tightness 273
Tinel sign 97
tissue-engineered cartilage
　　transplanatation 法 353
toe off 60
toe-out 372
too-many toes sign 443
Torg らの分類 454
transforaminal approach 170
Trendelenburg 徴候 497
Trendelenburg sign 189
triangular fibro-cartilage
　　complex：TFCC 26, 278

U

U 字パッド 413

V

vertical suture 315

W

Wilson 徴候 349
windlass mechanism 67, 448

X

X 脚 497

Y

Y 靱帯 31
Yergason test 81
YTWL ショルダーサーキット 488

検印省略

スポーツ外傷・障害の
理学診断・理学療法ガイド

定価（本体 7,000円＋税）

2003年 5 月20日　第1版　第1刷発行
2015年 5 月15日　第2版　第1刷発行
2018年 2 月20日　　同　　第4刷発行

編　者　臨床スポーツ医学編集委員会
発行者　浅井　麻紀
発行所　株式会社 文光堂
　　　　〒113-0033　東京都文京区本郷7-2-7
　　　　　　TEL（03）3813-5478（営業）
　　　　　　　　（03）3813-5411（編集）

© 臨床スポーツ医学編集委員会, 2015　　　　　　印刷・製本：広研印刷

乱丁，落丁の際はお取り替えいたします．
ISBN978-4-8306-5182-3　　　　　　　　　　　　　Printed in Japan

・本書の複製権，翻訳権・翻案権，上映権，譲渡権，公衆送信権（送信可能化権を含む），二次的著作物の利用に関する原著作者の権利は，株式会社文光堂が保有します．
・本書を無断で複製する行為（コピー，スキャン，デジタルデータ化など）は，私的使用のための複製など著作権法上の限られた例外を除き禁じられています．大学，病院，企業などにおいて，業務上使用する目的で上記の行為を行うことは，使用範囲が内部に限られるものであっても私的使用には該当せず，違法です．また私的使用に該当する場合であっても，代行業者等の第三者に依頼して上記の行為を行うことは違法となります．
・JCOPY〈出版者著作権管理機構 委託出版物〉
本書を複製される場合は，そのつど事前に出版者著作権管理機構（電話03-3513-6969，FAX 03-3513-6979，e-mail：info@jcopy.or.jp）の許諾を得てください．